中医推拿按摩学校培训学员的参考教材

中医点穴按摩九大绝技

典藏版

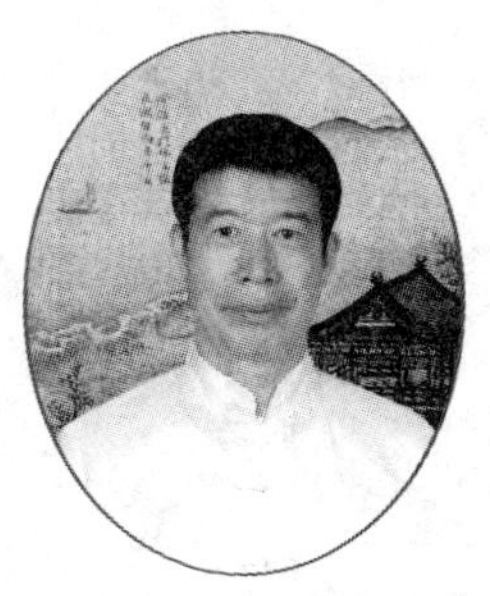

杨树文　编著

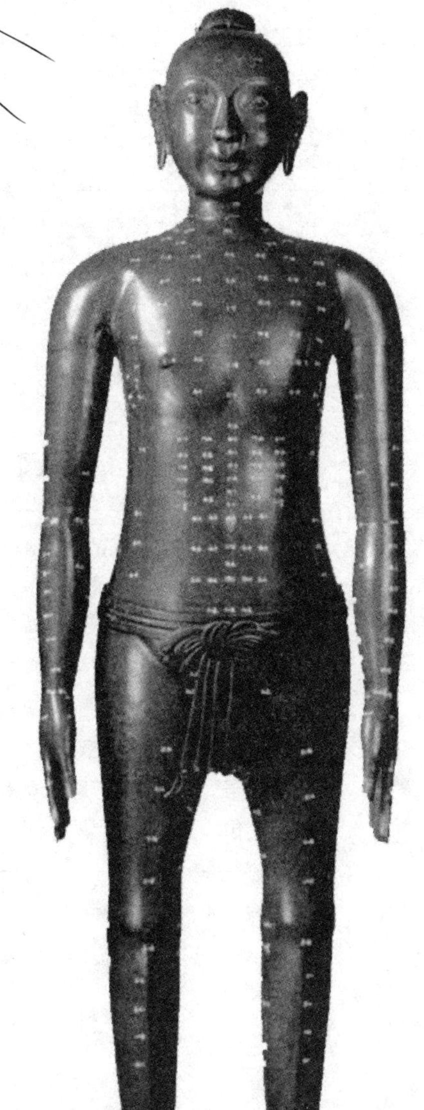

○ 秘传九种练功点穴运气方法

○ 美容减肥增高增重丰胸丰臂

○ 催眠保健治病九大独门绝技

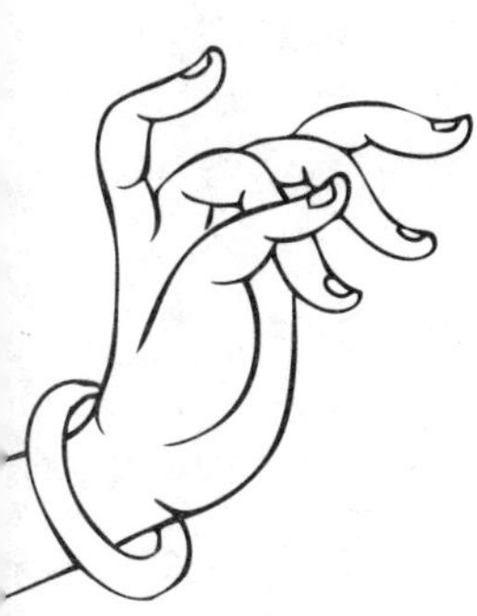

中国科学技术出版社

北　京

图书在版编目（CIP）数据

中医点穴按摩九大绝技：典藏版 / 杨树文著．—北京：中国科学技术出版社，2018.6（2024.6重印）

ISBN 978-7-5046-7997-0

Ⅰ.①中… Ⅱ.①杨… Ⅲ.①穴位按压疗法 Ⅳ.①R245.9

中国版本图书馆CIP数据核字（2018）第067168号

策划编辑	焦健姿
责任编辑	黄维佳　翟　昕
装帧设计	华图文轩
责任校对	龚利霞
责任印制	徐　飞

出　　版	中国科学技术出版社
发　　行	中国科学技术出版社有限公司销售中心
地　　址	北京市海淀区中关村南大街 16 号
邮　　编	100081
发行电话	010-62173865
传　　真	010-62173081
网　　址	http：//www.cspbooks.com.cn

开　　本	850 mm×1168 mm　1/16
字　　数	429 千字
印　　张	18
版　　次	2018 年 6 月第 1 版
印　　次	2024 年 6 月第 3 次印刷
印　　刷	河北环京美印刷有限公司
书　　号	ISBN 978-7-5046-7997-0/R・2231
定　　价	88.00 元

编著者名单

编　　著　杨树文

整　　理　杨　帆　杨珺雅　杨浚明　王　娜

　　　　　张　军　张六定　任　翠　朱秀国

　　　　　刘　敏　岳兰琴　赵　钢　匡华燕

插图绘制　任志刚

功法摄影　杨　帆

内容提要

本书是作者40多年临床实践和教学经验的结晶，详细介绍了临床常用穴位及中医点穴按摩基本功，重点介绍了过去秘不外传的9种练功方法和运气方法等，更详细介绍了中医点穴按摩美容、减肥、增重、增高、丰胸、丰臀、催眠、保健、治病共九大绝技和实例。本书内容丰富，非常实用，通俗易懂，方法简单易学，480幅插图精美直观，学会九大绝技，不但可以为他人治疗，也可自我治疗，且疗效显著，终身受益，全家受益，众人受益。本书实为广大专业按摩人员、业余爱好者和喜好练功读者的必备参考用书。本书也是各中医推拿按摩学校培训学员最理想的实用按摩教材。

作者简介

杨树文，著名中医按摩专家，武术养生专家。1953年出生于传统武术和中医点穴按摩世家。作者不仅继承了家传数代的宝贵按摩经验，而且在40多年的医疗实践中将其发扬光大。作者分别于1984年、1987年、1988年首创中医点穴按摩减肥术、增高术和丰胸术，是我国点穴按摩减肥、增高和丰胸的创始人，并且在实践中不断探索，在中医点穴按摩美容、减肥、增高、增重、丰胸、丰臀、催眠、保健和常见病治疗方面方法独特，疗效显著，被外国朋友称为“中国一绝”。作者于1994年入选中国中医药出版社出版的《中国当代名医良药实用辞典》，并先后入选《中华当代名人辞典》《中国大百科专家人物传集》等辞书。中央人民广播电台，北京、海南、四川等省市电视台，中国台湾杂志《健康文摘》，以及《自然医学》《中国医药报》《中国青年报》《澳门日报》和发行世界150多个国家的英文杂志 *CHINA SPORTS* 等先后报道了他的中医点穴按摩绝技和事迹。作者已出版著作19部，发表论文39篇。

【作者主要著作名录】

《美容与减肥》，高等教育出版社，1989 年
《“超人”即将诞生》，四川少年儿童出版社，1989 年
《气功点穴按摩术》，华夏出版社，第 1 版 1990 年，第 2 版 1999 年
《美容减肥增高术》，华夏出版社，1999 年
《常见疾病自疗术》，华夏出版社，1999 年
《中国传统健身术》，华夏出版社，2000 年
《增高》，北京出版社，第 1 版 2004 年，第 2 版 2005 年
《丰胸》，北京出版社，2006 年
《中医点穴按摩八大绝技》，人民军医出版社，第 1 版 2011 年，第 2 版 2015 年
《这样增高最有效》，人民军医出版社，第 1 版 2011 年，第 2 版 2015 年
《这样催眠最有效》，人民军医出版社，2011 年
《这样减肥最有效》，人民军医出版社，2011 年
《这样丰胸最有效》，人民军医出版社，2011 年
《图解常见病自我点穴疗法》，人民军医出版社，2012 年
《这样美容最有效》，人民军医出版社，2013 年
《中医养生防病健身法》，人民军医出版社，2015 年
《中医点穴按摩九大绝技（典藏版）》，中国科学技术出版社，2018 年
《老中医教你卵巢保养》，中国科学技术出版社，2018 年

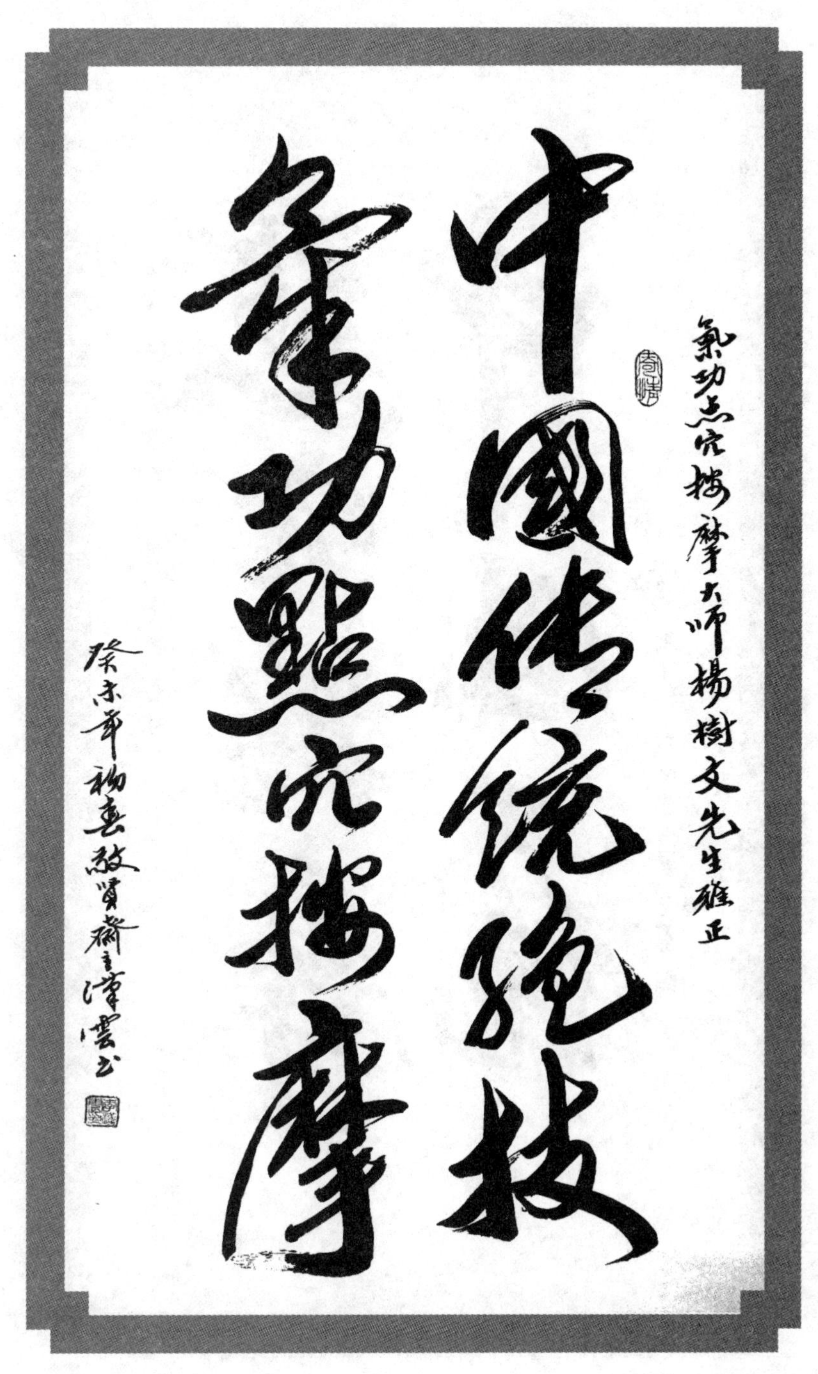

著名书法家李汉云先生盛赞本书作者气功点穴按摩绝技：
“中国传统绝技　气功点穴按摩”

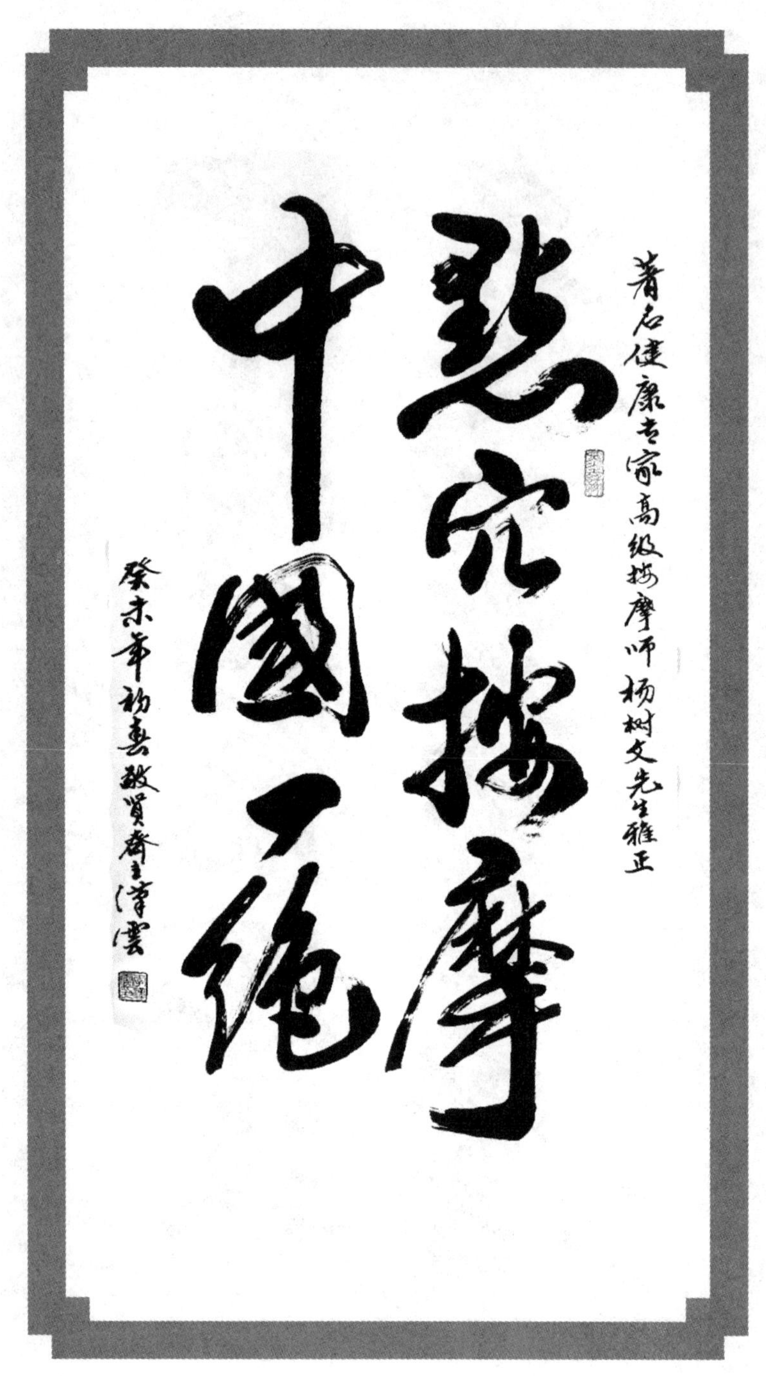

著名书法家李汉云先生盛赞杨树文先生点穴按摩绝技：

“点穴按摩　中国一绝”

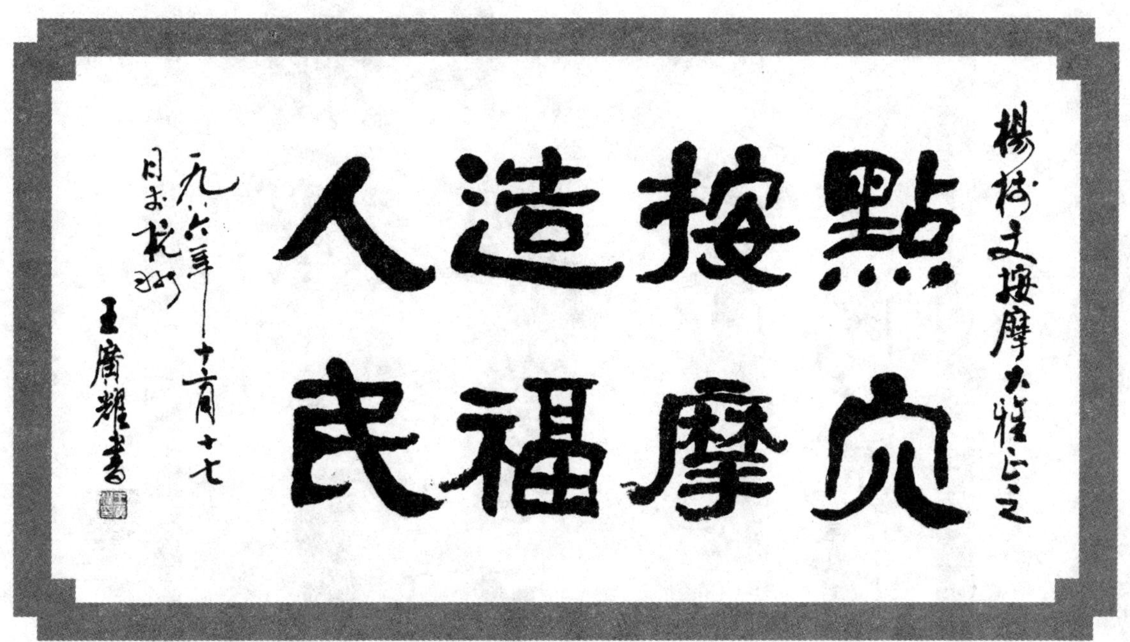

著名书法家王广耀先生盛赞杨树文先生的点穴按摩绝技：

“点穴按摩　造福人民”

（1986年12月17日，杨树文先生在杭州时，为著名书法家王广耀先生治愈了鼻炎）

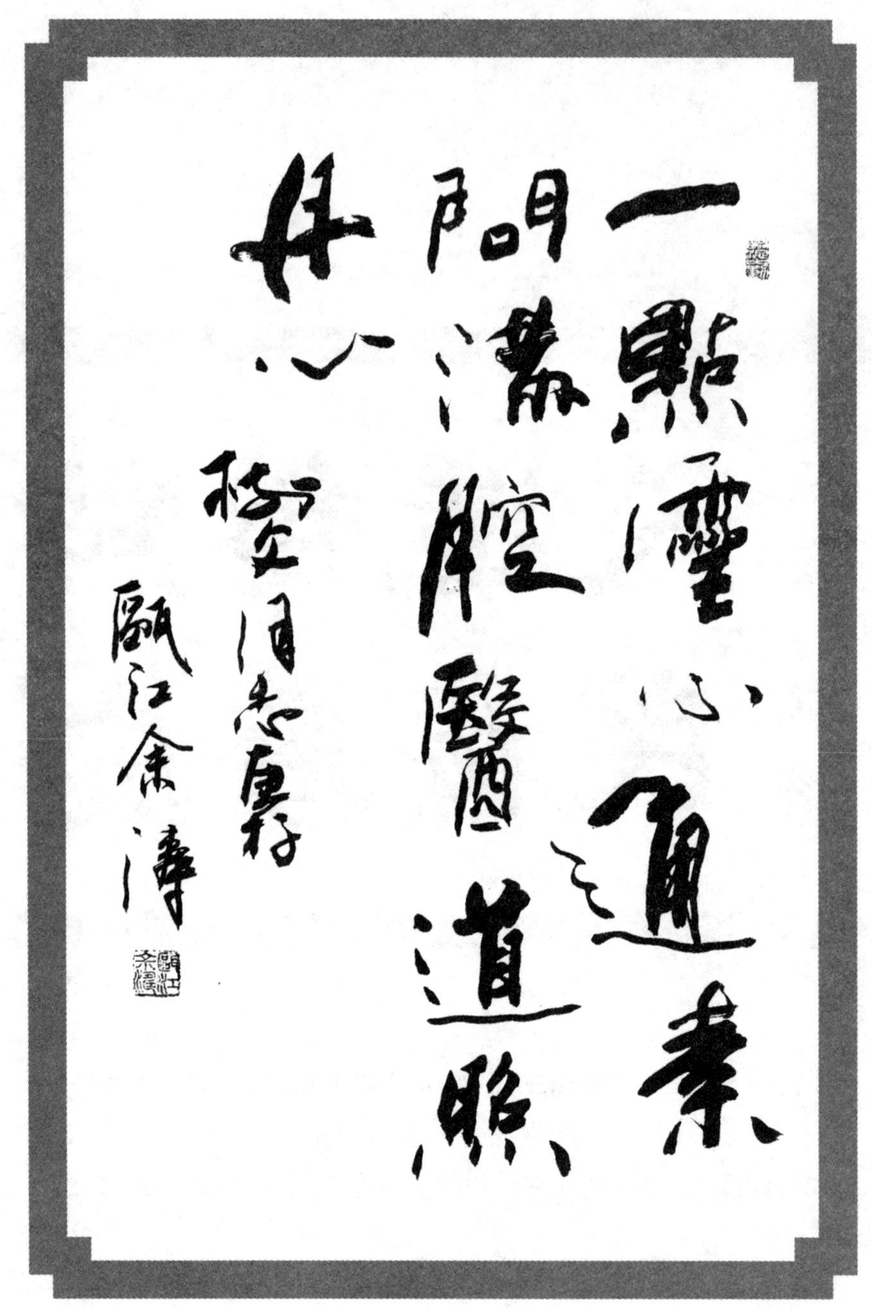

著名书法家瓯江余涛盛赞杨树文先生的点穴按摩绝技：

“一点灵心通素问　满腔医道照丹心”

（1987年8月，杨树文先生为著名书法家瓯江余涛的家属治好了病）

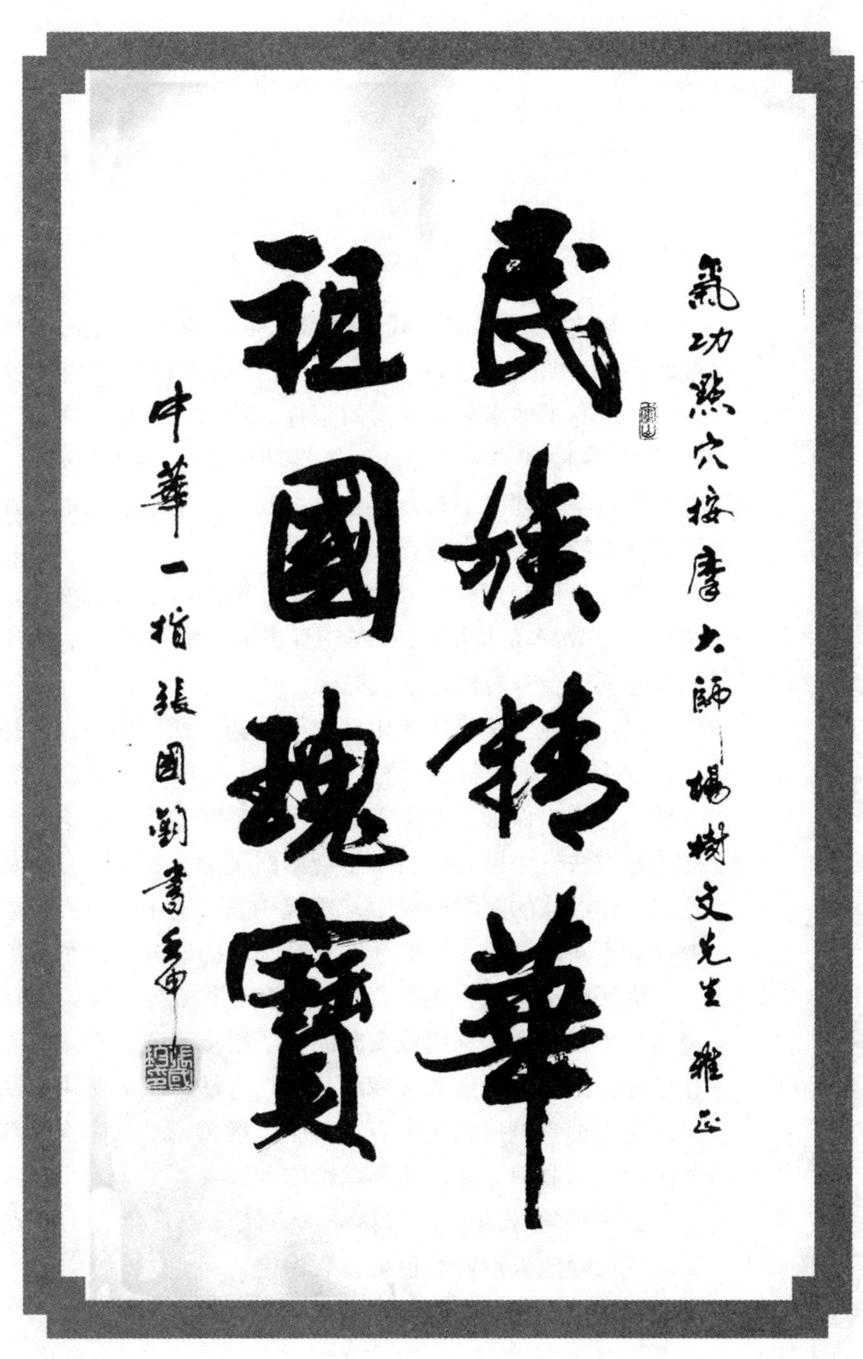

著名指书家（用手指写字，被誉为“中华一指”“世界华人艺术领袖”）

张国钧先生盛赞杨树文先生的中医点穴按摩绝技：“民族精华　祖国瑰宝”

（1992年10月11日，杨树文先生为著名指书家张国钧先生治愈了头痛）

序

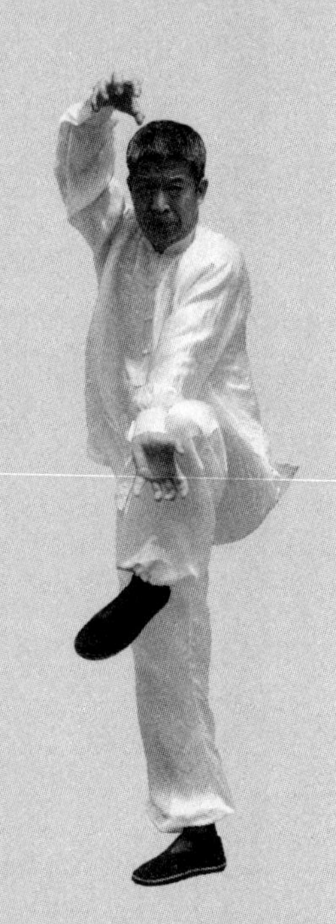

杨树文先生出身于武术世家，自幼随父辈习武，并学习点穴按摩之术。1978年大学毕业后，他在研究机构工作，多年的科研工作，培养了他求实和探索的精神。他利用业余时间刻苦钻研，研读了100多种有关中医、武术、气功、点穴、中医按摩、人体解剖和人体科学等理论书籍，集各家之长，加上他自己的实践体会，形成了独具特色的“中医点穴按摩术”。

杨先生运用“中医点穴按摩术”为患者进行按摩时，患者得气感强，疗效好。本人于1989年8月患冠心病时曾请他治疗，当时感到气感强，全身轻松，症状减轻。

“中医点穴按摩”不用针，不用药。通过中医点穴按摩，能使人感到头脑清醒，浑身轻松，疾病得到好转，并且在美容、减肥、增重、增高、保健、养生等方面也有独特的疗效，这是激发人体潜能的好方法。中国人体科学学会第四医学专业委员会在从事激发和挖掘人体潜能的医学研究中，发现杨先生的中医点穴按摩产生的疗效与众不同，这就为我们开展这个领域的研究提出了新的课题。

为了使更多的人能够自我练功和进行点穴按摩，以达到治病保健的效果，杨先生利用业余时间写了很多点穴按摩术的专著。书中详尽地介绍了中医点穴按摩术的练功方法，临床常用手法及有关穴位，几十种常见病以及美容、减肥、增重、增高和保健等具体操作方法和基本原理，谨以此奉献给广大读者。

此书内容丰富，通俗易懂，方法简便。学会中医点穴按摩术后，既可为他人治病，也可自我保健。

相信此书出版后，一定会受到广大读者的欢迎。

中国人体科学学会第四医学专业委员会主任　王修璧

戊戌年初春于北京

前言

我的中医点穴按摩专著出版后，深受国内外读者朋友的欢迎，多次重印。成为全国闻名的畅销书。为满足广大读者的需求，后来又多次再版。

这些中医点穴按摩专著受到港、澳、台同胞和海外华侨的赞誉，他们来信说，图书“写得好，封面设计得也好，弘扬了中华民族优秀传统文化”。

书中的相关内容还荣幸地被收录到《中国当代气功全书·气功著作》篇内和《中国按摩全书·当代按摩著作》篇内。

从事中医点穴按摩图书写作至今30年来，我收到大量国内外读者来信、来电。许多读者说，按照书中介绍的中医点穴按摩方法为他人治疗或自我治疗，都收到了意想不到的美容、明目、减肥、增重、增高、丰胸、保健和治病等效果。按照书中介绍的练功方法练习，收到了显著的强身健体、美容润肤、明目醒脑、增强记忆、改善形体、防病治病、养生保健等效果。为此，我感到非常高兴和欣慰。

其中，有一位21岁的男青年来信说：“我按书中方法练功不到两年，给我的身体带来可观的好处，以前的几种病症不翼而飞。自练功到现在，长高了20多厘米，现在身高180多厘米，我家近几代都没有这样高的人”。

许多全国各地的读者，甚至一些美国、加拿大、英国、法国、澳大利亚、日本、新加坡、马来西亚等几十个国家的按摩师和练功爱好者看了这些书后，专程来北京拜访我，并拜我为师，系统学习“中医点穴按摩术”。

中央人民广播电台，北京、海南、四川等省市电视台，中国台湾杂志《健康文摘》《澳门日报》以及《自然医学》《中国医药报》《中国青年报》和发行世界150多个国家和地区的英文杂志*CHINA SPORTS*等先后报道了我的中医点穴按摩术和事迹，让世界各国人民了解了中国的传统绝技——中医点穴按摩，弘扬了中华民族的优秀传统文化。一些国外的科学家专程来北京拜访了我，并用他们托运来的精密科学仪器对我的身体进行反复测试，证明我的身体的生物磁场磁感应强度是常人的许多倍。他们将采访我的情况和测试结果制作成电视节目，在国外的电视台进行了报道。

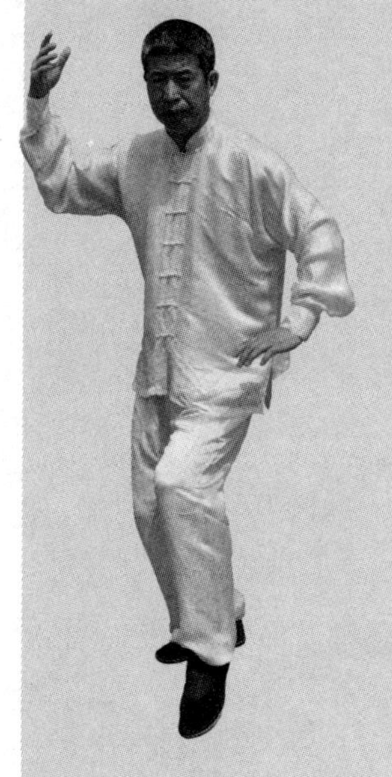

近年来，自从我的一些中医按摩和健康专著陆续出版之后，许多读者朋友来信来电建议我尽快系统地整理出版中医点穴按摩专著，以满足广大读者学习和掌握中医点穴按摩绝技的需要。他们打了一个很形象的比方：如果把普通的推拿按摩

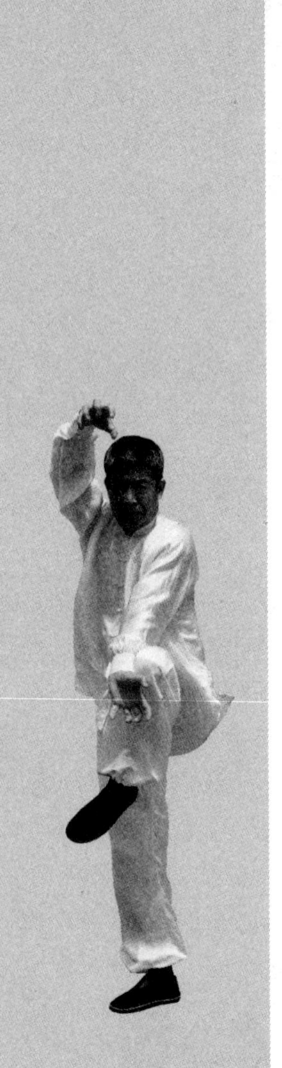

比作是广播体操、健美操、广场健身操，那么，中医点穴按摩绝技就是“少林功夫”，二者根本不是一个境界。他们普遍反映：普通推拿按摩往往按摩几十次治不好的病人，而用中医点穴按摩，只用治疗几次就会有非常明显的治疗效果。他们在中医点穴按摩实践中体会到：“练功确实非常重要，真是一分功夫，一分疗效，功夫越深，疗效越好”。

为了弘扬中华民族优秀传统文化，为了适应当前中医推拿按摩业的蓬勃发展，为了满足多年来厚爱我的广大读者朋友和我的徒弟、学生们的迫切要求，笔者根据祖传数代宝贵中医点穴按摩经验和本人40多年中医点穴按摩实践经验撰写了本书，真诚奉献给读者朋友和我的众多徒弟、学生们。

本书重点介绍了过去秘不外传的9种练功方法和运气方法，更详细介绍了中医点穴按摩美容、减肥、增重、增高、丰胸、丰臀、催眠、保健和治病共九大绝技。

除了一些技巧性很强的动作，无法用语言表达以外，绝大部分具体操作方法，我都毫无保留地叙述得非常详细。

另外，书中还附有大量实例和读者来信，供读者参考和借鉴。为了维护这些患者、读者的姓名权、隐私权，避免给他们带来不必要的麻烦，特隐去他们的真实姓名和单位信息。这些实例和读者来信都是真实的，他们的原始病例和读者来信原件，我都妥善保存着。本书的成书，有这些患者和来信读者的一份功劳，借此机会，向他们表示感谢。

本书的顺利完成要特别感谢杨帆、杨珺雅、杨浚明、王娜、张军、张六定、任翠、刘敏、岳兰琴、朱秀国、匡华燕、赵钢等人，是他们不辞劳苦，费心整理书稿及图片，才得以使本书顺利面世。

书中480幅精美直观的插图方便了读者朋友学习。这些插图特请著名画家任志刚女士绘制。从1988年我写第一部按摩专著《美容与减肥》起，整整30年，任志刚女士已为我18部专著绘制插图。她所画的插图精美、简洁、直观，受到广大读者朋友的喜爱，也为我的著作增色不少。借本书出版的机会，再次对任志刚女士表示衷心的感谢，也为我们合作30年留作最好的纪念。

读者朋友在阅读本书时，有不明白之处，可来电13520859950（同微信号），010-89540462（中午13：00—14：00和晚上22：00后勿扰）或来信（请随信附回程邮票）联系，或通过作者个人网站www.yangshuwen.com详细了解。

杨树文

戊戌年盛夏于北京

目录

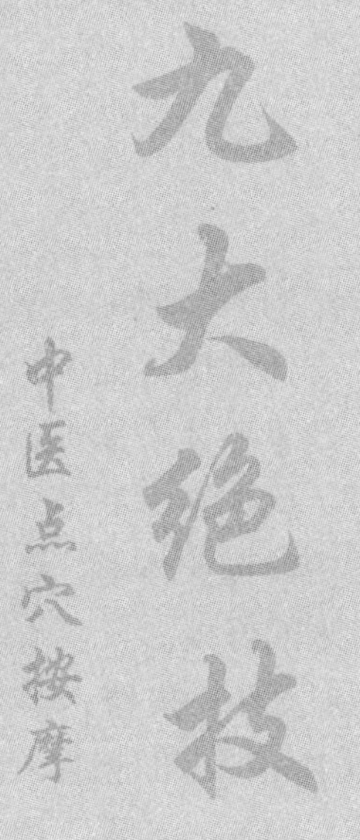

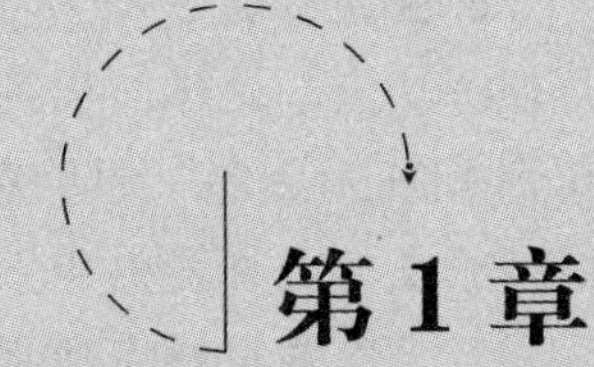

第1章 中医点穴按摩概述

一、中医点穴按摩的特点

1. 三绝合一 本书介绍的中医点穴按摩术，是中国传统绝技——气功疗法，点穴疗法和按摩疗法三者完美的结合。不同于普通的推拿按摩，也不同于气功外气疗法中不接触患者身体的发功治疗。而是术者将气运到手指或手掌上，在患者有关经络穴位上接触发功点穴按摩，气感明显，效果显著。

2. 不断发展 气功、点穴和按摩疗法同其他科学技术一样，永远不会停留在一个水平上，也在不断充实、不断向前发展。历经数千年的发展，产生出许多流派。这些流派，各有特点，各有所长。

本书介绍的中医点穴按摩就是笔者根据祖传按摩经验和本人50多年练功经验及40多年实践经验总结出来的，已经教授给了许多中外徒弟和学生。笔者坚信，他们肯定会在以后的医疗实践中推动这一技术向前发展。

3. 应用广泛 中医点穴按摩应用非常广泛，不但可以治疗80多种常见病，一些疑难病症也可以治疗，对多数患者均有显著疗效；而且还可用于美容、减肥、增重、丰胸、丰臀、增高、催眠、保健等方面。

4. 经济简便 用中医点穴按摩术为患者治疗，不用任何药物和医疗器具，只用一身功夫、一双手。而且，随时随地都可以治疗，是一种经济简便的医疗方法。

5. 安全可靠 中医点穴按摩是中国独特的传统医术，是一种纯自然医疗方法。患者既无痛苦，又无任何副作用，安全、可靠、舒适。

6. 疗效显著 目前，还有不少慢性病、多发病和疑难病缺少特效药物和治疗方法，如鼻炎、近视、面瘫、坐骨神经痛、腰椎间盘突出症、肩周炎、颈椎病、胃下垂等病，药物治疗效果不明显，但用中医点穴按摩治疗，常常可以收到显著的疗效。另外，对美容润肤、明目、全身或局部减肥、增重、丰胸、丰臀、增高、催眠和保健等效果也非常显著。

7. 容易掌握 中医点穴按摩是一门实实在在的中医技法，并不神秘。不论男女老少，文化程度高低，有无按摩基础，都能照书自学自练，并能熟练掌握。

8. **强身保健** 要学习中医点穴按摩，就必须练功夫。这样，学者既锻炼了身体，也起到了强身保健、预防疾病的作用。在笔者培养的众多中外徒弟和学生中，开始一些人体弱、多病或身材臃肿肥胖，等掌握中医点穴按摩术后，个个身强体壮、身材健美，原有的疾病也不知不觉痊愈了。以笔者为例，每天工作很忙，白天常给患者治病、美容、减肥、增重、增高等，还教授徒弟、学生，晚上又写书（已写了19本书），并给读者写回信。尽管每天工作十几个小时，休息时间很少，又是已经上了年纪的人，但由于坚持练功，依然精力充沛，身体健康，很少生病。并且，从1971年至今几十年体重基本不变，身高1.75米，现在每年称体重，都是69千克。始终保持着胖瘦适中的健美体形，这是中医点穴按摩给笔者带来的好处。

9. **终身受益** 学会中医点穴按摩，掌握一技之长，不但可以为亲友和他人治病、美容、减肥、增重、丰胸、丰臀、增高、催眠和保健等，还可以自我治疗，终身受益、全家受益、众人受益。

二、中医点穴按摩应用范围

1. **治病** 可以治疗内科、神经科、妇科、儿科、男科、五官科和伤科80多种常见病（本书详细介绍了50种）。

2. **美容** 可使眼睛明亮有神，视力提高，面部皮肤光滑红润，皱纹减少，并可治疗粉刺和雀斑。

3. **减肥** 可全身减肥，也可局部减肥，无痛苦，无任何副作用。可根据肥胖部位，分别在脸部、颈部、肩、上肢、腰、腹部、臀、下肢等部位减肥，不但减肥效果显著，还可以防病治病、强身健体。

4. **增重** 可改善消瘦者消化吸收功能，使其食欲增加，睡眠改善，健身增重。

5. **丰胸** 可使成年女性乳房健康发育，丰胸健美，增添女性魅力。

6. **丰臀** 可使臀围增大，臀部翘起，体现女性曲线美，使身材更健美。

7. **增高** 可使青少年个子长高，智力开发，记忆力增强。1年内，一般可增高2～20厘米。适应年龄范围：男性25周岁以下，女性23周岁以下。年龄越小，增高潜力越大。

8. **催眠** 可使失眠多梦、神经衰弱者放松大脑、安神养心，改善睡眠状况。

9. **保健** 可为头部、肩背部或全身保健，可解除疲劳，恢复精力和体力，使人耳聪目明、头脑清醒、精力充沛、增强记忆力，防病治病，健身长寿。

三、中医点穴按摩的禁忌证

中医点穴按摩虽好，但不是万能的，和其他任何一种医疗方法一样，有它的短处和不足，不能包治百病。有些疾病不宜用中医点穴按摩法治疗，而应采取其他治疗方法。

（1）急性肝炎、肾炎等急性炎症、热

性病以及传染病等。

（2）烧伤、烫伤以及严重的皮肤病。

（3）容易引起出血的疾病，如血友病、血小板减少性紫癜、过敏性紫癜等。

（4）严重的心脏病、高血压病、癌症晚期等。

四、中医点穴按摩的作用和治病原理

（一）疏通经络，行气活血

我国传统中医学理论认为，经络是运行气血的通路，当人体发生疾病时，就会邪正相搏，阴阳失调，随之造成经络气血紊乱。而气血的运行被阻，则易发生痿痹等病。

历史资料《点穴术·点穴与气血篇》指出："若能开其门户，使气血复其流行，则经脉既舒，其病自除，治法当从其穴之前导之，或在对位之穴启之，使所闭之穴感受震激，渐渐开放，则所阻滞之气血，亦得缓慢通过其穴，以复其流行矣。"这说明采用适当的点穴按摩方法，可起到疏通经络、行气活血、调和营卫的作用，故能治疗疾病。

（二）平衡阴阳，扶正祛邪

在正常情况下，人体的各种组织、脏器的功能活动都保持着有机的协调，即阴阳处于相对平衡状态。如果这种协调关系因某种因素而遭到破坏，阴阳就会失去相对的平衡，就会发生某些疾病。这时，用中医点穴按摩治疗可增补人体正气，祛除邪气，达到治病健身的目的。

用现代医学观点来看，运用中医点穴按摩法治病，可调节人体的神经系统功能，增强新陈代谢和机体的抗病能力，还可调动人体体内的潜能，促进血液循环，加速组织的修复，增强免疫力，防病治病，养生保健。

五、中医点穴按摩治疗的疗程、时间和补泻

一般常见病可每天治疗1次（特殊情况下，每天可治疗2次或3次），6次为1个疗程。两个疗程之间可休息1天。病情较轻和见效快的患者，一般治疗几次就会痊愈或基本痊愈。病情较重和见效慢的患者，可连续治疗几个疗程。如果患者在治疗期间学会自我练习方法，配合治疗，疗效会更快、更好、更彻底。

每次治疗时间的长短，要根据患者的自身情况和病情而定。小部位的病症，如落枕、腕关节扭挫伤等，一般只需几分钟便可解决问题。大部位和复杂的病症，如腰扭伤、类风湿关节炎、神经衰弱、高血压病、冠心病等，一般需要治疗15～30分钟。

中医点穴按摩的补泻是根据病人年龄的大小、体质的强弱，以及病情的虚实、脏腑功能的盛衰而决定的。

一般来说，对病为虚证和年老体弱者，在治疗上应用补法，如轻揉法、轻按法等；对病为实证和年轻体壮者，在治疗上应用泻法，如重按法、重揉法等。对于一些骨伤科疾病与脏腑虚实关系较小者，

在治疗上可采用平补平泻的手法。

中医点穴按摩手法的补泻有以下6个方面。

（1）从经络的循行来说，顺经络循行方向的操作手法为补，逆经络循行方向的操作手法为泻。

（2）从血流方向来说，向心性的手法为补，离心性的手法为泻。

（3）从手法的旋转方向来说，顺时针方向的手法为补，逆时针方向的手法为泻。只有掌揉腹部例外，是逆时针方向揉为补，顺时针方向揉为泻。

（4）从手法的刺激强度来说，轻刺激手法为补，重刺激手法为泻。

（5）从运用手法时间长短来说，时间短者为补，时间长者为泻。

（6）从数字来说，是9为补，7为泻。就是说按摩次数或时间（单位多为秒）9或9的倍数为补，7或7的倍数为泻。

六、按摩师注意事项

按摩师（或业余按摩爱好者）在运用中医点穴按摩法为患者治病时应注意以下几个问题。

（1）要有全心全意为患者服务的精神和高尚的医疗道德。对患者要讲文明礼貌，态度要亲切、和蔼，治病时要耐心细致，集中精力，认真操作。

（2）对于一些思想有顾虑、精神紧张的患者，要耐心做好他们的思想工作，讲清患病的原因和中医点穴按摩治病的原理、方法和长处，使他们消除顾虑，树立战胜疾病的勇气和信心。

（3）要根据传统中医理论和现代医学知识，进行临床辨证施治。要明确诊断，在治疗前要考虑好治疗方案，取穴准确，施术有方，认真仔细。对年老、体弱和儿童患者尤其要格外小心谨慎，点穴不要用力过猛，以免产生不良后果。

（4）治疗前要洗手，勤修指甲。治疗后要尽量用温水洗手，要保持双手清洁和适当的温度。

（5）治疗中，手法要由轻到重，由缓到急，循序渐进，使患者有一个适应过程。

（6）运用中医点穴按摩法为患者治病，不用针，不用药，全凭一双手和按摩技术。因此，医者平时要注意自我保养，勤练功，休息好，才能精力充沛地为患者治病。当发现自己身体疲劳和情绪不好时，暂不要为人治疗（特殊情况除外），应注意休息，多练“静坐功”，劳逸结合。

七、患者注意事项

患者在接受中医点穴按摩治疗时，应注意以下几个问题。

（1）对自己所患疾病不要灰心，应树立战胜疾病的信心。与医者认真配合，有利于治疗的顺利进行。

（2）治疗前，要排空大、小便。过度

饮酒、过度饥饿、过度疲劳和刚吃饱饭时都不适合治疗。另外，女性患者在经期、孕期最好不要在腰部、腹部点穴按摩治疗。

（3）治疗时，患者要避免精神紧张，要宽衣松带，放松肌肉，自然呼吸，注意力集中在医者所治疗的穴位和部位上。

（4）治疗后，多数患者都感到症状减轻，浑身轻松。但也有少数患者会感到点穴按摩的部位疼痛，甚至有青紫的瘀斑（多见于女性患者）。这些反应与患者的体质强弱和适应能力有关，也与医者的手法熟练程度、用力大小和点穴时间的长短有关。这些反应均属生理保护性反应，短时间内就会自行消失，患者不必多虑。

（5）治疗后，患者最好在室内稍稍休息或轻微活动后再走出按摩室。

（6）患者不论是治病还是美容、减肥、增重、丰胸、保养卵巢、增高、催眠和保健，如果学会自我点穴按摩方法和一些健身操、健身气功，坚持自练，配合治疗，疗效会更快、更显著、更巩固。

这些自我练习方法和有关食谱，在笔者其他8本著作里有详细介绍。

八、怎样学习中医点穴按摩

学习中医点穴按摩，不论是专业人员，还是业余爱好者，首先要刻苦练功，认真钻研、熟识穴位，熟练掌握中医点穴按摩的常用手法，打好基础。以后为患者治疗时，才能得心应手，运用自如。具体学习步骤如下。

（一）刻苦练功

中医点穴按摩不用针，不用药，更不用任何医疗器具，全凭医者医疗经验、熟练的按摩手法。常言道：“打铁还需自身硬。”所以，医者必须刻苦练功，具有强壮的身体。可按照第4章“秘传练功方法”和第5章中的“运气方法”认真练习。

练习一段时间后，不但身强体壮，而且臂力、掌力、指力大增，你会觉得手劲大、手心热、气感强，为人点穴按摩就会柔中有刚，疗效显著，更加得心应手。患者会觉得你的按摩手法与众不同，非常舒服。

（二）钻研理论

认真学习中医基础理论和经络穴位常识，熟识常用穴位。可在自己或亲友身上反复查找穴位，做到熟练掌握，并熟悉、了解各个常用穴位的主治范围。

（三）反复实践

按照本书介绍的常用手法，认真练习，反复实践。可在自己或亲友身上反复操作练习，做到熟练掌握、得心应手。

（四）积累经验

常用手法熟练掌握之后，就可以按照本书介绍的治病方法或美容、减肥、增重、丰胸、丰臀、增高、催眠、保健等方法，反复在自己或亲友身上练习，积累医疗经验。熟练掌握之后，就可以正式为患者治疗了。

（五）手法适度

为患者治疗时，要根据不同的人，选择轻重适宜的手法。做到取穴准确、手法适度，才能取得应有的疗效。一般情况下，青壮年和身体素质较好者，手法可重些；老人、体弱者、儿童手法轻些。

中医点穴按摩是一种简便易行的治疗方法。不论专业按摩人员，还是一般业余爱好者，只要按照以上学习步骤勤学苦练，短时间内都可以熟练掌握这一方法。

为了便于读者更好地照书自学自练，就有关问题说明如下。

（1）开始学练时，千万不要贪多，先熟练掌握一项之后，再学第2项、第3项等。例如，你家人患有高血压病，你就先学练治高血压病，熟练之后，再学治疗其他疾病的方法。再如，你亲友有点胖，需要减肥，你就先学练减肥方法，熟练之后，再学其他项目等。总之，需要练习哪项，先学哪项，用不到的，可暂时不学。

（2）书中提到的“患侧”是指患病的一侧。例如，患者患的是左肩周炎，那么，左肩、左臂、左手甚至无病的左腿都属于“患侧”。相反，右肩、右臂、右手和右腿都属于“健侧”。

（3）书中提到的“痛点”是指最疼痛的那一点，或称为“阿是穴”。例如，腰扭伤或腰椎间盘突出症，虽然整个腰部都疼痛难受，但总有一个或几个点最痛，尤其手指按压时更痛。那么，这个压痛点就称为“痛点”。

（4）书中提到的点按或掌按穴位时间是大概时间，例如，“点按9秒”，不是一边点按穴位，一边看手表计时。而是估计大概9秒，或者心里默数9下。

（5）为了使疗效更快、更显著一些，一些主要的点穴按摩动作，可以重复两三遍。

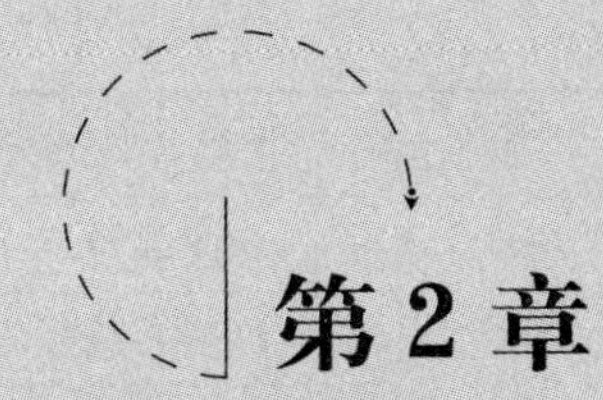

第2章 经络和穴位常识

中医点穴按摩主要是在人体的经络穴位上点穴按摩，以达到扶正祛邪、治病、美容、减肥、增重、丰胸、丰臀、增高、催眠和保健等目的。古人有“取穴如用兵”之说，所以，要学习和掌握中医点穴按摩，必须了解人体的有关经络和穴位。

一、经络系统的组成

中医学认为，在人体内部存在着一个纵横交错、四通八达的经络系统。

经络是经脉和络脉的总称。粗大的、于深部纵行的主要干线，称为“经”，也叫“经脉”；细小的、经脉的分支，网络于经脉间的称为“络”，也叫“络脉”。

经络内属脏腑，外络肢节，是运行全身气血，沟通上下内外，调节体内各部分的通路。通过经络在全身有规律的循行和错综复杂的联络交会，把人体的五脏六腑、四肢百骸、五官七窍、皮肉筋脉等组织器官联结成一个有机的统一整体。

经络系统由经脉和络脉组成。其中，经脉由十二正经、奇经八脉、十二经别、十二经筋、十二皮部组成。络脉由十五别络、孙络和浮络组成。

二、十二正经的名称和分类

虽然经络包括的范围很广，但其体表与内脏联系的经络，主要有12条，称十二正经，或称十二经脉。

十二正经有手经、足经、阴经、阳经之分。十二正经可分为手三阴经、手三阳经、足三阴经、足三阳经4组。每一经脉配属一脏（或腑）且联络一腑（或脏），即心、肝、脾、肺、肾、心包六脏和胆、胃、大肠、小肠、膀胱、三焦六腑（左右）各一条。与心相连的叫心经，与肺相连的叫肺经，其他经以此类推。阳经属腑，行于四肢的外侧；阴经属脏，行于四肢的内侧（表2-1）。

表2-1　十二正经名称及循行部位

	阴经（属脏）	阳经（属腑）	循行部位（阴经行于内侧，阳经行于外侧）	
手	太阴肺经	阳明大肠经	上肢	前缘
	厥阴心包经	少阳三焦经		中线
	少阴心经	太阳小肠经		后缘
足	太阴脾经	阳明胃经	下肢	前缘
	厥阴肝经	少阳胆经		中线
	少阴肾经	太阳膀胱经		后缘

三、十二正经的走向和交接规律

十二正经的走向和交接规律是：手三阴经从胸走手，交手三阳经；手三阳经从手走头，交足三阳经；足三阳经从头走足，交足三阴经；足三阴经从足走腹（胸），交手三阴经（图2-1）。

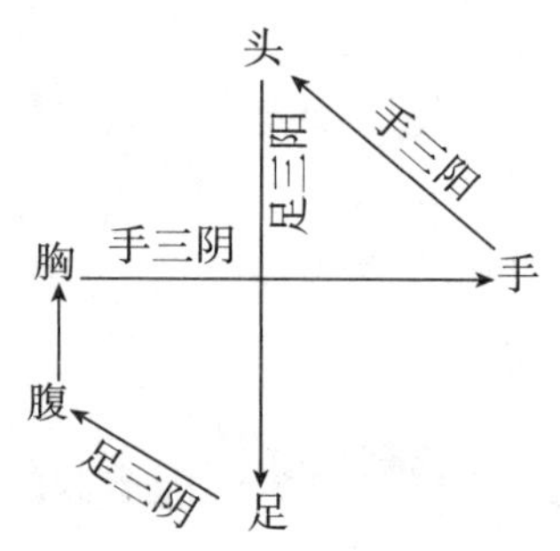

图2-1　十二正经走向和交接规律示意图

四、十四经脉的体表循行部位

奇经八脉，是十二正经以外的另一些重要经脉，它包括任脉、督脉、冲脉、带脉、阴跷脉、阳跷脉、阴维脉和阳维脉。其中任脉督脉和冲脉同源于胞宫，同出于会阴。任脉循行于躯干前正中线，督脉循行于躯干后正中线。脏阴经分别与任脉交会连通，腑阳经分别与督脉交会连通。因此，任、督二脉与十二正经及脏腑关系密切。

十二正经加上任、督二脉合称十四经脉。十四经脉是经络的主体。

十四经脉在人体体表循行部位如下（图2-2～图2-4）。

1. 手三阴经

● 手太阴肺经：中府穴→上肢内侧前，经尺泽穴→拇指桡侧少商穴。

● 手厥阴心包经：天池穴→上肢内侧中，经内关穴→中指端中冲穴。

● 手少阴心经：腋下极泉穴→上肢内侧后，经神门穴→小指桡侧少冲穴。

2. 手三阳经

● 手阳明大肠经：示指桡侧商阳穴→上肢外侧前，经曲池穴→对侧鼻旁迎香穴。

● 手少阳三焦经：环指尺侧关冲穴→上肢外侧中，经翳风穴→眉梢丝竹空穴。

● 手太阳小肠经：小指尺侧少泽穴→上肢外侧后，经肩贞穴→耳前听宫穴。

3. 足三阳经

● 足阳明胃经：目下承泣穴→胸腹，经天枢穴→下肢前侧，经足三里穴→二趾厉兑穴。

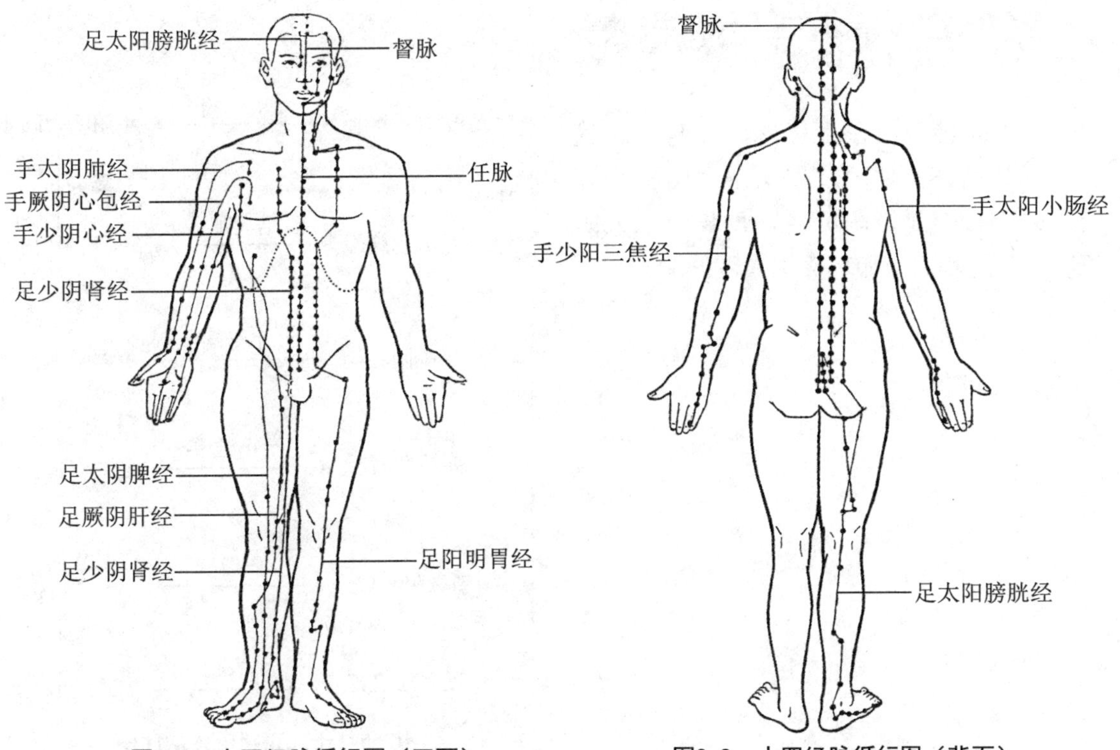

图2-2 十四经脉循行图（正面）

图2-3 十四经脉循行图（背面）

● 足少阳胆经：外眼角瞳子髎穴→髋关节处→经环跳穴→下肢外侧，经阳陵泉穴→四趾窍阴穴。

● 足太阳膀胱经：内眼角睛明穴→背腰，经肾俞穴→下肢后侧，经承山穴→小趾至阴穴。

4. 足三阴经

● 足太阴脾经：大趾内侧端隐白穴→下肢内侧前，经三阴交穴→腋下大包穴。

● 足厥阴肝经：大趾背面大敦穴→下肢内侧中，经太冲穴→乳下期门穴。

● 足少阴肾经：足心涌泉穴→下肢内侧后，经复溜穴→胸部俞府穴。

5. 任、督二脉

● 任脉（属阴经）：前正中线。会阴穴→中脘穴→天突穴→承浆穴。

● 督脉（属阳经）：后正中线。长强穴→大椎穴→人中穴→龈交穴。

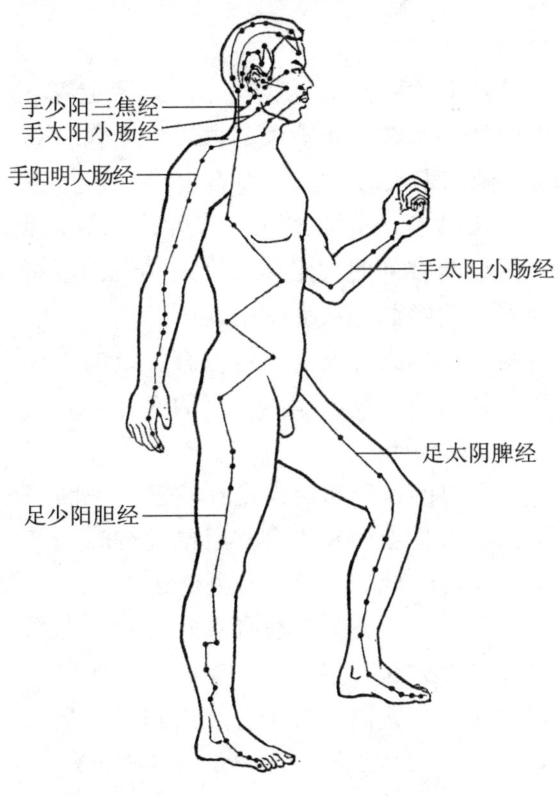

图2-4 十四经脉循行图（侧面）

五、十二正经流注次序

十二正经分布在人体内，经脉中的气血运行是循环流注的，即从手太阴肺经开始，依次传至足厥阴肝经，再传至手太阴肺经。首尾相贯，如环无端（图2-5）。

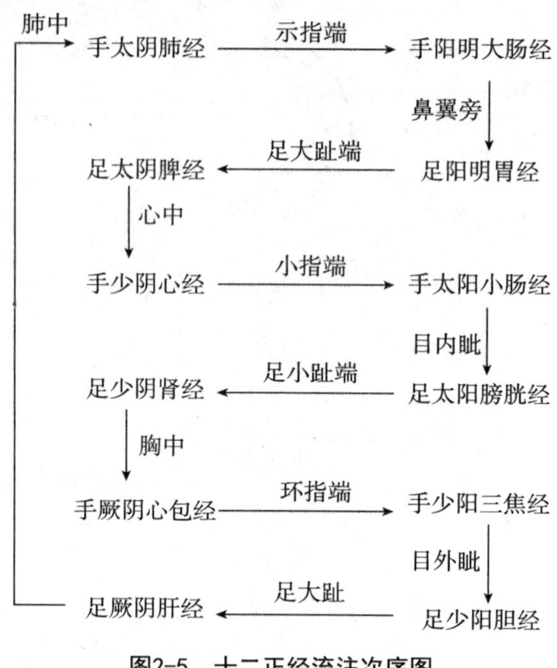

图2-5　十二正经流注次序图

六、穴位常识

穴位又称腧穴、气穴、孔穴、穴道等。“腧”具有转输和输注的意思，“穴”具有空隙和聚集的意思。

凡具有一定名称和一定部位，按照十四经脉排列的穴位称为“经穴”；没有列入十四经脉，从临床实践中逐渐发现的经验穴，称为经外奇穴；没有一定的名称和具体位置，以压痛点而定的穴称为阿是穴，又称天应穴。

穴位的发现和定位是在实践中不断积累的。人体上的穴位，常用单穴有52个，常用双穴有309对，常用经外奇穴47个。

其中，手太阴肺经有双穴11对（左右共计22个穴位，下同），手阳明大肠经有双穴20对，足阳明胃经有双穴45对，足太阴脾经有双穴21对，手少阴心经有双穴9对，手太阳小肠经有双穴19对，足太阳膀胱经穴位最多，有双穴67对，足少阴肾经有双穴27对，手厥阴心包经有双穴9对，手少阳三焦经有双穴23对，足少阳胆经有双穴44对，足厥阴肝经有双穴14对，任脉有单穴24个，督脉有单穴28个，常用经外奇穴47个。

穴位通过经络与脏腑密切相关，它能反映各脏腑的生理或病理变化。通过点穴按摩等刺激，能够调动人体内在的抗病能力，调节机体的虚实状态，以达到防病治病和美容、减肥、增重、丰胸、丰臀、增高、催眠和保健等目的。

一般来说，穴位在哪个部位便可治哪个部位的疾病，这是穴位最基本的功能。例如，眼睛周围的睛明穴、四白穴均治眼病，耳朵周围的听宫穴、听会穴均治耳病。

除此之外，穴位还有远道主治功能，

“经脉所过，主治所及”，人们常说“上病下治”“左病右治”就是这个道理。例如，风火牙痛，取患侧下关穴和手上合谷穴就有明显的治疗效果。

凡属同一经上的穴位，都对其所络属的脏（腑）有治疗作用。例如，肺经上的穴位，一般都能治疗肺及咽喉的病症；胃经上的穴位，一般都能治疗胃肠及头面部的病症，等等。

某些穴位对某些疾病又有着特殊的治疗作用。例如，合谷穴、内关穴的镇痛效果好，足三里穴治疗肠胃病效果好，等等。

因此，在临床上常采用循经配穴法和对症配穴法。

值得一提的是，每个穴位都有一定的含义。我们的祖先非常聪明，对穴位名称的取义内容十分广泛。可以说是上察天文，下观地理，中通人事，远取诸物，近取诸身，从多方面汇集而成。既有科学性，又有趣味性；既形象，又便于记忆。

有的穴位，一看它的名字，就知道它的功能和作用。例如，内眼角的睛明穴，它的含义是：睛，眼睛；明，光明。此穴是治眼病的主要穴位，能使眼睛明亮有神。又如鼻翼旁的迎香穴，它的含义是：迎，迎接；香，芳香。常点按本穴，可治鼻炎、鼻塞，提高嗅觉能力，知香臭。

有的穴位是以天文星象和气候取类比象命名的，如日月、上星、天宗、天池、天泉、天府、紫宫等穴。

有的穴位是以地理地形取类比象命名的，例如：①山洼无水之处为谷，穴位有率谷、合谷、阳谷、阴谷、然谷等；②水所止处为池，穴位有风池、阳池、曲池、天池等；③百川皆归之处为海，穴位有气海、血海、少海、小海、照海等；④水从地出为泉，穴位有廉泉、涌泉、水泉、极泉、阳陵泉、阴陵泉等；⑤深凹有水之处为井，穴位有肩井、天井等；⑥地理上的门户为关，穴位有内关、外关、上关、下关、阳关等。

有的穴位是以居处和社会形态取类比象命名的，例如：①王者所居谓之宫，穴位有紫宫、劳宫、听宫等；②国君所在与人民聚居之处谓之都，穴位有大都、阴都、中都等；③财富与人口集中之处谓之府，穴位有中府、风府、天府、俞府、少府等；④宽敞明亮的居室谓之堂，穴位有玉堂、神堂、印堂等；⑤堂前门内谓之庭，穴位有神庭、中庭、内庭等；⑥人可出入、声可通达之处谓之门，穴位有耳门、云门、京门、神门、期门、右门、命门、哑门等。

穴位的取义内容非常丰富，受篇幅所限，这里就不详细介绍了。

中医经络学说是中华民族的优秀文化遗产之一，是中国对世界医学事业的重大贡献，每一个中国人都应为之自豪。

2010年11月16日，中医针灸（含经络、穴位）被联合国教科文组织正式列入人类非物质文化遗产代表作名录。

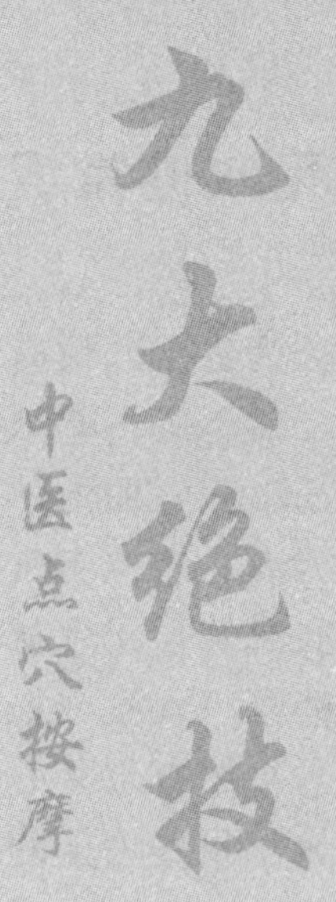

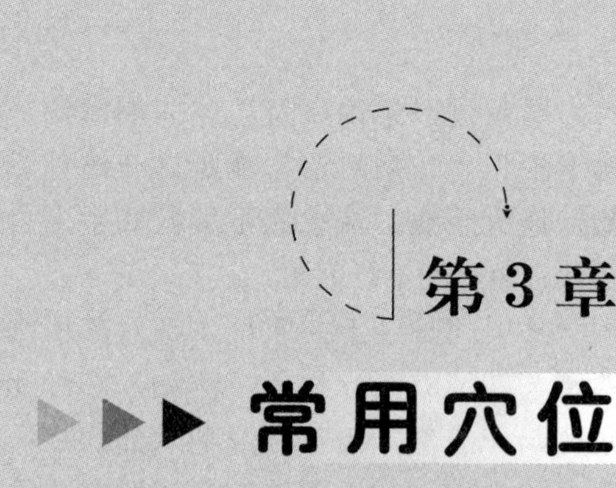

第3章 常用穴位

虽然，人体上的穴位有几百个，但常用的穴位并不多。中医点穴按摩能治疗80多种常见病，并且有美容、减肥、增重、丰胸、丰臀、增高、催眠和保健等作用，常用的穴位只有128个，其中用得最多的只有58个穴位，下面分别介绍。

一、头面、颈部常用穴位（共33穴）

具体穴位见图3-1、图3-2、表3-1。

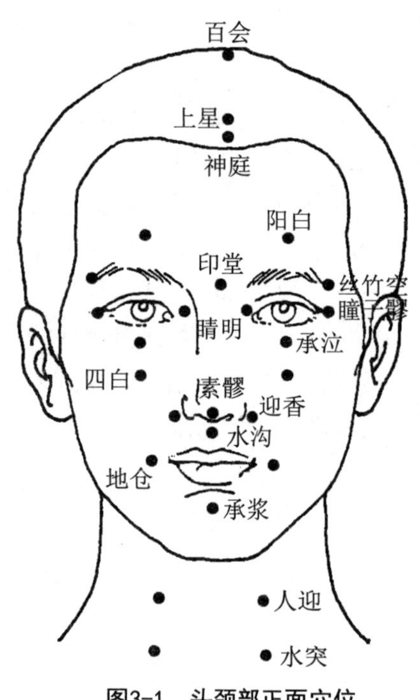

图3-1　头颈部正面穴位

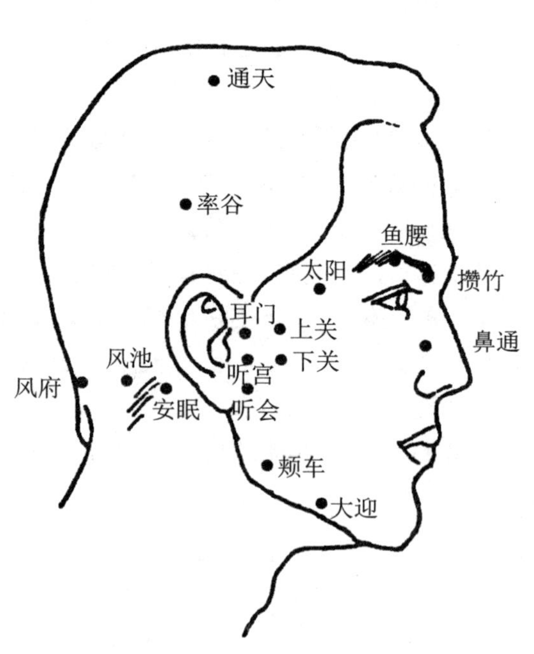

图3-2　头颈部侧面穴位

表 3-1 头面、颈部常用穴位

穴 位	所属经脉	部 位	主 治
百会	督 脉	头顶正中线与两耳尖连线之交点	头痛、目眩、耳鸣、耳聋、鼻塞、中风、高血压病、失眠、神经衰弱、子宫脱垂等
上星	督 脉	头顶正中线，前发际线往后1寸处	头痛、眼痛、鼻炎、鼻出血、鼻塞等
神庭	督 脉	头正中线，前发际往后0.5寸处	头痛、鼻炎、眩晕、精神病等
阳白	足少阳胆经	眼平视，直对瞳孔，眉上1寸处	眶上神经痛、眼病、眼睑下垂、面瘫等
印堂	经外奇穴	两眉头连线中点	头痛、头晕、失眠、健忘、感冒、鼻炎、高血压病等
攒竹	足太阳膀胱经	眉头内侧凹陷处	头痛、目赤肿痛、流泪、近视等
鱼腰	经外奇穴	眼平视，瞳孔直上，眉中心凹陷处	近视、眼睑下垂、结膜炎、面神经麻痹等
丝竹空	手少阳三焦经	眉梢外侧端凹陷处	近视、眼病、偏头痛、面神经麻痹等
睛明	足太阳膀胱经	闭目，在目内眦角稍上方凹陷处（距目内眦角约0.1寸处）	近视、远视、散光、色盲、青光眼、白内障、视网膜炎、迎风流泪、面神经麻痹等
瞳子髎	足少阳胆经	目外眦旁，当眶外侧缘处(目外眦外侧约0.5寸处)	头痛、角膜炎、屈光不正、夜盲、视神经萎缩等
承泣	足阳明胃经	眼平视，瞳孔直下，下眼眶边缘处	近视、白内障、青光眼、色盲、角膜炎、视网膜色素变性，急、慢性结膜炎等
四白	足阳明胃经	眼平视，当眶下孔凹陷处，约当瞳孔直下1寸	近视、三叉神经痛、角膜炎、面神经麻痹等
鼻通	经外奇穴	鼻骨下凹陷中，鼻唇沟上端	过敏性鼻炎、肥大性鼻炎、萎缩性鼻炎等
素髎	督 脉	鼻尖端正中	鼻炎、鼻出血、休克、低血压、心动过缓等
迎香	手阳明大肠经	鼻翼外缘中点旁，鼻唇沟中取之	鼻炎、面神经麻痹等
水沟	督 脉	人中沟中，上1/3与中1/3交点处	中暑、昏迷、休克、癔症、晕车、晕船、癫痫、口眼㖞斜等
地仓	足阳明胃经	口角外侧，上直对瞳孔，(约口角外侧旁开0.4寸处)	三叉神经痛、面神经麻痹等
承浆	任 脉	在下颌正中线，下唇缘下方，颏唇沟中央凹陷处	牙痛、牙关紧闭、面神经麻痹等
人迎	足阳明胃经	喉结旁，当胸锁乳突肌的前缘，颈总动脉搏动处(喉结旁开约1.5寸处)	高血压病、哮喘、甲状腺肿、咽喉肿痛、发音困难等

（续　表）

穴 位	所属经脉	部 位	主 治
水突	足阳明胃经	胸锁乳突肌前缘，人迎穴与气舍穴连线的中点	咽喉痛、声带疾病、甲状腺肿、哮喘等
通天	足太阳膀胱经	前发际正中直上4寸，旁开1.5寸处	头痛、目眩、鼻塞、慢性鼻炎等
率谷	足少阳胆经	耳尖直上，入发际1.5寸处	偏头痛、眼病、眩晕等
耳门	手少阳三焦经	耳屏上切迹前，张口呈现凹陷处	耳鸣、耳聋、中耳炎、牙痛等
听宫	手太阳小肠经	张口时，耳屏正中，前凹陷处	耳鸣、耳聋、聋哑、中耳炎等
听会	足少阳胆经	听宫下方，耳屏间切迹前，张口呈现凹陷处	耳鸣、耳聋、中耳炎、聋哑、牙痛、面神经麻痹等
上关	足少阳胆经	下关直上，颧弓上缘凹陷处	耳鸣、耳聋、中耳炎、牙关紧闭、牙痛、面神经麻痹等
下关	足阳明胃经	闭口，颧弓与下颌切迹所形成的凹陷处	牙痛、耳鸣、耳聋、口眼㖞斜等
颊车	足阳明胃经	在下颌角前上方，用力咬牙时，咬肌隆起处	牙痛、腮腺炎、咬肌痉挛、面神经麻痹等
大迎	足阳明胃经	下颌角前方，咬肌附着部的前缘，闭口鼓腮，在下颌骨边缘出现一沟形处	腮腺炎、牙关紧闭、牙痛、面神经麻痹等
风池	足少阳胆经	颈后，枕骨粗隆直下，胸锁乳突肌与斜方肌上端之间的凹陷处	感冒、头晕、头痛、眼病、耳鸣、耳聋、鼻炎、高血压病、偏瘫等
风府	督脉	后发际线正中直上1寸处	四肢麻木、颈项痛、感冒、头痛、咽喉肿痛、眩晕等
安眠	经外奇穴	风池穴与翳风穴连线之中点	失眠、眩晕、头痛、心悸、精神病（如癔症）等
太阳	经外奇穴	眉梢与外眼角中间，向后约一横指凹陷处	头痛、感冒、眼病、面神经麻痹、耳鸣、耳聋等

二、胸、腹部常用穴位（共19穴）

具体穴位见图3-3、表3-2。

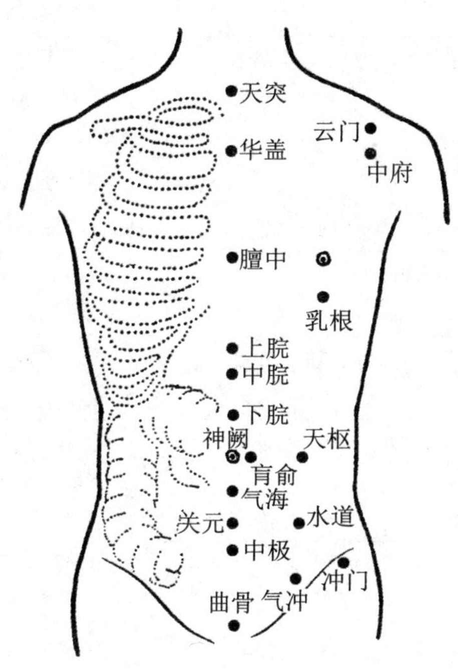

图3-3 胸、腹部常用穴位

表3-2 胸、腹部常用穴位

穴 位	所属经脉	部 位	主 治
天突	任脉	前正中线，胸骨上窝正中凹陷处	支气管哮喘、支气管炎、咽喉炎等
华盖	任脉	前正中线，平第1肋间	支气管哮喘、支气管炎等
中府	手太阴肺经	云门下1寸，平第1肋间隙，距前正中线6寸处	支气管炎、肺炎、哮喘、肺结核等
云门	手太阴肺经	肩胛骨喙突上方，锁骨下窝凹陷处，距前正中线6寸处	咳嗽、胸痛、胸闷、哮喘、肩周炎等
膻中	任脉	前正中线，两乳头中间	支气管哮喘、支气管炎、胸痛、胸闷憋气、乳腺炎、乳汁过少、肋间神经痛、平胸等
乳根	足阳明胃经	乳头直下，第5肋间隙，距前正中线4寸处	乳汁过少、乳腺炎、支气管炎、平胸等
上脘	任脉	前正中线，脐上5寸处	胃炎、胃痉挛、胃溃疡等

（续 表）

穴 位	所属经脉	部 位	主 治
中脘	任脉	前正中线，脐上4寸处	胃炎、胃溃疡、胃下垂、胃痛、呕吐、腹泻、便秘、消化不良等
下脘	任脉	前正中线，脐上2寸	消化不良、胃痛、胃下垂、腹泻、腹痛、腹胀、呕吐等
神阙	任脉	脐窝正中	慢性肠炎、中风、中暑、腹胀、腹痛、肠粘连等
肓俞	足少阴肾经	脐中旁开0.5寸处	胃痉挛、肠炎、便秘、痛经等
天枢	足阳明胃经	脐中旁开2寸处	肠炎、腹痛、子宫内膜炎、便秘、月经不调等
气海	任脉	前正中线，脐下1.5寸处	神经衰弱、腹胀、腹痛、月经不调、遗精、阳痿等
关元	任脉	前正中线，脐下3寸处	腹痛、腹泻、尿路感染、肾炎、月经不调、痛经、白带过多、盆腔炎、子宫脱垂、遗精、阳痿等
水道	足阳明胃经	脐下关元穴旁开2寸处	肾炎、膀胱炎、小便不通等
中极	任脉	前正中线，脐下4寸处	遗尿、遗精、阳痿、早泄、痛经、月经不调、白带过多、不孕、盆腔炎、尿路感染、肾炎等
曲骨	任脉	前正中线，耻骨联合上缘的中点处	月经不调、子宫脱垂、膀胱炎、遗尿、遗精、阳痿等
气冲	足阳明胃经	腹股沟稍上方，脐中下5寸，距前正中线2寸	男女生殖器疾病、疝气等
冲门	足太阴脾经	在腹股沟外侧，距耻骨联合上缘中点3.5寸，当髂外动脉搏动处的外侧	子宫内膜炎、遗尿、睾丸炎等

三、腰背部常用穴位（共30穴）

具体穴位见图3-4、表3-3。

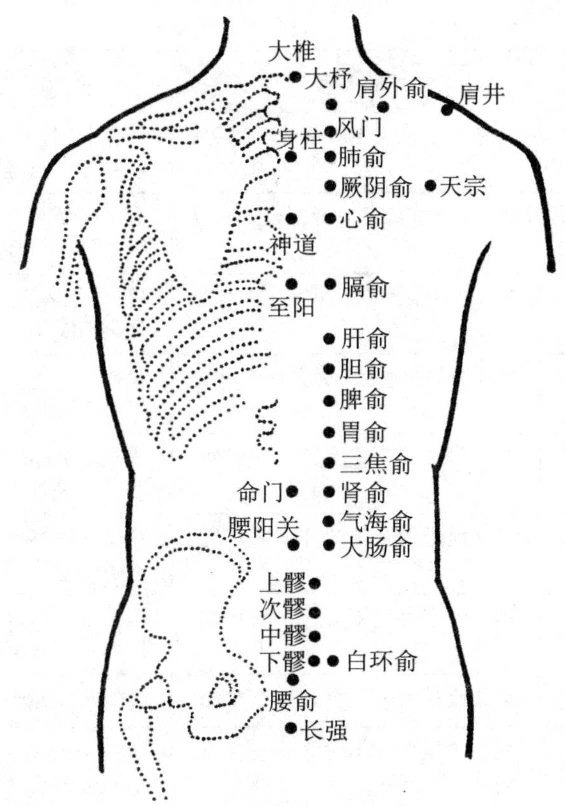

图3-4 腰背部常用穴位

表3-3 腰背部常用穴位

穴 位	所属经脉	部 位	主 治
天 宗	手太阳小肠经	肩胛冈下窝中，与第 4 胸椎相平	肩、背、臂、肘疼痛
肩 井	足少阳胆经	大椎与肩峰连线之中点，肩部最高处	肩背痛、中风偏瘫、乳腺炎、功能性子宫出血等
肩外俞	手太阳小肠经	第 1 胸椎棘突下旁开 3 寸处	肩胛痛、落枕等
大 杼	足太阳膀胱经	第 1 胸椎棘突下旁开 1.5 寸处	支气管炎、肺炎、肩背痛、肢体麻木等
风 门	足太阳膀胱经	第 2 胸椎棘突下旁开 1.5 寸处	感冒、支气管炎、肺炎、哮喘、咳嗽、鼻塞、头痛等
肺 俞	足太阳膀胱经	第 3 胸椎棘突下旁开 1.5 寸处	支气管炎、哮喘、肺炎、肺结核、胸膜炎等
厥阴俞	足太阳膀胱经	第 4 胸椎棘突下旁开 1.5 寸处	风湿性心脏病、神经衰弱、肋间神经痛、咳嗽、牙痛等
心 俞	足太阳膀胱经	第 5 胸椎棘突下旁开 1.5 寸处	神经衰弱、肋间神经痛、心胸烦闷、心动过速、风湿性心脏病等
膈 俞	足太阳膀胱经	第 7 胸椎棘突下旁开 1.5 寸处	贫血、慢性出血性疾病、神经性呕吐、呃逆等

（续 表）

穴 位	所属经脉	部 位	主 治
肝 俞	足太阳膀胱经	第 9 胸椎棘突下旁开 1.5 寸处	肝炎、眼病、胃痛、肋间神经痛、神经衰弱、月经不调等
胆 俞	足太阳膀胱经	第 10 胸椎棘突下旁开 1.5 寸处	肝炎、胆囊炎、胃炎、胆道蛔虫病、腹胀、胸胁痛等
脾 俞	足太阳膀胱经	第 11 胸椎棘突下旁开 1.5 寸处	胃炎、溃疡病、胃下垂、神经性呕吐、消化不良、肝炎、肠炎、肝脾肿大等
胃 俞	足太阳膀胱经	第 12 胸椎棘突下旁开 1.5 寸处	胃痛、胃炎、胃下垂、胃溃疡、食欲不振、失眠等
三焦俞	足太阳膀胱经	第 1 腰椎棘突下旁开 1.5 寸处	胃炎、肠炎、肾炎、遗尿、神经衰弱、腰痛等
肾 俞	足太阳膀胱经	第 2 腰椎棘突下旁开 1.5 寸处	肾炎、肾绞痛、肾下垂、腰痛、遗尿、遗精、阳痿、月经不调、耳鸣、耳聋等
气海俞	足太阳膀胱经	第 3 腰椎棘突下旁开 1.5 寸处	腰背痛、痔、月经不调、功能性子宫出血、下肢瘫痪等
大肠俞	足太阳膀胱经	第 4 腰椎棘突下旁开 1.5 寸处	腰腿痛、腰扭伤、肠炎、痢疾、便秘等
白环俞	足太阳膀胱经	骶正中嵴旁 1.5 寸，平第 4 骶后孔	坐骨神经痛、腰骶痛、子宫内膜炎、小儿麻痹后遗症等
上 髎	足太阳膀胱经	第 1 骶后孔处	习惯上将上髎、次髎、中髎、下髎4穴（左右共8穴），合称“八髎”。八髎主治：腰骶关节痛、坐骨神经痛、白带过多、盆腔炎、月经不调、下肢瘫痪、小儿麻痹后遗症等
次 髎	足太阳膀胱经	第 2 骶后孔处	
中 髎	足太阳膀胱经	第 3 骶后孔处	
下 髎	足太阳膀胱经	第 4 骶后孔处	
大 椎	督 脉	第 7 颈椎棘突下凹陷中	感冒、发热、咳嗽、气喘、支气管炎、瘫痪、肩背痛等
身 柱	督 脉	第 3 胸椎棘突下凹陷中	支气管炎、肺炎、哮喘、肺结核、胸背痛等
神 道	督 脉	第 5 胸椎棘突下凹陷中	热病、身热头痛、心脏病、癫痫、肋间神经痛等
至 阳	督 脉	第 7 胸椎棘突下凹陷中	肝炎、胸膜炎、支气管哮喘、胃痛、腰背痛等
命 门	督 脉	第 2 腰椎棘突下凹陷中	腰痛、腰扭伤、遗尿、遗精、阳痿、白带过多、子宫内膜炎、盆腔炎、坐骨神经痛、肾炎、下肢瘫痪等
腰阳关	督 脉	第 4 腰椎棘突下凹陷中	腰骶部疼痛、下肢瘫痪、月经不调、遗精、阳痿、慢性肠炎、坐骨神经痛等
腰 俞	督 脉	适对骶管裂孔	月经不调、痔、下肢麻痹等
长 强	督 脉	尾骨端与肛门连线中点处	痔、脱肛、腹泻、阳痿、遗精等

四、上肢常用穴位（共22穴）

具体穴位见图3-5、表3-4。

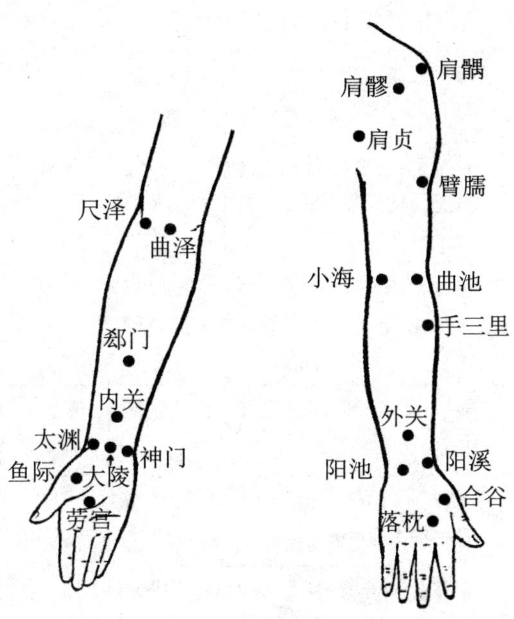

图3-5　上肢常用穴位

表3-4　上肢常用穴位

穴 位	所属经脉	部 位	主 治
肩 髃	手阳明大肠经	三角肌上，臂外展或向前平伸时，当肩峰前下方凹陷处	偏瘫、高血压病、肩关节痛、肩周炎等
肩 髎	手少阳三焦经	肩髃后方，当臂外展时，于肩峰后下方呈现凹陷处	肩周炎、肩关节劳损、中风、偏瘫等
肩 贞	手太阳小肠经	在肩关节后下方，臂内收时，腋后纹头直上1寸处	肩胛痛、上肢瘫痪、耳鸣、耳聋等
极 泉	手少阴心经	腋窝顶点，腋动脉搏动处	心痛、胸胁痛、肘臂冷痛等
臂 臑	手阳明大肠经	三角肌止点处，当曲池与肩髃连线上，曲池上7寸	肩臂痛、上肢瘫痪等
曲 池	手阳明大肠经	在肘横纹外侧端，屈肘时，当尺泽与肱骨外上髁连线中点	上肢关节痛、偏瘫、高血压病等
小 海	手太阳小肠经	屈肘时，在尺骨鹰嘴与肱骨内上髁之间凹陷处，正当尺神经沟处	尺神经痛、肩背痛、精神分裂症等

（续　表）

穴　位	所属经脉	部　位	主　治
手三里	手阳明大肠经	前臂背面桡侧，阳溪与曲池连线上，肘横纹下2寸	肩臂痛、上肢麻痹、腹痛、腹泻、消化不良等
外关	手少阳三焦经	腕背横纹直上2寸，尺骨与桡骨之间	上肢关节痛、腮腺炎、落枕等
阳溪	手阳明大肠经	拇指向上翘起时，当拇短伸肌腱和拇长伸肌腱之间凹陷中	腕关节及周围软组织疾病、头痛、耳鸣、耳聋、牙痛、小儿消化不良等
阳池	手少阳三焦经	腕背横纹中，当指伸肌腱的尺侧缘凹陷处（手背第3、第4掌骨间直上）	腕关节及周围软组织疾病、感冒等
合谷	手阳明大肠经	第1、第2掌骨间，当第2掌骨桡侧中点处	感冒、五官科疾病、面神经麻痹、偏瘫、神经衰弱等
落枕	经外奇穴	手背第2、第3掌骨之间，掌指关节后约0.5寸处	落枕、偏头痛、胃痛、咽喉痛、肩臂痛等
尺泽	手太阴肺经	仰掌、肘部微屈，在肘横纹中，肱二头肌腱桡侧凹陷处	肺炎、支气管炎、胸膜炎、咽喉肿痛等
曲泽	手厥阴心包经	肘横纹中，肱二头肌腱的尺侧缘	急性胃肠炎、风湿性心脏病、心肌炎、支气管炎等
郄门	手厥阴心包经	曲泽与大陵的连线上，腕横纹直上5寸，两筋之间	风湿性心脏病、心肌炎、心胶痛、胸膜炎等
内关	手厥阴心包经	腕横纹正中直上2寸，掌长肌腱与桡侧腕屈肌腱之间	风湿性心脏病、心绞痛、呕吐、胃痛、腹痛、脾胃不和、哮喘、咽喉肿痛等
大陵	手厥阴心包经	仰掌，腕掌横纹的中点处，当掌长肌腱与桡侧腕屈肌腱之间	心肌炎、扁桃体炎、失眠、肋间神经痛、腕关节及周围软组织疾病等
劳宫	手厥阴心包经	在手掌心，第2、第3掌骨之间，偏于第3掌骨，当屈指握拳时，中指指尖所点处	中风昏迷、中暑、心绞痛、口腔炎、手掌多汗症、手指麻木等
太渊	手太阴肺经	腕掌侧横纹桡侧，桡动脉搏动处	支气管炎、百日咳、感冒、哮喘、头痛、牙痛、腕关节及周围软组织疾病
鱼际	手太阴肺经	仰掌，当第1掌骨中点桡侧，赤白肉际处	咽喉痛、扁桃体炎、哮喘、咳嗽等
神门	手少阴心经	腕掌侧横纹尺侧端，尺侧腕屈肌腱的桡侧凹陷处	神经衰弱、健忘、失眠、多梦、心脏病等

五、下肢常用穴位（共24穴）

具体穴位见图3-6—图3-9、表3-5。

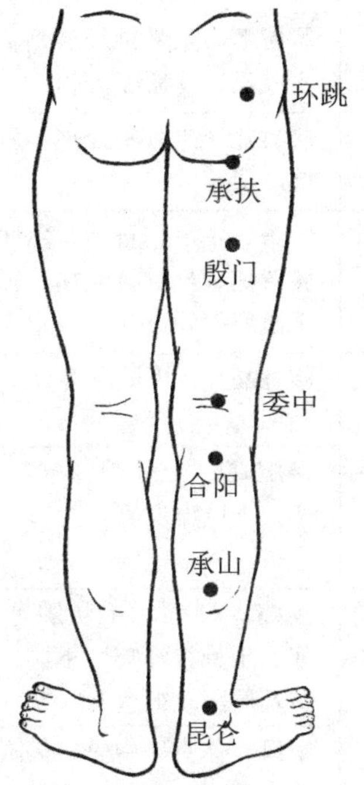

图3-6 下肢背面常用穴位

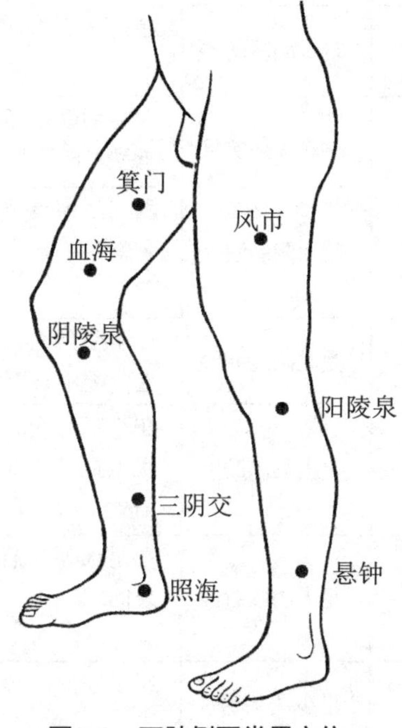

图3-8 下肢侧面常用穴位

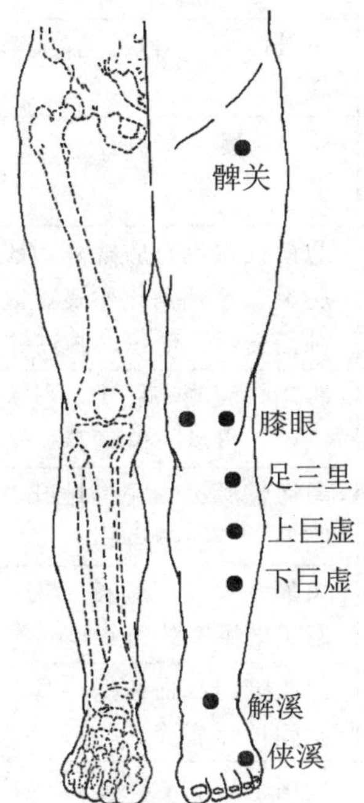

图3-7 下肢正面常用穴位

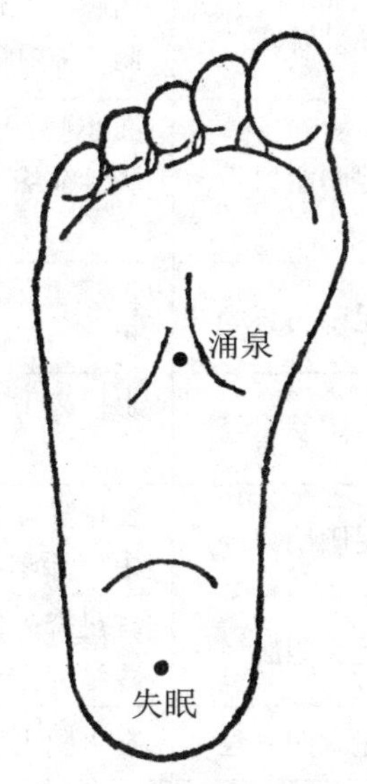

图3-9 足底常用穴位

表3-5 下肢常用穴位

穴 位	所属经脉	部 位	主 治
环 跳	足少阳胆经	侧卧屈股，当股骨大转子最凸点与骶管裂孔连线的外1/3与内2/3交界处	坐骨神经痛、下肢麻痹、腰胯痛、偏瘫等
承 扶	足太阳膀胱经	在大腿后侧正中线，臀下横纹的中点	腰背痛、坐骨神经痛、下肢瘫痪、下肢痛、便秘等
殷 门	足太阳膀胱经	大腿后面，承扶与委中的连线上，承扶下6寸处	腰背痛、坐骨神经痛、后头痛、下肢麻痹等
委 中	足太阳膀胱经	腘横纹中点，当股二头肌腱与半腱肌腱的中间	中暑、中风、昏迷、急性胃肠炎、腰背痛、坐骨神经痛、膝关节炎、下肢瘫痪等
合 阳	足太阳膀胱经	在小腿后面，当委中与承山的连线上，委中直下2寸	腰膝酸痛、下肢麻痹等
承 山	足太阳膀胱经	在小腿后面正中，当伸直小腿或足跟上提时腓肠肌肌腹下出现尖角凹陷处	腰腿痛、坐骨神经痛、腓肠肌痉挛、下肢瘫痪等
昆 仑	足太阳膀胱经	在足部外踝后方，当外踝尖与跟腱之间凹陷处	头痛、颈强、甲状腺肿大、腰背痛、坐骨神经痛、下肢瘫痪、踝关节及周围软组织疾病等
涌 泉	足少阴肾经	在足底部，蜷足时足前部凹陷处	中风、休克、中暑、失眠、高血压病、癔症、头顶痛、下肢瘫痪等
失 眠	经外奇穴	足底，足跟的正中央	失眠、精力不足等
髀 关	足阳明胃经	在大腿前面，髂前上棘直下，屈肌时平会阴，居缝匠肌外侧凹陷处	下肢麻痹、瘫痪、膝关节炎、腰痛膝寒等
膝 眼	经外奇穴	屈膝，在髌韧带两侧凹陷处，在内侧的称内膝眼，在外侧的称外膝眼	膝痛、膝关节炎等
足三里	足阳明胃经	在小腿前外侧，外膝眼下3寸，距胫骨前缘一横指（中指）	急慢性胃炎、腹痛、腹胀、急慢性肠炎、小儿消化不良、高血压病、神经衰弱、便秘、腹泻等
上巨虚	足阳明胃经	足三里下3寸处，距胫骨前缘一横指	腹痛、腹胀、腹泻、肠炎、细菌性痢疾、胃炎、偏瘫等
下巨虚	足阳明胃经	上巨虚下3寸，距胫骨前缘一横指	急慢性肠炎、急慢性肝炎、胃热、腹痛、下肢瘫痪等
解 溪	足阳明胃经	在足背与小腿交界处的横纹中央凹陷中，当踇长伸肌腱与趾长伸肌腱之间	头痛、肾炎、肠炎、眩晕、眼病、踝关节周围软组织疾病等
侠 溪	足少阳胆经	在足脊外侧，当第4、第5趾间，趾蹼缘后方赤白肉际处	偏头痛、高血压病、耳鸣、耳聋、肋间神经痛等
箕 门	足太阴脾经	在大腿内侧，血海上6寸处	尿道炎、尿失禁等

（续 表）

穴 位	所属经脉	部 位	主 治
血 海	足太阴脾经	屈膝，在大腿内侧，髌底内侧端上2寸，当股四头肌内侧头的隆起处	月经不调、功能性子宫出血、贫血、神经性皮炎等
阴陵泉	足太阴脾经	在小腿内侧，当胫骨内侧髁后下方凹陷处	腹胀、腹水、尿路感染、月经不调、遗精、阳痿、肾炎、肠炎、痢疾、膝痛等
三阴交	足太阴脾经	在小腿内侧，当足内踝尖直上3寸，胫骨内侧缘后方	泌尿、生殖系统疾病及腹胀、腹痛、腹泻、偏瘫、神经衰弱、月经不调、闭经、不孕、遗精、遗尿等
照 海	足少阴肾经	足内踝尖直下方凹陷处	咽喉炎、扁桃体炎、神经衰弱、癔症、月经不调、子宫脱垂、偏瘫等
风 市	足少阳胆经	在大腿外侧中线，当腘横纹上7寸处，或直立垂手时，中指尖处	下肢瘫痪、腰腿痛、头痛等
阳陵泉	足少阳胆经	屈膝，在腓骨头前下方凹陷处	肝炎、胆囊炎、高血压病、肋间神经痛、肩周炎、膝关节痛、下肢瘫痪、习惯性便秘、脚气等
悬钟（又名绝骨）	足少阳胆经	外踝尖上3寸，腓骨后缘	落枕、偏头痛、偏瘫、坐骨神经痛及膝、踝关节与周围软组织疾病等

六、怎样取穴

取穴正确与否直接影响治疗效果，因此，读者要细心领会以上所讲穴位的具体位置。取穴时可以运用人体体表标志、骨度分寸、指寸法等不同的方法，还可以根据特殊体表标志和肢体活动时所出现的标志取穴。

这就要求读者平时多观察、揣摩，以掌握骨骼、关节、肌肉、肌腱的隆突、凹陷等特点。

一般穴位，用手指点准了，都有一种特有的酸、麻、胀、痛等感觉。

另外，以上讲的“寸”不是指人们日常量衣服的尺寸，而是“同身寸”。“同身寸”是依据患者本人手指所规定的分寸来量取腧穴的定位方法，如被治疗者本人的中指屈曲时，内侧两端纹头之间折为1寸，或拇指指关节的宽度折为1寸（图3-10）。

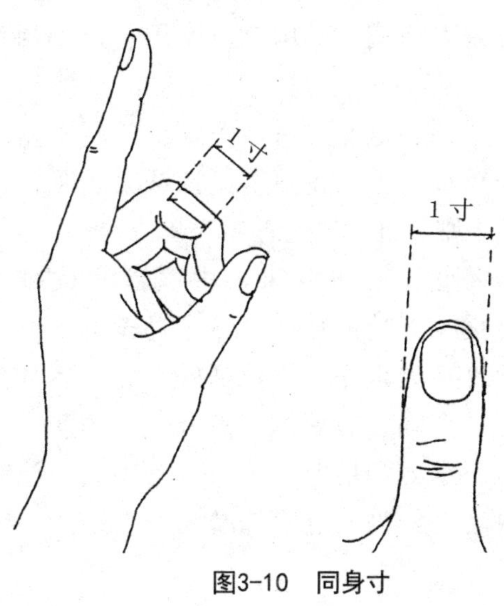

图3-10 同身寸

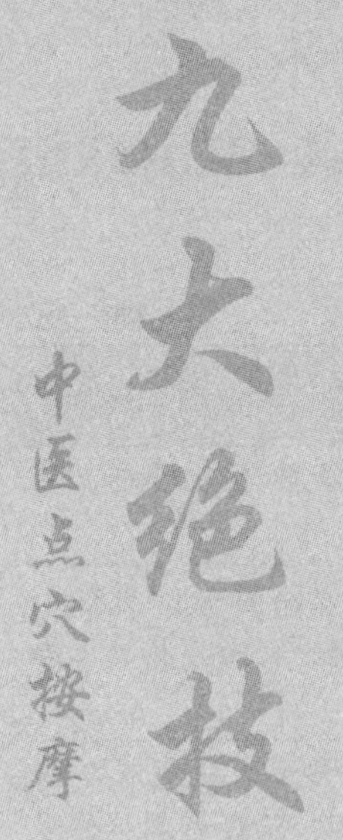

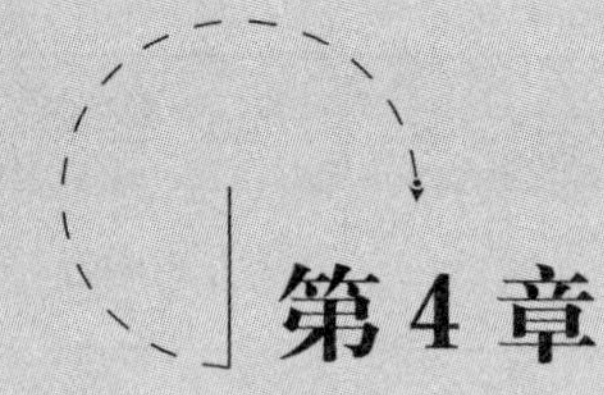

第4章 秘传练功方法

一、浅谈练功

学习中医点穴按摩绝技必须具备两个条件：①掌握一定的中医理论知识；②必须练功夫。

这两个条件是缺一不可的。如果单纯练功，不掌握一定的中医理论，不会辨证施治，不但起不到治疗作用，说不定还会产生不良后果，也就是人们常说的“误治”“瞎治”。反之，如果仅仅掌握一些理论知识，不练功夫（或不下功夫苦练），夸夸其谈，纸上谈兵，同样达不到应有的治疗效果。因为运用中医点穴按摩绝技为人治病，不用针，不用药，不用任何医疗器具，全凭一身功夫和熟练的手法。从某种意义上讲，医疗经验越丰富、功夫越深、手法越熟练，渗透力越强，治疗效果则越好，越受患者欢迎。

因此，自古以来，中医点穴按摩界非常重视练功，强调“一分功夫，一分疗效”“功夫越深，疗效越好”。医者如果没有一个强壮的身体，没有一定的腰力、臂力、掌力和指力，手上没有功夫，没有“内功”，为人点穴按摩没有渗透力，就不会有显著的治疗效果。

练功练到一定程度，就会感到“气贯丹田，内气充足”。医者就可将“气”运到手指或手掌上为患者运气点穴按摩，也就是运用“内功”。心到意到，意到气到，气到力到，力到病除。产生“视之不见，触之如电”的暗劲。虽然从外表看不出用力的大小，患者也并不感觉很疼。然而，患者却感到力达深部肌肉、骨骼及内脏，经络敏感的患者甚至有全身如通电的感觉，即所谓“内动而外不动也”。

在武术界，广泛流传这样一句话：“练武不练功，到老一场空。”意思是说，练武术不练功夫，到老只不过是花拳绣腿、中看不中用的花架子，空练了一辈子。

同样道理，学习中医点穴按摩绝技，如果只重视理论和手法，不重视练功，手上没有功夫，点穴按摩没有渗透力，到老也会是一场空。因此，要想掌握中医点穴按摩绝技，为患者治病（或自我治病）效果显著，立志成为一名出色的中医点穴按摩师，必须苦练功夫。

二、练功方法的特点

这套秘传练功方法，有的是笔者祖传的，有的是笔者年轻时跟民间一些高师学来的。其中一些方法，是过去只传徒弟，从不外传的。为了弘扬中华民族优秀传统文化，让更多的人都能够学会并且掌握这些优秀的功法，借本书出版机会，特奉献给广大读者朋友们。

根据笔者50多年练功体会和40多年教学实践经验，这套练功方法具有以下特点。

（1）这套练功方法都是千古流传的实实在在的真功夫，简单易学，容易掌握，安全有效。只要按书中介绍的方法认真练习，不会有任何痛苦和副作用，更不会发生危险、走火入魔。

（2）长功快，得气快。只要认真练功，一两个月就会有一定的功夫，为人点穴按摩治病，就会有明显的治疗效果。以后若继续苦练，练功时间越长，功夫越深，治疗效果就会越显著。练功者本人精气神就会越充足，身体也会越强壮，当然，寿命也会越长。

（3）这套练功方法不仅适合学习中医点穴按摩绝技的广大读者，也适合广大武术及推拿按摩爱好者自我健身锻炼、养生保健。体弱多病之人练习这套功法可以强身祛病。

（4）这套练功方法可整套练习，读者朋友也可以根据自己的实际需要和爱好有选择地练习。要立志成为出色的中医点穴按摩师的读者，最好多练习几种功法。

（5）这套练功方法均采用鼻呼鼻吸的腹式呼吸，要求呼吸均匀、深长、自然，口微闭，舌轻抵上腭。

（6）经常练习本书功法，不但可强身健体，防病治病，手上有功夫，还有陶冶情操、磨炼意志、疏通经络、精力充沛、明目益智、增强记忆、美容润肤、胖人减肥、瘦人增重、丰胸健美、促进长高（男25周岁以下，女23周岁以下）、催眠健身、增强磁场、自卫防身、性事美满、益于优生、延年益寿等好处。

三、腹式呼吸练习

因这套练功方法均采用腹式呼吸，所以练功者必须熟练掌握这种呼吸方法。练过功的人，尤其是会腹式呼吸的人，不用进行腹式呼吸练习，可直接按练功方法进行练功。

没有练过功的人和不会腹式呼吸的人，应先学会腹式呼吸，再正式练功。

我们平常的呼吸方式是胸式呼吸，这是不受意识控制的自然呼吸方式。呼气时，胸部缩小；吸气时，胸部扩张。如果你仔细观察他人或低头看自己的胸部，就会观察到呼吸时胸部的起伏很明显。

腹式呼吸就是用腹部来“呼吸”。但实际上，还是用肺呼吸的。只不过呼气时，腹部内凹，膈肌上升；吸气时，腹部外凸，膈肌下降。

腹式呼吸可使膈肌上下移动幅度增大，胸腔容积增大，扩大肺活量，以促进气体代谢和血液循环，“按摩”内脏，调节内脏功能，促进新陈代谢，达到强身健体、防病治病和延年益寿等目的。

开始练腹式呼吸时，多数人很不习惯，

很不自然。为此，最初练习呼气时，可以用意缩肚子，使腹部往里缩。吸气时，用意鼓肚子，使腹部往外鼓。熟练之后，尽量使腹式呼吸自然、均匀、深长一些。

掌握腹式呼吸并不困难，每天练一会儿，几天就能学会，并能掌握。常言道："习惯成自然。"练习一段时间，就能养成腹式呼吸的习惯，并能很自然了。

腹式呼吸练习随时随地都可以进行，仰卧、坐着、站着，甚至在散步时，乘汽车、火车、飞机时，都可以练习。练习时要用鼻呼鼻吸。

不过，饭后半小时内，胃痛、腹痛时，以及妇女孕期不要练习。

学会腹式呼吸后，就可以按以下方法进行练功了。

四、练功的时辰、方位和环境

1．练功时辰 古人认为子时(23：00—01：00)、午时（11：00—13：00）、卯时（05：00—07：00）和酉时(17：00—19：00)练功效果最好。尤其是阴阳交替的子时练功最佳，俗称"子时功"。

但是现代人与古人不同，不论上学的、上班的、种地的、当兵的、做生意的，还是做其他工作的，都很忙，没有古人那么多时间，没有必要死搬硬套。

笔者认为练功时辰倒不是十分重要的，坚持练习才是最重要的。读者朋友可根据自己的实际情况和生活习惯，选择你容易坚持的时间练习，或平时挤时间抽空练习。

2．练功方位 凡是睁眼练习的功法，在练习方位上，没什么讲究，朝哪个方向练习都可以。

凡是闭眼练习的功法，如"太极开合功"和"静坐功"这两种功法，在练习方位上最好讲究一些，练功效果会更好。

这两种功法，春天练时，要面朝东练（具体时间是立春的当天至立夏的前一天）；夏天要面朝南练（立夏当天至立秋的前一天）；秋天要面朝西练（立秋当天至立冬的前一天）；冬天要面朝北练（立冬当天至立春的前一天）。详见表4-1。

表4-1 练功方位和五脏配属表

项目 \ 匹配 \ 五脏	肝	心	脾	肺	肾
五行	木	火	土	金	水
五方	东	南	中	西	北
五季	春	夏	长夏	秋	冬
五色	青	赤	黄	白	黑
五味	酸	苦	甘	辛	咸
五官	目	舌	口	鼻	耳
五体	筋	脉	肉	皮毛	骨
五志	怒	喜	思	悲	恐
五树	松树	梧桐树	柳树	杨树	柏树
五豆	绿豆	红小豆	黄豆	白芸豆	黑豆

根据中医五行学说和中医养生功理论：

春天朝东练功，“练肝”可防治肝病。

夏天朝南练功，“练心”可防治心脏病。

长夏（三伏天）居中练功，“练脾”可防治脾胃病。

秋天朝西练功，“练肺”可防治肺病。

冬天朝北练功，“练肾”可防治肾病。

3. 练功环境

（1）室内、室外练功均可。如在室内练功，最好先打开窗户通通风，以保持空气新鲜。练功前和家人或旁人讲明，以免受干扰。最好先关掉手机，保持环境安静。

（2）如在室外练功，特别要注意安全。最好到空气新鲜、环境比较安静的地方练功，有花草树木最好，也可在海边、河边、池塘边练功。

古人喜欢在松树、柏树下练武术、练功是很有道理的，因为松柏之气对人体健康、防治疾病和长功夫很有好处。

（3）如在室外练功，如果有条件的话，春天最好站或坐在松树的西边，面朝松树和东方练功；夏天站或坐在梧桐树的北边，面朝梧桐树和南方练功；长夏（三伏天）站或坐在柳树的旁边，朝哪个方向练都可以，如肝不好，朝东练，心脏不好朝南练，以此类推；秋天站或坐在杨树的东边，面朝杨树和西方练功；冬天站或坐在柏树的南边，面朝柏树和北方练功。

五、练功方法

（一）四平桩功

【预备姿势】

两脚平行站立，与肩同宽，两腿站直。两手自然下垂放于大腿两侧。

肩下沉，挺胸，直背，目视正前方。尽量使心平静下来，排除杂念，心平气和，呼吸自然（图4-1）。

【练功方法】

左脚向左平移一小步，两脚平行站立，中间距离为本人脚长的3倍。两腿屈膝半蹲成马步，两脚趾用力向下抠地，两膝用劲儿往外撑。大腿屈平，大腿和小腿之间的夹角近于90°。

两臂围成圆形环抱于身前。两手拇指用力张开，臂内旋使手心朝外，拇指朝下。其余四指伸直并拢，并且用力向手背一面伸张，手腕紧屈。

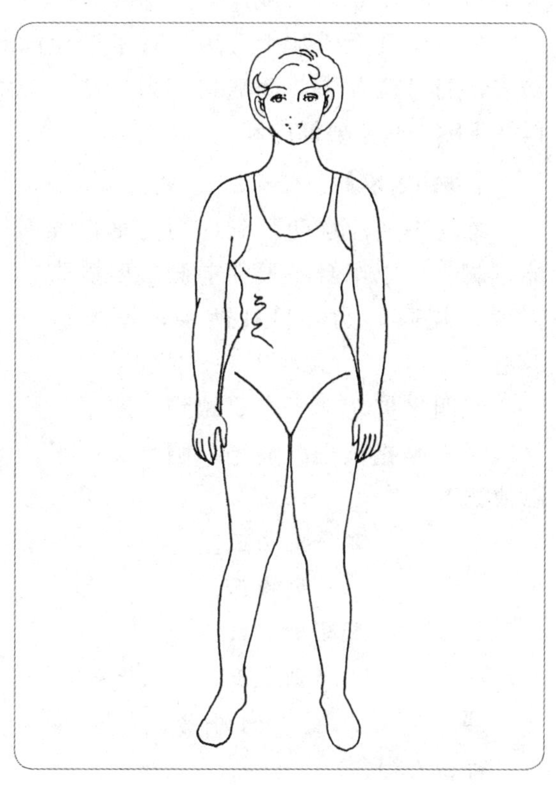

图4-1 四平桩功预备姿势

头向上顶，颏向里收，颈竖直，肩下沉，挺胸，塌腰，直背，眼看两手（图4-2）。

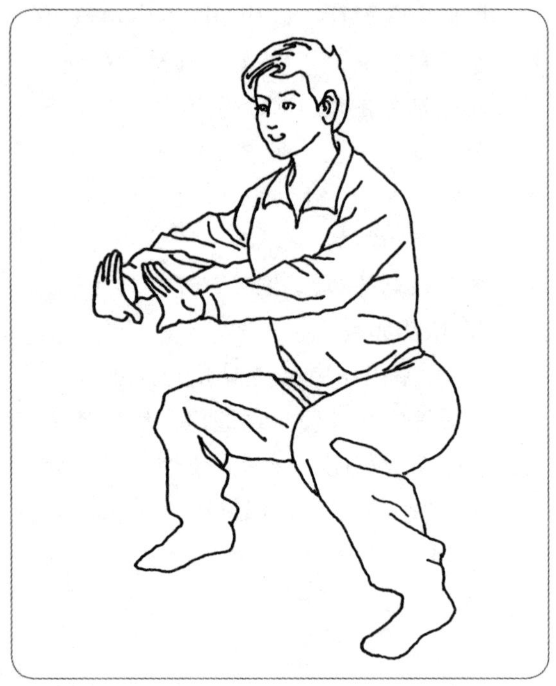
图4-2 四平桩功

练功中，舌尖轻轻抵住上腭，精神要集中，不想任何事情，也不意守身体任何部位。

练功久了，可能两腿和身上发热，气贯丹田，这是练功中出现的好现象。

练功中，有的人可能感觉两腿特别累、特别酸。如出现这种情况，尽可能多练习一会儿。

练功中不管多累，一定要注意呼吸均匀，心平气和，面部表情自然。

另外，体质较差的读者、中老年读者、女性读者和少年儿童练习四平桩功时，可根据本人的体质状况，姿势可以略高一些，也就是大腿和小腿之间的夹角可大于90°，大约120°或130°（图4-3）。

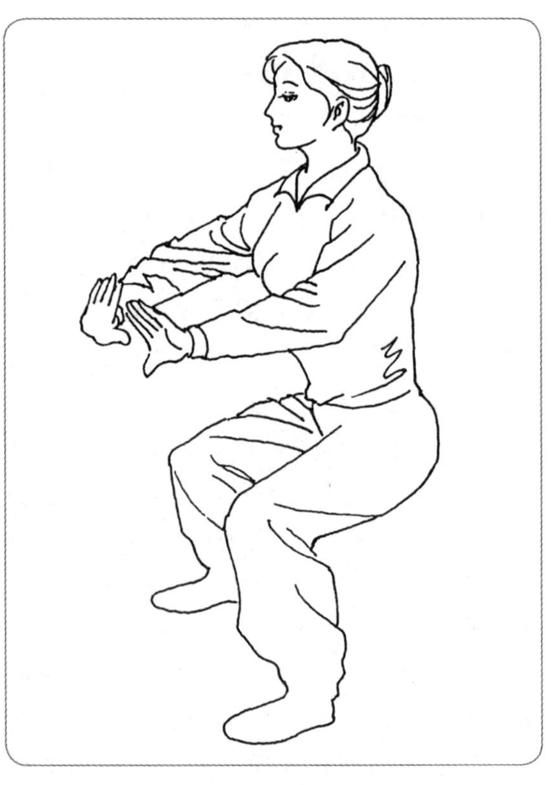
图4-3 四平桩功高姿势

练习十几天或数十天后，有了一定的功夫，身体强壮了，两腿也有力一些了，再往下蹲一些，要循序渐进。

【动作要求】

练功中要注意两膝到地面的垂直线不能过脚尖，上半身不要往前倾。要挺胸、直背、塌腰。始终目视两手，不要东瞅西看。

练四平桩功，一定要做到“四平”。“四平”是指顶平、肩平、腿平和心平，歌诀如下：

顶平则头正，
肩平则身正，
腿平则劲正，
心平则气正。

四平四正才能“内外合一”，精、气、神、力相合。

【收功方法】

坚持练一会儿功后，感觉很累了，就可以按以下方法收功了。

收功时，两腿用力，慢慢站起，左脚移到右脚处，身体直立。同时，两手放松，收回来，右手慢慢放在腹部，手心朝里，左手放在右手背上。两手同时用力按顺时针方向揉腹3圈（图4-4）。然后，两手自然下垂，收功完毕。

练功重要，收功同样重要，不能草率从事，要有始有终。

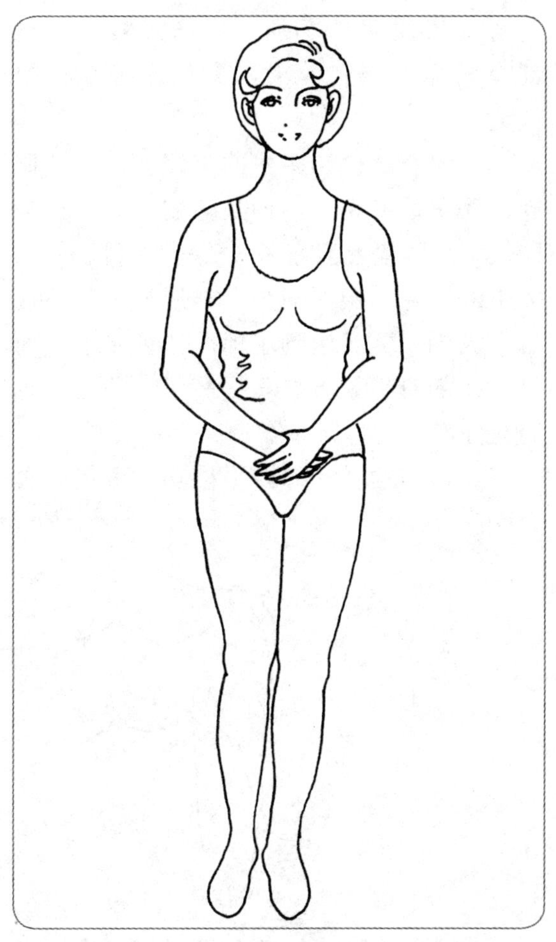

图4-4 收功方法

【练功时间】

一般人初练时，每次练功时间很难达到2分钟。随着进一步练习，功夫加深，两腿有力，体质增强，练功时间会相应加长。

标准姿势（大腿屈平，见图4-2），每次练功时间尽量达到2分钟以上。姿势高一些的（图4-3），每次练功时间尽量达到5分钟以上。

每次练功时间越长越好。

每天可练习1～3次，如有时间和体力，多练几次也可以。

【练功作用】

四平桩功是中国传统武功少林站桩功中的一种，是千古流传的实实在在的真功夫。具有简单、易学、易练等特点，每次练功时间虽短，但得气快、长功快。

四平桩功要求以动为主，即要求周身运动，在动（运劲）中求静。主要练气的鼓荡，并锻炼周身内外的整力，使力与气合，内与外合。

久练四平桩功，可使人精神饱满，气力十足，体质明显增强，尤其锻炼了腿上的功夫，也就是武术界常说的下盘功夫。可使腿脚有根基，步法稳健，同时还增强了两臂、胯部及各关节肌肉的力量和灵活性，为以后点穴按摩，打下了很好的身体基础，好比高楼大厦有了坚固的地基。

四平桩功还具有强肾、壮腰、填精和防治疾病之功效。经常练习，可防治腰腿痛、风湿性关节炎、失眠、神经衰弱、阳痿、早泄、低血压、肾虚、手脚发凉和气血不足等病症。

另外，肥胖者常练四平桩功，具有显著的减肥健身作用。多年来，在笔者教授的国内外徒弟、学生中，许多人身体较胖，他们练习四平桩功一段时间后，不但身体素质明显增强，疾病好转，而且都有明显的减肥效果，身体比练功前更健美。

其中有一位30多岁的工程师，身体肥胖，体重达97千克，而且体弱多病，性功能低下。跟笔者学练四平桩功4个月，共减体重27千克，腰围减少了33厘米，身体瘦了一大圈，完全达到了标准体重要求。而且，他的身体素质显著提高了，性功能也明显强增了。

身体消瘦者常练四平桩功，可增强食欲，改善肠胃功能，健身增重。

总之，四平桩功和其他中国传统体育项目一样，具有双向调节作用。

（二）铁牛耕地

【预备姿势】

两手撑地，手指正对前方，两手中间距离与肩同宽。两臂伸直，并与地面垂直。两腿向后伸直并拢，两脚均脚趾着地，身体俯卧（图4-5）。

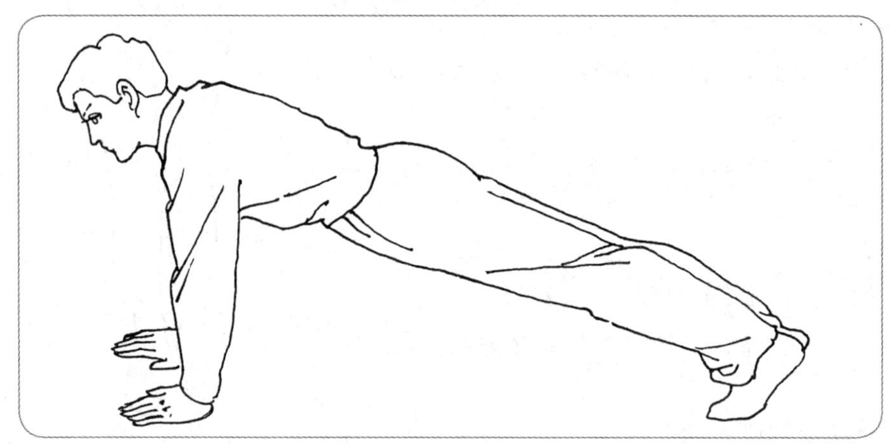

图4-5　铁牛耕地预备姿势

【练功方法】

（1）身体从前往后移动，臀部撅起（图4-6）。

（2）身体从后往下、往前移动，脸部距地面1寸左右，两臂屈肘（图4-7）。

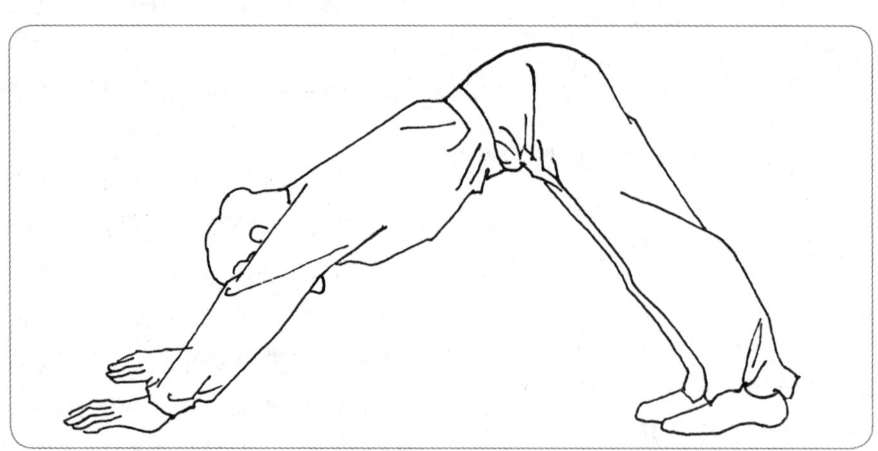

图4-6　铁牛耕地分解动作1

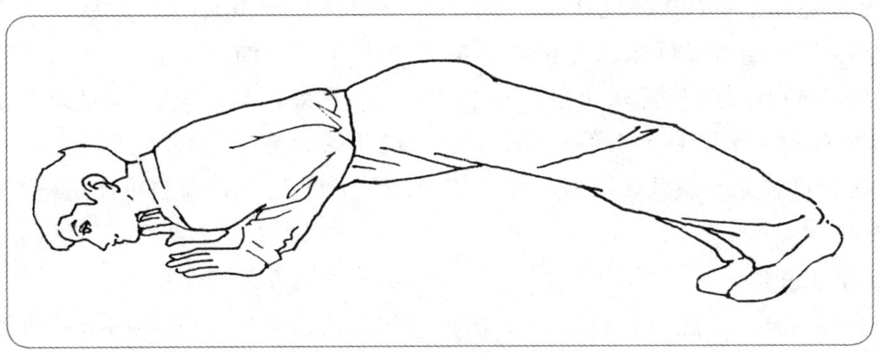

图4-7 铁牛耕地分解动作2

（3）动作不停，身体继续向前移动，腰腹距地面3～4厘米，小臂与地面垂直，目视前方（图4-8）。

（4）两臂用力推撑伸直，回到预备姿势（图4-9）。

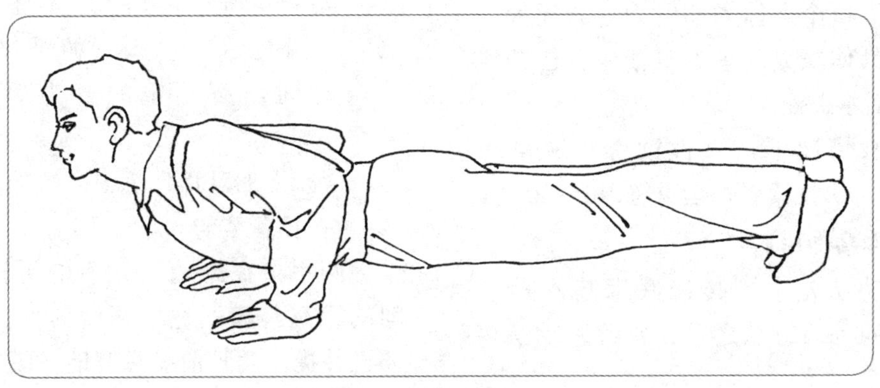

图4-8 铁牛耕地分解动作3

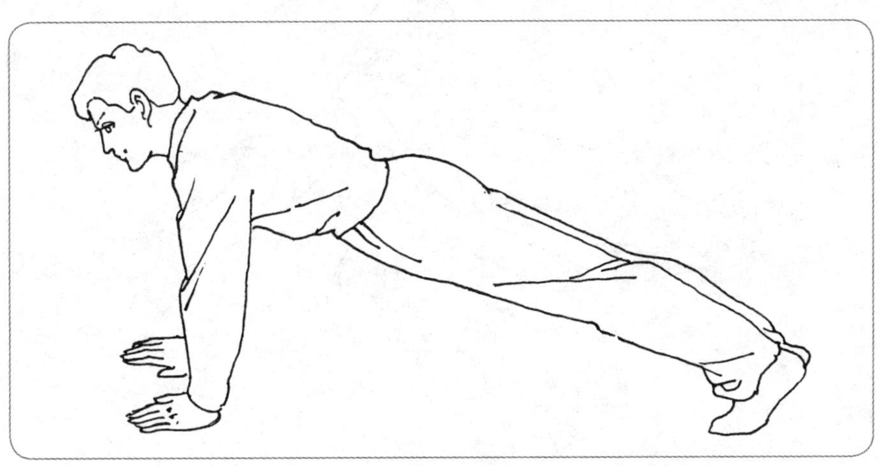

图4-9 铁牛耕地分解动作4

连续做完以上4个分解动作后，动作不停，紧接着再倒着做回来，即按着分解动作4（图4-9）、分解动作3（图4-8）、分解动作2（图4-7），回到分解动作1（图4-6）。这才算做完一次铁牛耕地动作，接着再做第2次。

【动作要求】

（1）练习时，两腿一定要伸直，不要弯曲。

（2）动作要做得慢一些，效果才好。

（3）动作要连贯，中间不要停顿。

【练功时间】

每天可练习1～3遍。至于每遍练习多少次，因每个人体力和臂力差异很大，不好规定具体次数，读者可根据自己的实际情况灵活掌握。

一般情况下，女性读者每遍可练习3～20次，男性读者每遍可练习6～60次。

【练功作用】

本功法是中国传统武术基本功“臂功”中的练习方法之一。常练本功法可强身健体，尤其使臂力大增，为以后点穴按摩打下很好的力量基础。

另外，肩、臂、胸肌肉不发达和肩窄的男性读者，常练习本功法，可使肩宽体壮，胸肌发达，身材更加魁梧而健美。

平胸的女性读者，常练习本功法，有显著的胸部健美作用。

消瘦者常练习本功法，可改善脾胃功能，增强食欲，有显著的健身增重作用。

虽然，“铁牛耕地”比单纯的“俯卧撑”练习方法复杂，难度也大一些，但强身健美的效果远比俯卧撑好得多。

另外，一些臂力小的女性读者，刚开始练习时，可能练不了“铁牛耕地”。可先练习“床上俯卧撑”。练习一段时间，有一定的臂力后，再练习“铁牛耕地”。

“床上俯卧撑”练习方法如下。

◎ **预备姿势**

两手按在床边上，手指朝前，两手之间的距离与肩同宽，两臂伸直。两腿向后伸直并拢，两脚前脚掌着地（图4-10）。

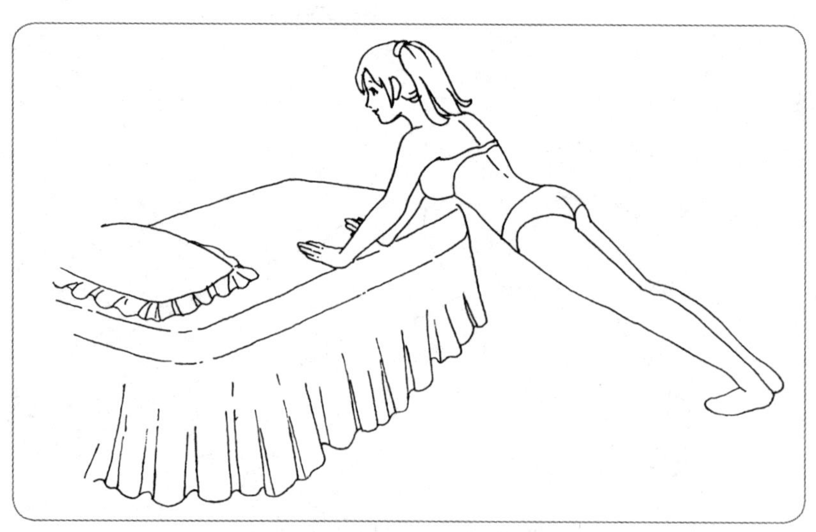

图4-10 床上俯卧撑预备姿势

◎ 练习方法

屈肘，两臂弯曲，胸靠近床面（图4-11）。

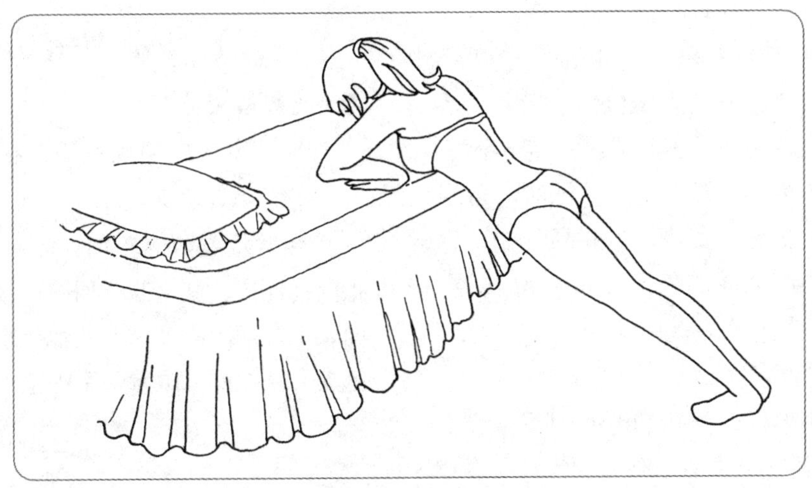

图4-11 床上俯卧撑

两臂用力推撑伸直，回到预备姿势（图4-10），这样算做1次。

◎ 动作要求

（1）练习时，两腿一定要伸直，不要弯曲，也不要撅臀。

（2）动作要用力，而且要连贯，中间不要停顿。

◎ 练功时间

每天可练习两遍或数遍，两遍之间可休息1～2分钟。每遍可练习5～50次。

因每个人的体力和臂力相差很大，读者可根据自身情况灵活掌握。总之，尽量多做几次。每遍练习完后，感觉累了，效果才好。

（三）马步拇指功

【预备姿势】

两脚平行站立，中间距离为本人脚长的3倍。两腿屈膝半蹲成马步，两脚趾用力向下抠地，两膝用劲儿往外撑。大腿屈平，大腿和小腿之间的夹角近于90°，和四平桩功要求相同。

【练功方法】

两臂从胸前向正前方平行伸直，两手拇指向前伸直，其余四指屈曲握紧。两拇指指甲面朝上，两手心相对。头向上顶，颏向里收，颈竖直，肩下沉，挺胸，塌腰，直背，眼看两手拇指（图4-12）。

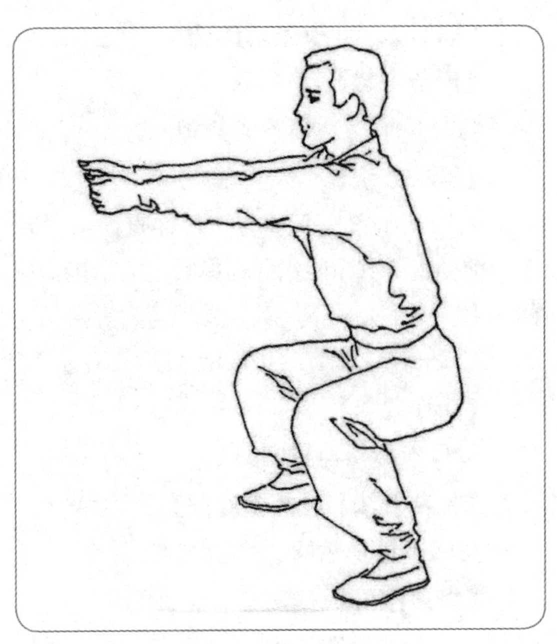

图4-12 马步拇指功

练功中，舌尖轻轻抵住上腭，精神要集中，始终目视两拇指，不想任何事情，也不意守身体任何部位。

练功中不管多累，一定要注意呼吸均匀，心平气和，面部表情自然。

另外，体质较差的读者、中老年读者、女性读者和少年儿童练习本功法时，可根据本人的体质状况，姿势可以略高一些，也就是大腿和小腿之间的夹角可大于90°，大约120°或130°（参见图4-3）。

【动作要求】

练功中要注意两膝到地面的垂直线不能过脚尖，上半身不要往前倾，要挺胸、直背、塌腰，始终目视两手拇指，不要东张西望。

【收功方法】【练功时间】

与四平桩功相同。

【练功作用】

马步拇指功既练内力，又练内气。久练本功法，可使气力直达拇指指端，为以后运气于拇指，进行点穴按摩，打下坚实的基础。

（四）马步示指功

【预备姿势】

与马步拇指功预备姿势相同。

【练功方法】

两臂从胸前向正前方平行伸直，两手示指向前伸直，其余四指屈曲握紧。两示指指甲面朝上，两手心朝下。其他要求与马步拇指功练功方法相同。眼看两手示指（图4-13）。

【动作要求】

与马步拇指功相同。

【收功方法】【练功时间】

与四平桩功相同。

【练功作用】

马步示指功既练内力，又练内气，久练本功法可使气力直达示指指端，为以后运气于示指，进行点穴按摩打下了坚实的基础。

（五）马步中指功

【预备姿势】

与马步拇指功预备姿势相同。

【练功方法】

两臂从胸前向正前方平行伸直，两手中指向前伸指，其余四指屈曲握紧。两中指指甲面朝上，两手心朝下。其他要求与马步拇指功练功方法相同。眼看两手中指（图4-14）。

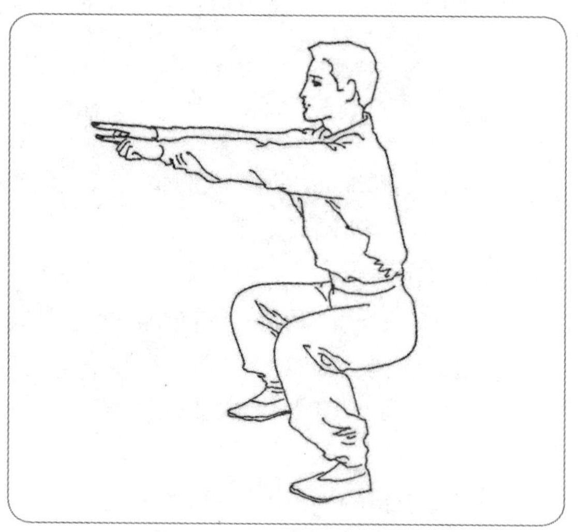

图4-13　马步示指功

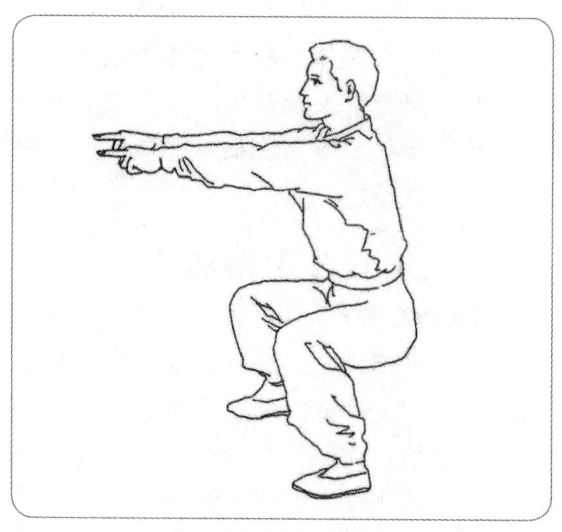

图4-14　马步中指功

【动作要求】

与马步拇指功相同。

【收功方法】【练功时间】

与四平桩功相同。

【练功作用】

马步中指功既练内力，又练内气，久练本功法可使气力直达中指指端，为以后运气于中指，进行点穴按摩打下坚实的基础。

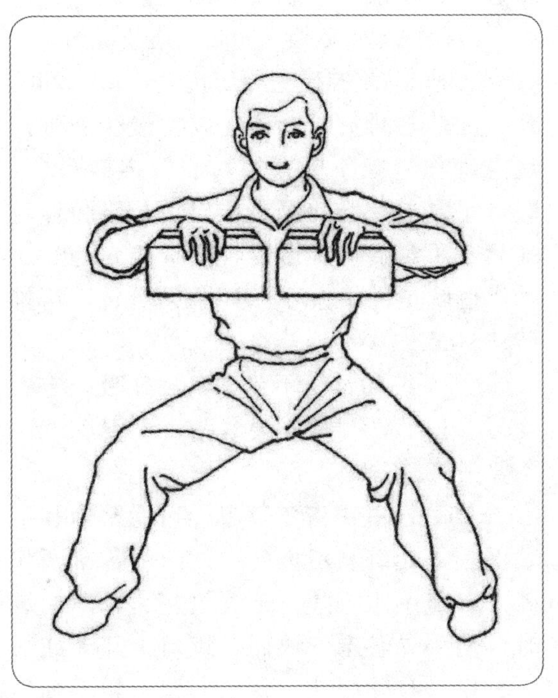

图4-15 马步推砖预备姿势

（六）马步推砖功

【预备姿势】

两脚平行站立，中间距离为本人脚长的3倍。两腿屈膝半蹲过马步，大腿和小腿之间的夹角近于90°。两手各拿两块砖举于胸前，掌心朝下。砖距胸部有一拳左右的距离。颏向里收，颈竖直，挺胸，塌腰，直背，目视正前方。

拿砖方法：拇指在砖面一侧，其余四指微屈并拢，在砖面另一侧，五指同时用力将砖拿起。

拿砖要求：主要五指用力，手掌不能接触砖，掌心虚空（图4-15）。

【练功方法】

右手拿砖从胸前慢慢平伸推出，胳膊伸直，仍掌心朝下，眼看右手（图4-16）。

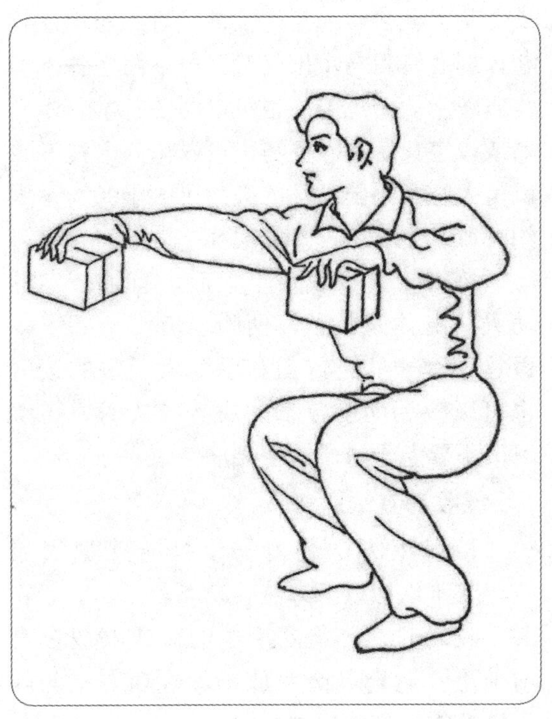

图4-16 马步右推砖

右手拿砖慢慢收回胸前，仍掌心朝下。左手拿砖同时从胸前慢慢平伸推出，胳膊伸直，仍掌心朝下，眼看左手（图4-17）。

【动作要求】

（1）练功中要注意两膝到地面的垂直线始终不能过脚尖，上半身不要往前倾，要挺胸、直背、塌腰。始终目视拿砖的左手或右手，不要东张西望。

（2）推砖时，两肩必须向下沉，手背的高度与胸部平齐，注意不要抬肩。

（3）一手拿砖推出时，必须另一手拿砖同时收回来，两手的不同动作，必须同时进行。不能一手拿砖收回胸前后，另一手拿砖再推出，必须不间断地连续练习。

（4）马步推砖主要练内功、内力和暗劲，因此，推砖时，一定要慢慢往外推，注意动作一定不要太快。一般推砖1次，即一手拿砖从胸前慢慢推出去，胳膊伸直（另一手拿砖同时慢慢收回胸前）为3～4秒。也就是说，练习马步推砖1分钟，可推砖15～20次。

（5）练功时，不管多累，呼吸一定要均匀、自然，精神不要紧张，不要憋气，不要张口。

（6）一些中青年读者，可能臂力和手劲不大，初练马步推砖时，两手各拿两块砖，可能困难一些。建议这些读者，初练时，两手先各拿一块砖。练习十几天或数十天后，身体强壮一些了，臂力和手劲也大了，再两手各拿一块半砖练习，练习一段时间后，再增加到两块砖练习。

另外，少年儿童、女性读者、老年读者和体弱者练习马步推砖时，可以两手各拿一块砖或半块砖练习，也可以两手各拿一本厚书或厚字典练习。姿势也可以略高一些，也就是大腿和小腿之间的夹角可大于90°，大约有120°或130°（图4-18）。

练习十几天或数十天后，有了一定的功夫，身体强壮了，两腿也有力一些了，再往下蹲一些。臂力和手劲大一些的读者也可以改为两手各拿一块半砖或两块砖练习，不要急于求成，要循序渐进。

【收功方法】

按以上方法练习马步推砖感觉很累了，就可以按以下方法收功了。

收功时，先将两手中的砖或书放在身前地上，两臂、两手放松。收功方法与四平桩功收功方法相同。

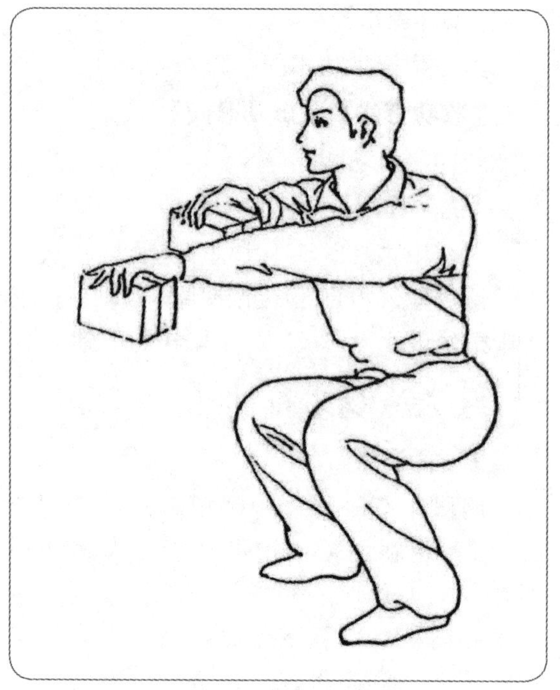

图4-17　马步左推砖

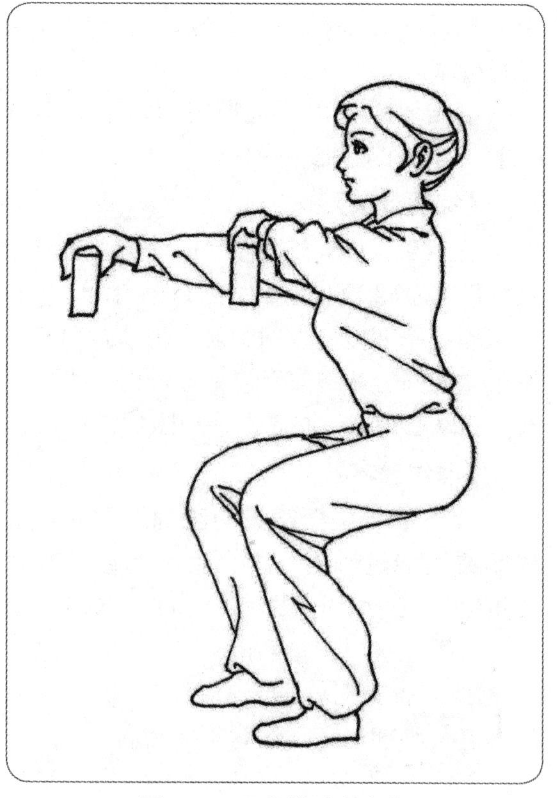

图4-18　马步推砖高姿势

【练习次数】

每天可练习1～3遍，每遍可推砖10～80次。

因每个人体质、臂力、手劲儿不同，初练时，往往差别很大。有的人只能推砖五六次，手就没劲儿了，而有的人推砖二三十次也不觉得累。

建议读者朋友这样练习：如果你初练时，只能推砖10次，以后每3天增加1次。1个月后，就能推砖20次了，3个月后，就能推砖40次了。那时，你的体质会明显增强，腿力、臂力、手劲和指力大增。

笔者年轻时，练习马步推砖，标准姿势（大腿和小腿之间的夹角为直角90°，两手各拿两块砖），每遍能慢慢推砖80次。60岁时，每遍还能慢慢推砖40次。

希望读者朋友坚持练功，能尽快打破这个并不算高的纪录。

【练功作用】

马步推砖练功和健身效果都非常好，常练本功法，可使练功者身强体壮、精力充沛，腿力、臂力、指力和手劲大大增加，抗病能力也显著增强。

马步推砖还有一个显著的特点就是时间短、长功快、见效快。每天只用练习1遍或几遍，每遍练习1分钟或几分钟，往往练习半个月或一两个月，就会收到显著的练功和强身健体等效果。

常练本功法，还可防治肩周炎、手臂麻木、腰腿痛、失眠、健忘、神经衰弱、心血管疾病和肠胃疾病等。

另外，由于本功法主要练人的内功、内力和暗劲，所以，除了想要掌握中医点穴按摩绝技的读者必须练习之外，广大武术爱好者、军人、警察和从事安全保卫工作的人员常练本功法可使内功、内力明显增加，出拳、击掌会更加快速、凶猛和有力。由于腿力、臂力、指力和手劲大大增加，为学练擒拿格斗和其他武功打下了良好的基础。

几十年来，“马步推砖功”是笔者只教徒弟不传外人的秘传功法之一。虽然笔者教授过许多中医点穴按摩徒弟和学生，他们遍及全国各地及几十个国家和地区，而掌握本功法的只有少数人。

为了弘扬中华民族传统文化，让更多的国内外人士学练“马步推砖功”这一独特的秘传功法，特奉献给广大读者，望读者朋友们从中获益。

（七）力推泰山

【预备姿势】

两脚平行站立，与肩同宽，两腿站直。两手自然下垂放于大腿两侧。肩下沉，挺胸，直背，目视正前方（图4-19）。

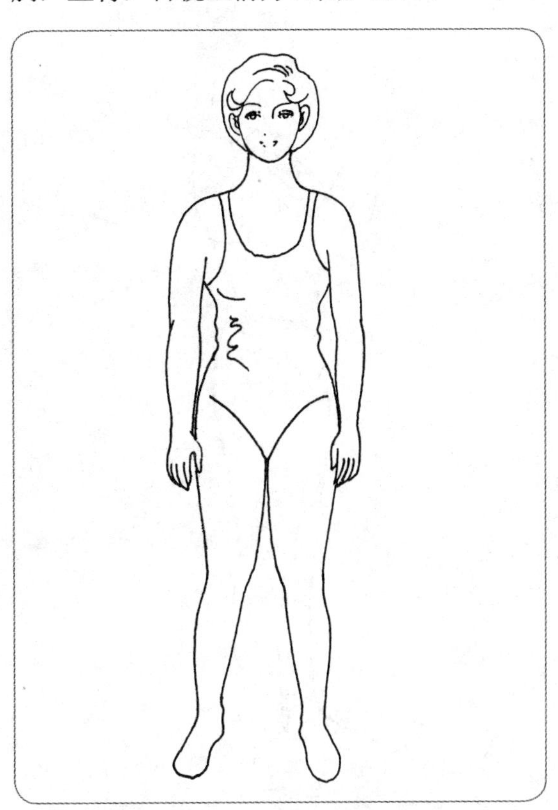

图4-19 力推泰山预备姿势

【练功方法】

做好预备姿势后，就可以按以下方法练功了。

（1）两手慢慢抬到胸前，两手五指放松，手心朝下，目视正前方（图4-20）。

（2）两手慢慢用力往外推出。往外推时，五指放松，不用力，手心朝外，手腕用力上翘，掌根用力往外推。手背与小臂约成90°。推出后，双臂伸直，手指高度低于心口，目视两手（图4-21）。

（3）两手腕放松，手心朝下，将两手慢慢收回胸前，仍手心朝下，目视正前方（图4-20）。

（4）再按第2步所述方法，两手用力往外推出（图4-21），如此反复练习。

【动作要求】

（1）两手动作要协调、一致，必须同时收回，同时推出。

（2）两手往回收时，吸气；往外推时，呼气。

（3）两手往回收时，两手放松，不用力；往外推时，尽量用很大力，而且用暗劲，动作要慢。一般往外推1次，即两手从胸前推出后，胳膊伸直，用3～4秒。

“怎样才算用暗劲呢？”读者可以这样掌握这一动作：往外推时，用很大力推，动作要慢，而且旁人看不出你在用力推。能做到这一点，你就是在用暗劲，这一动作才算做得合格。

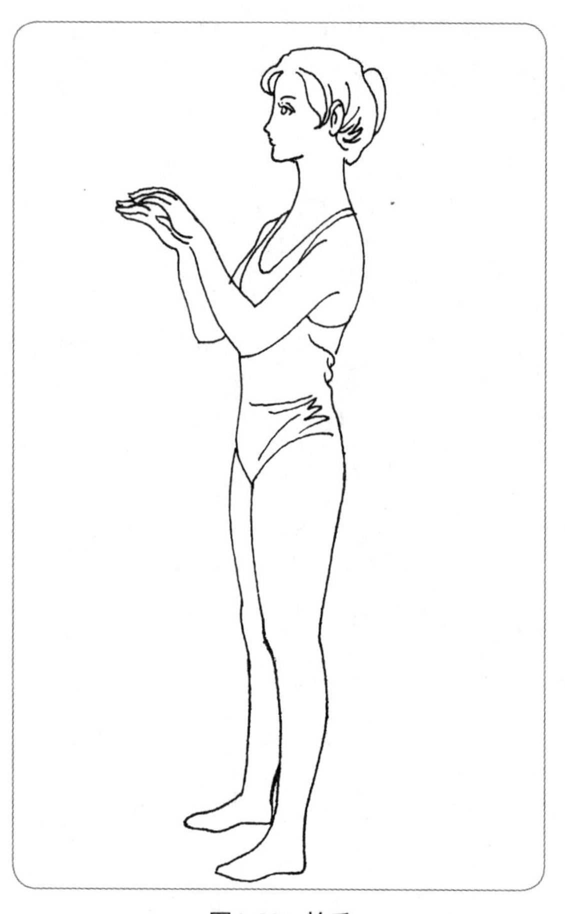

图4-20　抬手

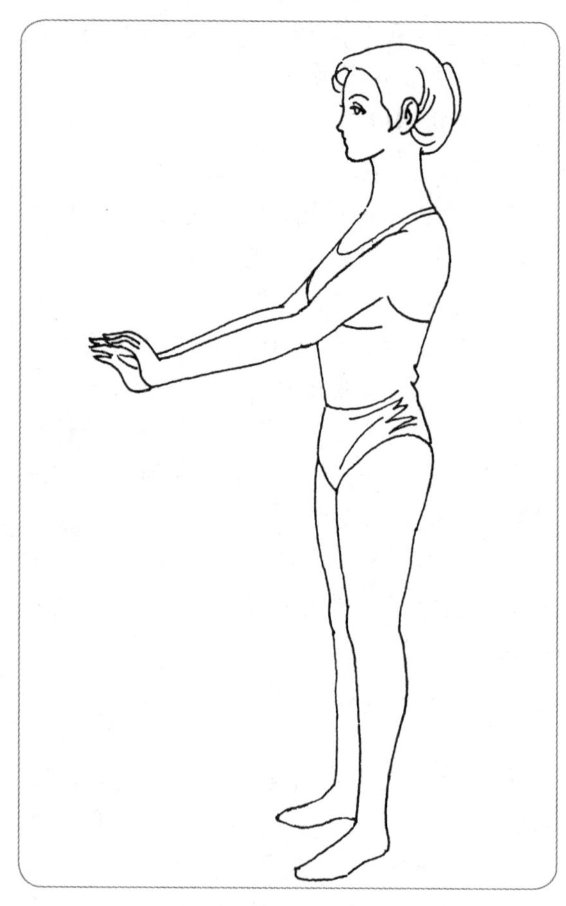

图4-21　力推泰山

【收功方法】

按以上方法练习数十次后，就可以按以下方法收功了。

在两手推出后收功。收功时，先将左脚移到右脚处站好。然后，两手慢慢收回，放在腹部，右手在里，左手放在右手背上。两手同时按顺时针方向揉腹3圈（图4-22）。最后，两手自然下垂，收功完毕。

【练功时间】

每天可练习1～3遍，每遍可练习20～80次。

【练功作用】

本功法是中国传统武功中“内家功”练习方法之一，主要练人的内功、内力和暗劲。常练本功法，可使臂力、掌力和指力（主要是内功、内力）增大，为人点穴按摩更加得心应手，疗效显著。患者更是觉得按摩手法与众不同。

常练本功法，不但有显著的强身健体作用，而且可防治肩周炎、手臂麻木、网球肘和神经衰弱等疾病。

另外，成年女性读者常练习本功法，有良好的丰胸健美作用。

（八）太极开合功

【练功姿势】

◎ 自然盘坐式

盘腿坐在床上，如坐在地上，可在身下铺一软垫。

盘腿坐的方法是：将两腿交叉盘起，左腿在里，右腿在外，或者反之亦可。头颈正直，松肩含胸，松开腰带，腰部自然伸直，目视正前方（图4-23）。

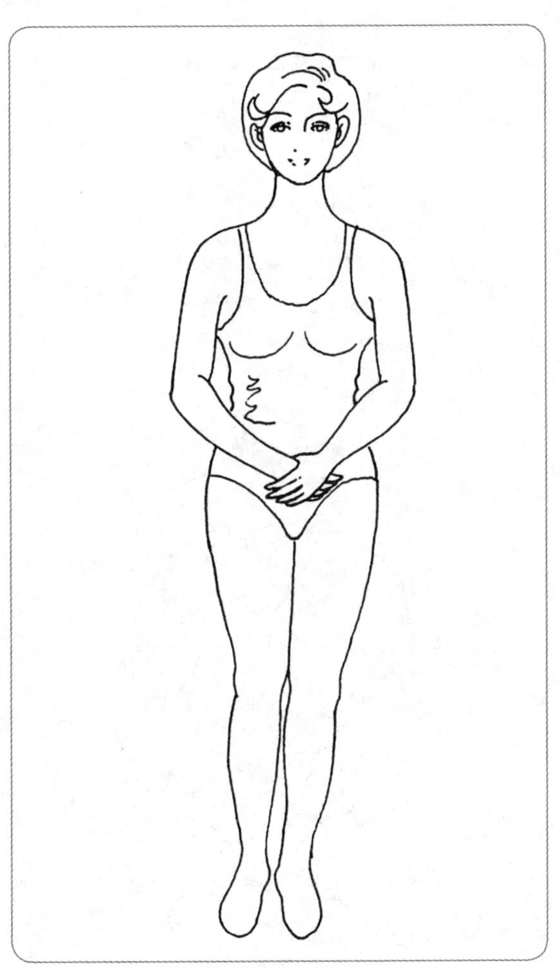

图4-22 收功方法

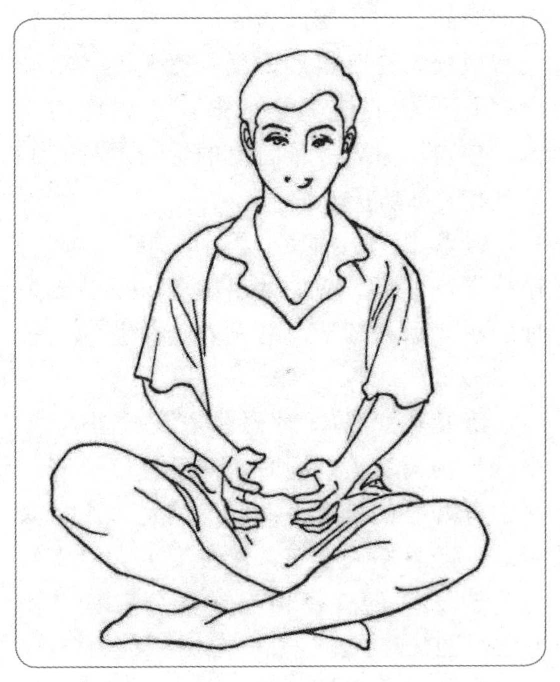

图4-23 自然盘坐式

◎ 平坐式

坐在方凳或椅子上，但背部不能靠在椅背上，头颈正直，松肩含胸，松开腰带，腰部自然伸直。上身平稳，不要晃动。两脚着地，平行分开，两脚距离与肩同宽，目视正前方（图4-24）。

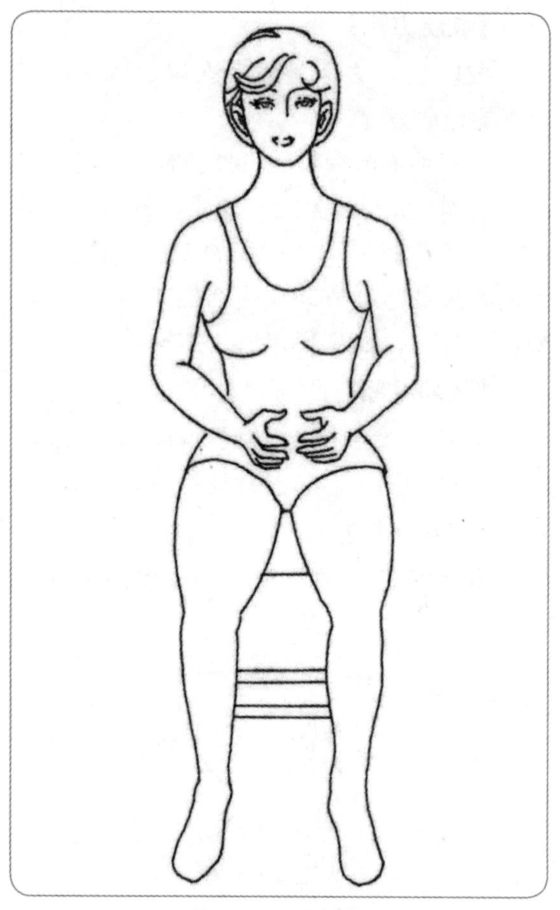
图4-24 平坐式

以上两种姿势，其中自然盘坐式练功效果最好。如果读者不能盘腿，采用平坐式也可以。

也可以两种都采用，交叉练习。例如，在单位或学校休息时练功，采用平坐式，在家练功采用自然盘坐式。

不论采用哪种姿势，双手均放于腹前，两手心相对，距离有本人一拳大小，两手十指微屈，放松。想象两手抱一小“太极球”，“球”的直径相当于本人一拳大小，两手指不要接触，目视正前方。

【练功方法】

摆好练功姿势后，就可以练功了。

首先将平视的目光慢慢收回来，慢慢闭上眼睛。口微闭，舌尖轻轻抵住上腭。全身放松，松静自然，面带微笑，排除杂念，尽量使心情平静下来，不想任何事情，使自己进入一种特有的全身放松、心平气和的练功状态。

慢慢默想3遍：“全—身—放—松—”。然后，想象两手抱着一个金光灿灿的小“太极球”，散发着金黄色的光芒（图4-25）。

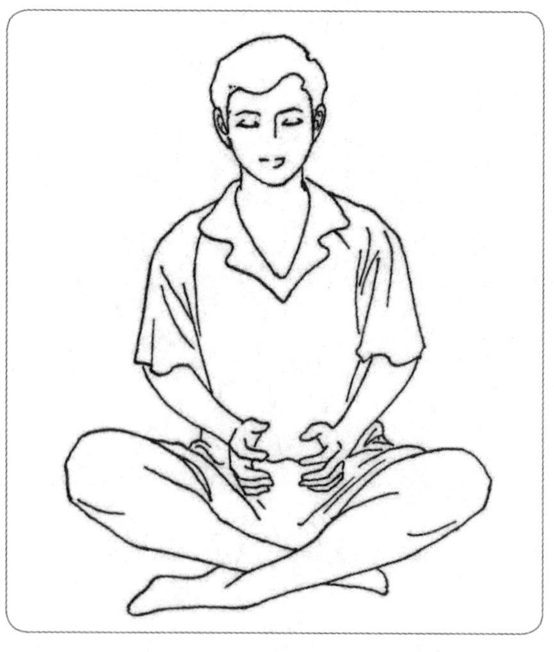
图4-25 练功方法

练功中，吸气时想象着这个小“太极球”慢慢变大。同时，两手慢慢分开，两手分开时的最大距离与肩同宽。小“太极球”随着慢慢吸气，慢慢变为大“太极球”。大球的直径相当于自身肩宽（图4-26，图4-27）。

呼气时，想象着这个大“太极球”慢

慢变小。同时，两手慢慢合拢，但两手不要接触，两手心的距离有本人拳头那么大小。大“太极球”随着慢慢呼气又变为小“太极球”（图4-25）。

如此反复练习，呼吸要深长、慢一些，两手开合的动作也随着呼吸慢一些。越慢，练功效果越好。

按以上方法反复练习一段时间，就会感到两手心发麻、发胀、发热。有的人会感到两手真像抱着一个球似的，两手不容易合拢，也不容易分开，像有某种磁力。

这就是气感，这是“得气”的好现象。

当然，有的人一开始练习没有这种感觉，也有的人练几天也没有。说明这些人“得气”慢一些，不要着急，继续认真练习，不久就会“得气”。

另外，没有气感的人不要刻意追求，练功时不要去想，要顺其自然，随着继续练功，这种感觉就会自动出现。

按以上方法练习一段时间或觉得累了，就可以按以下方法收功了。

【收功方法】

在呼气时收功，随着慢慢呼气，两手的距离由远到近，并向腹部靠拢。同时，想象“太极球”由大到小，最后进入到腹部丹田（丹田的准确位置详见第5章）。

随后，右手按在腹部气海穴处，手心朝里。左手心贴在右手背上，两手同时用力按顺时针方向慢慢揉腹3圈（图4-28）。然后，将两手慢慢放在大腿上，手心朝下，将眼睛慢慢睁开，收功完毕。

【注意事项】

（1）练功中，两手开合的动作要随着呼吸做得慢一些，越慢，练功效果越好，动作速度千万不要太快。

（2）两手开合时，手心一定要相对。

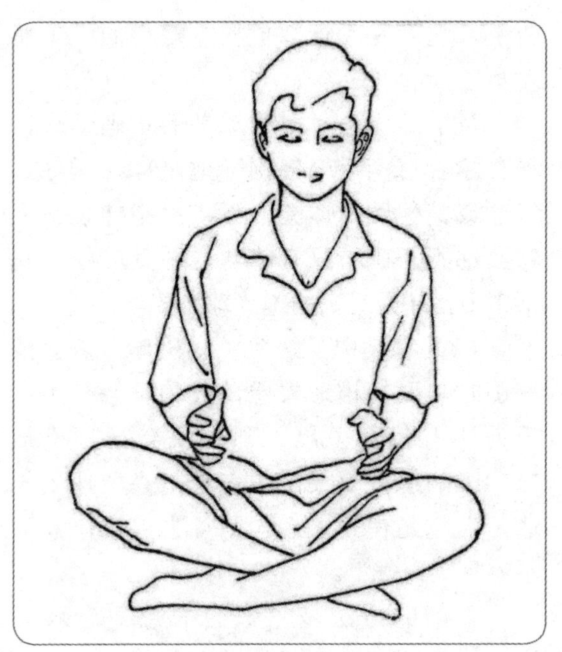

图4-26 自然盘坐式吸气动作

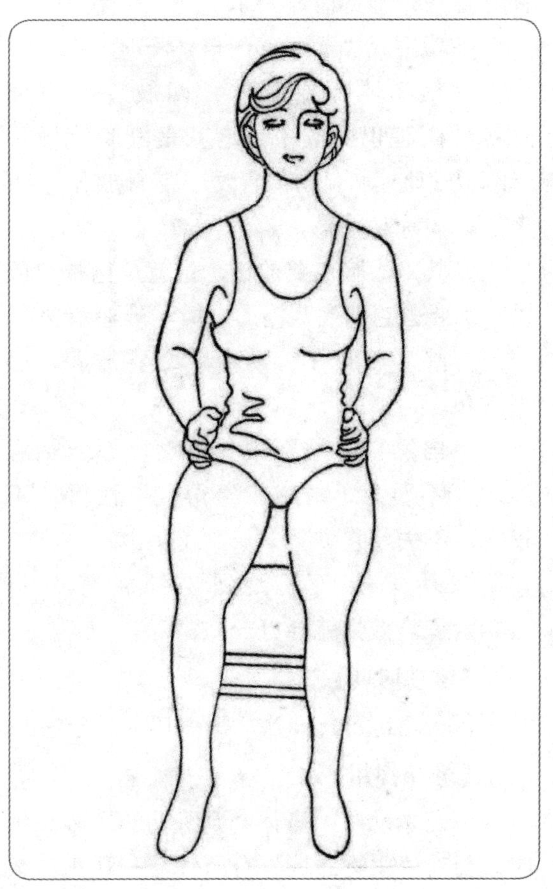

图4-27 平坐式吸气动作

两手，尤其是手指都放松，略弯曲，气感才明显。

至于两手抱“太极球”的正确动作，平时读者可两手轻轻抱一抱足球、排球、气球或其他圆球体验一下，手指伸直或太弯曲都不正确。只有略弯，并且放松，毫不用力，才是正确的抱“球”姿势。

（3）练功中，想象“太极球”变大或变小时，要轻松地去想，或稍微想一下。千万不要使劲去想，那样就会精神不放松，影响练功效果。常言道：“欲速则不达。”越是使劲去想，刻意去追求，反而不容易“得气”。

正确的方法是“似想非想”。就是说，好像想着，又好像没有想着，那种特有的心态和感觉最好。

练功讲究“松、静、自然”4个字。

“**松**”不但要躯体、四肢放松，而且各种内脏也要放松，这就是刚吃饱饭不能练功的原因。刚吃饱饭，肠胃放松不下来，影响练功效果。

尤其是大脑也要放松，也就是精神要放松，不要去想乱七八糟的事情，排除杂念。

“**静**”就是在练功中，心要平静，心平气和。

“**自然**”就是要顺其自然，不要刻意追求，不要急于求成。“得气”快慢，不管它，不去想它。

练功中能真正做到“松、静、自然”，练功效果就会好一些。

【练功时间】

每天可练习1～3次，每次10～30分钟。

【练功作用】

练习本功法，可体会到练功的奥妙和感应，会对“生物磁场”有所体会和认识。久练本功法，气感会越来越明显，生物磁场磁

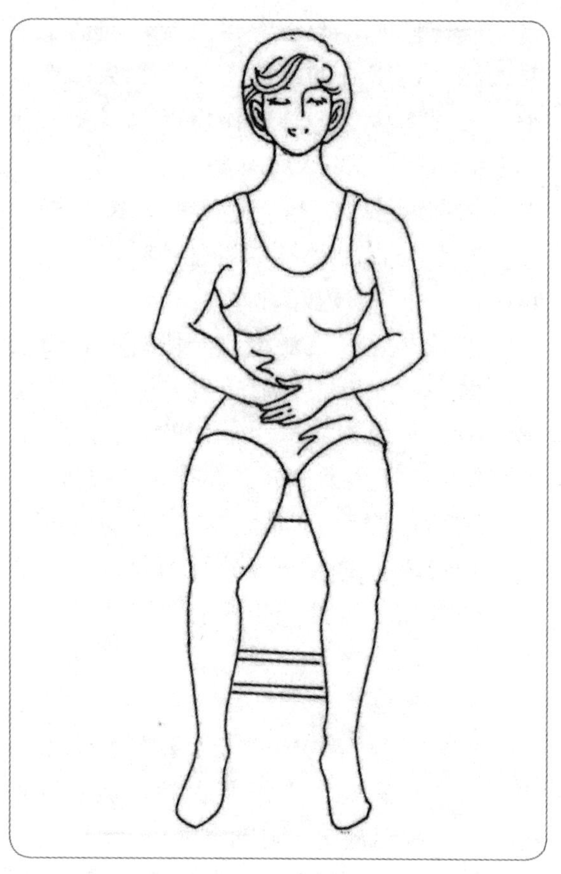

图4-28 收功方法

感应强度会越来越强。当然，气血也会越来越充足，身体也会越来越健康。

中医传统练功方法分“动功“和“静功”两大类。本功法属于动静结合功，动中有静，静中有动，动静结合，内外结合。

常练本功法，具有舒筋活血、平衡阴阳、强身健体和防病治病等作用。尤其能改善神经系统和内脏各器官的功能。

患有肠胃病、肝病、气管炎、哮喘、神经衰弱、失眠、健忘及男科病、妇科病、糖尿病等疾病的患者，常练本功法有较好的防治作用。

（九）静坐功

【预备姿势】

盘腿坐在床上，如坐在地上，可在身

下铺一软垫。盘腿坐的方法是：将两腿交叉盘起，左腿在里，右腿在外，或者反之均可。

头颈正直，松肩含胸，松开腰带，腰部自然伸直。两手轻轻相握放于腹前，两手腕靠在两大腿根部。

两手相握的方法是：男子左手拇指、示指、中指轻轻接触，形成相当于核桃大小的拳眼。然后，将右手拇指伸进左拳眼，并轻轻按在左手心劳宫穴处，其余右手四指在左手下面轻握左手（图4-29）。女子正好相反，左手在下轻握右手（图4-30）。

【练功方法】

摆好练功姿势后，就可以练功了。首先，眼睛平视正前方一目标，尽量使心平静下来，心平气和，精神集中地看一固定目标5～10秒。然后，将目光慢慢收回来，眼睛慢慢闭合，微闭，不要用力。口微闭，舌尖轻轻抵住上腭。全身放松，松静自然，面带微笑。

练功开始时，想象自己盘腿坐在绿草地上，上面是蓝蓝的天空，地面上都是几厘米高的绿草。自己前、后、左、右都是参天大松树，周围散发着大自然花草的清香。自己周围没有任何建筑物，没有任何人、动物及物品。只有自己安安静静、舒舒服服地坐在绿草地上练功。

把这一切都想象清楚之后，就不要再想象了。在练功中，不想任何事情，也不意守身体任何部位。大脑空如一张白纸，做到“松、静、空”。

练功久了，两手心和手指会发热、发麻、发胀，这都是“得气”的好现象。头顶百会穴、手心劳宫穴、小腿足三里穴和足底涌泉穴等穴位处有跳动之感。有人可能身体也会轻微晃动，甚至抖动等。

这都是正常现象，不要紧张，应继续心平气和地练习，这些晃动和抖动现象就会慢慢停下来。

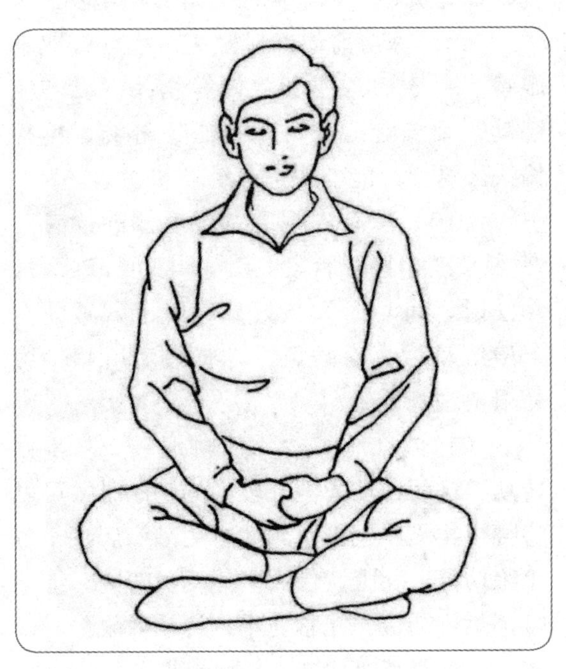

图4-29　男子练功姿势

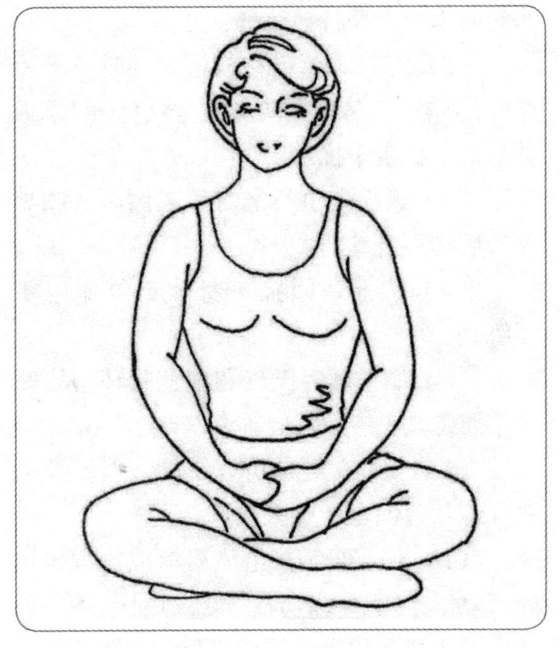

图4-30　女子练功姿势

【收功方法】

两手同时慢慢松开，慢慢向腹部靠拢，右手心贴在腹部气海穴处，左手放在右手背上。两手同时用力按顺时针方向慢慢揉腹3圈（见图4-28）。然后，将两手慢慢放在大腿上，手心朝下。眼睛慢慢睁开，收功完毕。

【练功时间】

每天可练习1次或数次，每次15分钟以上。

【练功作用】

古人云："天有三宝日、月、星，地有三宝水、火、风，人有三宝精、气、神。"久练本功法，可使精满、气壮、神旺和身健。

本功法属静功，"静中求动"。练功久了，就会内气充足。内气就会在体内循经运转，还会通小周天（即任脉、督脉相通）。若继续修炼，还会通大周天（即全身经络、奇经八脉全通）。

大、小周天相通之后，若继续不断修炼，体质越来越强，精神和气色会越来越好，功力也会越来越高，就会练出高深的功夫来

常练本功法，还对失眠、健忘、神经衰弱、肠胃病、慢性肝炎、高血压病、心脏病、阳痿、早泄、痛经、月经不调、腰腿痛等常见病有较好的防治作用。另外，还有美容润肤、明目、醒脑、增强记忆力和开发智力之功效。

青少年常练习本功法，还有良好的增高作用。

六、注意事项

（1）练功要树立"三心"，既要有练好功的决心，更要有战胜疾病使自己身强体壮的信心和坚持锻炼的恒心。

（2）练功时要精神放松，同时不要受外界影响。在家里练功时，要事先跟家人讲明，不要受干扰。

（3）饭后半小时之内，喝酒后、吵架生气后均不要练功。

（4）头痛、腹痛、身体不舒服时不要练功。

（5）如遇恶劣天气和在危险环境中时暂不要练功。

（6）女性在经期可以练功，但不要太累，练功时间也不要太长。

（7）夏天严禁在电风扇前或空调出风处练功，也不要练功后，立刻到电风扇前或空调出风处吹风，以免受风着凉。

（8）在家里练功时，要远离冰箱、电视、计算机、空调、电暖气等家用电器。

（9）练功前最好排空大、小便，取下眼镜、手表、戒指和手镯等物品，以方便练功。要安定心神，保持心情舒畅、精神愉快。这样，能较快进入练功状态。

（10）患有失眠、神经衰弱的读者，在练习"太极开合功""静坐功"这两种功法时，练功时间最好选在晚上入睡前，一般练动后会有睡意，这样接着就寝，容易很快进入梦乡。

（11）在练习"铁牛耕地""马步推砖功"这两种体力消耗较大的功法时，可以将腰带扎紧，也可以到体育用品商店买一条"练功带"扎上，像武术运动员似的。练功时，"练功带"扎紧扎牢，练功效果更好一些。在练习其他功法时，腰带要松开。

（12）由于许多功法在练习时要求舌尖轻抵上腭，有增加唾液腺分泌的作用。而唾液分泌量的增加，是练功效果好的一种表现。

我国古代中医养生家对唾液很重视，把练功中出现的唾液称为“琼浆”“甘露”“金津”“玉液”等。练功时唾液增多，可以帮助消化，促进食欲，对健身养生很有好处。唾液多时，千万不要随便吐掉，应慢慢吞咽下去，并用意念将它送到腹部丹田。丹田的准确位置，详见第5章中的“浅说丹田”。

（13）初练“四平桩功”“马步拇指功”“马步示指功”“马步中指功”和“马步推砖功”等功法时，可能有些人会有些两腿酸痛，还有的人会两臂酸痛。这都是正常的生理反应，说明平时参加体育锻炼少，初练武功，身体还不适应，是正常现象，不要大惊小怪。继续坚持练习，身体就会适应，一些不良反应也会随之消失。

（14）凡是睁眼练的功法，在练功中，都不会出现幻觉。闭眼练的功法，尤其是练习“静坐功”“太极开合功”时，在“入静”的过程中，有些人会产生各种各样的幻觉。例如：好像自己的两手不存在了，自己的身体转了方向，自己变得高大了，或者变得特别小了，甚至看到了一些飞禽走兽、香花芳草，好像自己到了深山老林里，或者到了海边、湖边、江边，还看到了一些素不相识的人物和奇妙无比的景物。还有的人好像感觉自己从床上飘了起来，有腾云驾雾的感觉等。有了幻觉，不要恐惧、害怕，也不要担心会走火入魔、发生危险等。

练功中出现的一些幻觉现象，是属于人体的一种正常生理反应。总之，既然是一种正常现象，就不应惊奇和恐惧，就应泰然处之，“随它去”，继续心平气和地练下去，各种幻觉会自然消失。如果幻觉总出现，总有一种恐惧感或不安感，可将两眼睁一细缝，目视自己的鼻尖，幻觉即可消失。

另外，有不少练功者，在练功中从没有出现过幻觉现象，只感到身体很舒服等。这也是正常的，没有必要去刻意追求幻觉。

（15）在练习闭眼练的功法时，要避免出现昏沉现象。如果出现昏昏欲睡的情况，这是练功效果差的一种表现。练功练得好的，应该是大脑既高度入静，而又保持觉醒状态。当出现昏沉欲睡时，可将两眼睁一细缝，目视自己的鼻尖，即可消除昏昏欲睡的现象。

另外，练功的场地一定要安全，以避免练功时因昏睡而不慎摔伤。

（16）练功练到一定程度，一些练功者会有热、胀、酸、麻、痒、凉、重和蚁行感，以及穴位或肌肉跳动等现象。这也是练功中的正常现象，是体内“气机”开始活动（发动）的表现，是练功的初期效应。当出现这种现象时，不要紧张、惊恐，也不要好奇，盲目追求。应顺其自然，继续练下去。

（17）练功练到一定程度，还会出现自发动功（外动）现象。

根据我国古代哲学和传统中医理论，阴和阳，动和静是物质运动的对立统一。阳中有阴，阴中有阳，动中有静，静中有动，动极生静，静极生动，这是事物的客观规律。练功也离不开这一客观规律。尤其是练习“太极开合功”“静坐功”时，练功练到一定程度，静极生动，体内的“真气”发动，就会相应地促使机体的运动。

开始，只是带动骨和关节不规则地动。以后，随着“真气”在全身运动，就会形成有节奏、有规律的外动。由于是自然产生的，也可以说是一种自发动功，是一种正常现象，对机体一般只会带来好的影响。和对待幻觉一样没有必要大惊小怪，更不要惊恐、害怕，应顺其自然、继续练习。

但是，如果久动不止，或者身体大动起来，练功时可稍加一个意念：“不要再动了，慢慢停下来，停下来，好了，不动了。”由于这个意念作用，自发功就会慢慢停下来，应继续练功。还要注意的一点是，练功不要盲目追求自发功。

（18）男青年读者练功后，偶尔有遗精现象，不要大惊小怪，这是正常现象。因为练功后，身体状况都比以前好转，身体素质明显提高，精气充盛，闭藏不及。

练功可使精满、气壮、神旺和身健。夜间偶尔出现一次遗精，属正常的生理现象。正如人们常说的一句话：“精满自溢。”不应精神紧张和自责，不要错误认为伤了身体，影响了练功。应放松精神，继续认真练功。假如遗精次数较多，每周二三次，或者每晚一二次，这就要认真对待，不能听之任之。纠正的方法是每天早、晚各做提肛运动两组，每组提肛18～36次；每天早晚自我点按会阴穴2次，每次1～2分钟。会阴穴在两阴之间，即阴囊与肛门之间。

（19）患有精神分裂症、癔症、躁狂症、抑郁症等精神障碍者，不宜练习以上功法。

（20）读者朋友照以上功法练习一段时间，有了一定的功力后，如果想再提高练功水平，使自己的功力再上一层楼，达到“天人合一”的最高境界，练出高深的功夫来。可练习“周天功”“五行功”“内丹功”“高级睡功”等功法。这些功法在笔者的练功专著《中医养生防病健身法》里有详细介绍。

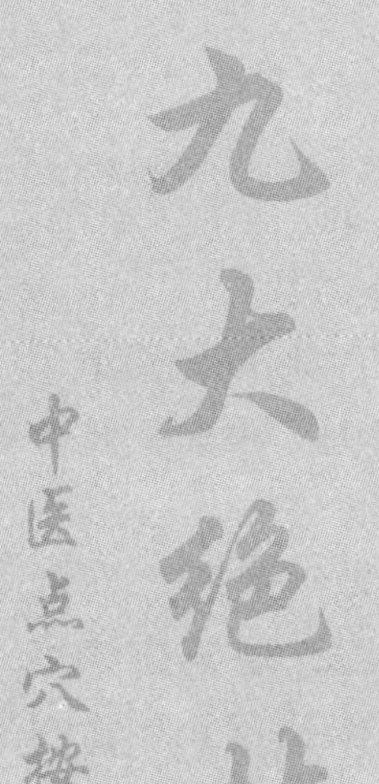

第5章 浅说丹田、生物磁场和运气方法

一、浅说丹田

人们常说，“气沉丹田”“意守丹田”。其实严格来讲，不练功的普通人，是没有“丹田”的。换句话说，是只有“田”，而没有“丹”。

大家知道，种小麦的那块地叫“麦田”；种稻子的那块地叫“稻田”；有煤的地方才能叫“煤田”；有石油的地方才能叫“油田”。不能种小麦的那块沙土地是不能叫“麦田”的，没有煤或石油的地方是不能叫“煤田”或“油田”的。同样道理，你没有练功，你的腹内没有“丹”，或叫“内丹”，就不能说你有“丹田”，“气沉”“意守”就成了空话。

“丹田”不是天生的，而是通过后天练功练出来的。就像大家常在电视上看到的一群武警、特警战士表演的掌碎砖石的硬功夫，他们的硬功夫也不是天生的、不是爹妈给的，也是通过严格训练练出来的。

“丹田”并不神秘，也不难练。每个人通过练功都可以练出来。

从古至今，历代养生专家都非常重视“丹田”，他们把练功的希望都寄托在这里，认为这是人体练功的好地方，“丹田”是滋养全身的重要部位。武术家也认为：“练成丹田混元气，走遍天下无能敌。”由此可见，丹田部位对练功者来说是极其重要的。那么“丹田”究竟在何处呢？古往今来的养生家普遍认为，“丹田”不只一处，有内丹田，外丹田；前丹田、后丹田；上丹田、中丹田、下丹田。并认为“丹田”不是一个点，也不是一个穴位，而是一个区域，是一片“田”。下面，分别简要讲一下。

1．内、外丹田　内丹田在体内，外丹田在体外。练习本书中“太极开合功”时，由于想象两手抱着一个“球”，练功练到一定程度，对这个“球”存在的感觉特别明显，两手不容易合拢，也不容易分开，像有某种磁力，感觉非常奇妙。这个“球”就是外丹田。

在体内的内丹田也分前、后丹田和上、中、下丹田。

2．前、后丹田　多数养生家认为前丹田在腹部气海穴处，后丹田在后腰部正中命门穴处。

3．上、中、下丹田 关于上、中、下丹田，古书记载互有出入，说法很不一致。由于中医养生功、中国传统武功、传统健身气功和道家养生长寿功等功法流派非常多，各流派对上、中、下丹田的说法差别很大。

上丹田，有人认为在头顶百会穴处，有的认为在两眉之间的印堂穴处。

中丹田，有人认为在胸部膻中穴处，有的认为在心窝处，还有的人认为在脐下气海穴处。

下丹田，有人认为在脐下3寸的关元穴处，还有的认为在足底涌泉穴处。

虽然有关上、中、下丹田说法不一，但各种说法都有一个共同点，“丹田”都是在人体的重要穴位上。从古至今，养生家普遍认为上丹田在两眉之间的印堂穴处，中丹田在胸部两乳之间的膻中穴（或心窝）处，下丹田在脐下1.5寸的气海穴处。

本书中许多功法多次提到的“丹田”，就是指下丹田。

4．丹田的准确位置 我们既然知道了“丹田”就在腹部气海穴处，那么，具体位置到底在哪儿？

假如，从头顶百会穴到两阴之间的会阴穴有一条连线，我们称这条连线为“纵线”。从腹部气海穴到后腰正中命门穴也有一条连线，我们称这条连线为“横线”。这两条横、纵线的交点就是“丹田”的准确位置。

前面讲了，“丹田”与穴位不同。“穴位”是很小的一个点。到中医院扎过针的读者都知道，针尖非常小，扎到穴位上就能治病。“丹田”不是一个点，也不是一个穴位，而是一个区域，是一片“田”。

所以，读者意守“丹田”时，不能想象一个点，而应该想象以这个“交点”为中心的小圆球或一片“田”，“丹”是练功练出来的，有了“丹”，也就有了“丹田”。读者朋友如有兴趣，可练习本书中的“静坐功”和笔者其他著作中的“内丹功”等功法，就能够练出“内丹”来，换句话说，也就有了名副其实的“丹田”了。

二、浅说生物磁场

大家知道，地球有一种肉眼看不见的磁场。我们聪明的祖先，根据这个原理发明了指南针。现代科学研究证实，我们人体除了有一套肉眼看不见的经络系统之外，也有一种肉眼看不见的磁场。科学家命名为“生物磁场”，包括脑磁、心磁、肌磁。也有人称之为功力磁场和气场等。

许多人都有这样的体会：你在专心看一本书，或专心玩手机或上网等，你的家人或同学、好友，从你身后轻手轻脚走过来，想偷看一下你到底在看什么。你没有听到任何声音，更没有回头看，但是你确确实实感觉到了你身后有个人在向你靠近。这就是人体生物磁场在起作用。

经常练功，可使生物磁场磁感应强度增强，有利于人体的身体健康。前些年，在中国科学院，我国科学家用从国外进口的当时世界上最先进的精密科学仪器，对笔者进行了生物磁场的精密测试。

据科学家介绍，我们人类居住的地

球，静磁场磁感应强度很强，人体的生物磁场（包括脑磁、心磁、肌磁等）磁感应强度很弱。一般不练功的普通人，不论身体多么强壮，人体的生物磁场（肌磁）磁感应强度都比练功的人弱很多。

科学家们用多种方法测试，笔者的生物磁场（肌磁）磁感应强度是普通人的100倍。并且是一个恒定值，非常稳定。不论笔者拇指、示指、中指点穴发功，还是运气与手掌按摩发功，生物磁场均是一个强度恒定磁场。并且，在笔者收功后的一段时间内，这个恒定磁场仍然存在，在精密科学仪器上显示出具有一定的延续性。随着时间的推移，这个恒定磁场才逐渐变小直至消失。

我国科学家将对笔者的测试情况和研究成果，发表在有关科学期刊上，引起了研究人体科学、生命科学的国外科学家的高度重视。一些国家的科学家专程来北京拜访了笔者，并用他们专门托运来的精密科学仪器又对笔者进行了反复测试。测试方法有的与我国科学家的基本相同，有的不大一样。他们将采访笔者情况和测试结果制作成电视节目，在一些国家的电视台上进行了报道。许多外国人看后，对中国的传统文化产生了极大的兴趣，专程来北京拜笔者为师，学练点穴按摩。还有人请笔者为他们运气点穴按摩治病、增高、丰胸、减肥等。

中、外科学家经过长期的调查、研究和测试发现：如果专业按摩师或业余按摩爱好者经常练功，可使人体生物磁场磁感应强度显著增强，臂力、掌力和指力（主要是内功、内力）增大，不论为人治病、减肥，还是增高、丰胸、催眠等，疗效都会十分显著，事半功倍。虽然，对于绝大多数练功者来说，没有条件和机会到中国科学院进行生物磁场磁感应强度的测试。但他们都能感觉到，通过练功，自身的生物磁场磁感应强度明显增强了。

自从1987年至今，笔者通过在各地讲学办班和个别传授，教授的徒弟和学生已遍及全国各地和其他几十个国家。他们共同反映，只要认真练功一段时间（有人五六天，有人十天半个月，有人一两个月），就会明显地感觉到生物磁场磁感应强度增强。尤其是在练本书介绍的“太极开合功”等功法时，感觉真像两手抱着一个“圆球”似的。练功练到一定程度，两手想分开，又分不开，想合，又合不拢，感觉两手磁场特别强。那种感觉，真是特别美妙和惊奇。

三、运气方法

练功练到一定程度，磁场增强、丹田发热、内气充足，就可调动内气，运气于手指（或手掌劳宫穴），为人点穴按摩发功治病了。

运气方法：心平气和，精力集中，用意念将气从腹部丹田经任脉向上运行到胸部膻中穴（两乳头连线中间），再由膻中穴分别从左胸部和右胸部经手三阴经运到手掌劳宫穴（图5-1）。然后，就可以用手掌进行按摩发功治病了。

如果只用右手掌按摩，在临床上运用时，可将左手握拳，用意念将气从腹部丹田经任脉运行到膻中穴，再由膻中穴运行到右胸部，经手三阴经运行到右手掌劳宫穴。

如果只用左手掌按摩，可将右手握拳，运气方法与上相同。

如果用右手拇指点穴发功，可将左手握拳，右手拇指伸直，其余四指屈曲握紧，用意念将气从腹部丹田经任脉向上运行到膻中穴，再由膻中穴运行到右胸部，经手三阴经运行到右手拇指（图5-2）。

如果用示指或中指点穴发功，运气方法与上相同。

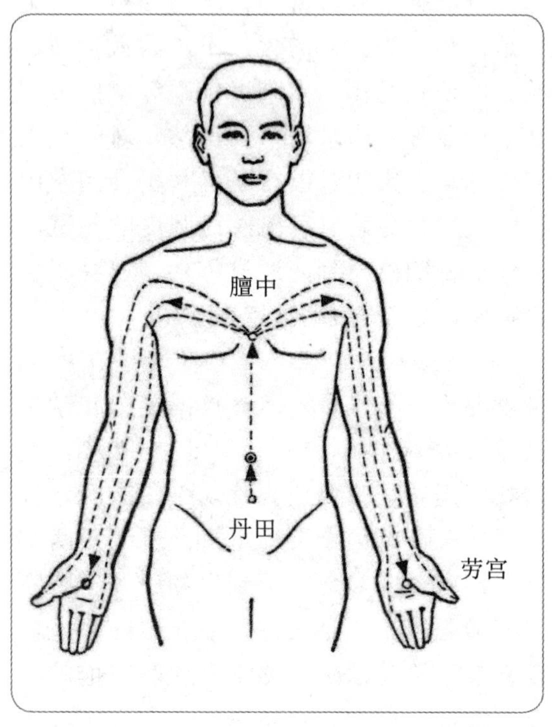

图 5-1　运气途径

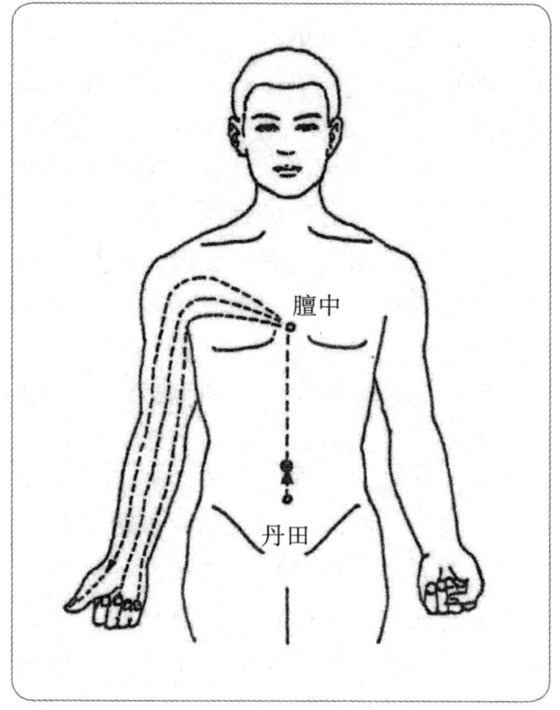

图 5-2　拇指点穴运气途径

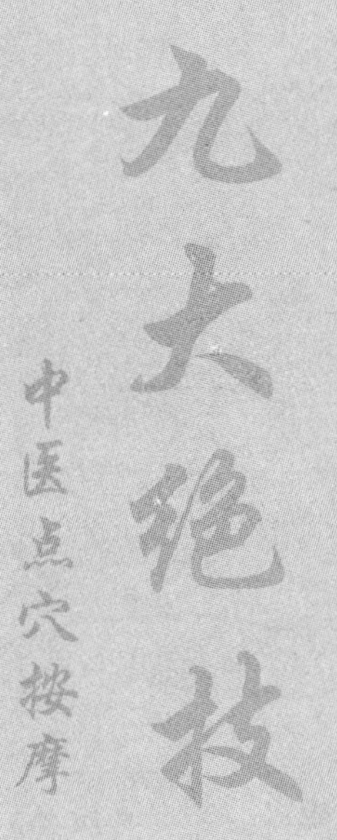

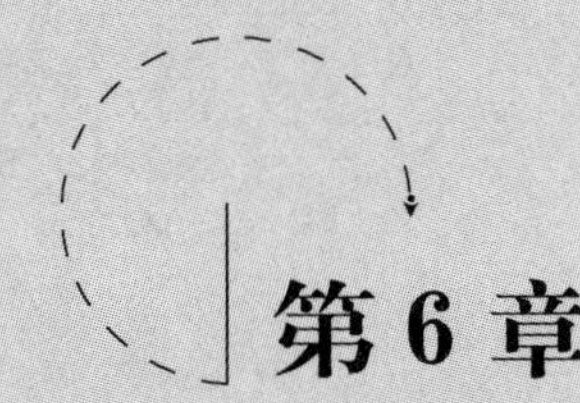

第6章 常用手法

中医点穴按摩绝技的常用手法并不多，因为除了医者掌握一定的点穴按摩技巧之外，主要还靠“功力”治病。练功时间越长，功力越深，功夫越好，治病效果就越好。常用手法主要有以下10种。

一、点按法

（一）种类和特点

点按法是中医点穴按摩中应用最广泛的手法，也是最基本的手法。要反复实践，才能熟练掌握，得心应手。

1．点按法种类 点按法分拇指点按法、示指点按法和中指点按法等。

（1）拇指点按法：拇指伸直，其余四指屈曲握紧，用意念将气运到拇指上，在有关经络穴位上进行点按（图6-1）。

（2）示指点按法：示指伸直，其余四指屈曲握紧，用意念将气运到示指上，在有关经络穴位上进行点按（图6-2）。

（3）中指点按法：中指伸直，其余四指屈曲握紧，用意念将气运到中指上，在

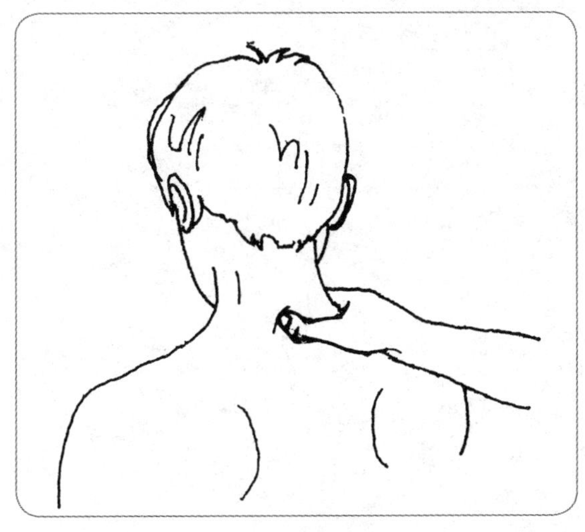

图6-1 拇指点按法

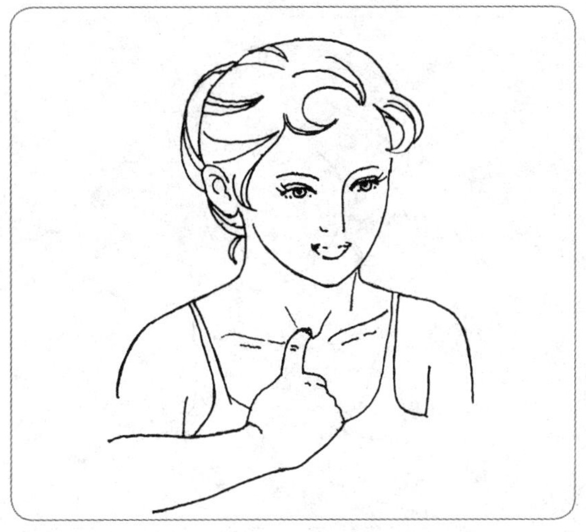

图 6-2 示指点按法

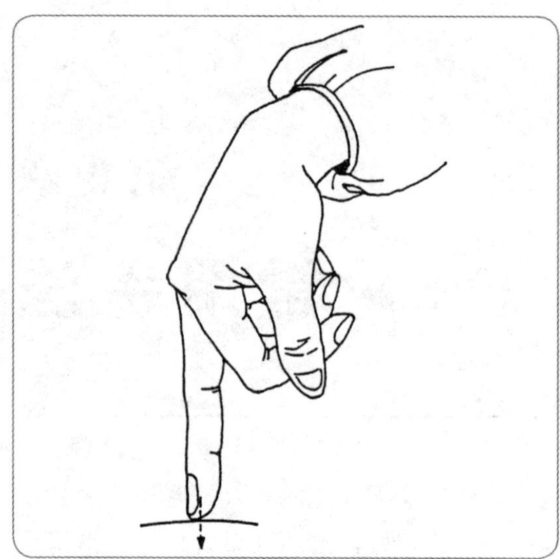

图6-3　中指点按法

有关经络穴位上进行点按（图6-3）。

在实际操作中，点按法又分单指点按和双指点按。

单指点按：就是单一手指在某一个穴位上进行点按。例如，点按天突穴（图6-4），点按大椎穴（图6-5），点按曲池穴（图6-6），点按手三里穴（图6-7），点按内关穴（图6-8），点按神门穴（图6-9），点按合谷穴（图6-10），点按涌泉穴（图6-11）。

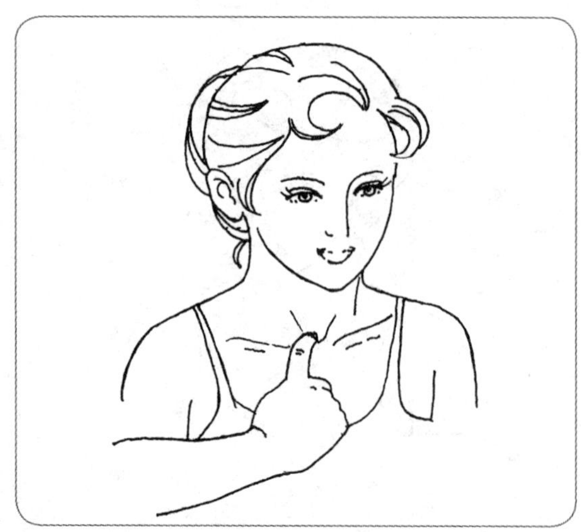

图6-4　点按天突穴

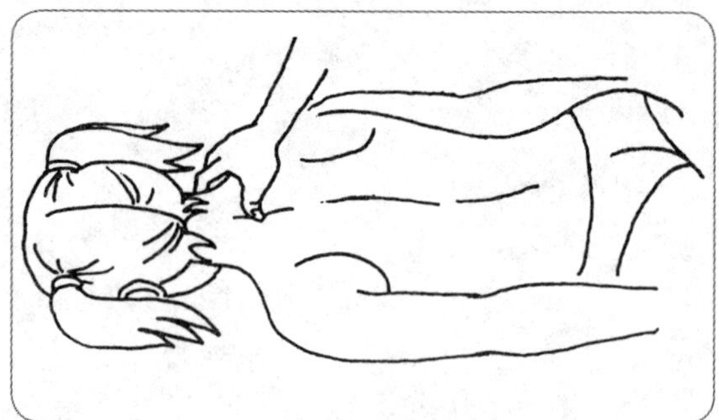

图6-5　点按大椎穴

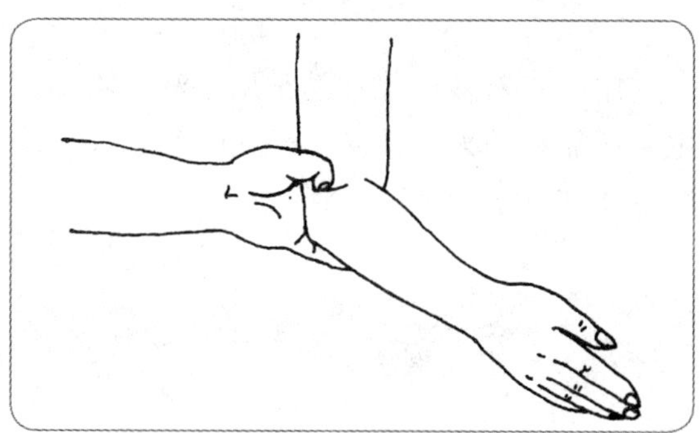

图6-6　点按曲池穴

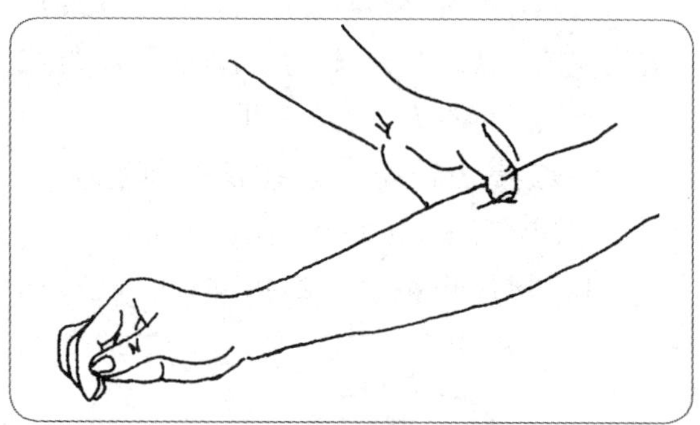

图6-7　点按手三里穴

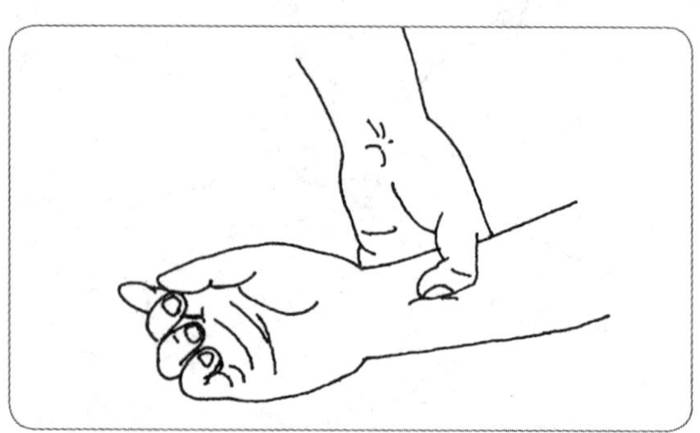

图6-8　点按内关穴

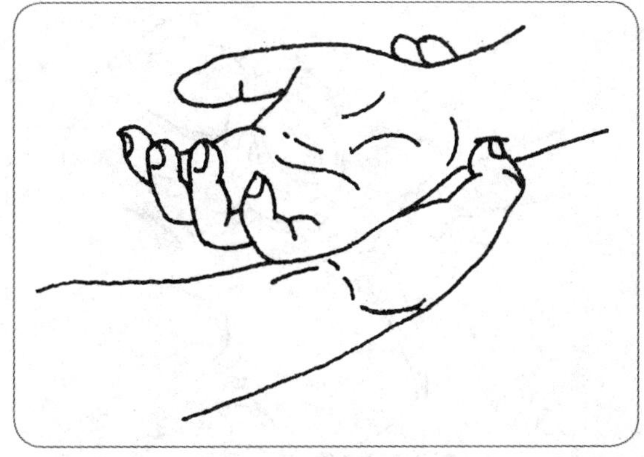
图6-9 点按神门穴

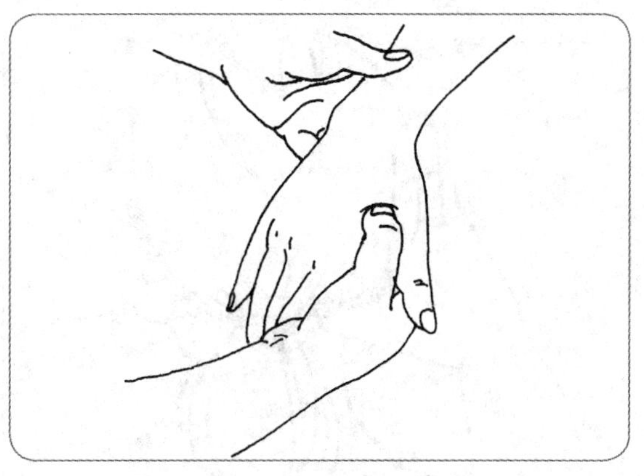
图6-10 点按合谷穴

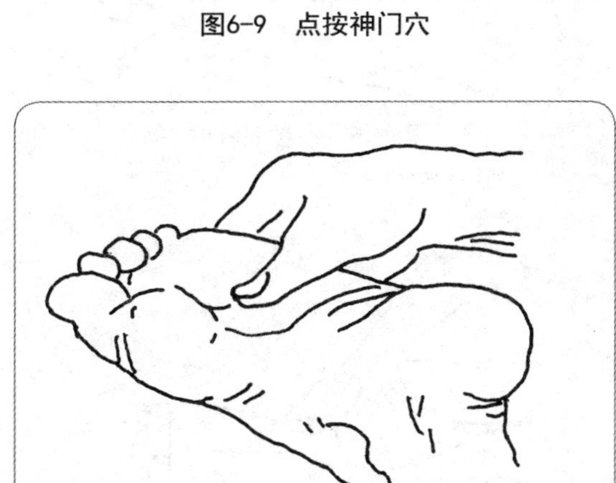
图6-11 点按涌泉穴

双指点按：有时，根据治疗上的需要，两手指在左、右两个穴位上同时用力进行点按。例如，点按迎香穴（图6-12），点按通天穴（图6-13），点按风池穴（图6-14），点按肩井穴（图6-15），点按心俞穴（图6-16），点按肾俞穴（图6-17），点按下髎穴（图6-18），点按环跳穴（图6-19），点按承扶穴（图6-20）。

在点按某穴位时，为了用力方便，也可以两手四指并拢，用中指着力进行点按，如点按天枢穴（图6-21）。

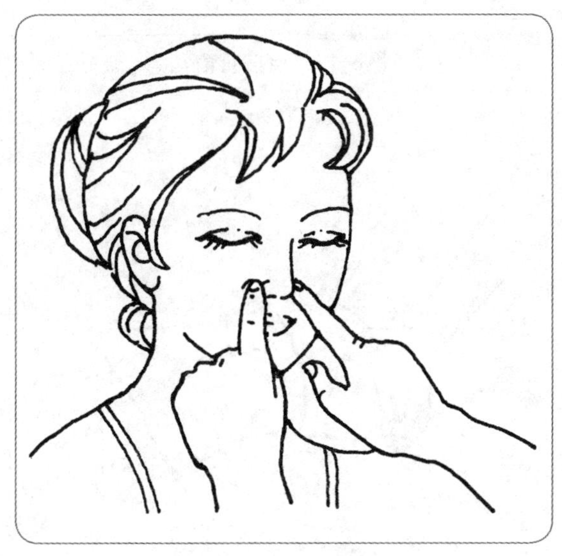
图6-12 点按迎香穴

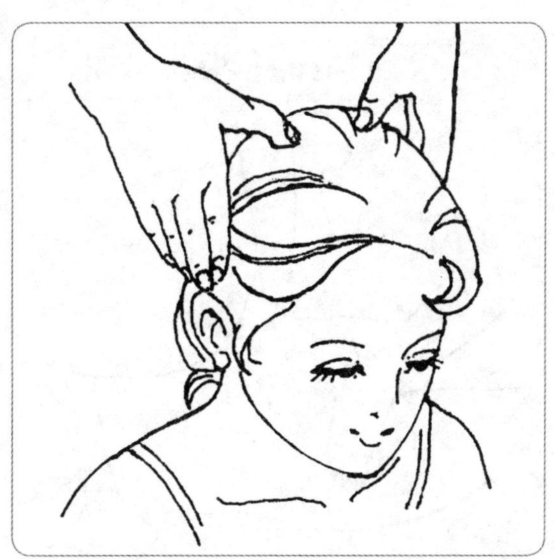
图6-13 点按通天穴

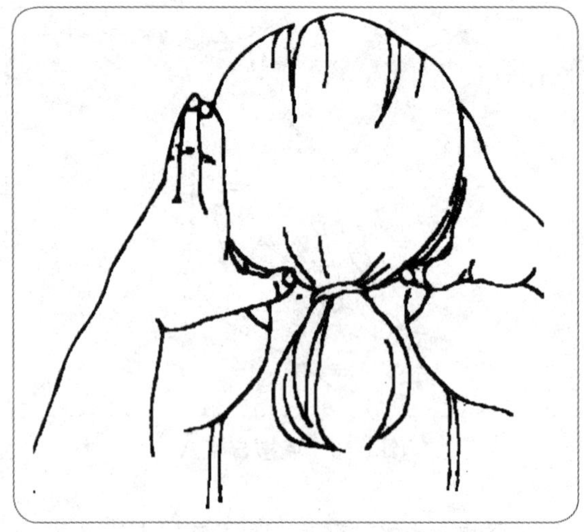

图6-14　点按风池穴

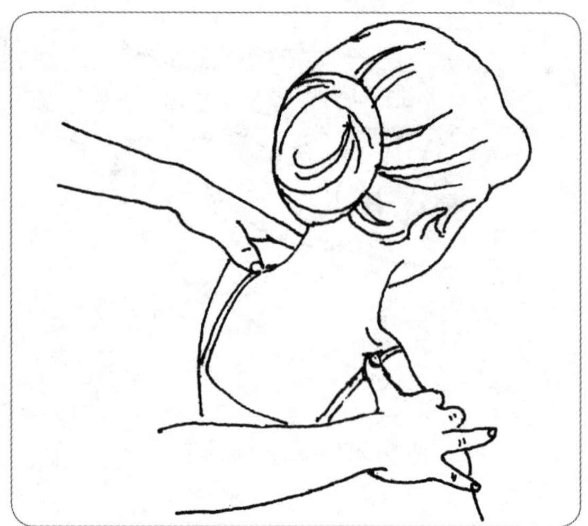

图6-15　点按肩井穴

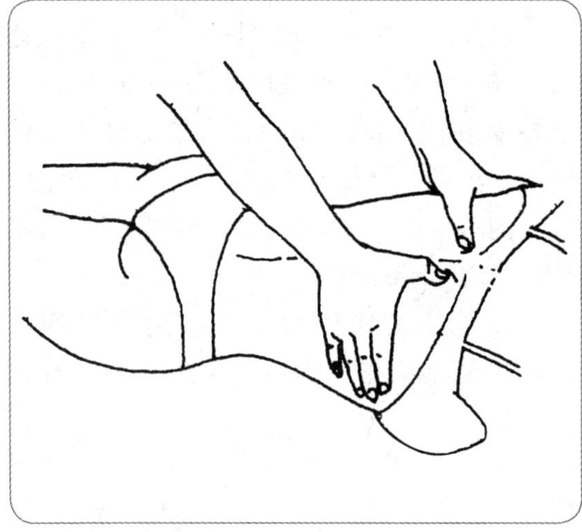

图6-16　点按心俞穴

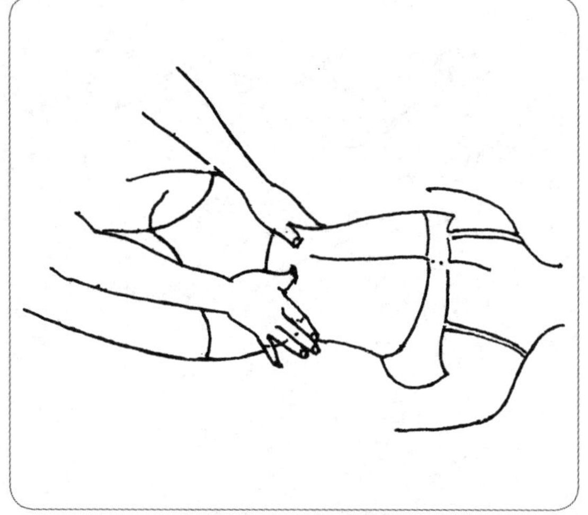

图6-17　点按肾俞穴

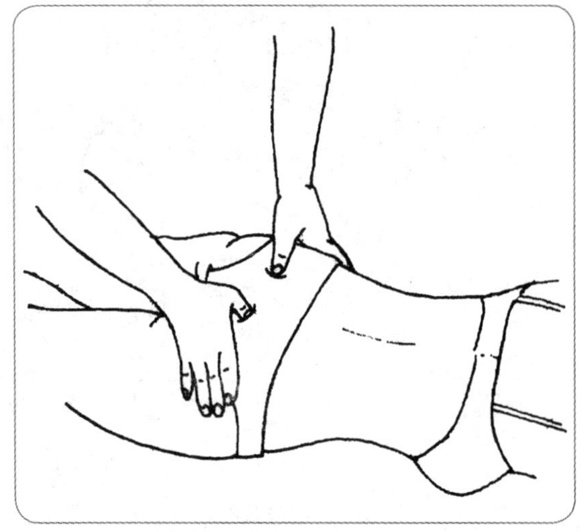

图6-18　点按下髎穴

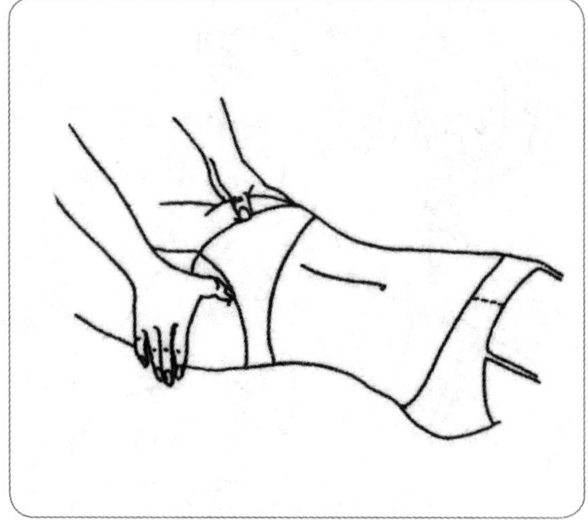

图6-19　点按环跳穴

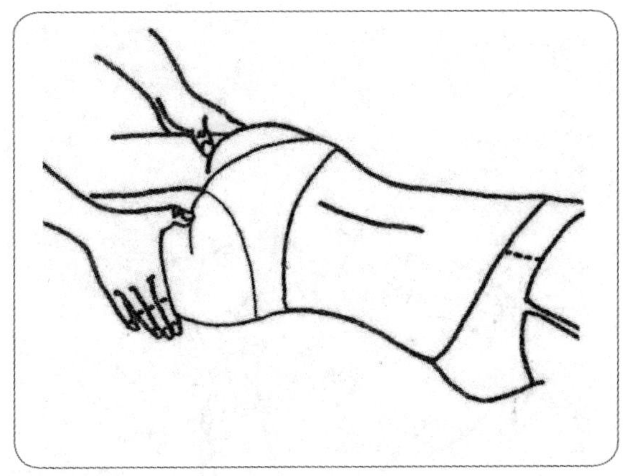
图6-20 点按承扶穴

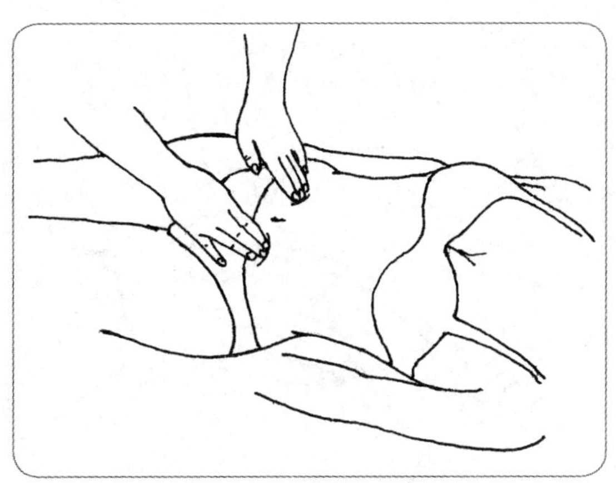
图6-21 点按天枢穴

2. 点按法的特点 是接触面积较小，刺激的强弱容易调节，全身经络穴位都可以应用，具有温经散寒、疏通闭塞、活血止痛和调整脏腑等作用。

（二）施术要领和注意事项

（1）在运用点按法时，要集中精力，小心谨慎。年轻和身体强壮的患者，用力可稍大些；老、弱、儿童患者，用力稍轻些。要柔中有刚，要有渗透力。切忌用蛮力，不可鲁莽，以免出现不良后果。

（2）点按穴位时要用指腹，不要用指尖，以免擦伤皮肤。平时要勤修指甲，指甲不要留太长。

（3）点按穴位的时间一般是5～30秒，个别情况1分钟左右。书中已列出了点按穴位的具体时间。

（4）点按某穴位时，如患者突然诉剧痛，医者应暂停点按此穴，可另选其他合适穴位点按。

二、掌按法

（一）种类和特点

掌按法，就是用意念将气运到手掌劳宫穴，全掌着力按压某穴位或某部位的一种手法，包括单掌按压（图6-22）、双掌按压和叠掌按压等。叠掌按压就是两掌上下重叠按压（图6-23）。

掌按法的特点是接触面积大，刺激缓和，具有疏通经络、温中散寒等作用。治疗腰扭伤、腰肌劳损等病和减肥最为常用，是一种简便有效的手法。

（二）施术要领和注意事项

（1）老、弱、儿童患者的任何部位，要轻按。常人的胸、腹部也要轻按，不宜重按。常人的背、腰、臀部可用较大的力，力要贯足，按压到一定程度时可配合揉法，做缓缓揉动，疗效更好，使患者有热、酸、胀的感觉，而不是感到痛。切忌用力过猛，尤其是腹部更要慎重，以防出现不良后果。

（2）掌按的时间一般为10秒至1分钟，个别情况可做2分钟左右。

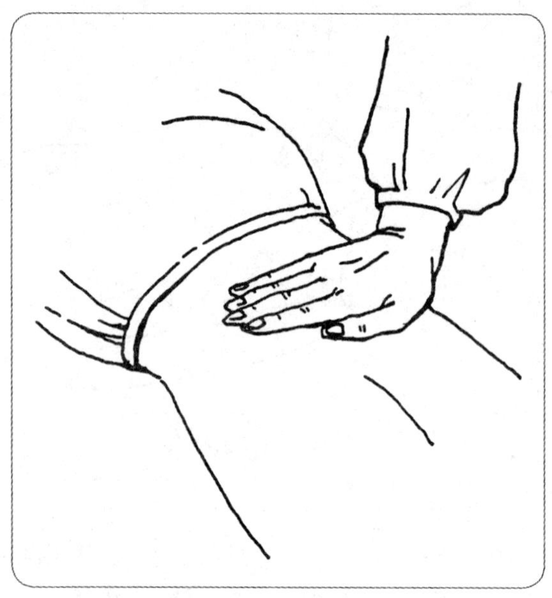

图6-22　单掌按法

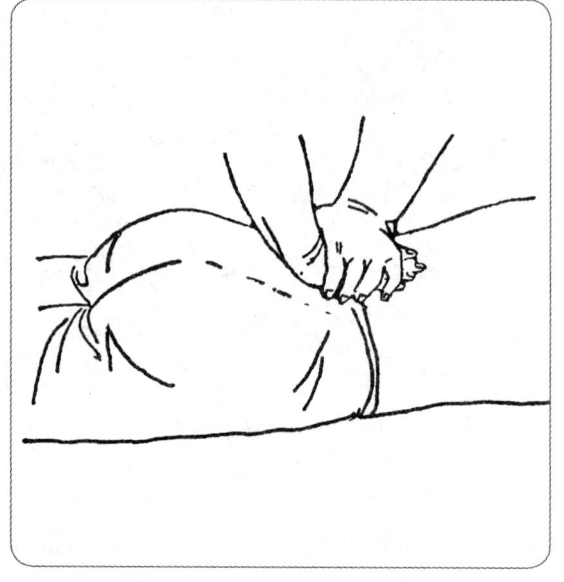

图6-23　叠掌按命门穴

三、拿法

（一）种类和特点

操作时，用意念将气运到五指上，用拇指和其余手指的指腹，相对用力紧捏一定部位或穴位称为“拿法”。

根据拿的部位和手法的差异，拿法分为五指拿、四指拿和三指拿3种。

五指拿最常用，是用拇指和其余四指相对用力紧捏一定部位或穴位（图6-24）；四指拿是用拇指和示指、中指、环指相对用力；三指拿是用拇指和示指、中指相对用力。

在实际操作中，拿法又分为单手拿和双手拿。

1. 单手拿　常用于颈部（图6-24）、肩、腋窝和上肢等部位。

2. 双手拿　就是双手同时用力拿某部位，常用于肩、腰、腹和四肢等部位。例如，双手拿肩（图6-25）、双手拿腹（图6-26）、双手拿腿（图6-27）。

拿法的刺激性较强，具有疏通经络、发汗解表、调和气血、镇静止痛、开窍醒神等作用。

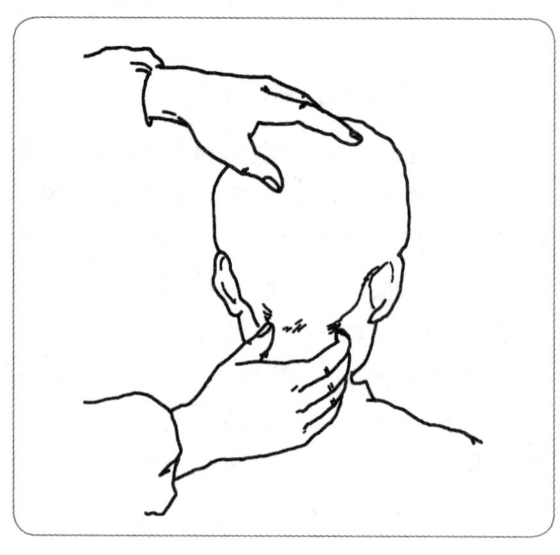

图6-24　单手拿颈

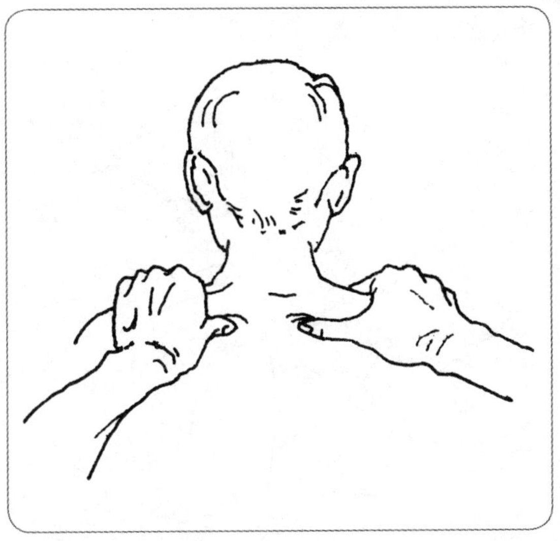
图6-25 双手拿肩

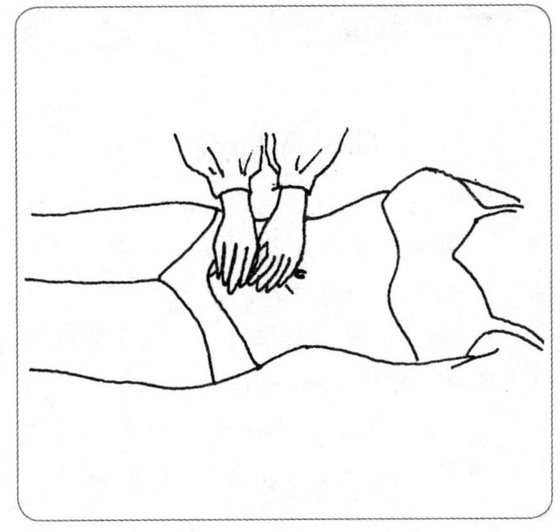
图6-26 双手拿腹

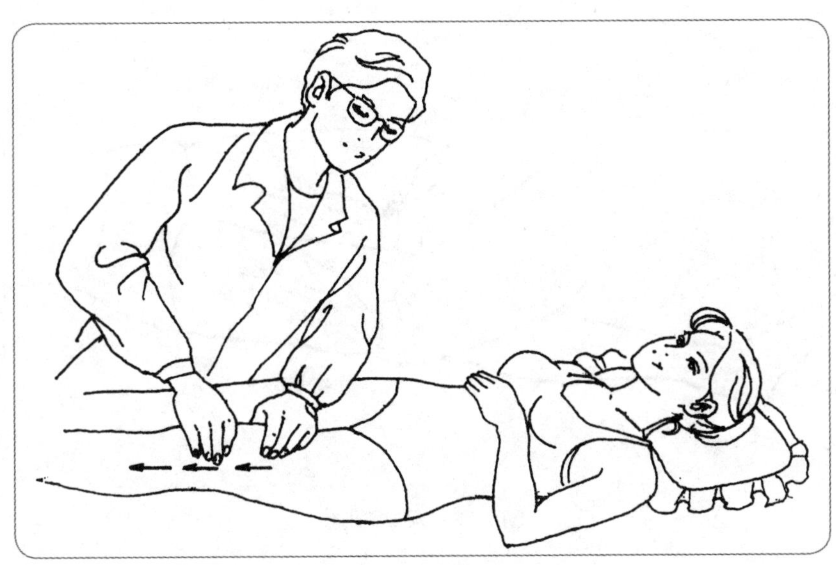
图6-27 双手拿腿

（二）施术要领和注意事项

（1）操作时，手腕要放松，用指面着力，捏拿动作要连续不断，用力要由轻到重，再由重到轻。每次捏拿停留时间不要太长，以免皮下瘀血。一般治疗部位可反复捏拿10～50次，个别情况下可100次以上。

（2）要根据不同的患者和病症，掌握好拿法的力度。

（3）一般情况下，拿法操作完后，马上继以揉法，施以缓和刺激。这样，不但患者感到轻松，疼痛减轻，而且也有利于提高治疗效果。

四、拍法

（一）种类和特点

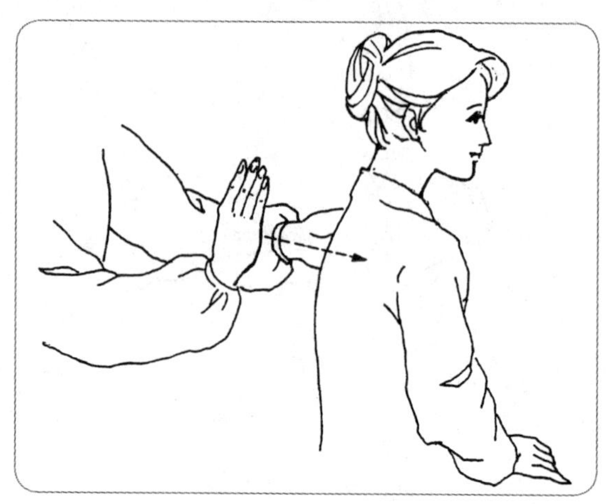

图6-28　单掌拍背

用意念将气运到手掌和手指，五指并拢，用手掌拍打某部位或穴位称为“拍法”。拍法分单掌拍和双掌拍两种。

1．单掌拍法　操作时，只用左掌或右掌，如单掌拍背（图6-28）。

2．双掌拍法　操作时，两掌同时用力拍打某部位或穴位，如双掌拍腿（图6-29）。

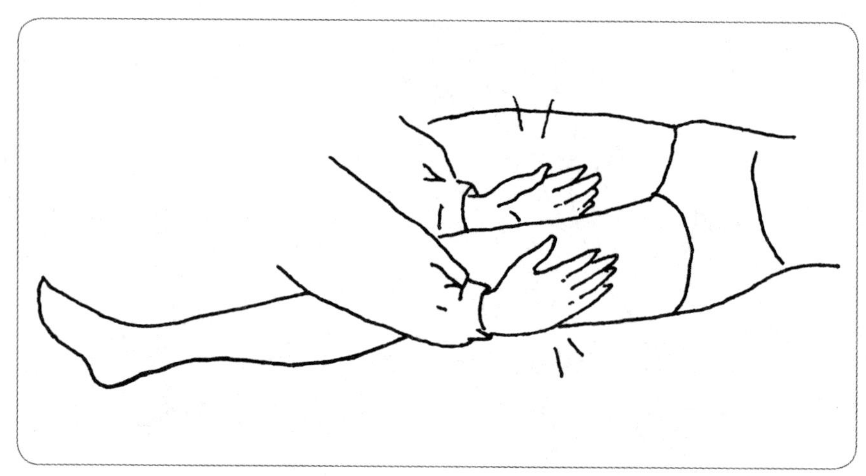

图6-29　双掌拍腿

拍法是一种带有机械震动性的中等刺激手法，多用于肩背、腰骶、臀部和四肢。用力深透，可达肌肉、关节和骨骼等组织。具有行气活血、疏通经络、固肾健脾、强身健体的作用。重拍法可使神经兴奋，轻拍法可使筋骨舒展。

（二）施术要领和注意事项

（1）操作时，要有较灵活的腕力，动作要协调，着力要有弹性，用力要由轻到重。

（2）拍法属“刚劲”手法，如果运用不当或用力过猛，就会造成不良刺激，增加病人痛苦。因此，操作时要注意动作技巧，使手法刚中有柔，并根据不同病情和治疗部位及穴位，选择适宜的手法和适当的力度。

（3）拍打的快慢程度可根据病情和患者的体质及适应能力来选择。一般由慢到快，再由快到慢。

五、摩法

（一）种类和特点

摩是抚摩的意思，轻按旋动为摩。操作时，用意念将气运到手指或手掌上，在某部位或某穴位皮肤表面摩动。

摩法主要有指摩法和掌摩法两种。指摩法包括拇指摩法、示指摩法和中指摩法等。

1．指摩法 分为单指摩法和双指摩法，操作时，用指面在皮肤表面摩动，适用于面积较小的部位，如拇指摩面部（图6-30）。

2．掌摩法 包括单掌摩法和双掌摩法，操作时，用整个掌面在皮肤表面摩动，常用于面积较大的部位，胸、背、腹和损伤肿胀的部位及痛点等，如单掌摩背（图6-31）。

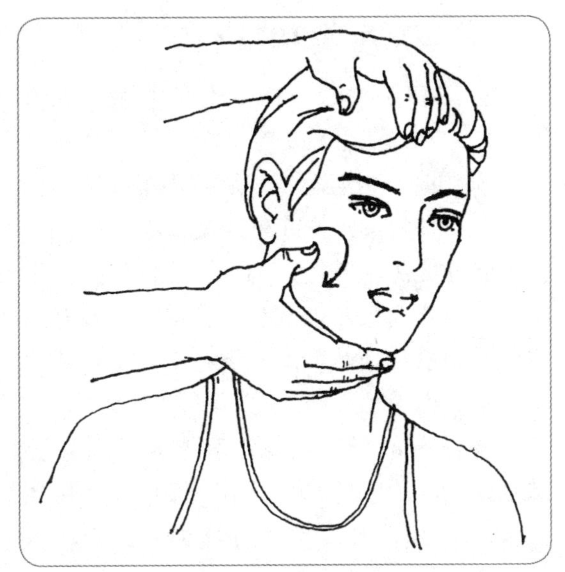

图6-30 拇指摩面部

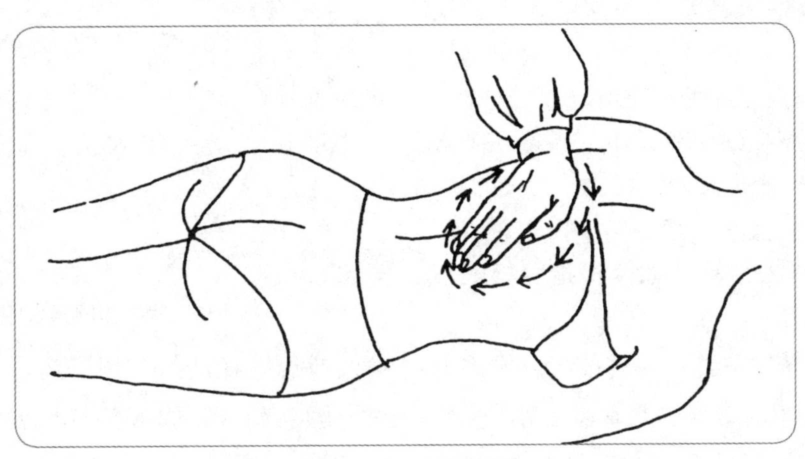

图6-31 单掌摩背

摩法具有舒气、活血，消炎退热，改善皮肤功能，调整神经中枢、神经末梢功能，镇静止痛等作用。由于手法柔和，更适合年老体弱和儿童患者。除了用于治病，还可用于中青年面部美容按摩等。

（二）施术要领和注意事项

（1）摩法是中医点穴按摩中最轻柔的一种手法，顺时针方向或逆时针方向均可。指摩法的频率约每分钟120次，掌摩法的频率约每分钟100次。一般施术时间为1～5分钟。

（2）要轻柔、有节奏，用力均匀，不要忽快忽慢，忽大忽小。要使患者有舒适、轻快感，患处有微热感。

六、揉法

（一）种类和特点

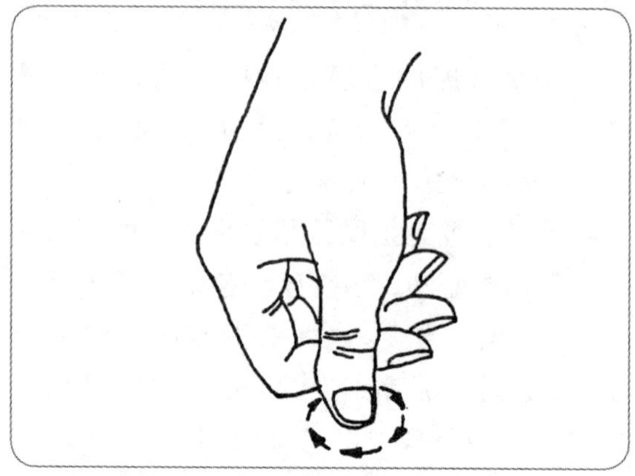
图6-32　单拇指指揉法

揉法和点按法一样，也是中医点穴按摩应用最广泛的手法。

操作时，用意念将气运到手指或手掌劳宫穴上，在有关穴位或患处操作。

揉法与摩法相近。与摩法不同的是，手指或手掌在有关穴位或患处揉动，不移开所接触之皮肤，而是带动皮下组织随手指或手掌的旋转而滑动。揉法比摩法有渗透力。

揉法一般分为指揉法和掌揉法等。指揉法又分为拇指揉法（图6-32）、示指揉法和中指揉法等。有“轻揉为补，重揉为泻”之说。

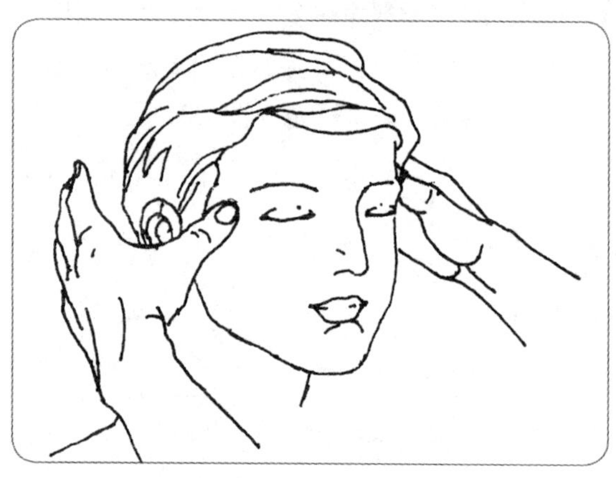
图6-33　两拇指同揉太阳穴

1．指揉法　在实际操作中，指揉法与点按法一样，又分单指揉法和双指揉法等，并且常与点按法配合应用。

（1）单指揉法：就是单一手指在某穴位或痛点上揉动（图6-32）。

（2）双指揉法：就是两手指在左右两穴位上同时用力揉动，如两拇指同揉太阳穴（图6-33）。

2．掌揉法　掌揉法与掌按法一样，也分单掌揉法、双掌揉法和叠掌揉法等。

（1）单掌揉法：单掌着力，在有关穴位或患处揉动，常用于肩、颈、臂、手腕、脚腕和胸、腹等部位，如单掌揉气海穴（图6-34）。

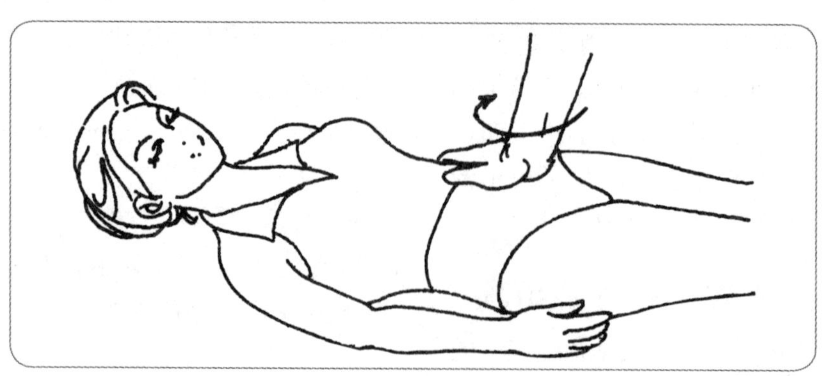
图6-34　单掌揉气海穴

（2）双掌揉法：两手掌同时用力，在某部位或穴位处揉动，常用于肩、背、腰两侧和四肢等部位，如双掌揉腿（图6-35）、双掌揉臀（图6-36）。

（3）叠掌揉法：两手掌上下重叠，两掌同时用力揉动，常用于腹、背、腰骶、臀、腿等部位。例如，叠掌揉八髎穴（图6-37）。

揉法一般用力和缓，速度均匀，具有舒筋活血、缓解痉挛、化瘀消肿和通经止痛等作用。

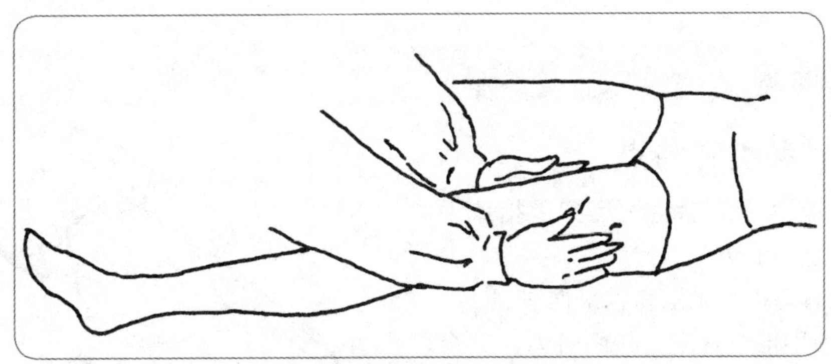

图6-35 双掌揉腿

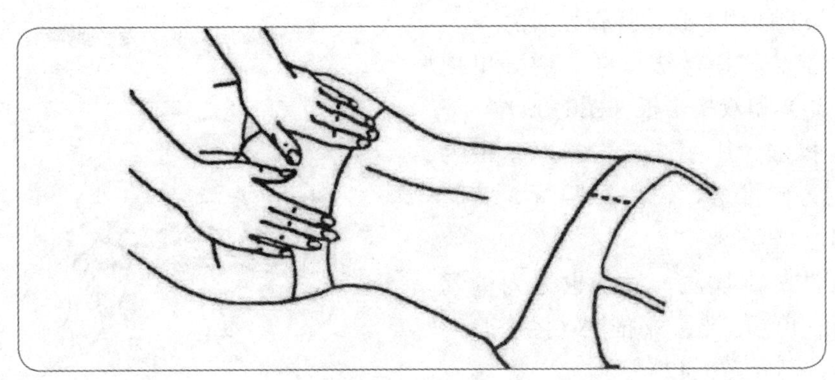

图6-36 双掌揉臀

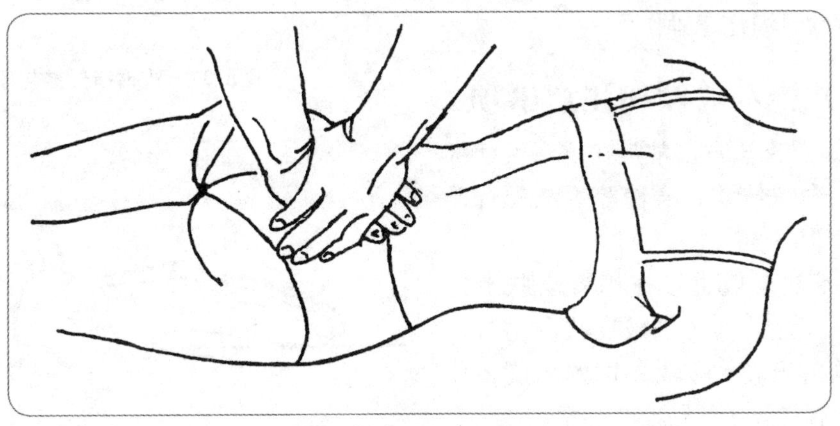

图6-37 叠掌揉八髎穴

（二）施术要领和注意事项

（1）揉法一般要比摩法用力重些，按顺时针方向或逆时针方向揉动，向左或向右揉动，向里或向外揉动均可。书中各种治疗方法里，详细介绍了揉动的方向和次数，请读者仔细阅读。

（2）操作时，要由轻到重，柔中有刚，要有渗透力，不要忽快忽慢，忽大忽小。注意对虚证和年老体弱、儿童患者要用轻揉法；对实证和身强力壮者的腰背、臀部和四肢，可用重揉法；胸、腹部要用轻揉法。

七、推法

（一）种类和特点

推法，就是用意念将气运到手指或手掌上向前推进的手法。

常用的有拇指平推法和掌平推法。

1. 拇指平推法　用拇指面着力，其余四指分开助力，按经络循行方向平行向前推进。常用于头面部和手心、脚心等部位。

拇指平推法和指揉法一样，也分单指平推（图6-38）和双指平推（图6-39）。

2. 掌平推法　用手掌着力，以掌根为重点向一定方向推进，常用于腰背、胸腹和四肢等部位。

掌平推法与掌揉法一样，也分为单掌平推法（图6-40）、双掌平推法（图6-41）和叠掌平推法等（图6-42）。

推法具有疏通经络、舒筋活血、消瘀散结、缓解软组织痉挛等作用。

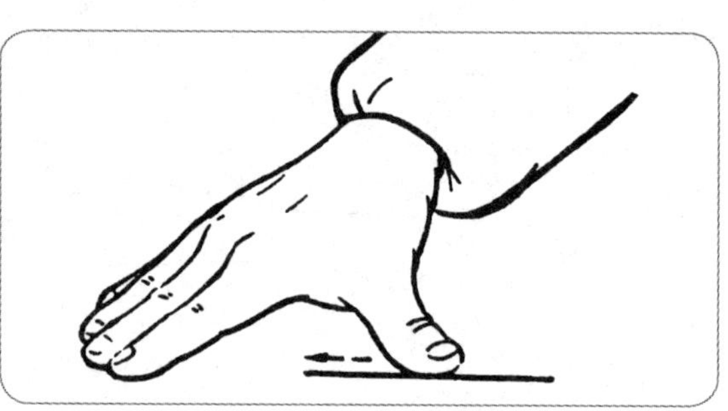

图6-38　单拇指平推法

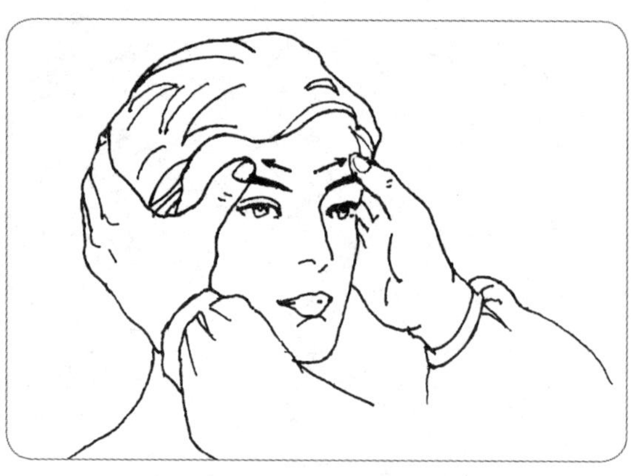

图6-39　双拇指分推前额

（二）施术要领和注意事项

（1）运用推法时，常常在重点治疗部位或穴位上与点按法、揉法等手法配合操作，可连续推9～36次。

（2）推法一般直接在患者皮肤上操作，因此，要注意防止推破皮肤。同时，要根据不同的患者，采用不同的力度，使患者在治疗后有舒畅、轻松的感觉。

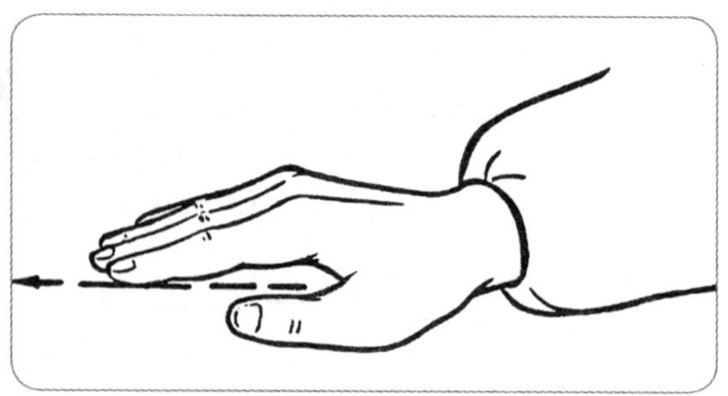

图6-40　单掌平推法

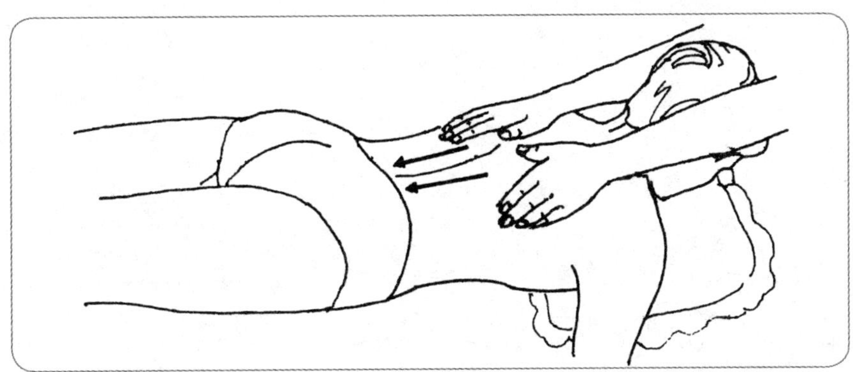

图6-41 双掌推背

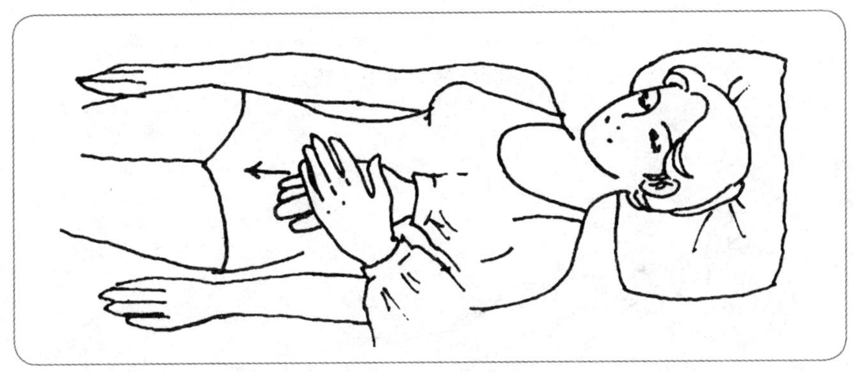

图6-42 叠掌推腹

八、抖法

（一）种类和特点

用意念将气运到两手上，用双手或单手握住患者手腕或脚腕，用力做小幅度的上下或左右连续颤动，使关节有松动感，此手法称为“抖法”。抖法常用的有上肢抖法和下肢抖法两种。

1. **上肢抖法** 患者取坐位，上肢放松。医者站其外侧稍靠前，一手按住肩部固定，另一手握住其手腕，并使其上肢伸直，略抬高，医者用力做连续的小幅度的上下或左右颤动，使肩、肘关节有舒适轻松感（图6-43）。

上肢抖法常用于治疗肩、肘关节功能障碍，并且用于上肢保健按摩。

2. **下肢抖法** 患者仰卧或俯卧，下肢放松。医者站其足侧，用双手握住其一个脚腕或两个脚腕，抬离床面30厘米左右，用力做上下或左右连续抖动，使髋部和大

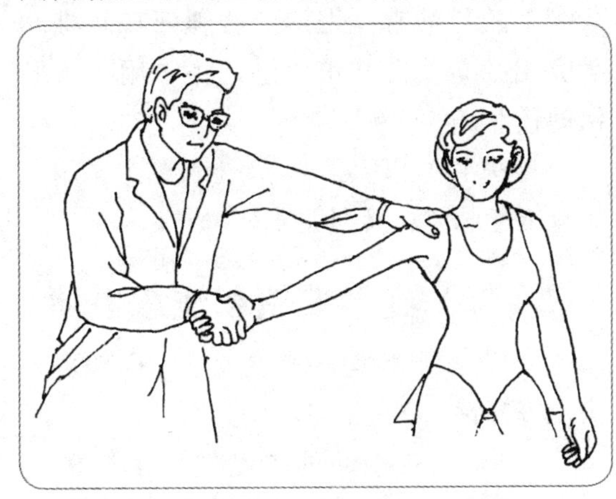

图6-43 上肢抖法

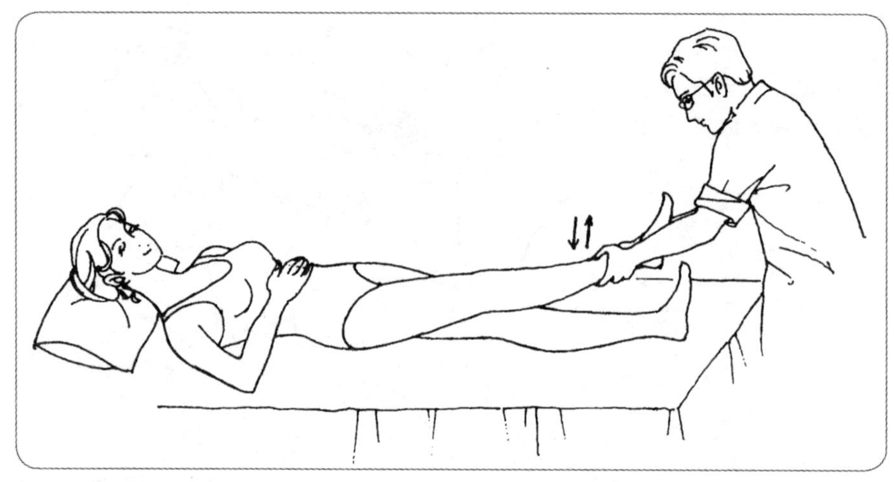

图6-44　单下肢抖法

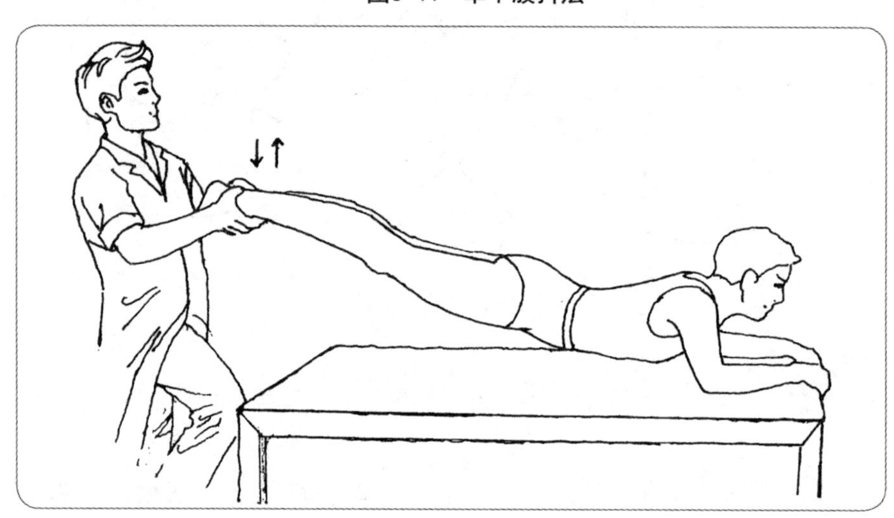

图6-45　双下肢抖法

腿有舒松感（图6-44，图6-45）。

下肢抖法常作为治疗腰腿痛和腰椎间盘突出症等病的结束手法，还常用于下肢保健按摩。

抖法主要用于四肢，而上肢最为常用，具有疏通脉络、滑利关节等作用。

（二）施术要领和注意事项

（1）上肢抖动的幅度要小，而频率要快，每分钟200次左右。

（2）下肢抖动的幅度要比上肢大一些，但频率要慢一些，每分钟100次左右。

（3）在治疗腰扭伤和腰椎间盘突出症时，下肢抖法结合牵引法，可使疗效更为显著。

具体方法是：患者俯卧，双手用力抓住床头。医者两手分别握住患者两脚腕，逐渐用力向后牵拉。同时患者上身后仰，以增加牵拉的重量（见图6-45），如此持续10～30秒，再抖动下肢。然后放松几秒钟，再做第2遍牵拉和抖动，可如此重复做2～6遍。

（4）抖法的操作时间可为10～30秒。

（5）为老、幼、体弱患者治疗时，注意抖动的幅度和用力都不要太大。

九、捏法

（一）种类和特点

用手指将某部位的皮肤和肌肉捏紧，稍停再松开，这样连续交替进行的手法，称为“捏法”。捏法实际上包括指腹的挤压作用，动作与拿法相似，只是用力较轻，主要适用于浅表的肌肤组织。捏法主要有以下4种。

1. 两指捏法 拇指和示指相对用力，常用于捏耳垂、捏鼻尖素髎穴等处（图6-46）。

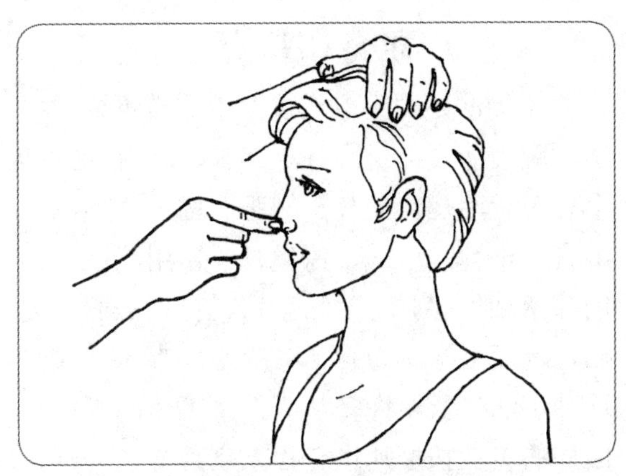

图6-46 捏素髎穴

2. 三指捏法 拇指和示指、中指相对用力，常用于捏手指、捏跟腱等。

3. 四指捏法 拇指和示指、中指、环指相对用力。

4. 五指捏法 拇指和其余四指相对用力。四指、五指捏法常用于捏腰、捏脊等。

捏脊法：患者俯卧，全身放松，尤其背部肌肉放松。医者坐于患者侧面，用两手拇指桡侧面顶住患者脊柱两侧皮肤，其余四指下按与拇指相对用力捏起皮肤，随捏随提，并向头部方向推进（图6-47）。由长强穴捏至大椎穴为1遍，每次治疗可捏3～6遍。捏脊法常用于治疗成年人或小儿消瘦和消化不良等症。

捏法柔和深透，轻重有度，可连续移动，轻巧敏捷，具有调和气血、健脾和胃、疏通经络和行气活血等作用。

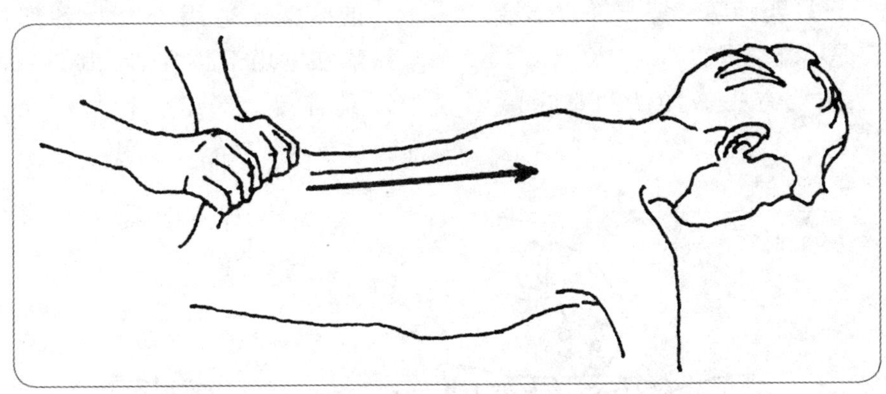

图6-47 捏脊法

（二）施术要领和注意事项

（1）操作时，身体较好的成年人，用力可较大些，这样刺激性强，疗效更好一些。

（2）身体虚弱的成年人和小儿，用力要轻一些。

（3）捏脊时，第一、第二遍要轻一些，后几遍用力逐渐加大，手法由轻到重，让患者有个适应过程。

十、振颤法

（一）种类和特点

振颤法是中医点穴按摩中非常重要的手法，应用非常广泛。几十年来，笔者为众多中外患者治病、美容、减肥、增重、增高、丰胸、丰臀、催眠、保健时，常用此法。他们都感到气感强、手法独特、特别舒服、无痛苦，而且渗透力强、疗效好，都乐于接受这种手法。甚至许多从事按摩工作的国内和国外的专业按摩师也专程来京拜笔者为师，专门请教振颤法的奥妙所在。

一些外国朋友经笔者按摩治疗后，尤其体验了振颤手法，常常连声称赞：“手法独特，真是中国一绝！”

由此可见，振颤法多么重要，它确实是我们中国传统按摩中独特的手法。

所以，读者朋友要想学好中医点穴按摩，一定要熟练掌握振颤法。开始学练时，可能振颤不起来，或者振颤得不好，没有渗透力。只要勤学苦练，细心体会，反复实践，是不难掌握的。

振颤法主要有指振颤法和掌振颤法两种。

1. 指振颤法 用意念将气运到手指（拇指、示指、中指均可）并将手指按在穴位或痛点上，进行振颤。振颤时，手指不离开皮肤，上下颤动，并使力量向深部扩散（图6-48）。

指振颤法常与点按法、指揉法配合使用。在实际操作中，又分为单指振颤法和双指振颤法。

单指振颤法就是单一手指在一个穴位或痛点上进行振颤；双指振颤法就是两手指在左右两穴位上同时用力进行振颤。

2. 掌振颤法 用意念将气运到手掌劳宫穴，并将掌心紧贴在所治疗的部位或穴位上，进行振颤。振颤时，手掌不离开皮肤，上下颤动，并使力量向深部扩散。

掌振颤法常与掌按法、掌揉法配合使用。在实际操作中，又分为单掌振颤法、双掌振颤法和叠掌振颤法等。

指振颤法适用于全身各部位经穴，掌振颤法常用于腰背部、胸腹部和肩颈等处，具有疏通经络、行气活血、消积导滞、调节内脏功能等作用。

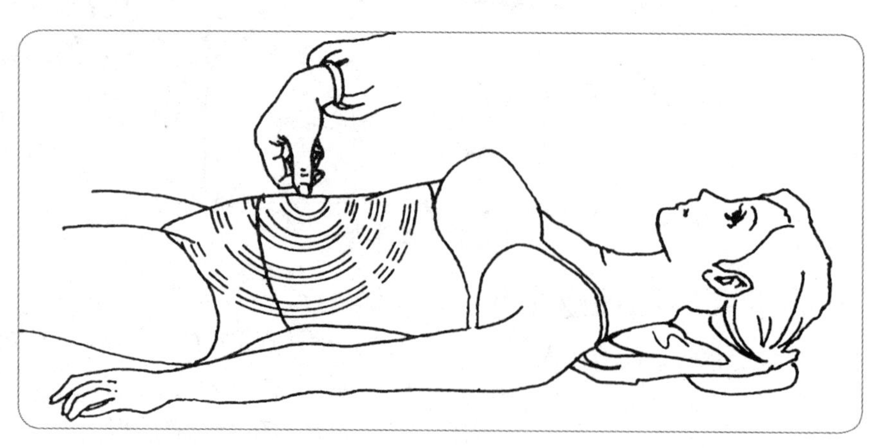

图6-48 振颤法

（二）施术要领和注意事项

（1）操作时，要全神贯注，精力集中，而且呼吸要均匀自然，气沉丹田。做到心到意到，意到气到，气到力到。以意引气，以气生力，以力发振。千万不要闭气，强行振颤，以免损伤医者的身体。

（2）振颤频率均匀，每秒8～12次为宜，每个治疗部位或穴位、痛点，可振颤9～36秒，个别情况1～2分钟。

上述是中医点穴按摩最重要、最常用的10种手法。另外，砸法、擦法、抹法和弹法等手法有时也用，本书中有关章节里已有详细介绍，这里就不单独介绍了。

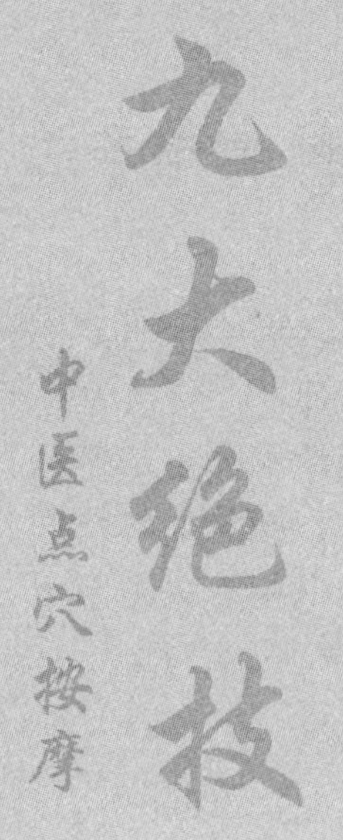

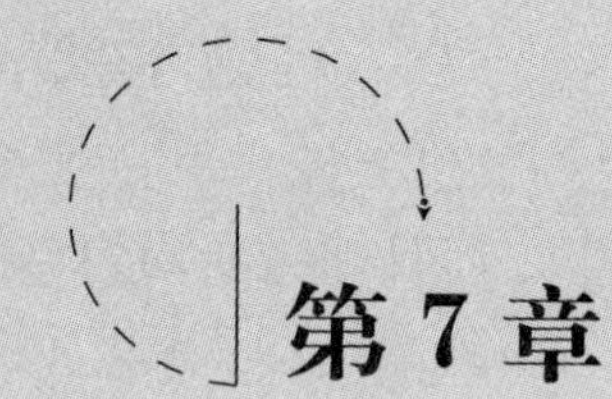

▶▶▶中医点穴按摩美容术

现在，按摩美容在全国各地已经非常普遍了，每个城市甚至小县城都有数不清的“美容中心”为顾客开展按摩美容服务。

可是在20世纪80年代，人们很少听到“按摩美容”这个词。那时候只有理发店，还没有一家像样的“美容院”。

早在1985年，笔者就将传统中医点穴按摩应用在按摩美容上了。1987年7月5日在水电部礼堂1000多人的一场报告会上，笔者当众表演了中医点穴按摩美容术和美容功等，曾轰动一时。

自从1987年，笔者教授徒弟、学生以来，已将中医点穴按摩美容术和美容功教授给了许多美容师、按摩师及点穴按摩爱好者，他们遍及全国各地以及美国、加拿大、澳大利亚和日本等其他20多个国家，促进了按摩美容业的发展。

笔者的第一部按摩专著详细介绍了笔者创编的按摩美容术。

中央人民广播电台、《中国青年报》《人民日报》（海外版）以及发行世界150多个国家的英文杂志 *CHINA SPORTS*、我国台湾杂志《健康文摘》《澳门日报》等许多中外媒体先后报道过笔者创编的中医点穴按摩美容术和美容功及事迹。并且，这一美容方法还荣幸地被收录到当代最权威的按摩全书（《中国按摩全书》）中。

笔者的中医点穴按摩美容术和美容功从1985年问世至今，经久不衰，越来越受到美容和按摩爱好者以及广大读者的喜欢，它们具有以下特点。

一、中医点穴按摩美容术的特点

1. 简单易学　动作非常简单，易学易练，而且随时随地都可以为他人进行按摩美容。

2. 无副作用　不需要任何药物、护肤品和任何医疗器具，无任何副作用，也无任何痛苦，非常安全舒适。

3. 防病治病 由于本方法主要在眼周围和头面部点按有关穴位，因此，不但美容效果好，而且可防治头痛、头晕、近视、弱视、远视、白内障、老视、感冒、鼻炎、失眠、健忘、神经衰弱等病。

4. 效果显著 只要按本方法认真治疗一次，就有一定的美容效果。可使面部皮肤光滑红润，皱纹减少，眼睛明亮有神。如连续治疗几次，美容效果更加显著。还可防治雀斑和眼袋。

二、中医点穴按摩美容术的原理

中医点穴按摩美容术，可使头面部气血通畅，调动人体潜能，促进新陈代谢，改善面部血液循环，改善皮肤营养，提高皮肤的供氧率。从而使面部皮肤恢复原有的弹性，皱纹减少，面色红润、光滑。还可调节眼睛的功能，解除眼睛疲劳，恢复眼睛原来的神气，使眼睛炯炯有神，容光焕发。

三、中医点穴按摩美容术

患者（或称顾客，下同）取坐式，闭目，全身放松。医者（或称按摩师，下同）心平气和，运气于手指，按以下步骤进行治疗。

1．点、揉、颤印堂穴 左手扶住患者后头部，右手拇指按在印堂穴上，其余四指放在前发际处做支撑。右手拇指点按9秒，然后不放松，按顺时针方向揉9次，逆时针方向揉9次；再顺时针揉9次，逆时针揉9次，共揉36次后，再振颤9秒。

作用：醒脑、明目，可消除或减少两眉之间的“川”字形皱纹。

2．双拇指分推前额 两手拇指指腹从印堂穴开始，向上、向两边分推至两侧太阳穴为1遍，共分推9～36遍（图7-1）。

作用：可消除或减少前额抬头纹。

3．点、揉、颤太阳穴 两手拇指分别按在左、右太阳穴上，方法同1（图7-2）。

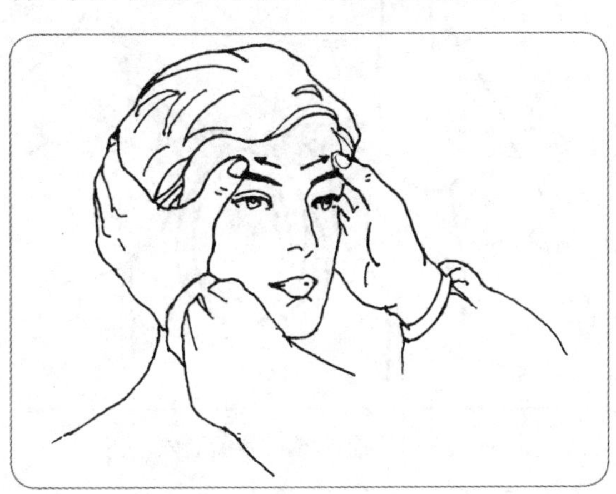

图7-1 双拇指分推前额

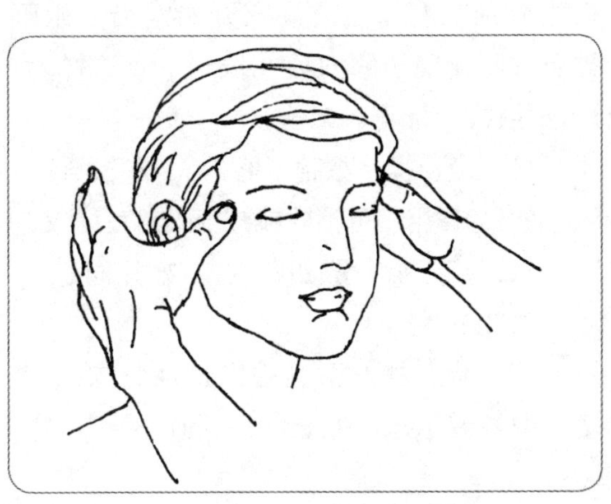

图7-2 点、揉、颤太阳穴

4．点、揉、颤攒竹穴 两手拇指分别按在左、右攒竹穴上，其余四指放在患者头上。两手拇指同时用力点按9秒，然后保持按压力度不变，两手拇指同时向外揉9次，向里揉9次；再向外揉9次，向里揉9次，共揉36次后，再振颤9秒。

5．点、揉、颤鱼腰穴 方法同4。

6．点、揉、颤睛明穴 右手拇指和示指捏在左右睛明穴处，同时往下按压9秒，向下揉36次，再轻轻振颤9秒。

7．刮眼眶 右手拇指和示指顺着上下眼眶刮摩，从睛明穴开始向上，经过攒竹穴，向两边经过鱼腰、丝竹空穴，向下经过瞳子髎、承泣穴，最后又回到睛明穴。这样刮摩1圈为1次，共刮9次。

注意事项：这个动作很重要，按摩了眼周围6个重要穴位，做时要认真、仔细，而且用力适中。主要在上、下眼眶上刮摩，不要离眼球太近，以免把睫毛弄掉。

3至7作用：可消除眼睛疲劳，使眼睛明亮有神，提高视力。

8．点、揉、颤承泣穴 方法同4。

作用：明目，消除或减小眼袋。

9．抹下眼眶 紧接以上动作，两拇指指腹分别从左、右承泣穴开始，沿下眼眶抹至外眼角瞳子髎穴处并按一下，这样为1遍，共抹9～36遍。

10．点、揉、颤瞳子髎穴 方法同4。

9、10作用：可消除或减少眼角鱼尾纹。

11．点、揉、颤四白穴 方法同4。

作用：明目。

12．点、揉、颤迎香穴、地仓穴 用两手中指或示指，方法同4（图7-3）。

13．抹嘴角 两手拇指指腹分别从左、右迎香穴抹至地仓穴为1遍，共抹9～36遍。

12、13作用：可消除或减少嘴角法令纹，并防治感冒、鼻炎。

14．点、揉、颤百会穴 方法同1。

15．点、揉、颤风池穴 方法同4（图7-4）。

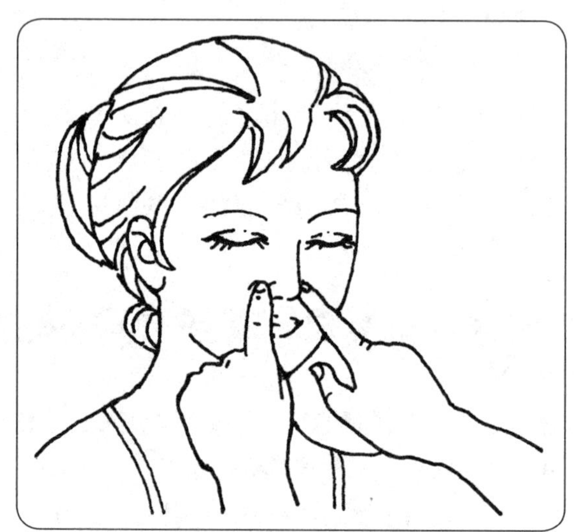

图7-3 点、揉、颤迎香穴

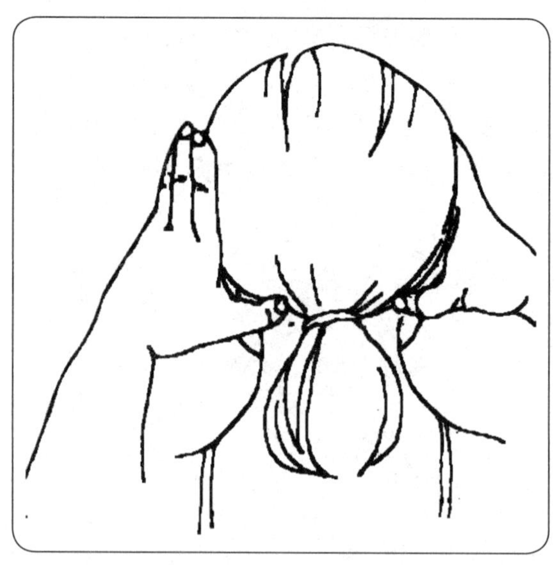

图7-4 点、揉、颤风池穴

16. 点、揉、颤合谷穴　方法同1（图7-5）。

14至16作用：调节头面部神经系统功能，促进面部血液循环，可使耳聪目明、头脑清醒、面色红润，还可防治头痛、感冒、鼻炎、眼病等。

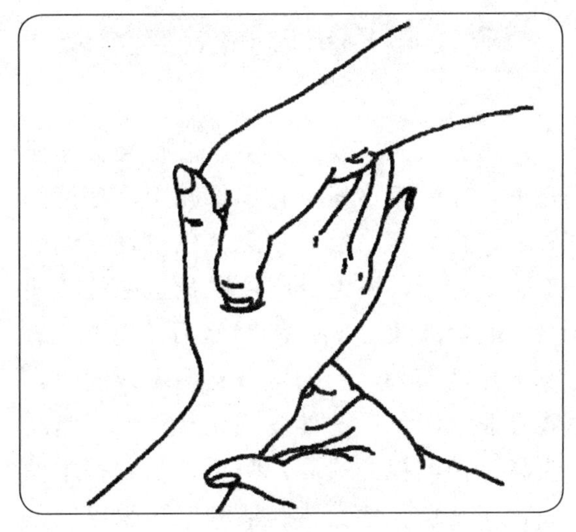

图7-5　点、揉、颤合谷穴

四、注意事项

（1）治疗前，医者要将双手洗净。平时勤修指甲，以免治疗时擦伤患者面部皮肤。

（2）治疗时要集中精力，不要边治疗边看电视或与旁人交谈等。

（3）点按眼部周围的穴位时，要格外小心，以免误伤眼球，引起不良后果。

（4）切忌过度用力或用不正确的方向和手法点穴、按摩，尤其点、揉、颤眼睛周围和面部的穴位时，动作力度千万不要太大，以防面部皮肤疲劳，产生皱纹。

（5）以上讲的9～36遍，可根据患者的情况而定。如果皱纹较多较深，可多做几遍；如果皱纹很细、很少或不明显，可少做几遍。

（6）每天治疗1次，或隔一两天治疗1次均可，也可以每周治疗一两次。根据患者的不同情况和本人的要求来决定治疗次数。如遇约会、演出、婚礼或参加其他社交活动等特殊情况，一天内也可治疗2次。平时千万不要治疗次数过多，否则容易使面部皮肤产生疲劳，皱纹反而会增多。凡事都要掌握“适量”二字。

（7）面部粉刺过多和有溃疡性皮肤病的人不适合本方法，可练习“中医祛痘润肤功”。

（8）一般来说，美容润肤、除皱和明目的目的都比较容易达到，但消除雀斑就比较麻烦，因为雀斑大都是因为肝肾功能失调所致。要想根治雀斑，必须调整肝肾功能，标本兼治。

有雀斑或黄褐斑的读者，除按以上方法治疗外，可练习“中医美容养生功”“美容健身功”，再配合有关“食物祛斑法”，可根治雀斑或黄褐斑。

以上这些美容方法，在笔者美容专著《这样美容最有效》里有详细介绍。

五、不同年龄的美容实例

1.赵某某，女，24岁，北京某大学研究生。在笔者这里进行局部减肥治疗期间要求进行美容治疗。症见气色不好，面部皮肤不光滑，眼无神气，眼角鱼尾纹较明显。笔者按以上方法治疗1次后，患者照着镜子异常高兴，因为她对当场见效的美容效果非常满意：面部皮肤光滑红润，眼睛明亮有神，视力提高，眼角鱼尾纹基本消失。而且自我感觉头脑清醒，耳聪目明，浑身轻松舒服。为巩固疗效，后又连续治疗5次，美容效果更好，皮肤更光滑红润了，眼角鱼尾纹彻底消失了。

2.丁某，女，30岁，北京某公司会计。自从3年前生育后，脸上就有雀斑，至今用过很多办法，不见效果，而且气色不佳，眼大无神，面部皱纹（尤其眼角鱼尾纹）明显。经人介绍，特慕名来求治。笔者按以上方法治疗1次后，面部皮肤光滑红润，皱纹基本消失，眼睛明亮有神。当场见效的美容效果，更增添了患者根治雀斑的信心。以后按以上方法和治疗雀斑的方法连续为其综合治疗18次，美容效果更好，雀斑也不知不觉消失了。患者非常感激地说：“我感觉至少年轻了5岁。”

3.某女演员，30多岁。面部皱纹比较明显，尤其眼角鱼尾纹和嘴角法令纹，而且经常头痛。经人介绍，特来求治。按以上方法和本书第15章中治头痛的方法为其综合治疗1次后，头痛症状当场消失，而且面色红润，眼睛明亮，皱纹明显减少。后又连续治疗3次，美容效果更为显著，面部皱纹基本消失。

4.金某某，女，48岁，韩国人。陪其丈夫在笔者这里治疗腰痛期间做美容治疗。患者面部皱纹较多较深，尤其前额抬头纹和嘴角法令纹明显，而且气色不好，眼睛黯淡无光。按以上方法治疗1次后，面部皱纹明显减少，尤其眼睛明亮有神，精神焕发。该女士通过翻译连声称赞：“中国的点穴按摩术真棒！真是一绝！”

5.刘某某，女，55岁，上海人。陪孙女在笔者这里治病期间做美容治疗。面部皱纹较多较深，前额抬头纹、眼角鱼尾纹和嘴角法令纹都非常明显。为其连续治疗5次后，面部皮肤光滑红润，眼睛明亮有神，面部皱纹也略有减少。

读者来信

杨老师：

您好！我是您的读者，今年31岁，是南京某大学的教师。

我自从3年前生完小孩后，总感觉精力不足，常有昏昏欲睡的感觉。而且，气色也不好，雀斑较多。尤其我的手变得特别粗糙，家人都说像老太太的手。

没想到买了您写的书，并按书中的美容功练习，以上的状况得到了大大改观。

我刚练美容功时，只能练15分钟左右，不过也感觉手心发热，手指有麻感。所谓气感较强，练完后神清气爽。后来，我就能坚持练30分钟左右了。中午没空，就下午7点以前练，天天晚上睡前练。

虽然才练习1个多月，但效果特别明显。现在，自我感觉精神好，精力充沛，再没有以前那种昏昏欲睡的感觉了。脸上光滑红润，眼睛明亮有神，雀斑已不明显了。更让我高兴的是：手上皮肤细腻、光滑，已不再像“老太太”的手了。

老师，您的方法确实和其他练功方法有所不同，其中的原因和理论我也说不清，只是体会到方法简单易学，易记，收效快，明显。

以后我会把练功情况报告老师的，希望老师多多保重身体。

南京读者　陈某

1991年8月9日

杨老师：

您好！请允许我这样称呼您，因为在我心里，一直把您当做是自己素昧谋面的好老师，您的著作使我受益匪浅。

杨老师，不知您是否记得有一位名叫许某的女孩给您写过几封信，并打过几次电话，此人便是我。非常感谢您在百忙之中抽空给我回信。本来在我想象中，您平时特别忙，肯定无暇顾及这些普通读者的来信，没想到您是那么平易近人，又乐于助人，使我在遥远的南京也能感受到您的赤诚之心和对读者无私奉献的精神。

杨老师，您的著作写得真好！不但方法简单实用，而且非常经济，不用花钱，坐在家里就可以自我美容。我一直按照书中介绍的“自我点穴按摩美容术”每天做一遍，效果很好，我现在面部皮肤光滑红润，而且气色特别好，眼睛也很明亮，在这里，我先谢谢您！

……

祝您新春愉快，全家幸福！

江苏读者　许某

2001年12月28日

尊敬的杨老师：

您好！我是一名以推拿、针灸为职业的医务工作者，自从在书店买到您的按摩专著后，如获至宝，受益匪浅。书中独特的美容、减肥、增重、增高、丰胸、保健等按摩技术，深深地吸引着我。

我平时除了用推拿和针灸为病人治病外，私下里，也试着按您书中的方法为一些人做过美容和减肥。没想到，效果都特别好，这更加坚定了我开展这两项业务的决心。

杨老师，我打算过些日子，开一间个体推拿诊所，主要以美容、减肥和保健为主。其中美容按摩和减肥按摩是重要项目。我的意思是：如果您最近有空的话，能否来我这里做一次技术上的指导，您往返路费、住宿等费用，全由我出。本人同时也希望能拜您为师。假如杨老师能收我为徒，本人将不胜感激。

烦请杨老师百忙之中给我回封信，谢谢！

……

浙江读者　朱某某

2002年8月7日

尊敬的杨老师：

您好！我是一名很普通的按摩师，在一家按摩店上班。去年在书店买到您的大作，上个月又在淘宝网上买到您的新作。

我按您书中有关美容和减肥的按摩方法常给来我店的一些顾客按摩，她们反映效果很好。尤其做完美容按摩后，她们说：“红光满面，皮肤光滑红润，皱纹也明显减少了，人也显得精神多了。”

还有2个女顾客，最近不用护肤品了，基本每天来做一次美容按摩。不少顾客也是隔三岔五地来做。

真没想到，老师您的书，不但让我学到了很多按摩绝技，还让我大大增加了经济收入，得到了实惠，真不知怎样感谢您这位大作者。

今去信，一来是表达一下我的感激之情，二来是向您请教两个问题（略）。

天津读者　王某

2013年10月25日

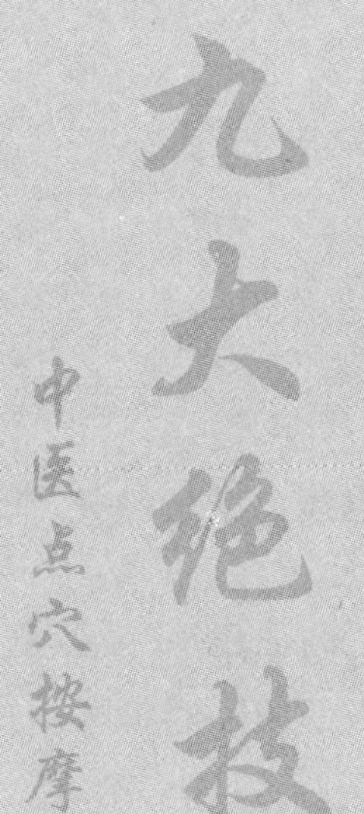

第8章 中医点穴按摩减肥术

目前，全国各个城市到处都有开展“按摩减肥”“点穴减肥”业务的机构。由于此种减肥方法简单实用、效果显著，而且无任何副作用，深受人们欢迎，并被人们广泛接受。可是在20世纪80年代，按摩减肥刚问世时，不少人还怀疑按摩是否真的能减肥。

由此可见，人们对任何新生事物的出现，总是有一个认识和了解的过程。

早在1984年，笔者就将传统中医点穴按摩应用在按摩减肥上了，并在临床实践中，不断总结、提高、完善，最后终于总结出一套完整的中医点穴按摩减肥术。后将它们传授给了许多国内外徒弟和学生，他们遍及全国各地及美国、加拿大、澳大利亚、日本等其他20多个国家。

至今，按摩界许多人士认为，笔者是中国最早开展按摩减肥的中医按摩师。此话并不夸张，因为现存许多文字资料和出版物都可以证明。

（1）笔者的第一篇按摩减肥论文《按摩减肥法》发表在1987年7月11日的《中国机械报》上，《人民日报》（海外版）曾作了转载。第2篇发表在《中国青年报》上。

（2）1989年3月高等教育出版社出版了笔者的第一部按摩专著《美容与减肥》，书中详细介绍了笔者创编的按摩美容和按摩减肥方法。该书成为当时的畅销书，第1版就印了4万多册。书中的按摩减肥方法被许多报纸、杂志转载。

为满足我国台湾、香港、澳门和海外华人读者的要求，台湾暖流出版社于1994年4月出版了印刷精美的竖排繁体字版本的《美容与减肥》。

（3）1989年7月28日，中央人民广播电台对笔者创编的按摩美容和按摩减肥方法向广大海内、外听众做了介绍。

还有一些中外报道，就不再一一列举了。

总之，笔者的中医点穴按摩减肥术自1984年问世至今，经久不衰，并且，越来越受到中、外专业按摩师、业余爱好者、肥胖患者以及广大读者的喜爱。

一、中医点穴按摩减肥术的特点

1. 方法简单，实用方便 本方法简单、易学易练，而且实用方便，无论在按摩诊所、美容中心还是在家里，随时随地都可以为他人或亲友进行减肥治疗。

2. 可全身减肥，也可局部减肥 根据肥胖者的肥胖程度和个人的减肥要求，可全身减肥，也可以局部减肥。如果肥胖者全身肥胖，可按本方法进行全身减肥治疗。假如仅是腹部肥胖，只做腹部减肥即可。假如仅是腿粗，只做下肢减肥即可。总之，想减哪儿，就减哪儿。

3. 可局部减肥，也可局部增重 有些女性肥胖者局部肥胖，如腰粗腹大或臀大腿粗，但胸部瘦小、不丰满。用本方法和书中的丰胸术可满足她们局部减肥、丰胸的特殊要求，使其胸部丰满健美，同时达到局部减肥的目的。

4. 既减肥，又治病，无痛苦，无副作用 用本方法减肥，不用任何药物和任何医疗器械，而且患者也不用节食饿肚子，无痛苦，无任何副作用。假如患者腰粗腿粗，同时患有腰腿痛病，用本方法治疗数次后，腰腿不那么粗了，腰腿痛病也会随之大有好转或痊愈。假如患者腹部肥胖，同时患有便秘或痛经、月经不调等慢性病，用本方法腹部减肥治疗一段时间后，腹围小了，同时所患慢性病也痊愈了。健美、减肥、治病，一举数得。

本方法可防治头痛、高血压病、冠心病、肩周炎、肠胃病、男性病、妇科病、腰腿痛等。

5. 预防疾病，保健长寿 患了肥胖症后，常常影响身体健康和寿命。用本方法治疗，不但能减肥，还能疏经活血，调整内脏功能，使其阴阳平衡，增强机体的抗病能力，促进身体健康。对于那些没什么病的肥胖者，也可以强壮身体，预防疾病，保健长寿。

6. 健美减肥，效果显著 用本方法治疗，健美减肥，效果显著。认真治疗1个疗程（共6次），就有一定的减肥效果，如果连续治疗几个疗程，效果更好。

如果全身减肥1个月（若隔1天治疗1次，共15次），可减轻体重2～8千克，腰围、腹围、腿围等围度也会随之减少。

如果局部减肥1个疗程（共6次），可分别使患者的颈围减少1～3厘米，肩围减少2～12厘米，大臂围减少0.5～3.5厘米，小臂围减少1～2厘米，胸围减少2～4厘米，腰围减少2～7厘米，腹围减少2～11厘米，臀围减少2～6厘米，大腿围减少1～6.5厘米，小腿围减少1～2.3厘米。

二、中医点穴按摩减肥术的疗效观察

1984年至今，笔者用本方法为数不清的中外患者做了减肥治疗，积累了非常丰富的临床实践经验。据笔者多年观察总结，大多数患者的减肥效果比较理想，都能达到他们所期望的减肥目标，只有一少部分患者减肥见效慢一些。

也许读者会问，怎么会有人见效快，有人见效慢呢？这是因为每个患者的个体差异很大。笔者的经验是：脂肪多、水分多、肌肉少的（俗话说肉软），减肥见效快一些。相反，脂肪少、水分少、肌肉发达的（俗话说肉硬），见效慢一些。

例如，笔者曾为一位38岁的女士减肥12天，使她腰围减少18厘米，体重下降6千克，身体瘦了整整一大圈（详见本章减肥实例）。她之所以减肥见效快，就是因为她脂肪多、水分多、肌肉少，比较容易减些。

可有一位姑娘就没那么幸运了，她来找笔者做臀腿减肥。她本来臀大腿粗，为了减肥曾跑步几个月。结果，肥没减多少，倒是跑的臀腿肌肉发达，非常结实。笔者为她点穴按摩时，感到她的臀腿比许多男士都硬，都结实。她这种情况，当然就减肥见效慢了。连续为她治疗2个疗程（共12次），臀围、大腿围才各减少了3厘米。

表8-1为笔者用本方法为患者减肥治疗1个疗程（共6次）后，测量减肥部位的详细统计表。

表8-1 用中医点穴按摩减肥术治疗6次后测量减肥部位统计表

（单位：厘米）

减肥部位	性别	最低减少	一般减少	最高减少	平均减少
颈围	男	2.1	2.1～2.5	2.5	2.3
	女	1.0	1.0～1.9	1.9	1.45
肩围	男	4.8	4.8～8.7	8.7	6.75
	女	6.0	6.0～12.0	12.0	9.0
胸围	男	2.5	2.5～4.6	4.6	3.55
	女	4.0	4.0～6.2	6.2	5.1
大臂围	男	0.5	0.5～3.2	3.2	1.85
	女	2.0	2.0～3.5	3.5	2.88
小臂围	男	0.4	0.4～1.8	1.8	1.1
	女	1.0	1.0～2.0	2.0	1.5
腰围	男	4.0	4.0～6.0	6.0	4.8
	女	2.0	2.0～6.5	6.5	5.0
腹围	男	3.8	3.8～8.2	8.2	6.0
	女	4.0	4.0～11.0	11.0	6.84
臀围	男	2.7	2.7～3.5	3.5	3.1
	女	3.0	3.0～6.0	6.0	4.31
大腿围	男	1.0	1.0～6.0	6.0	2.75
	女	1.5	1.5～6.5	6.5	3.57
小腿围	男	0.8	0.8～2.1	2.1	1.45
	女	1.5	1.5～2.3	2.3	1.9

另外，笔者根据多年减肥治疗的实践经验，在为患者做减肥期间，如果教会其本人自我点穴按摩减肥术、减肥健身操和减肥健身功，嘱其每天自练，并常食用

10种减肥健身食谱，配合治疗，减肥效果会更快、更好，而且，疗效巩固，肯定不反弹。

这些患者本人自我练习方法和减肥食谱，在笔者其他著作中有非常详细的介绍，图文并茂，请参看，这里不再赘述。

三、中医点穴按摩减肥术的原理

（1）可疏通经络，调整阴阳，扶正祛邪，改善内脏功能，调节内分泌系统，减少脂肪在体内的堆积。

（2）可以促进机体新陈代谢，使血流加快，脂肪分解，使松弛的肌肉恢复弹性，从而达到减肥目的。

（3）用本方法为患者治疗，用力较大。根据作用力和反作用力的物理定律，患者本人必然也要付出和医者相同多的力。这种被动的用力，等于参加了一项不小的运动锻炼，必然大量消耗体内的脂肪。

四、中医点穴按摩减肥术

（一）脸部减肥

患者取坐式，闭目，放松。医者心平气和，运气于两手指，按以下步骤进行治疗。

1. 点、揉、颤印堂穴　左手扶住患者后头部，右手拇指按在印堂穴上，其余四指放在前发际处做支撑。右手拇指点按14秒，然后保持点按力度不变，按逆时针方向揉49次，保持点按力度不变，再振颤7～28秒。

2. 双手拇指分推前额　用拇指推法，两拇指从印堂穴开始，分推至两边太阳穴为1遍，共分推28遍（图8-1）。

3. 点、揉、颤太阳穴　两手拇指分别按在左、右太阳穴上，同时用力点按14秒，然后保持点按力度不变，两手拇指同时用力向后揉49次，保持点按力度不变，再振颤7～28秒（图8-2）。

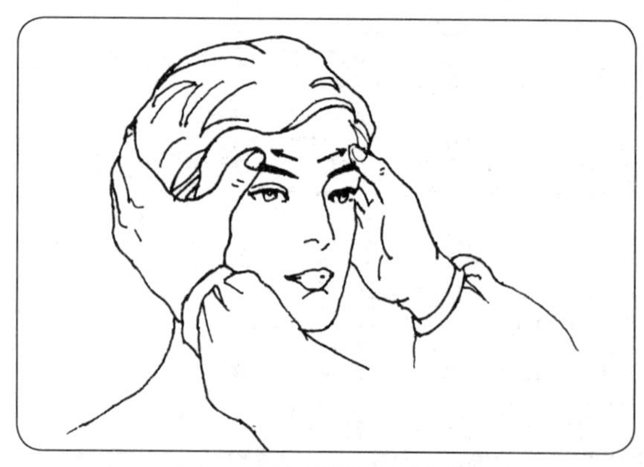

图8-1　双手拇指分推前额

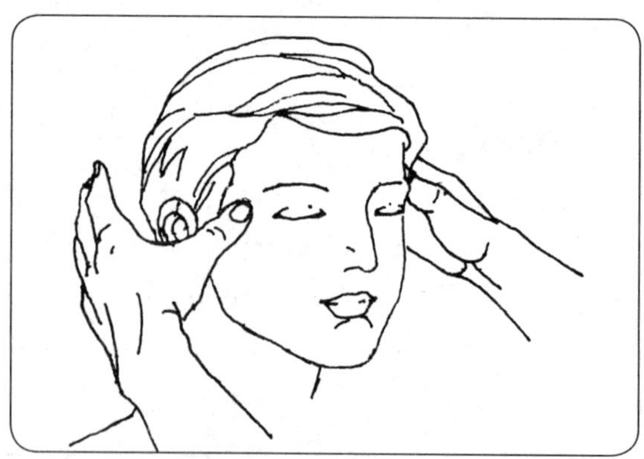

图8-2　点、揉、颤太阳穴

4. 点、揉、颤四白穴　两手拇指分别按在左、右四白穴上，同时用力点按14秒，然后保持点按力度不变，两手拇指同时用力向外揉49次，保持点按力度不变，再振颤7～28秒。

5. 点、揉、颤迎香穴、地仓穴、下关穴、颊车穴 方法同4（图8-3）。

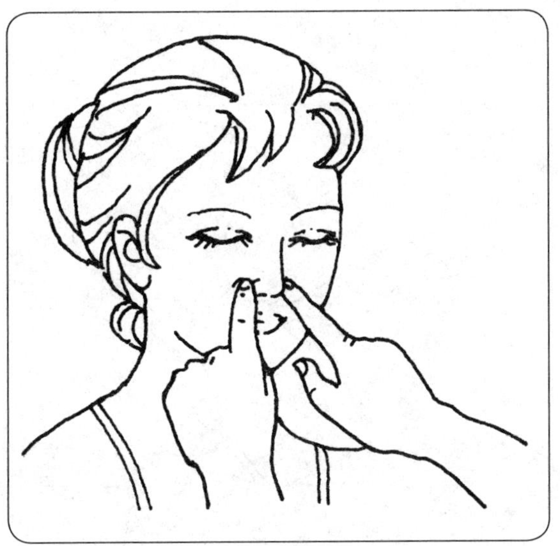

图8-3 点、揉、颤迎香穴

6. 掌揉、颤脸部 双手手掌分别按在脸部两侧颊车穴处或患者要求减脸的部位，两掌同时用力向外揉49次，保持掌揉力度不变，再振颤28～49秒。

7. 点、揉、颤神庭穴、百会穴 方法同1。

8. 点、揉、颤风池穴 方法同4（图8-4）。

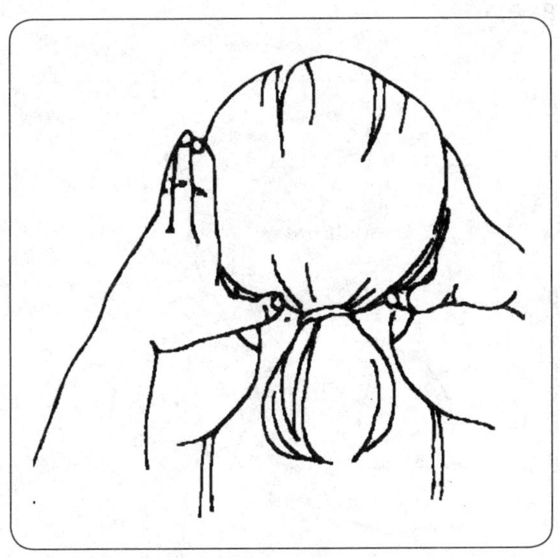

图8-4 点、揉、颤风池穴

9. 点、揉、颤合谷穴 方法同1（图8-5）。

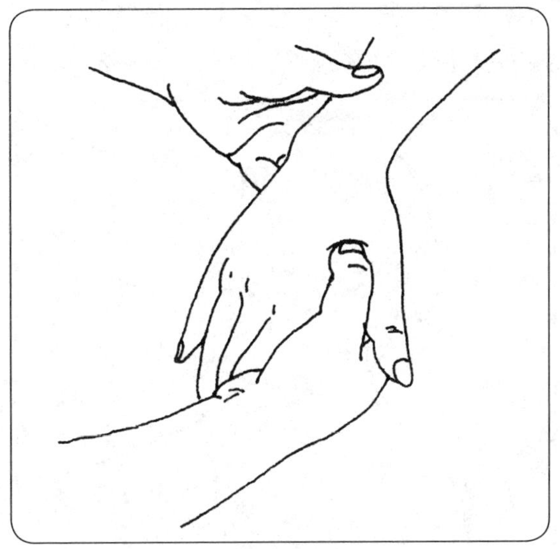

图8-5 点、揉、颤合谷穴

（二）颈部减肥

患者取坐位，闭目，放松。按以下步骤进行治疗。

1. 掌拿后颈 左手扶头，右手运用拿法，拿后颈49次（图8-6）。

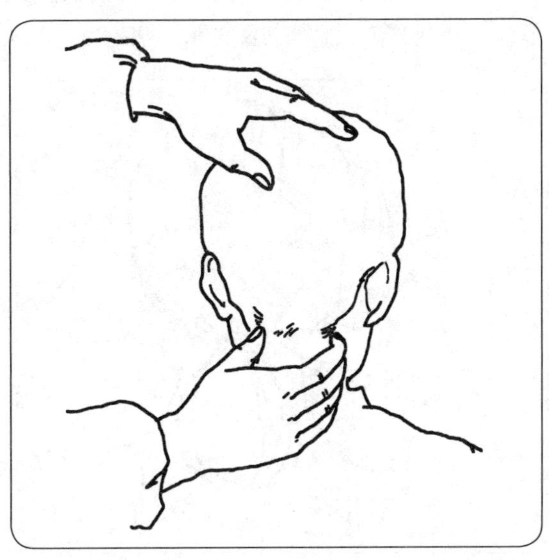

图8-6 掌拿后颈

2. 点、揉、颤风府穴、大椎穴　左手扶头，右手拇指点按14秒，然后保持点按力度不变，按逆时针方向揉49次，保持点按力度不变，再振颤7～28秒（图8-7）。

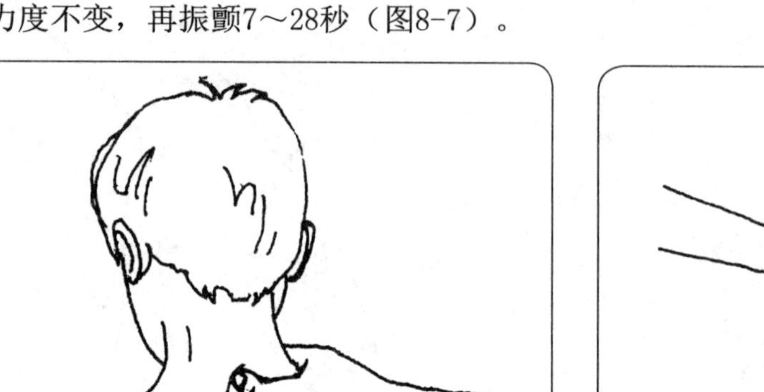

图8-7　点、揉、颤大椎穴

3. 指揉风府穴至大椎穴　左手扶头，右手拇指从风府穴揉至大椎穴为1遍，共揉7遍。

4. 点、揉、颤风池穴、肩井穴　两手拇指分别按在左、右风池穴、肩井穴上，同时用力点按14秒，然后保持点按力度不变，两手拇指同时用力向外揉49次，保持点按力度不变，再振颤7～28秒（图8-8，图8-9）。

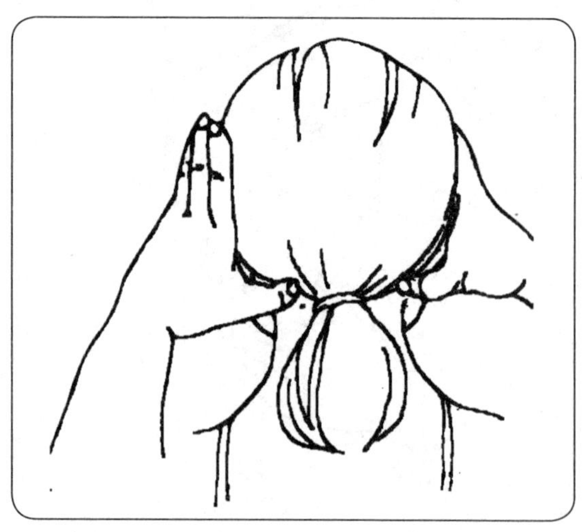

图8-8　点、揉、颤风池穴

5. 指揉风池穴至肩井穴　两拇指分别从左、右风池穴揉至左、右肩井穴为1遍，共揉7遍。

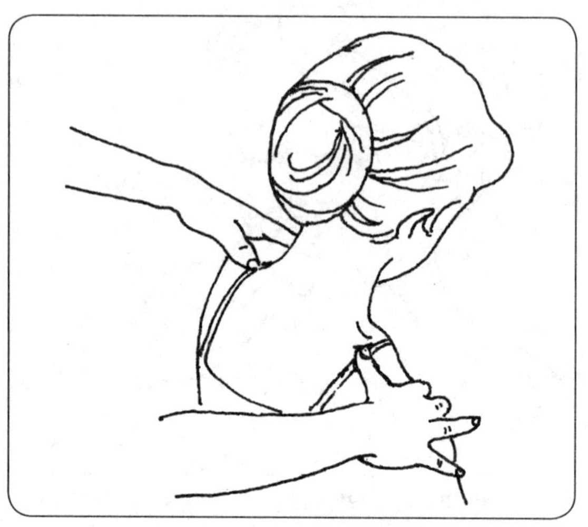

图8-9　点、揉、颤肩井穴

6. 点、揉、颤人迎穴、水突穴　方法同4。

注意事项：因人迎、水突二穴都在颈动脉处，故点按二穴时要比其他穴位用力小一些。切忌用力过大或手法不当，以免引起头晕。也可以先做一侧，再做另一侧。

7. 点、揉、颤天突穴　方法同2（图8-10）。

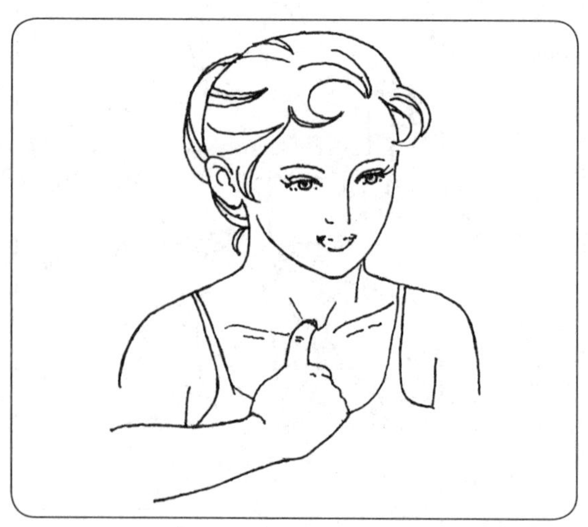

图8-10　点、揉、颤天突穴

8. 掌拿、颤前颈 左手扶头，右手运用拿法，拿前颈49次，保持力度不变，再振颤28～49秒。

（三）胸背减肥

患者取坐位，闭目，放松。按以下步骤进行治疗。

1. 单掌揉后背 左手扶肩，右掌从大椎穴揉至命门穴为1遍，共揉7遍，再从大杼穴揉至肾俞穴为1遍，两侧各揉7遍。

2. 点、揉、颤大椎穴、身柱穴、至阳穴 左手扶肩，右手拇指在各穴位点按14秒，然后保持点按力度不变，按逆时针方向揉49次，保持力度不变，再振颤7～28秒（图8-11）。

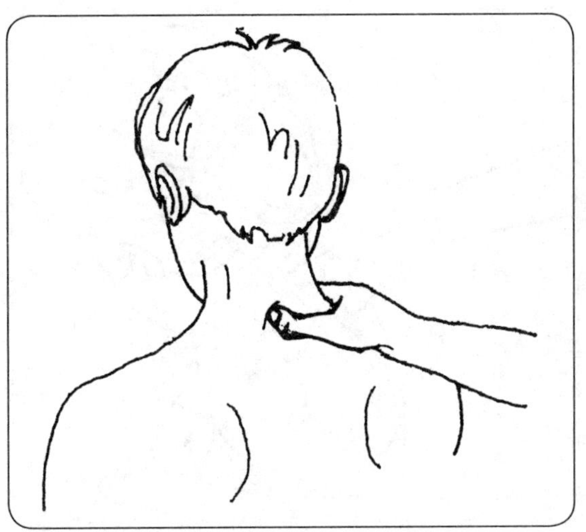

图8-11 点、揉、颤大椎穴

3. 点、揉、颤风门穴、肺俞穴、厥阴俞穴、心俞穴 方法同2。

4. 拿后背 单手或双手拿患者后背需要减肥的部位49次。

5. 单掌拍后背 左手扶肩，右手五指并拢，用力拍击后背49次（图8-12），也可重点拍击患者要求减肥的部位。

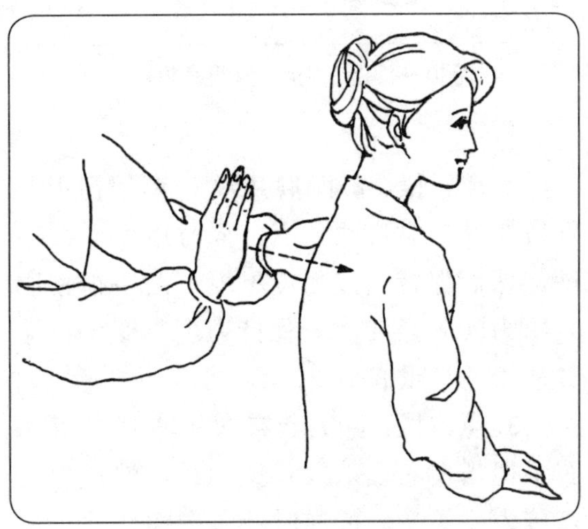

图8-12 单掌拍后背

6. 重复1单掌揉后背

7. 点、揉、颤中府穴、云门穴、华盖穴、膻中穴 方法同2。

8. 单手拿胸 一手扶肩，一手拿患者胸部要求减肥的部位49次。

9. 掌根揉胸 一手扶肩，一手掌根揉患者胸部要求减肥的部位49～70次。

（四）肩臂减肥

患者取坐位，闭目，放松。按以下步骤进行治疗。

1. 拿双肩 两手分别放在左、右肩上，运用拿法，两手同时用力拿肩49～70次（图8-13）。

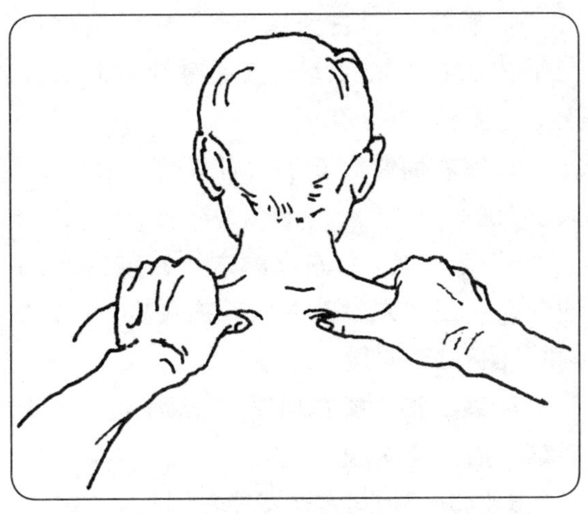

图8-13 拿双肩

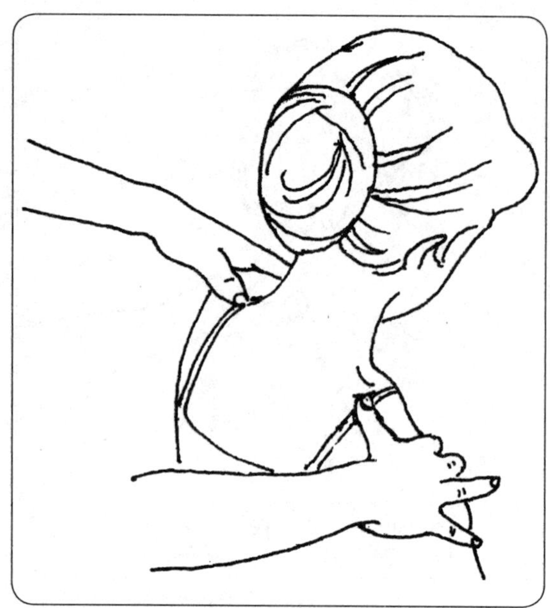

图8-14 点、揉、颤两肩井穴

2. 点、揉、颤两肩井穴 两手拇指分别按在左、右肩井穴上，同时用力点按14秒，然后保持点按力度不变，两手拇指同时用力向外揉49次，保持力度不变，再振颤7～28秒（图8-14）。

3. 点、揉、颤右天宗穴 左手扶肩，右手拇指在右天宗穴点按14秒，然后保持点按力度不变，按逆时针方向揉49次，保持力度不变，再振颤7～28秒。

4. 掌揉、颤右天宗穴 右手扶肩，左手按在右天宗穴上，按逆时针方向揉49次，再振颤7～28秒。

5. 拿右肩臂 双手从肩拿至手为1遍，共拿7遍。

6. 点、揉、颤右肩髃穴、臂臑穴、曲池穴、手三里穴、外关穴、内关穴 方法同3（图8-15—图8-17）。

7. 拿、拍、揉右肩臂 从肩至手，双手拿、拍、揉各7遍。

8. 以3－7相同方法按摩左侧

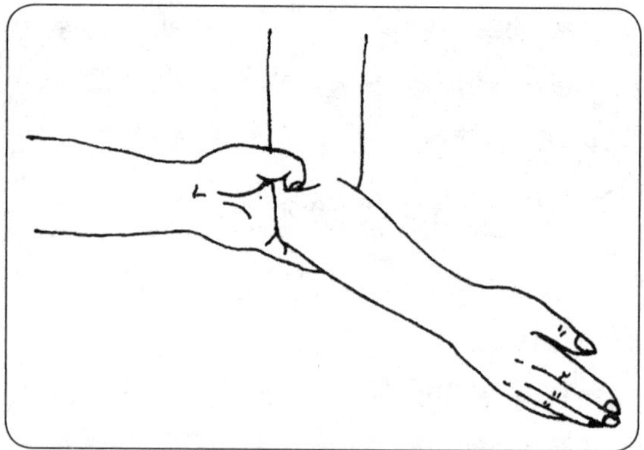

图8-15 点、揉、颤曲池穴

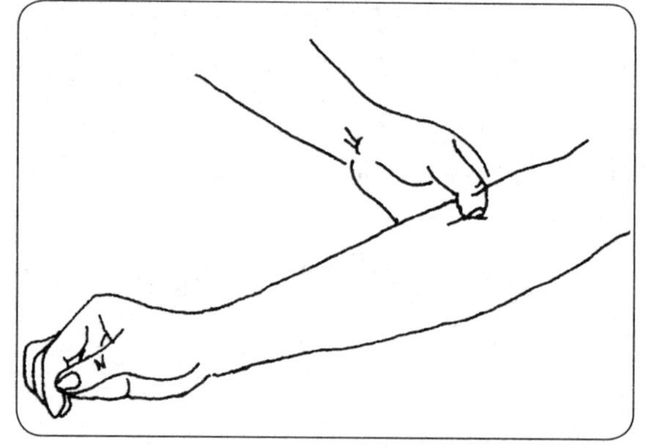

图8-16 点、揉、颤手三里穴

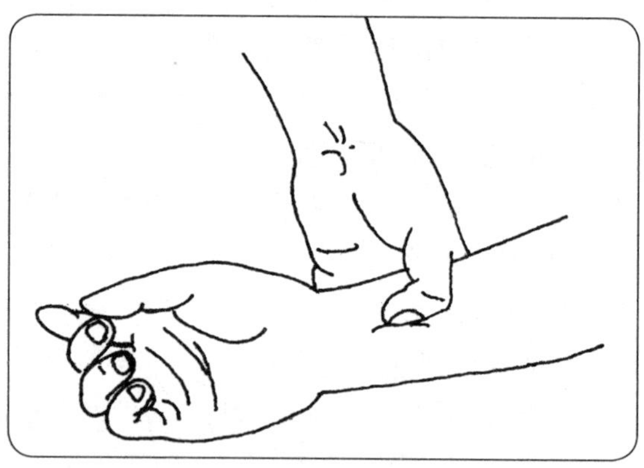

图8-17 点、揉、颤内关穴

（五）腰腹减肥

★ A．患者取俯卧位，松开腰带，闭目，全身放松。按以下步骤进行治疗。

1. 叠掌揉督脉 双手叠掌按逆时针方向从大椎穴揉至长强穴为1遍，共揉7遍。

2. 点、揉、颤命门穴、腰阳关穴、腰俞穴 左手扶住患者腰部，右手拇指在各穴位点按14秒，然后保持点按力度不变，按逆时针方向揉49次，保持力度不变，再振颤7～28秒。

3. 点、揉、颤脾俞穴、胃俞穴、肾俞穴、大肠俞穴 两手拇指同时操作，两手拇指分别在左、右侧各穴位上，同时用力点按14秒，然后保持点按力度不变，两手拇指同时用力向外揉49次，保持力度不变，再振颤7～28秒（图8-18）。

4. 叠掌揉、颤命门穴 双手叠掌按在命门穴上，按逆时针方向揉49～70次，再振颤28秒（图8-19）。

5. 叠掌揉腰 双手叠掌揉患者腰部要求减肥的部位，方法同上。

6. 重复1叠掌揉督脉

7. 掌推督脉、膀胱经 双手叠掌从大椎穴推至长强穴为1遍，共推7遍。然后，两掌分开，分别推两侧膀胱经，从大杼穴推至白环俞穴为1遍，共推7遍（图8-20）。

★ B. 患者改为仰卧位，闭目，全身放松。按以下步骤进行治疗。

1. 叠掌揉胃腹 双手叠掌从上腹揉至下腹为1遍，共揉7遍。

2. 点、揉、颤上脘穴、中脘穴、下脘穴、气海穴、足三里穴 右手拇指在各穴位点按14秒，然后保持点按力度不变，按逆时针方向揉49次，保持力度不变，再振颤7～28秒（图8-21）。

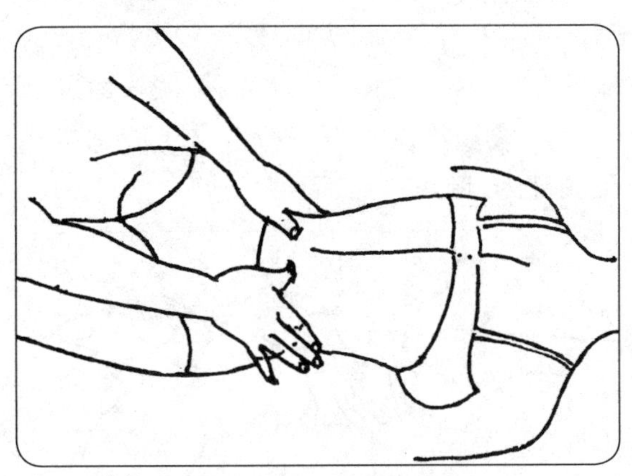

图8-18 点、揉、颤肾俞穴

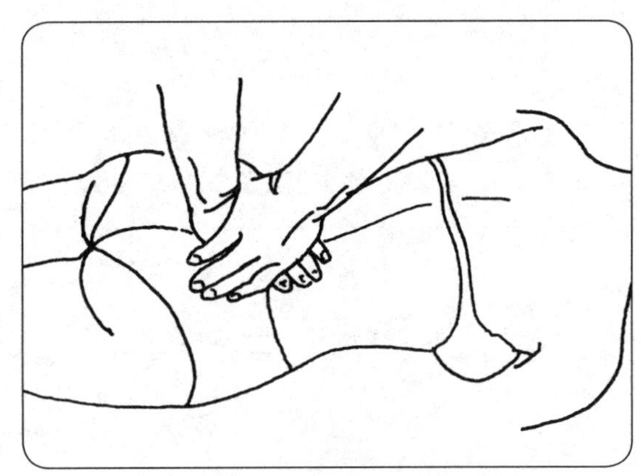

图8-19 叠掌揉、颤命门穴

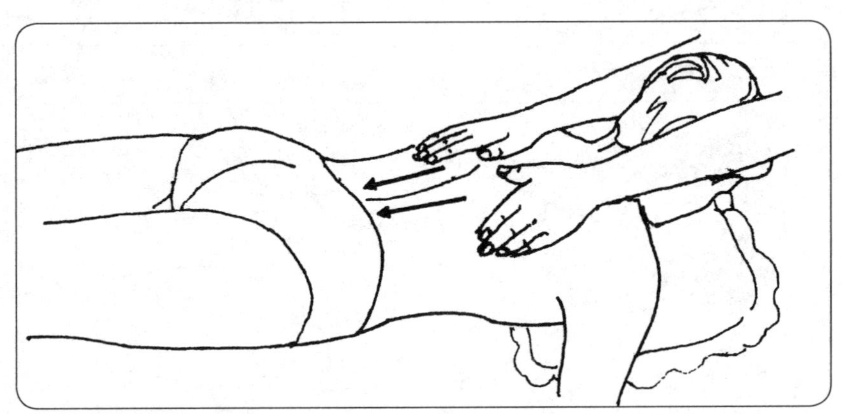

图8-20 掌推督脉、膀胱经

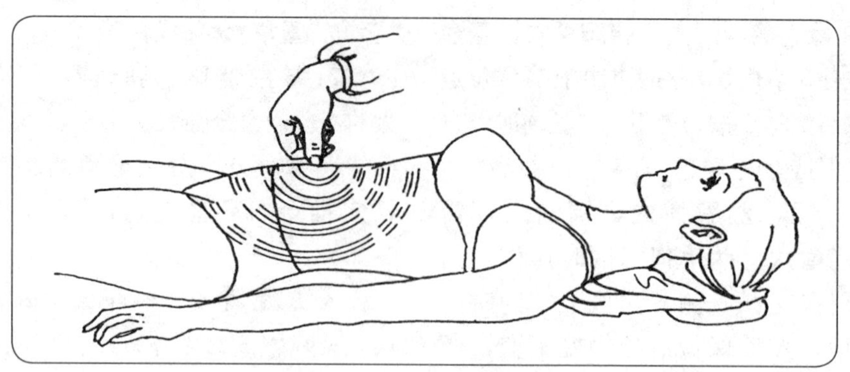

图8-21 点、揉、颤中脘穴

3. **点、揉、颤天枢穴、水道穴** 用两手拇指或两手四指并拢，中指着力，两手拇指分别按在左右天枢穴、水道穴上，同时用力点按14秒，然后保持施术力度不变，两手拇指同时用力向外揉49次，保持施术力度不变，再振颤7～28秒（图8-22）。

4. **双手拿腰** 两手分别拿腰部两侧49～70次。

注意事项：①主要拿腰两侧表皮脂肪和肌肉，千万不要伤及内脏；②每拿1次，时间不要超过2秒，以免使皮肤发青（皮下瘀血）。

5. **双手拿腹** 两手同时用力将下腹腹肌拿起停留1～2秒后再松开为1次，共拿28次（图8-23）。

6. **掌揉、颤气海穴** 单掌或双手叠掌按在气海穴上，按顺时针方向揉49～210次，保持施术力度不变，再振颤28～49秒（图8-24）。

7. **叠掌推腹** 双手叠掌从上腹部推至下腹部为1遍，共推7遍。

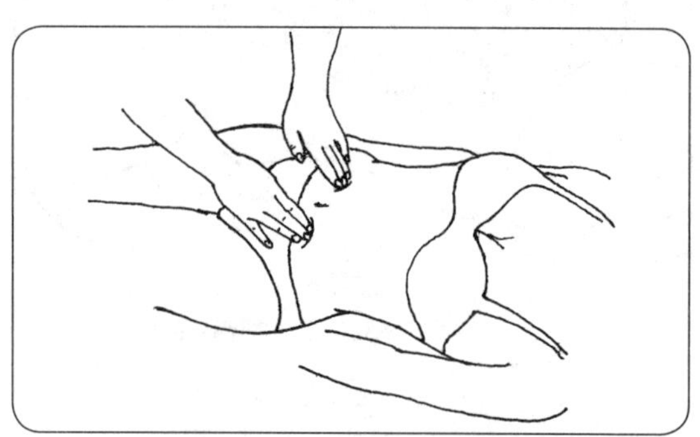

图8-22 点、揉、颤天枢穴

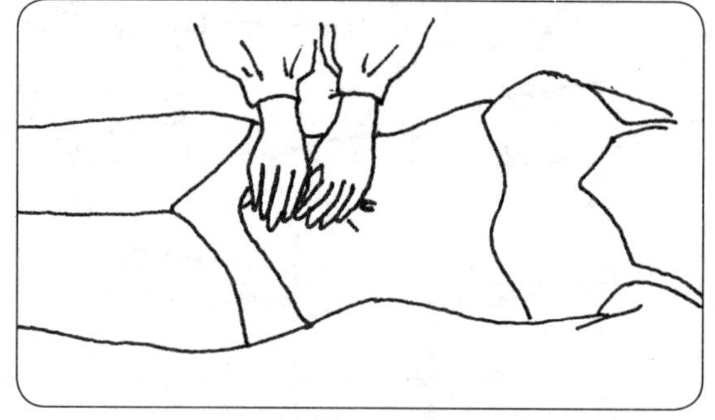

图8-23 双手拿腹

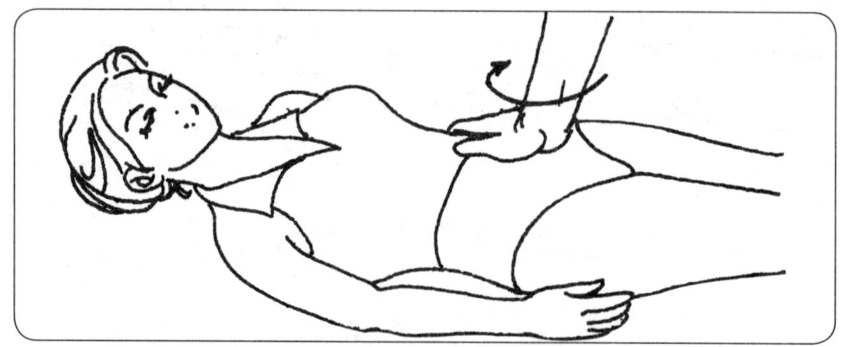

图8-24 掌揉、颤气海穴

（六）臀腿减肥

★ A.患者取俯卧位，松开腰带，闭目，全身放松。按以下步骤进行治疗。

1. 双掌揉臀腿 双手手掌分别按在左、右环跳穴处，两掌同时用力向外揉，一直揉到脚心涌泉穴为1遍，共揉7遍。

2. 点、揉、颤环跳穴 两手拇指分别按在左、右环跳穴上，同时用力点按14秒，然后保持施术力度不变，两手拇指同时用力向外揉49次，保持施术力度不变，再振颤7～28秒（图8-25）。

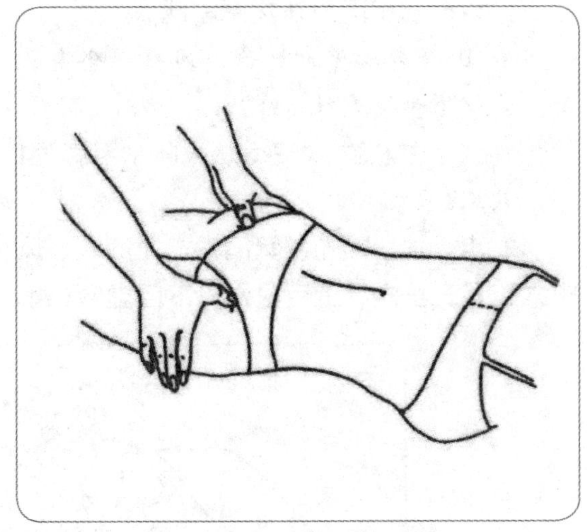

图8-25 点、揉、颤环跳穴

3. 掌拍臀部 两手掌同时用力拍击患者臀部要求减肥的部位，共拍28～49次。

注意事项：有的患者可能要求减臀部后侧，有的患者可能要求减臀部两侧，还有的要求后部、两侧都减，治疗时要因人而异。

4. 掌揉、颤环跳穴 双手手掌分别按在左、右环跳穴处，两掌同时用力向外揉49～70次，保持施术力度不变，再振颤28～49秒（图8-26）。

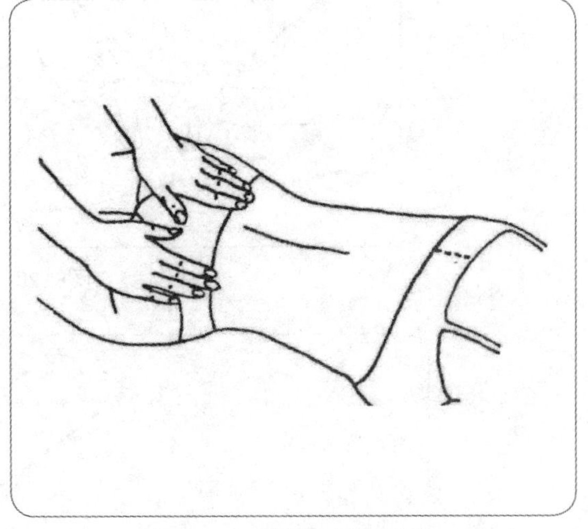

图8-26 掌揉、颤环跳穴

5. 叠掌揉臀 双手叠掌按在患者要求减肥的部位，用力按逆时针方向揉49～70次。

6. 双手拿左腿 双手从大腿拿至脚为1遍，共拿7遍。

7. 点、揉、颤左腿承扶穴、殷门穴、委中穴、合阳穴、承山穴、涌泉穴 右手拇指在各穴位点按14秒，然后保持施术力度不变，按逆时针方向揉49次，保持施术力度不变，再振颤7～28秒（图8-27）。

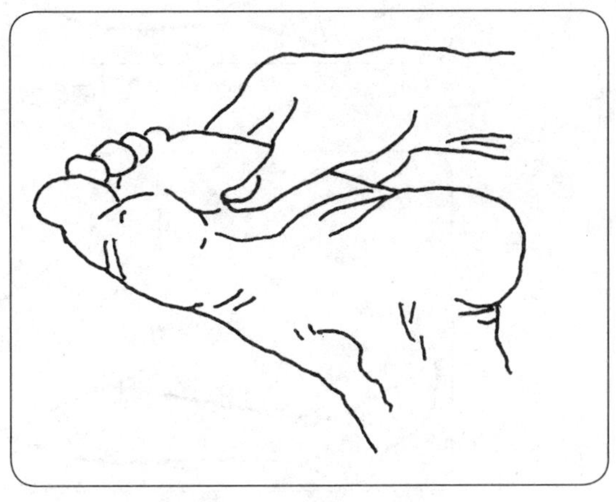

图8-27 点、揉、颤涌泉穴

8. 双掌拍、揉左腿 从大腿至脚，双手手掌拍、揉各7遍。

9. 以6—8相同方法按摩右腿

★ B. 患者改为仰卧位，闭目，全身放松。按以下步骤进行治疗。

1. **双手拿左腿** 双手从大腿拿至脚为1遍，共拿7遍（图8-28）。

2. **点、揉、颤左腿箕门穴、血海穴、风市穴、足三里穴、上巨虚穴、下巨虚穴、解溪穴** 右手拇指在各穴位点按14秒，然后保持施术力度不变，按逆时针方向揉49次，保持施术力度不变，再振颤7～28秒。

3. **双掌拍、揉左腿** 从大腿至脚，双手手掌拍、揉各7遍（图8-29，图8-30）。

4. 以1—3相同方法按摩右腿

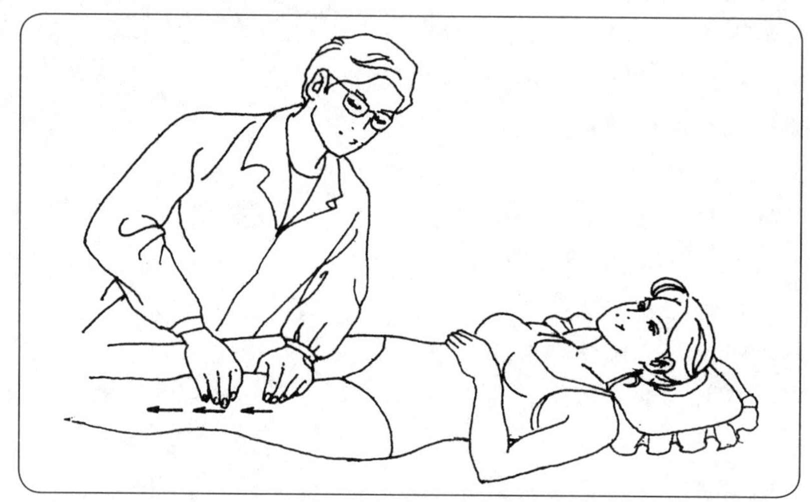

图8-28 双手拿腿

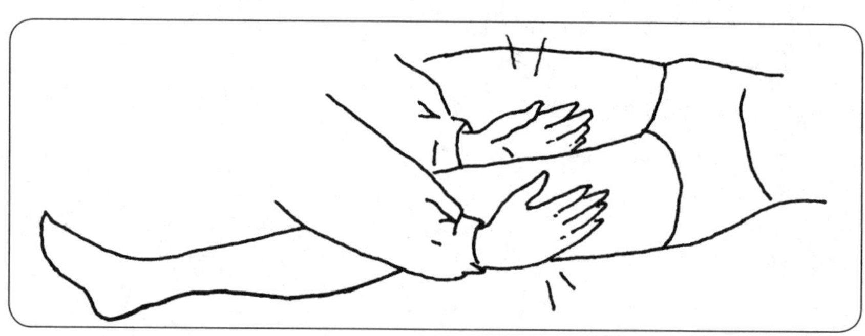

图8-29 双掌拍腿

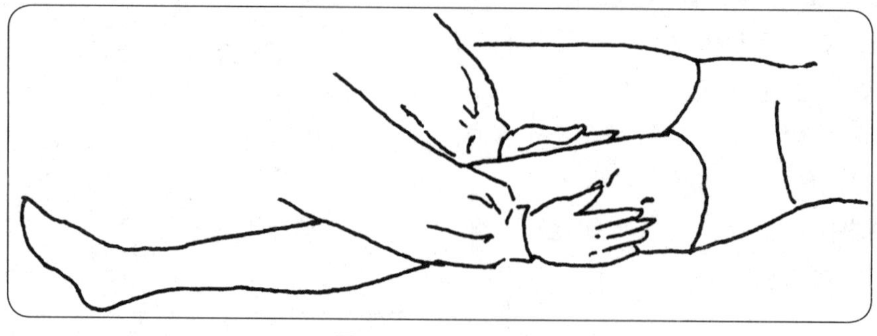

图8-30 双掌揉腿

五、注意事项

（1）这套减肥术的特点之一是既可全身减肥，又可局部减肥。因此，在临床上运用时，可灵活掌握。若患者全身肥胖，不一定将所有部位都做一遍，因为那样需要很长时间。可突出重点，对需减肥的主要部位（如腰腹和臀腿）进行减肥治疗。若只腰部肥胖，只做腰部减肥即可；若只臀腿肥胖，只做臀腿减肥即可，以此类推。

（2）即使是局部减肥，每个人情况和要求也是不一样的。以臀腿减肥为例，根据笔者20多年按摩减肥实践经验，可谓是五花八门，至少有以下7种情况。有人臀、大腿、小腿都需要减；有人需要减臀、大腿，小腿不需要减；有人需要减臀、小腿，大腿不需要减；有人只需要减臀；有人只需要减大腿、小腿；有人只需要减大腿；有人只需要减小腿。

即使是只做大腿减肥，也至少有以下5种情况。有人整个大腿都需要减；有人只需要减上半部或根部，下半部不需要减；有人只需要减大腿前面，两侧和后面不需要减；有人只需要减大腿外侧，前后和内侧不需要减；有人只需要减大腿内侧，前后和外侧不需要减。

医者要尊重和满足患者局部减肥的不同要求，不能将自己的审美观强加于患者。总之，患者要求减哪里，就减哪里。

治疗中，除了按以上方法治疗外，患者要求减肥的部分，可以多按摩几遍。

（3）女性患者在孕期不要做任何部位的减肥治疗。在经期，腰部和腹部不要做减肥治疗。

（4）患者刚吃完饭或喝酒后，过度饥饿或暴怒后，均不宜做减肥治疗，一般饭后2～3小时治疗，效果最好。

（5）患有恶性肿瘤、各种溃疡性皮肤病、各种感染性化脓性疾病和结核性关节炎以及严重的心、肝、胃、肾等内脏器官疾病，肥胖部位有烧伤、烫伤、骨折、骨裂等均不能进行减肥治疗。应先以治急病为主，千万不要只顾减肥治疗，耽误了治病。

（6）本方法既减肥，又防病治病，强身健体。治疗后，一般没有什么不良反应，大多数患者都感到全身舒适、轻松，并稍有些疲劳感。如果患者出现心慌、恶心、被治疗的肥胖部位很不舒服，甚至出现青紫的瘀斑（多见于女性患者），说明治疗时可能用力过猛，或操作手法和方法不正确，应及时予以纠正。

六、怎样做减肥记录

用本方法为患者做减肥治疗，最好做减肥记录，了解减肥情况，以增强患者减肥的信心。

在做减肥治疗以前，先测量一下肥胖的部位。治疗1个疗程（共6次）或两三个疗程后，再测量一下，看看减少了多少厘米。

如果患者进行全身减肥，就将身体主要部位都测量一下（表8-2）。

如果患者进行局部减肥，如腰粗，单独测量腰围就可以，以此类推。

测量用的尺子，一般使用软尺。测量每个部位时，尺子松紧度要一致。这次测量紧，下次测量松；或这次测量松，下次测量紧，记录都不会准确，要实事求是。

如果患者自我测量，最好直接在皮肤上进行，这样会比较精确一些。肩围、胸围等部位自我测量不方便，可由家属或亲友协助测量。

另外，测量的时间也要一致，如第一次是午饭前测量的，下次最好也是这个时间，以免影响测量的准确性，因为有的人饭前、饭后腰围能相差几厘米。

表8-2 减肥记录表

治疗时间	测量时间	颈围	肩围	胸围	大臂围	小臂围	腰围	腹围	臀围	大腿围	小腿围
治疗前	年 月 日										
治疗 次后	年 月 日										
	年 月 日										
	年 月 日										
	年 月 日										
	年 月 日										
	年 月 日										
	年 月 日										
	年 月 日										
	年 月 日										
	年 月 日										
	年 月 日										

七、不同年龄的减肥实例

1. 高某，男，12岁，北京某小学学生。从小肥胖，其父母陪同慕名来求治。笔者按以上腰腹和臀腿减肥方法为其治疗2个疗程，共12次，期间，教会他自我点穴按摩减肥方法和一些减肥健身操，嘱其每天自练，减肥效果比较显著，下表为减肥记录。

表8-3 患者减肥记录表

（单位：厘米）

测量部位	腰围	腹围	臀围	大腿围
治疗前测量	90.2	105.3	107.0	70.0
治疗12次后测量	81.1	94.8	101.6	62.8
减肥效果	−9.1	−10.5	−5.4	−7.2

2. 谢某，男，25岁，北京某公司员工。从小脖子粗，成年后更为穿衣服苦恼，穿西服或外套还可以，可穿衬衫就很麻烦。如果买的衬衫大小合适，领扣系不上；如果买的衬衫领扣能系上，衬衫就不合身，太大了。曾想通过手术减肥，因家

人反对未做。后经人介绍，特慕名来做颈部减肥。治疗前颈围43厘米，笔者按以上颈部减肥方法，连续为其治疗12次，再量颈围为39厘米，减少4厘米，患者对治疗效果非常满意。

3. 某女演员，27岁，平胸、局部肥胖。经人介绍，特来求治，要求丰胸的同时，脸、肩、腰腹、臀腿减肥。而且时间紧，只有5天的时间，5天后有演出。笔者用减肥术和丰胸术连续为其综合治疗5天，每天治疗2次，疗效比较理想。患者在感谢信中说："通过5天的治疗，我的脸瘦了，皮肤变得细白红润，身体各部位均达到我满意的效果，非常感谢杨老师的高超医术。"下表为减肥、丰胸记录。

表8-4 患者减肥丰胸记录表

（单位：厘米）

测量部位	脸部	肩围	腰围	腹围	臀围	大腿围	胸围
治疗前测量	脸胖	102	72	88.3	96.5	58	83
治疗后测量		98	69	84.0	95.0	56	85
治疗效果	显瘦了	－4	－3	－4.3	－1.5	－2	＋2

4. 白某某，女，38岁，河北省人，肩、胸、腰肥胖，曾用过多种减肥方法，但效果不明显。看了笔者的有关减肥著作后，专程来北京减肥。笔者按以上方法连续为其治疗12天，基本上每天2次，共治疗21次。期间，笔者教会她自我点穴按摩减肥术和4节减肥健身操，嘱其每天练习3遍。由于笔者的治疗和她本人的刻苦练习，双管齐下，因此减肥效果很显著。尤其腰围减少了18厘米，身体明显瘦了一大圈。带来的衣服都不能穿了，又在北京重新买了几件新衣服。而且，气色也比刚来北京时好多了，眼睛明亮有神，面部皮肤光滑红润，皮肤也变白了。身材像女运动员似的，很健美。下表为减肥记录。

患者通过这次减肥经历，对博大精深的中国传统医术——中医点穴按摩产生了浓厚的兴趣，后来她正式拜笔者为师，系统全面地学习了中医点穴按摩术。

5. 徐某某，男，38岁，北京某公司经理。全身肥胖，身高172厘米，体重却有94千克，超出标准体重31千克。近年来，还患有高血压病，血压为160/100毫米汞柱。并且，他性能力低下，夫妻常为此吵架生气。他曾服用多种国产和进口壮阳药，病情毫无起色。他采用多种方法减肥也见效不大。经人介绍，特慕名来求治。

笔者用全身减肥术和针对高血压病、阳痿的治疗方法，为其综合治疗5个疗程，共30次（每周治疗2次）。期间，教会他全身减肥、高血压病和阳痿的自我点穴按摩方法以及几节减肥健身操和减肥健身功等。嘱其每天练习1～3遍。

由于笔者的治疗和他本人的自我认真练习，双管齐下，减肥、治病、壮阳效果比较理想。4个月后，他测量体重为69千克，共减体重25千克，体重已基本正常。并且，血压也恢复到了正常水平，为140/85毫米汞柱。最让徐某某高兴的是，性能力显著改善了。

表8-5 患者减肥记录表

（单位：厘米）

测量部位	肩围	胸围	腰围
治疗前测量	111	104	100
治疗12天后测量	103	97	82
减肥效果	−8	−7	−18

读者来信

杨树文老师：

您好！我叫张某某，今年28岁，在我市一家大饭店工作。我长得还可以，就是全身肥胖，因此，同事们老说我“美中不足”。由于我工作很忙、很累，我也不想像有些人那样节食饿肚子减肥，把身体搞垮。真是天助我也，今年5月份，我在书店买了老师您写的书。我觉得书中介绍的自我按摩减肥方法很好，又方便，也不用节食饿肚子。我就照此方法练了起来。由于我减肥心切，每次按摩次数总比书上讲得多，也比较用力。1个月下来，足足减了7千克，我原先体重62千克，现在55千克，我真是太高兴了。

……

浙江读者　张某某

1989年6月19日

尊敬的杨老师：

您好！请原谅我非常冒昧地写信给您。1个月前，我是受到封面上“减肥”二字的吸引，而买您著的书的。我后悔这样的好书，为什么没有早点发现呢？

我上身并不胖，只是大腿和膝关节有点粗。以前也试过各种健身体操，可惜没什么效果。说实话，我是抱着试试看的心情买这本书的。因为我从未接触过穴位按摩。没想到，按书中方法只按摩1次，第2天起床后，就明显感到腿没有以前粗了，而且明显感到腿上肌肉有紧绷的感觉，非常舒服。赶紧用尺子一量，大腿围减少了1厘米，膝关节也瘦了一些。我信心大增，我认真按摩3天，大腿围就由原来的48厘米，减到现在的44厘米，膝关节由34.4厘米减到现在的32厘米，完全达到了我的减肥目标，真是太神奇了。

我向杨老师请教几个问题（略）。

随信附上您回信所需的邮票，盼望您回信指点我。

敬祝一切顺利！

重庆读者　刘某

2000年6月21日

杨老师：

您好！请原谅我如此冒昧地给您寄信。我是一名大学生，身高162厘米的我却有着令人不可思议的体重75千克。我试过许多减肥方法，可是一次次的满怀希望，却换来了一次次的失望。

有幸的是，我于今年2月拜读了您的著作《美容减肥增高术》，使得我重新燃起了希望。我按照书中的减肥方法，减掉了7千克的体重。我很高兴，十分感谢杨老师。

今去信，是向您请教5个问题（略）。

非常抱歉，一去信就给您提出这么多的问题，衷心希望老师能为我解答，我将感激不尽，谢谢杨老师。

祝您身体健康，万事如意！

福建读者 陈某某

2001年4月30日

尊敬的杨师傅：

您好！近来身体好吧？工作一定很忙吧？师傅年纪越来越大了，每天不要接待太多病人和学生，别累坏了身体。

师傅，我这次去北京，最大的收获，就是拜您为师，成为您一名正式的徒弟，实现了我多年的心愿。

您严肃认真、毫无保留、一丝不苟、真诚待徒的高尚教学精神，令我十分敬佩。以前，我也参加过2次按摩培训班，但授课老师水平都一般，我只学了点皮毛。这次虽然跟您学按摩时间不长，但我却学到了很多真功夫。经过我这一段时间的减肥实践，事实证明，您教我的减肥方法，非常实用有效，特别受顾客欢迎。

在北京时，我记得跟您讲过，我的美容店也有减肥项目，是通过仪器减肥，由于无特色，效果一般，平均每天只有两三位顾客来减肥。自从改为“中医点穴按摩减肥”以后，现在，每天都有十几位顾客来减肥，生意红火了起来。虽然我每天感到很累，但我高兴。一来生意好了，二来我感到很充实。

下面，我将这段时间的减肥业务开展情况向师傅做简要的汇报：

从北京回来，我已为几十位顾客做了减肥治疗，大多数效果明显，尤其腰、腹减肥见效快，臀腿减肥见效慢一些，可能是因为臀腿肌肉多、脂肪少的缘故吧。

有一位女顾客体重80千克，我为她已连续治疗12次，体重减轻6千克，腹围减少11厘米，现在继续治疗。

……

最后，真诚地祝师傅全家幸福，万事如意！

您的徒弟 高某（河北读者）

2002年4月30日

杨老师：

您好！您不认识我，我是您20多年的忠实读者，也是您的崇拜者。

20多年前，我就买过您的大作，上个月和同事一起逛书店，偶然发现了您的新作。当时高兴和激动的心情无法用语言表达，就好像猛然看到了20多年没见的亲人似的。当时就买了四本，我那位同事也买了两本。

1个月来，我按您书中介绍的减肥方法，给一些顾客按摩减肥，效果很明显，客人很满意。许多老顾客常夸我，近来按摩技术提高很多，手法比以前强多了。我心里清楚，这都是老师您书的功劳。

今去信有一事相求，我们店里其他同事和一些老顾客看到您的书，对您的这2本书和其他书很感兴趣，但我们这里的书店已卖光了，帮忙办一下，谢谢老师了。

我手机号（略），还有，请老师在各书上签上您的大名。

给老师添麻烦了，实在对不起

祝杨老师中秋节快乐！

贵州读者　孙某某

2013年9月15日

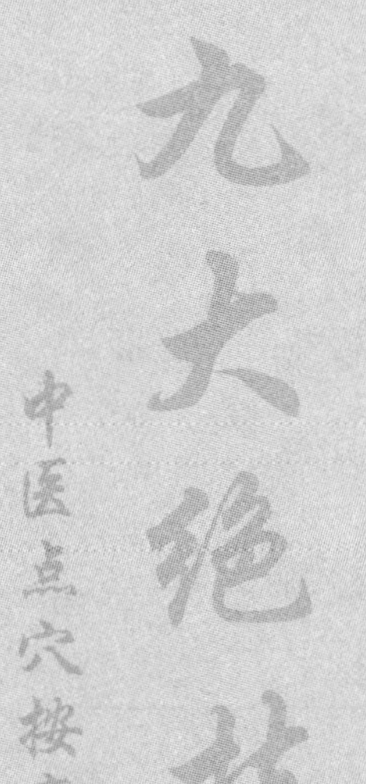

第9章 中医点穴按摩增重术

本章介绍的增重术是笔者于1985年总结出来的，多年来的临床实践证明，对单纯性消瘦者确实有比较理想的增重效果，借本书出版机会，奉献给读者朋友。

一、中医点穴按摩增重术的特点

1. 简单易学、实用方便 本方法简单易学，而且实用方便，随时随地都可以为他人或亲友做增重治疗。

2. 无痛苦、无副作用 本方法不需任何药物和任何医疗器械，是一种纯自然疗法，因而没有任何副作用，而且治疗时无任何痛苦，很舒适。

3. 防病治病、强身健体 本方法不但能使消瘦者增重，而且还能防治头晕、失眠、神经衰弱、食欲不振、胃痛、慢性腹泻等肠胃病，还能强壮身体、延年益寿。

4. 增重效果显著 如果方法正确、手法得当，一般增重效果比较理想。一般为患者治疗1个或几个疗程，可改善胃肠功能，使患者食欲增强、睡眠改善，健身增重，可使体重增加2～8千克。

二、中医点穴按摩增重术的原理

中医学认为，“怒则伤肝，思则伤脾”。意思是说，生气发怒，容易伤肝脏；思虑过度伤脾胃。所以，脑力劳动强度大者胖人少，瘦人多。

思虑过度，大脑得不到很好的休息，脑神经系统和消化系统内在的功能失调，影响了对食物的消化吸收。

中医点穴按摩增重术可使机体气血通畅，阴阳调和，调整脑神经系统，并使脑神经系统和消化系统的内在功能得到进一步的改善，可使胃肠蠕动增强，消化液分泌增多，代谢过程加快，有利于对食物的消化吸收，从而使瘦人吃饭特别香，食欲加强，体重也会随之有所增加。

值得一提的是，由于本方法改善了瘦人的内脏功能，使其阴阳平衡，体重增加后，一般不会走向另一个极端——肥胖。

三、中医点穴按摩增重术

★ A. 患者取俯卧位，松开腰带，闭目，全身放松。医者心平气和，运气于两手掌和手指，按以下步骤进行治疗。

1. **叠掌揉督脉** 双手叠掌按顺时针方向从长强穴揉至大椎穴为1遍，共揉9遍。

2. **点、揉、颤百会穴** 右手拇指按在百会穴上，点按9秒，然后保持施术力度不变，按顺时针方向揉36次后，再振颤9秒。

3. **点、揉、颤风池穴** 两手拇指分别按在左、右风池穴上，同时用力点按9秒，然后保持施术力度不变，两手拇指同时向里揉36次后，再振颤9秒（图9-1）。

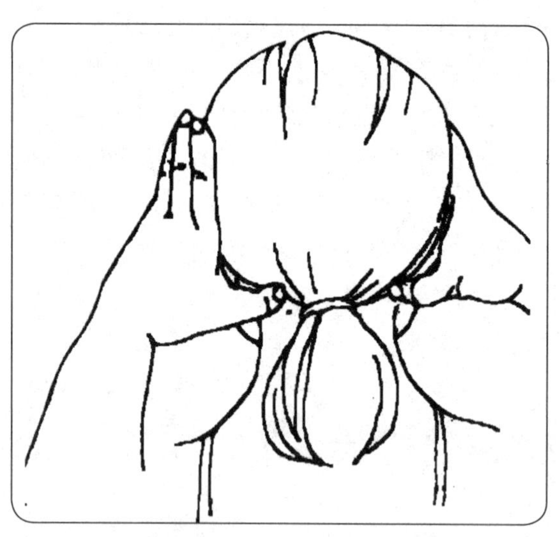

图9-1 点、揉、颤风池穴

4. **点、揉、颤安眠穴、心俞穴、脾俞穴、胃俞穴、三焦俞穴、大肠俞穴、委中穴** 方法同3（图 9-2）。

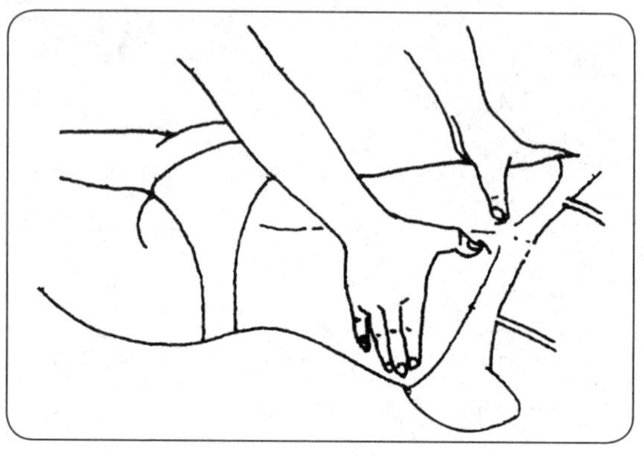

图9-2 点、揉、颤心俞穴

5. **捏脊** 由长强穴捏至大椎穴为1遍，共捏6遍（图 9-3）。

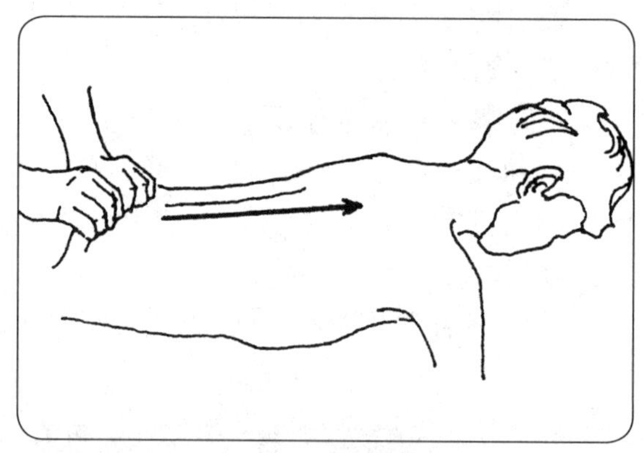

图9-3 捏脊

6. **掌推摩督脉** 用单掌或双手叠掌沿督脉循行路线从长强穴推至大椎穴，然后，运用掌摩法，从大椎穴返回长强穴。这样一推一摩为1遍，共做9遍（图 9-4）。

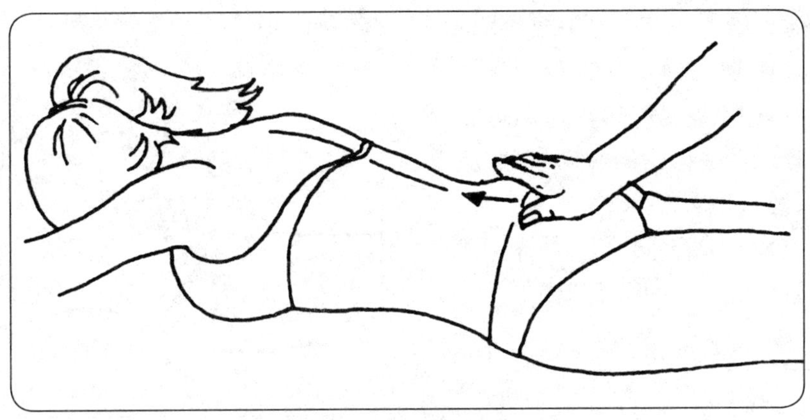

图9-4 掌推摩督脉

★B.患者改为仰卧位，闭目，全身放松。按以下步骤进行治疗。

1.点、揉、颤上脘穴、中脘穴、下脘穴、气海穴、内关穴 、足三里穴、上巨虚穴、下巨虚穴、三阴交穴、解溪穴 右手拇指按在各穴位上，点按9秒，然后保持点按力度不变，按顺时针方向揉36次后，再振颤9秒（图9-5—图9-7）。

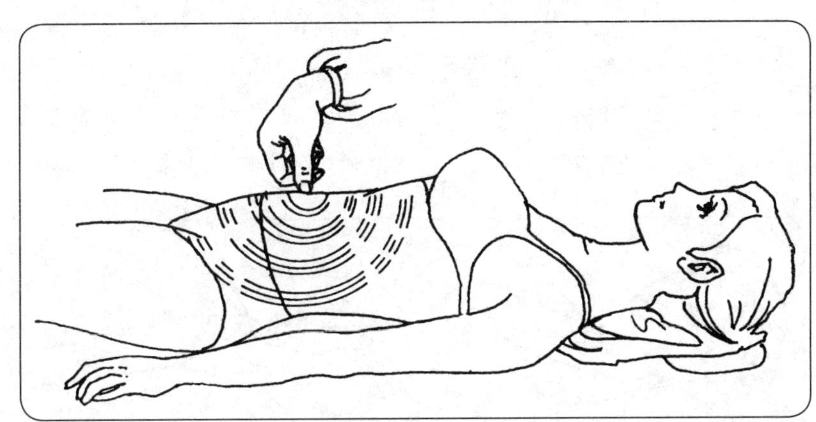

图9-5 点、揉、颤中脘穴

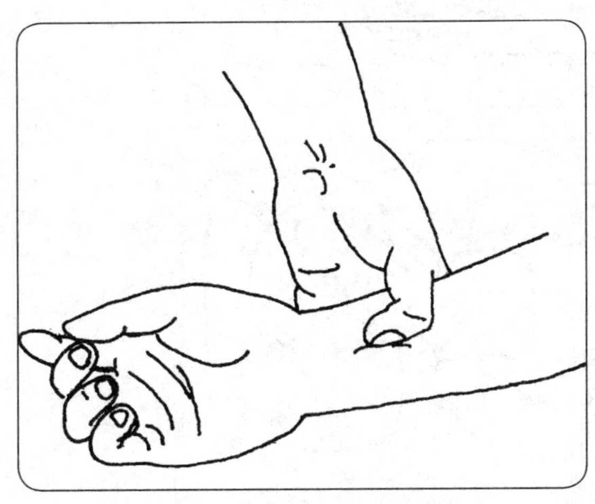

图9-6 点、揉、颤内关穴

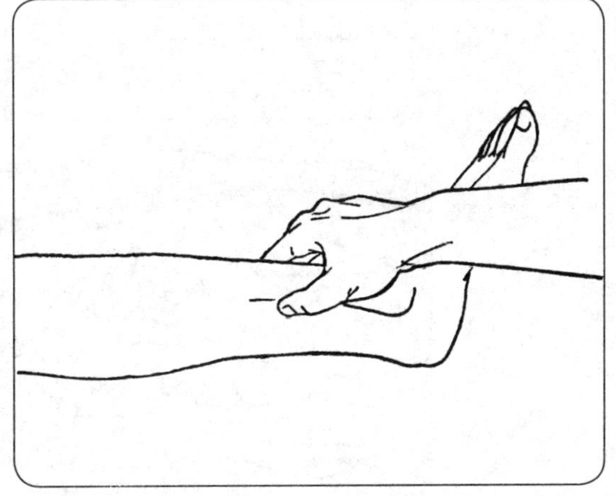

图9-7 点、揉、颤三阴交穴

2. 点、揉、颤天枢穴 两手拇指或两手四指并拢，中指着力，分别按在左、右天枢穴上，同时用力点按9秒，然后保持点按力度不变，两手拇指同时向里揉36次后，再振颤9秒（图9-8）。

3. 双手拿腹 双手同时用力将下腹腹肌拿起，停留1～2秒后再松开为1次，共拿9次（图9-9）。

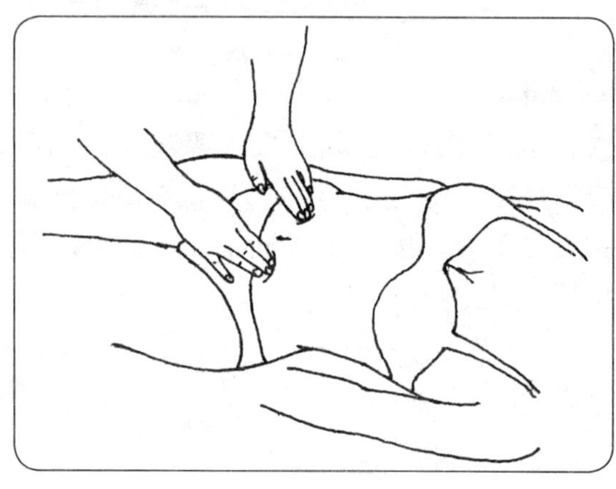

图9-8 点、揉、颤天枢穴

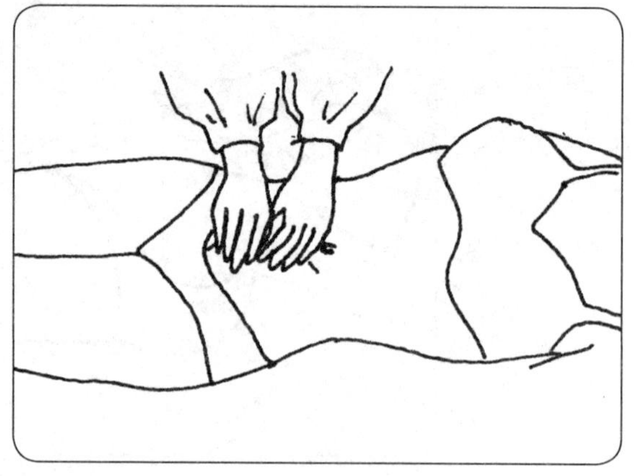

图9-9 双手拿腹

4. 掌揉、颤气海穴 单掌或双手叠掌按在气海穴上，按顺时针方向揉9次，逆时针方向揉9次；再顺时针揉9次，逆时针揉9次，共揉36次后，再振颤18秒（图9-10）。

5. 叠掌推腹 双手叠掌从上腹部推至下腹部为1遍，共推9遍（图9-11）。

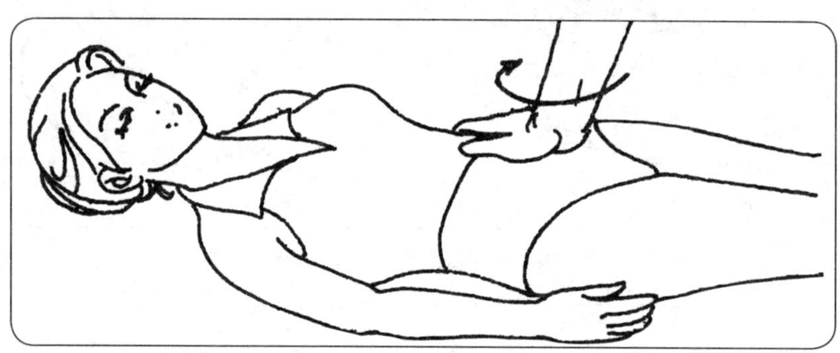

图9-10 掌揉、颤气海穴

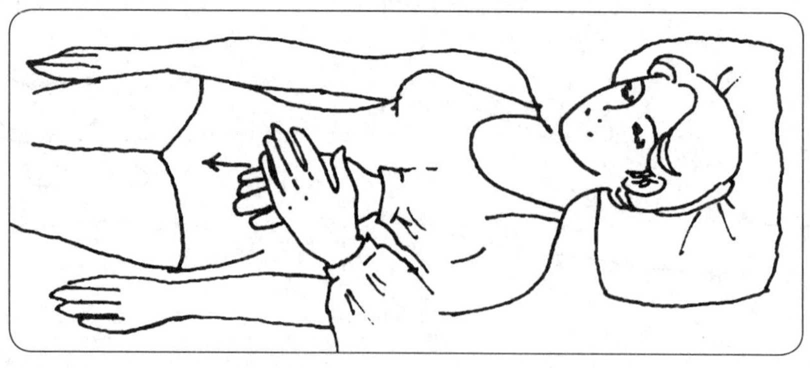

图9-11 叠掌推腹

四、注意事项

（1）本方法仅适合于单纯性消瘦者增重。所谓单纯性消瘦，就是患者一般没什么大病，只不过消化吸收功能差一些，吃东西不长肉，生活状态与正常人一样，身体没什么不适，只不过在外观上看起来太“苗条”。有的则是因工作、学习劳累，吃不好、休息不好或性生活过度等引起。有的消瘦则是受遗传因素影响。

因糖尿病、肺结核、肝硬化、各种肿瘤及各种严重的内脏疾病引起的病态性消瘦，不适合用本方法增重。应先以治病为主，不能只顾增重，耽误了治病。换句话说，所患疾病治好了，消瘦的身体也会慢慢胖起来。

（2）消瘦的病因比较复杂，医者要根据每一位患者的具体情况，进行辨证施治。如患者同时患有神经衰弱，可按本方法和本书介绍的神经衰弱治疗方法，为其综合治疗，效果更好。如果患者同时患有慢性腹泻，可按本方法和本书介绍的腹泻治疗方法为其综合治疗（可侧重治疗腹泻），效果比较好。

（3）中医点穴按摩增重术是一种“补法”治疗。因此，手法要柔和，用力要有渗透性，切忌用蛮力。使患者在治疗后，有一种舒适、浑身轻松和发热的感觉。

（4）女性患者在经期、孕期不宜进行增重治疗。

（5）有的女性患者增重的同时要求丰胸，可以按本方法和本书中介绍的丰胸术，为其综合治疗，完全可以同时达到增重、丰胸的目的。同样，有的男性或女性患者在增重的同时，要求增高，可以按本方法和本书中介绍的增高术，为其综合治疗，完全可以同时达到增重、增高的目的，等等。

（6）患者平时一定要劳逸结合，注意饮食营养，生活要有规律，尽量多参加体育锻炼，增强体质。

五、增重实例

1. 于某某，男，27岁，北京某公司司机。身高172厘米，体重只有50千克，与标准体重相差10多千克，消瘦、体质差，并患有慢性腹泻，药物治疗并吃了许多保健品均无效果。经人介绍，特来求治。笔者按以上方法和本书中治疗腹泻的方法为其综合治疗3个疗程，共18次（每周治疗3次）后，体重增加了4千克，慢性腹泻也根治了，而且体质也明显增强了。

2. 张某某，女，34岁，北京某中学教师。自从6年前生育后至今，体质较差，消瘦、平胸，而且食欲不振，常失眠、多梦。多方治疗，不见好转。看了笔者的《常见疾病自疗术》和《中国传统健身术》两本书后，特来求治。按以上方法和丰胸术为其综合治疗12次（每周治疗2次）后，不但体重增加了3千克，胸围增大了3.5厘米，而且食欲增强，吃得香，睡眠好，体质也明显增强了。

3.苏某某，女，48岁，上海人。食欲不佳，消瘦。陪女儿专程来北京进行增高治疗期间，要求增重治疗。笔者按以上方法连续为其治疗4次（每天1次），并教会她自我点穴按摩增重术、增重功和几节增重健身操，嘱其回上海后，坚持每天练习。后来给笔者打来电话说，通过治疗和她本人练习，“现在身体非常健康，精力充沛，每天食欲旺盛，睡眠好。可喜的是，体重增加了4.5千克，基本上达到了标准体重的水平”。

读者来信

杨教授：

您好！我叫唐某某，是您的健康专著的受益者。

我以前消瘦、体质弱，自从在书店买到您的书后，如获至宝。我每天早晨按书中方法练习“马步推砖”“马步冲拳”和“铁牛耕地”，晚上练习“马步推砖”。就这样练习健身术四五个月了，体形体态发生了很大变化，浑身肌肉饱满，体重增加了3千克多。我不练哑铃有半年多了。可是全身肌肉不但没有衰减，还变得更加强壮和有弹性。

另外，我有3个问题向您请教（略）。

最后祝您马年吉祥，万事如意！

河北读者　唐某某

2002年3月26日

尊敬的杨老师：

您好！实在对不起，写信打扰您。我原先身体偏瘦，胸部扁平不丰满，自从在我市图书城买回您的书后，每天按书中方法练习，至今已有几个月了，收获还是很大的。首先我比过去能吃了，胃口特别好，过去不想吃肉，现在，鸡、鸭、鱼肉，什么都想吃。睡觉也特别好，很少做梦了。最大的变化还是比过去胖了，体重增加了好几千克。胸部也比过去丰满多了。我现在每天浑身是劲儿，精力充沛，而且气色特别好。我的同事们都说我最近变化特别大，都夸我比过去健美多了。

杨老师，我是这样练习的，每天早晨在我家阳台上练习书中的几种健身术。每天晚上睡觉前练习书中的自我点穴按摩增重术和丰胸术及增重功和丰胸健美功。我的体会是，必须坚持练习，才会有明显的效果。三天打渔，两天晒网，肯定是不行的。

杨老师，我这次冒昧地给您写信，一来是汇报一下我照书练习的情况，向您这

（续　后）

位大作者表达感激之情；二来是受我的几位同事之托。她们看到我照您的书练习，增重、丰胸效果明显后，都借去您的书传看。她们都特别喜欢您的书，都说方法简单、实用有效，而且又有插图，很容易掌握。有要求减肥的，有要求治病的，有的和我一样要增重、丰胸的，还有的要给她儿子增高，等等。可她们跑遍我市几家大书店，都说您的几本书早卖光了。没办法，她们只好托我麻烦您了。大家都一致认为，您是书的作者，一定能帮我们买到书。

……

祝尊敬的杨老师万事如意，健康长寿！

湖北读者　余某

2003年6月8日

杨老师：

您好！我是您的著作的忠实读者，也是您的铁杆粉丝。

我在一家“养生保健中心”从事保健按摩工作。我的一位中年老顾客常来做保健按摩，她身体消瘦，体质也不好。过去，她常要求我，为她做“增重保健”，因我不会这门技术，束手无策。

自从看了您的书，这位老顾客再来做保健按摩时，我就按书中“中医点穴按摩增重术”的方法同时给她做。真没想到，短短2个月，她的体重就增加了3千克多。她现在体质也增强了许多，气色也好多了，红光满面，能吃能睡。她特别感激我，说我的保健按摩让她“年轻了10岁”。

我觉得，这都是老师您书的功劳。这次给您写信，主要是向您表示感谢。还有，我们店里的两个同事，看到您的书，也想买2本。可她俩转遍了我市几家大书店，都说早卖光了。请问杨老师，您那里还有这本书卖吗？……

广州读者　赵某

2013年10月12日

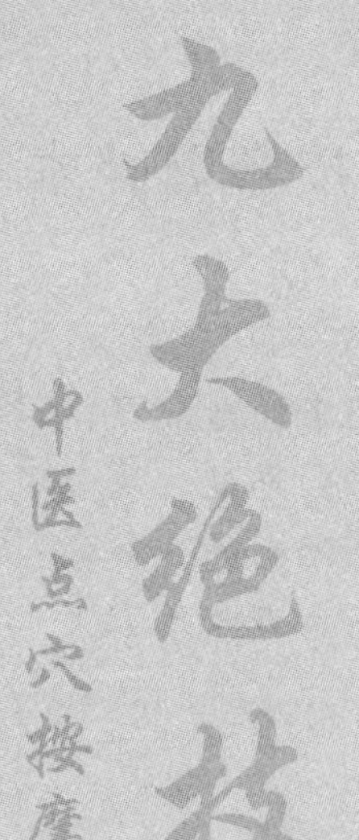

第10章 中医点穴按摩增高术

本章介绍的增高术是笔者根据传统中医理论和现代医学知识于1987年在临床实践中总结出来的，以后在实践中又不断充实和完善。至今已为无数国内外青少年做过增高治疗，事实证明，大多数人都有较明显的增高效果。

一、中医点穴按摩增高术的特点

1. 简单易学，实用方便 多年来，笔者的增高术总给人一种很神秘、很不易学的感觉。其实，增高术与减肥术、增重术一样，非常简单易学，而且实用方便，随时随地都可以用本方法为要求增高的青少年进行增高治疗。

2. 无痛苦、无副作用 本方法不需任何药物和任何医疗器械，是一种纯自然增高疗法，因而没有任何副作用，而且治疗时无任何痛苦，非常舒适。

3. 防病治病，强身健体 本方法不但能增高，而且还能防治头痛、头晕、失眠、健忘、食欲缺乏、慢性肠胃病、痛经、月经不调和腰腿痛等。还能强壮身体、增强体质。

4. 醒脑益智，增强记忆 由于本方法需要点按头部的一些穴位，这些穴位具有醒脑、益智、增强记忆的奇效。所以，经笔者进行过增高治疗的青少年普遍反映，不但身体增高、体质增强，而且脑子灵活了，记忆力增强了，学习成绩也提高了。因此，本方法还能醒脑益智，增强记忆力，提高学习成绩和工作效率。

5. 增高效果显著 如果取穴准确，手法得当，增高效果比较理想。连续治疗几个疗程（每疗程6次），一般情况下，一年内可增高2～20厘米。因个人年龄、性别、遗传基因、体质、生活环境、学习工作强度、情绪好坏、睡眠质量、食物结构等因素不同，所以不可能每个人都获得显著的增高效果，可能有人见效快一些，有人见效慢一些。

6. 适应年龄范围 男性6～25周岁，女性6～23周岁。其中，男性6～20周岁，女性6～18周岁，一般增高效果较显著。男性21～25周岁，女性19～23周岁，有些人效果明显，有些人效果差一些。

一般来说，男性超过25周岁，女性超过23周岁，身高基本定型，骨骺端已愈合，不论采取什么增高手段，绝大多数人不会再长高了。

需要指出的是，现在，由于多方面的原因，不论男性还是女性，大多数人青春期都提前。过去，女孩一般在十三四岁时来月经。可现在，许多女孩在10岁左右就来月经，医学上称为“性早熟”。

过去，一般男孩在23周岁左右，女孩在21周岁左右还能长高，故民间一直流传着“二十三，蹿一蹿”的说法。可现在，许多男孩在21周岁左右，许多女孩在19周岁左右，甚至不少女孩在16周岁左右，就停止长个儿了。

由于现在许多青少年的骨骺端提前愈合，所以，希望自己孩子长高的家长，要及时为孩子的身高着想，不要盲目地、消极地等待长高。当发现自己的孩子近期生长缓慢或停止长高时，应积极进行中医点穴按摩增高治疗，以疏通经络穴位，刺激生长激素分泌，促进长高。

家长也可以照书学会中医点穴按摩增高术后，每天晚上睡觉前，给自己的孩子增高治疗。不但有良好的增高健身效果，还有很好的催眠作用，并且能强健身体、防病治病，一举多得。

虽然，经过中医点穴按摩增高治疗，一些超过22周岁的男孩和超过20周岁的女孩仍有不错的增高效果。但是，对大多数青少年来说，年龄越小，增高效果越好。本章后面“增高实例”中有几个年龄小的例子，可能对读者朋友有所启发，请参看。

二、中医点穴按摩增高术的原理

（1）本方法可疏通经络，使全身气血通畅，新陈代谢旺盛，对骨组织的血液及有关营养供应充分，从而使骨质生长加速。

（2）可调整内脏功能和神经系统，使与人体身高关系密切的生长素分泌增多，并促使其他激素（如甲状腺激素、肾上腺皮质激素、性激素等）分泌，促进体内物质代谢，有利于人体生长发育而增高。

（3）患者经过本方法增高治疗，都会感到浑身轻松，精神很好，并且食欲增强，睡眠质量提高，体质也会明显增强。这些有利因素都对增高有促进作用。

三、中医点穴按摩增高术

★ A. 患者取俯卧位，松开腰带，全身放松。医者心平气和，运气于两手掌和手指，按以下步骤进行治疗。

1. 拿双肩 两手分别放在左、右肩上，运用拿法，两手同时用力拿肩36次（图10-1）。

2. 掌揉膀胱经 紧接步骤1，两掌分别从两肩处同时用力向外揉，按膀胱经的走向，经背、腰、臀、腿后侧，一直揉到脚心涌泉穴为1遍，共揉6遍。

3. 点、揉、颤百会穴 左手扶住患者头部，右手拇指按在百会穴上，用力点按9秒，然后保持施术力度不变，按顺时针方向揉9次，逆时针方向揉9次；再顺时针揉9次，逆时针揉9次，共揉36次后，再振颤9秒。

4. 点、揉、颤率谷穴 两手拇指分别按在左、右率谷穴上，同时用力点按9秒，然后保持施术力度不变，两手拇指同时向前揉9次，向后揉9次；再向前揉9次，向后揉9次，共揉36次后，再振颤9秒。

5. 点、揉、颤风池穴 两手拇指分别按在左、右风池穴上，同时用力点按9秒，然后保持施术力度不变，两手拇指同时向外揉9次，向里揉9次；再向外揉9次，向里揉9次，共揉36次后，再振颤9秒（图10-2）。

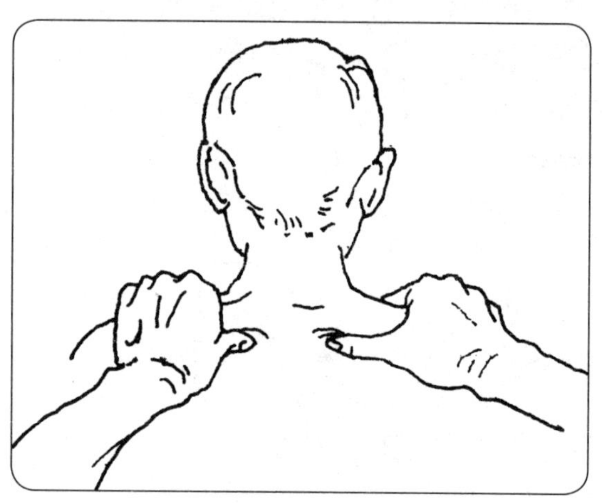

图10-1 拿双肩

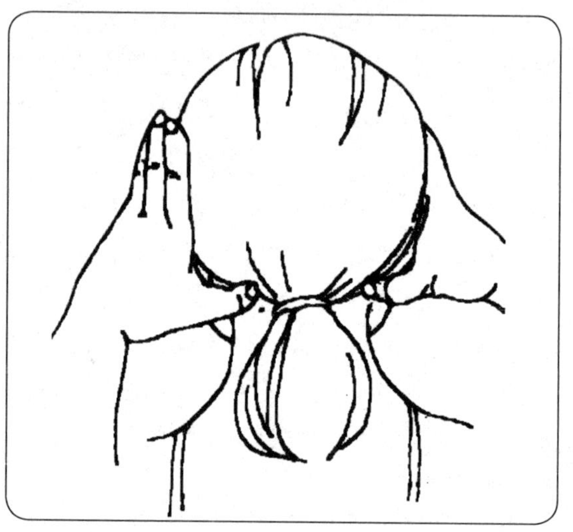

图10-2 点、揉、颤风池穴

6. 点、揉、颤大椎穴、身柱穴、神道穴、至阳穴、命门穴、腰阳关穴 方法同点、揉、颤百会穴（图10-3）。

7. 点、揉、颤心俞穴、肝俞穴、脾俞穴、胃俞穴、肾俞穴、大肠俞穴、环跳穴 方法同点、揉、颤风池穴（图10-4—图10-6）。

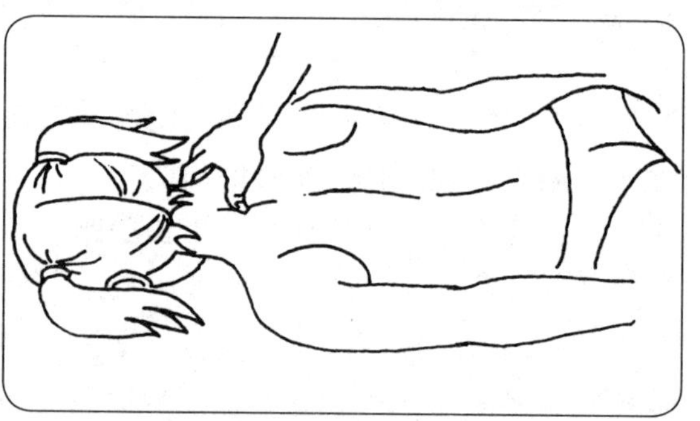

图10-3 点、揉、颤大椎穴

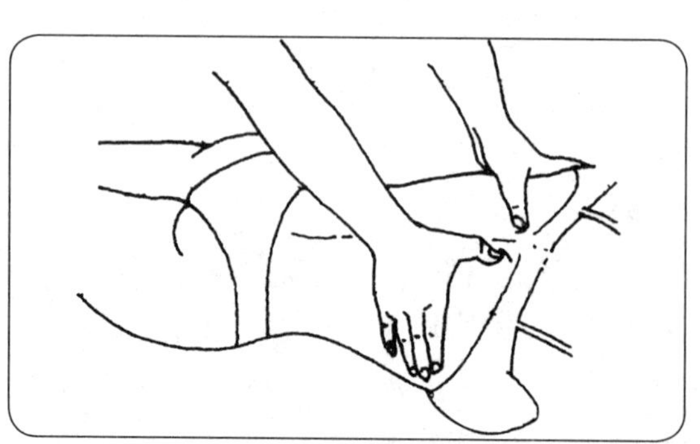

图10-4 点、揉、颤心俞穴

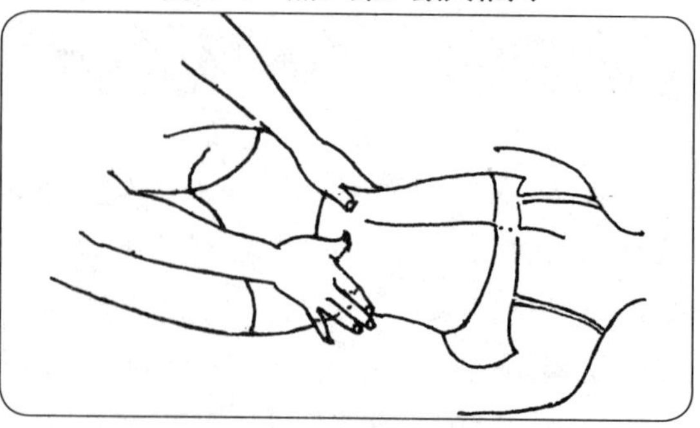

图10-5 点、揉、颤肾俞穴

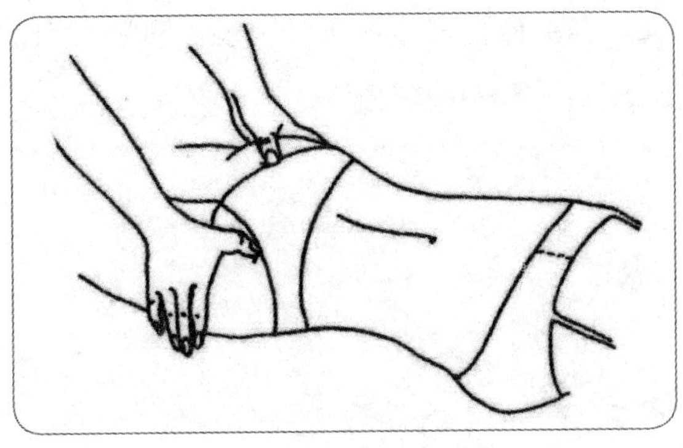
图10-6 点、揉、颤环跳穴

8. 叠掌揉、颤命门穴 双手叠掌按在命门穴上，按顺时针方向揉36次，再振颤18～36秒（图10-7）。

9. 点、揉、颤左腿承扶穴、殷门穴、委中穴、承山穴、涌泉穴 方法同点、揉、颤百会穴（图10-8）。

10. 拳砸失眠穴 左手扶起左脚，右手握拳，用拳砸左脚失眠穴36次。失眠穴在足跟的正中央（图3-9，图10-9）

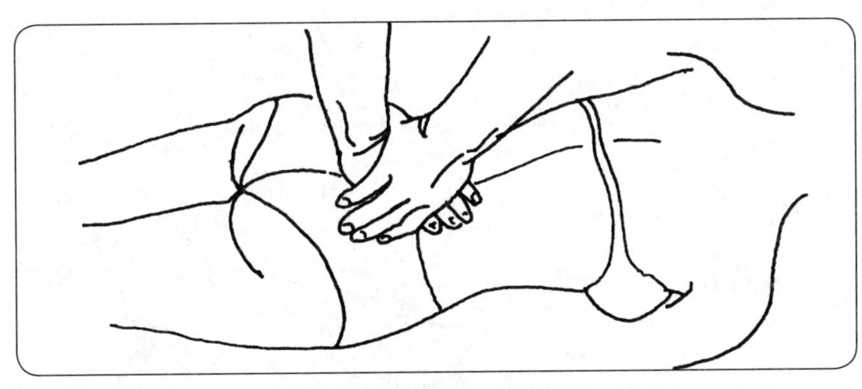
图10-7 叠掌揉、颤命门穴

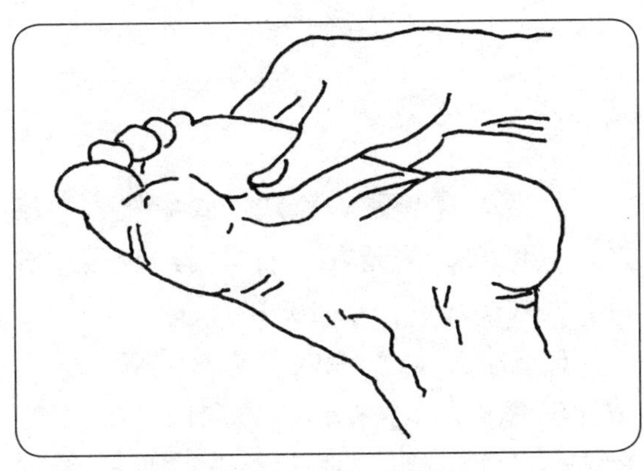
图10-8 点、揉、颤涌泉穴

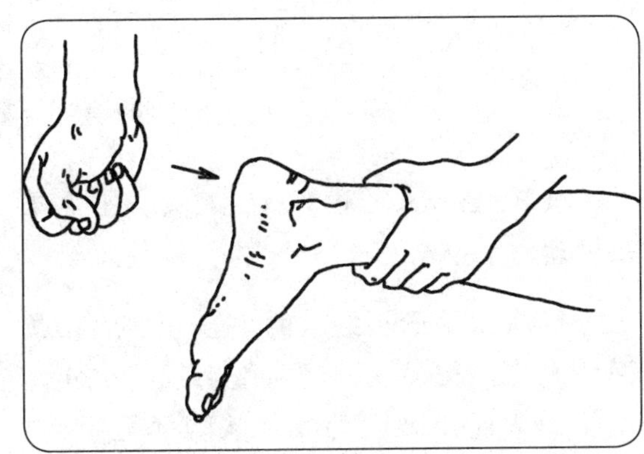
图10-9 拳砸失眠穴

11. 双手拿左腿 双手从大腿拿至脚为1遍，共拿6遍。

12. 双掌拍左腿 双掌从大腿拍至脚为1遍，共拍6遍。

13. 双掌揉左腿 双掌从大腿揉至脚为1遍，共揉6遍。

14. 以9－13相同方法按摩右腿

15. 掌推摩督脉 单掌或双手叠掌从长强穴推至大椎穴，然后，运用掌摩法，从大椎穴返回长强穴。这样一推一摩为1遍，共做6遍（图10-10）。

16. 掌推膀胱经 两掌分别从两肩处同时用力往下推，按膀胱经的走向，经背、腰、臀、腿后侧，一直往下推至脚心涌泉穴为1遍，共推6遍（图10-11）。

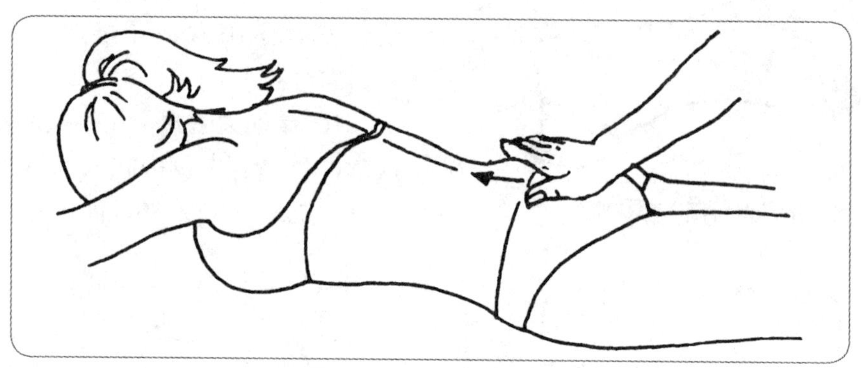

图10-10 掌推摩督脉

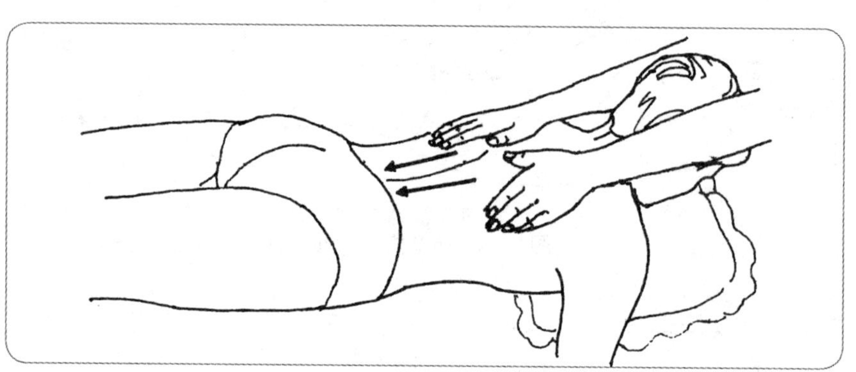

图10-11 掌推膀胱经

★B. 患者改为仰卧位，闭目，全身放松。按以下步骤进行治疗。

1. 掌揉手三阴经 两手掌分别放在胸两侧上部，按手三阴经从胸到手的走向，两手掌同时用力向外揉，从胸揉至手为1遍，共揉6遍（图10-12）。

2. 点、揉、颤印堂穴、上星穴 方法同点、揉、颤百会穴。

3. 点、揉、颤太阳穴 方法同点、揉、颤率谷穴（图10-13）。

4. 点、揉、颤华盖穴、膻中穴、中脘穴、气海穴、关元穴 方法同点、揉、颤百会穴（图10-14—图10-16）。

5. 掌揉、颤气海穴 单掌或双手叠掌按在气海穴上，按顺时针方向揉9次，逆时针方向揉9次；再顺时针揉9次，逆时针揉9次，共揉36次后，再振颤18～36秒（图10-17）。

6. 叠掌推腹 双手叠掌从上腹部推至下腹部为1遍，共推6遍（图10-18）。

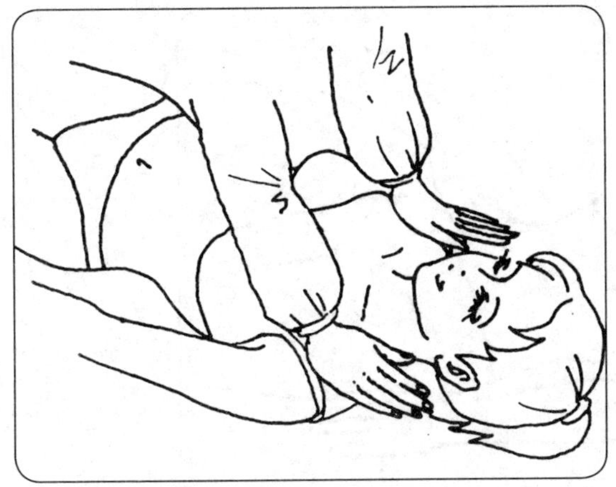
图10-12 掌揉手三阴经

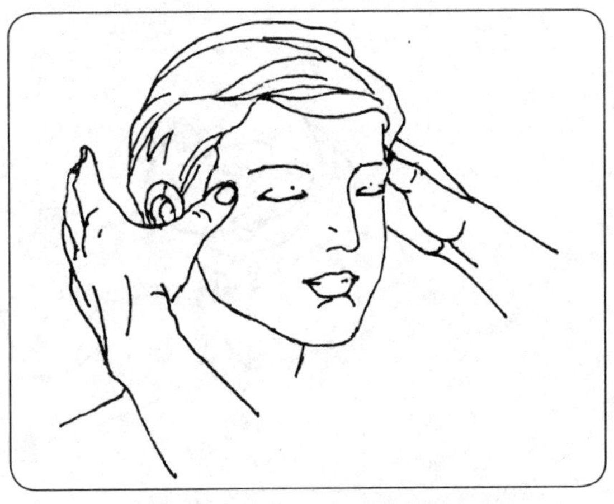
图10-13 点、揉、颤太阳穴

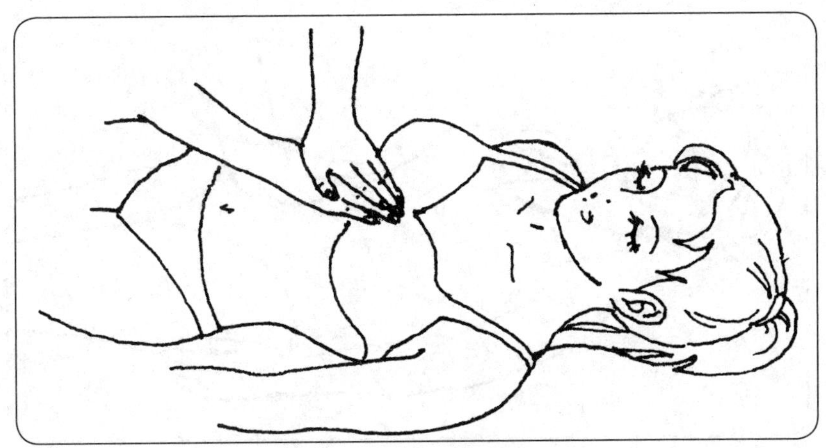
图10-14 点、揉、颤膻中穴

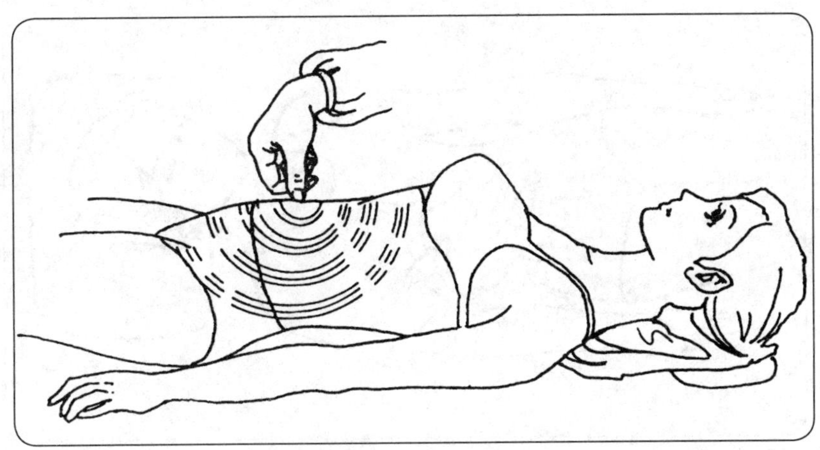
图10-15 点、揉、颤中脘穴

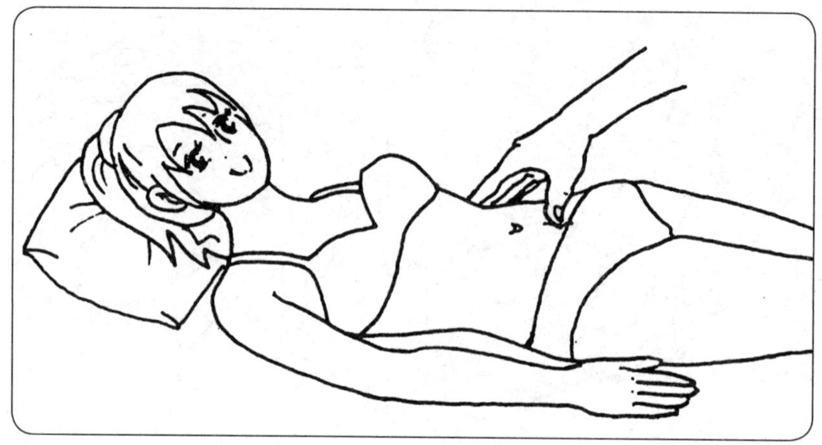

图10-16　点、揉、颤关元穴

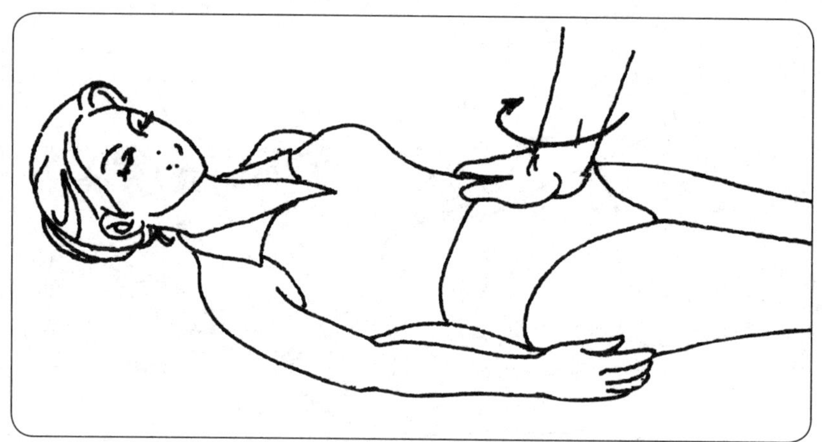

图10-17　掌揉、颤气海穴

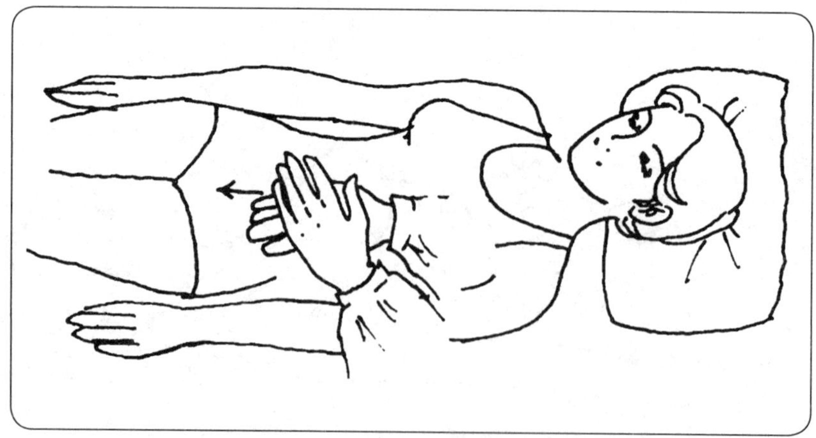

图10-18　叠掌推腹

7. 点、揉、颤左腿风市穴、箕门穴、血海穴、内外膝眼穴、足三里穴、悬钟穴、三阴交穴、解溪穴、侠溪穴 方法同点、揉、颤百会穴（图10-19）。内、外膝眼穴可两手拇指同时操作，方法同A5。

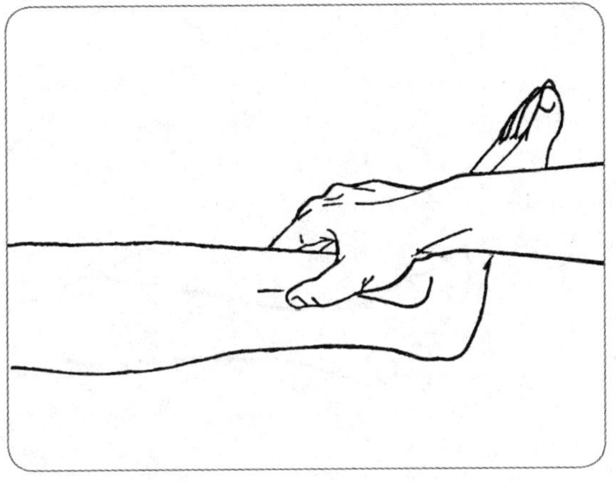

图10-19 点、揉、颤三阴交穴

8. 双手拿、拍、揉左腿 从左大腿至脚，双手拿、拍、揉各6遍，方法同双手拿左腿、双掌拍左腿、双掌揉左腿（图10-20—图10-22）。

9. 以7、8相同方法按摩右腿

10. 抖腿 运用下肢抖法，分别抖两腿，使其髋部和大腿有舒适放松的感觉（图10-23）。

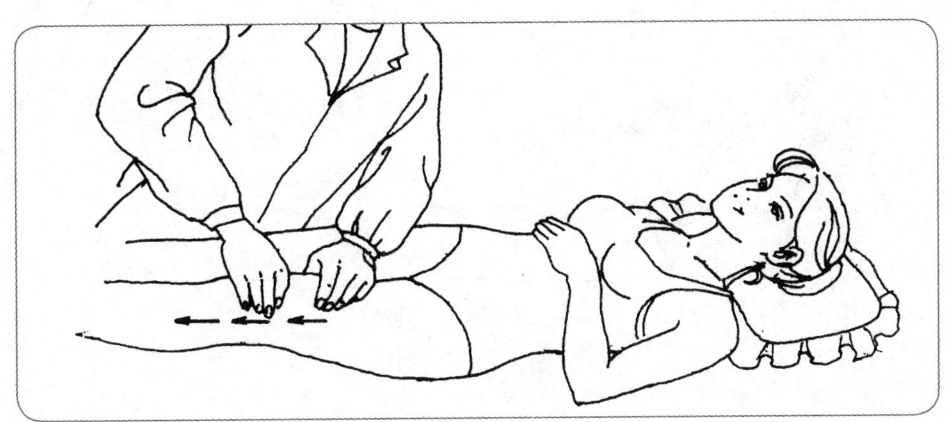

图10-20 双手拿腿

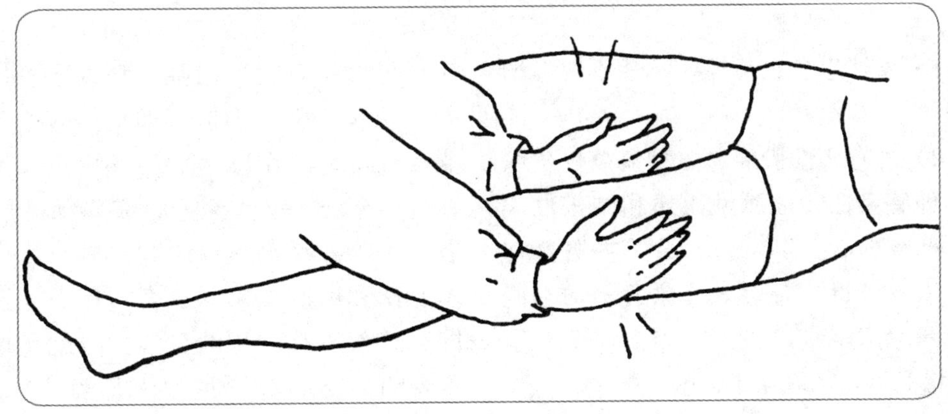

图10-21 双手拍腿

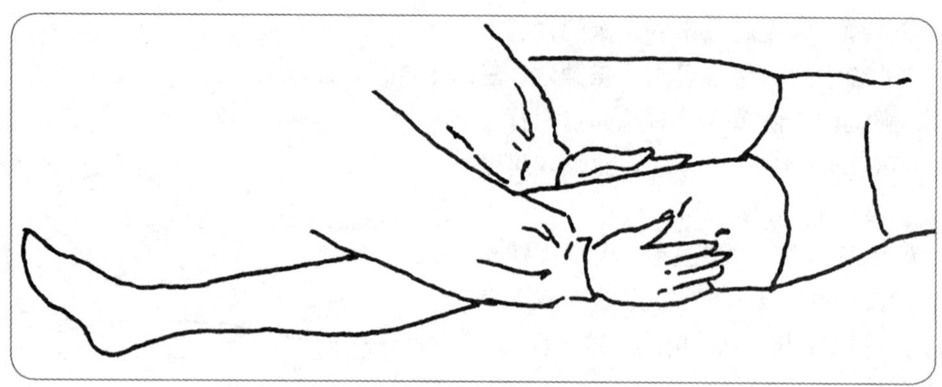

图10-22 双手揉腿

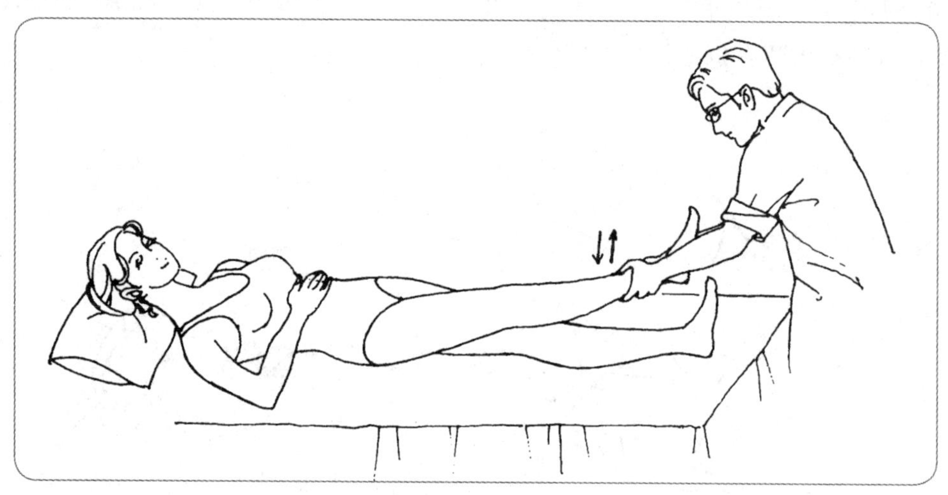

图10-23 抖腿

四、注意事项

（1）女性患者在经期、孕期不宜做增高治疗。

（2）患有恶性肿瘤、各种溃疡性皮肤病，各种感染性、化脓性疾病和结核性关节炎，严重的心、肝、胃、肾等内脏器官疾病，以及骨折、骨裂未痊愈者等均不能进行增高治疗。应以先治病为主，千万不要只顾增高治疗，耽误了治病。

（3）对个子较矮又比较消瘦的青少年，可用本方法和增重术，为其综合治疗。可使患者食欲增强、睡眠改善、消化吸收功能增强，不但可增重，对增高也是非常有利的。增重、增高一举两得。

（4）一些全身肥胖或局部肥胖的患者，可能在增高的同时要求减肥。可以按本方法和减肥术为其综合治疗，完全可以同时达到增高减肥的目的，也就是像人们常说的，变“横着长”为“竖着长”。

（5）一些女性患者在增高治疗的同时，可能要求丰胸治疗。可按本方法和丰胸术为其综合治疗。增高、丰胸一举两得。

（6）还有一些患者在增高治疗的同时，可能要求同时治疗某种疾病。要注意：①第2条所列的那些病不能用中医点穴按摩治疗，应先到正规医院治疗。②如患有本书中所讲的50种常见病，可按增高术和治病方法为其综合治疗。所患疾病治好了，对增高也是很有利的。增高、治病一举两得。

（7）增高术和增重术一样，也是一种“补法”治疗。因此，手法要柔和，用力要有渗透性，切忌用蛮力。尤其为少年儿童治疗时，更要手法轻柔一些，不要让他们感到疼痛。增高治疗后，使患者有一种非常舒适，浑身轻松、轻飘飘，好像身体已长高一点点的特殊感觉。

（8）增高治疗期间和治疗之后，患者要经常参加体育锻炼，常吃有利于增高的食物，科学睡眠和保持良好的生活习惯，增高效果会更显著一些。

（9）由于长高是一个缓慢的过程，不是一天、两天能长起来的。根据笔者多年来的增高治疗实践经验，青少年由于学习或工作都很忙，多数人不可能连续治疗几个月、半年或一年。所以，建议读者学会增高术，在为患者做增高治疗时，可采取这样一个理想的增高治疗方案。

①连续为患者治疗两个或几个疗程（每疗程6次）。

②治疗期间，教会患者自我点穴按摩增高术、增高功和5节增高健身操，嘱其坚持每天练习，并常食用18种增高食谱，半年或1年后，就会有不同程度的增高效果。

这些方法和增高食谱在笔者增高专著中有详细介绍，请参看，这里不再赘述。

五、怎样做增高记录

（一）做增高记录很有必要

用以上方法为患者进行增高治疗，最好做增高记录，随时了解增高情况，从而增强医、患双方的信心。

从1987年至今，笔者曾为无数中、外青少年增高治疗，不但笔者做增高记录，还要求患者回到家里也要做增高记录。这样，经过一段时间，所做记录能够告诉笔者准确的增高数据：“我1年增高了3.8厘米”，“我一年增高了6.5厘米”，“我一年长高了18.3厘米”，等等。

但也有的患者无暇做增高记录，他们的回答就非常笼统了：“我增高了不少”，“我增高了一些”，“我原先只到杨老师您肩头，您看，我现在都到您耳朵这里了”，等等。

没有一个准确的数据，总是没有说服力。所以，做增高记录，很有必要，能让医、患双方了解增高的真实情况，也便于医者总结临床实践经验。

（二）怎样做增高记录

医者可以买一个质量好一点的身高计或三角直尺放在诊所或按摩室里，患者做增高治疗之前，测量一下身高，并做详细记录，经过治疗一段时间或患者自我练习几个月，再量一下身高，看看长高了多少厘米，并再做详细记录。

患者在家里最好也做增高记录，了解增高情况。可在家里不太显眼的墙上、门上或大衣柜上，贴上和本书一般大小的一张白纸，粘牢，使纸下缘的高度与你的头部平齐。然后，你赤脚站在地上，让家人帮你量身高。用一本硬皮书或硬尺，比着头在白纸上用铅笔画一个记号，并写上“某年某月某日某时测量”。

增高治疗一段时间或你本人自我练习3个月以后，再按以上方法测量一次，并用铅笔画一个记号，并写上“某年某月某日某时测量”。

为什么3个月才测量一次呢？这是因为如果每天或经常测量，期望值太高，容易造成不必要的心理压力。“拔苗助长”和“欲速则不达”的道理，聪明的读者一定会明白的。

（三）测量身高的时刻要相同

不论医者为患者量身高，还是患者在家里自量身高，每次测量身高的时刻一定要相同。就是说，如果第1次测量是上午10时，以后每次测量也都要在这个时间。因为人的身高在一天内是有变化的。早上起床后，人的身高是一天之内最高的。学习和工作了一天后，到晚上身高最矮。有的人早上身高和晚上身高竟能相差1～2厘米。

总之，做增高记录很有必要，而且数据要真实，实事求是。

六、增高实例

1.张某某，女，8岁，北京某小学学生。身高122.5厘米，近来身高增长缓慢，并且食欲不佳，体质较差，经常生病。曾吃过几个月的增高药，因发生严重不良反应又没有明显的增高效果而停用，全家人都为此着急。经他人介绍，其母特陪同来求治。笔者连续为其治疗2个疗程后，再量身高为123.7厘米，增高1.2厘米。母女俩非常高兴和满意。笔者教会她自我增高方法，嘱其平时每天抽空练习。

1年后，其母打来电话讲：“我女儿现在身高131.2厘米，1年长高了8.7厘米。并且，体质明显增强。现在，食欲特别好，能吃能睡，很少生病，性格也开朗了许多。非常感谢杨老师您的增高按摩绝技。”

2.许某某，女，10岁，黑龙江省哈尔滨市某小学学生。身高143.4厘米，体重34千克，身体消瘦，体质较差，经常感冒。曾到哈尔滨和上海一些大医院求医，医院专家一致认为：骨龄偏大，不会再长高多少了，预测身高140多厘米。其母非常着急，四处寻求增高妙方。

一个偶然的机会，看到笔者的相关著作，特利用每年寒假、暑假、国庆长假，2年多共8次专程来进行增高治疗。每次来京，笔者为其治疗2个或3个疗程，还教其自我点穴按摩方法，嘱其每天自行练习。经测量，身高156.6厘米，体重44千克。2年多，增高了13.2厘米，体重增加了10千克。现在，许某某身体很健康，不胖不瘦，身材很匀称、健美。体质显著增强，很少感冒。

许某某的母亲对在场的其他患者及其家长感慨地说：“假如我不带女儿来北京

找杨老师进行增高治疗，我女儿到现在肯定还是那么消瘦，体质差，经常感冒。个子也许能长一点儿，但肯定像医院专家说的那样，骨龄偏大，最多长一两厘米，绝不能长13.2厘米。尽管8次来北京，花费不少，但收获还是很大的。以后，我女儿放假了，我打算还带她来北京治疗，争取再长高一些。”

许某某的母亲回到哈尔滨后，特意给笔者写来了感谢信（详见“读者来信”）。

3.王某，女，15岁，上海市某中学学生，身高158厘米（父亲身高170厘米，母亲身高158厘米）。虽然已和母亲一样高，但仍迫切希望能长高到162厘米左右。但是，13岁至今，2年没有长高，曾吃过半年多的增高药，不但没有长高，而且，月经也不正常了。本人和家人都非常着急，看了笔者的书后，抱着试试看的心态，利用暑假专程来北京做增高治疗。笔者连续为其治疗4个疗程（每天上、下午各治疗一次）共24次后，增高了1.4厘米。回上海后，按笔者教的自我增高方法坚持练习1年，又增高了3.8厘米，一年共增高了5.2厘米。现身高为163.2厘米，已超出母亲身高5.2厘米。月经也很正常了，身材比以前健美多了，体质也明显增强了。

4.于某，男，17岁，内蒙古某中学学生，身高147.9厘米（父亲身高174厘米，母亲身高158厘米）。不知何故，已3年没长高了，低于父亲身高足足26.1厘米。曾用多种增高方法，效果不明显，全家人都非常着急。经人介绍，特慕名来京求治。笔者连续为其治疗2个疗程后，当时增高了1.1厘米。于某信心大增。教会他自我增高练习方法，嘱其回家一定坚持每天抽空练习。1年后，打来电话说，现身高169.1厘米，1年共增高21.2厘米。

5.刘某某，男，21岁，浙江省某大学学生，身高170厘米（父亲身高172厘米，母亲身高160厘米）。迫切希望自己的身高能够超过父亲，达到173厘米以上。可是自从18岁至今，已有3年没有长高了，心里非常着急。经同学介绍，特利用寒假来北京做增高治疗。笔者连续为其治疗4个疗程，当时增高了1.3厘米。教会他自我增高练习方法，嘱其回学校后一定每天抽空练习。刘某某回去后坚持练习1年，又长高了4.7厘米，共增高6厘米，现身高176厘米，已超出父亲身高足4厘米。

总之，凡是经过笔者用中医点穴按摩增高术亲自治疗数次的青少年，短期内至少增高1～2厘米。但是，想增高的青少年多数在上学，也有少数是刚参加工作。他们学习或工作都很忙，不可能在笔者这里连续治疗几个月、半年或1年。根据这一特殊情况，笔者结合多年的临床实践，总结了一整套增高方案。①笔者用增高术为患者亲自治疗两个或几个疗程（每疗程6次），疏通经络，刺激生长激素分泌增多。②亲自教会患者自我增高方法，包括一套自我点穴按摩增高术、2种增高功和5节增高健身操。让他们回去后坚持经常练习。这些自我增高练习方法在笔者增高专著中有详细介绍，请读者朋友参看，这里不再赘述。③叮嘱他们常吃有利于增高的食物，并且保证充足睡眠。

他们照此方法练习几个月、半年或1年后，打来电话或写信告诉笔者，有人增高了三五厘米，有人增高了八九厘米，还有人增高了十几厘米或二十多厘米等。当然也有一部分人增高不明显。

为什么有人增高效果明显，有人增高效果不明显呢？这是因为每个人年龄不同、遗传基因不同、体质不同、家庭状况不同、生活环境不同、学习或工作劳累强度不同、情绪好坏不同、睡眠质量不同、食物结构不同以及自我练习认真程度不同等，导致了每个人增高效果不同。

读者来信

尊敬的杨树文老师：

您好！我在书城看到您写的关于增高方法的书，便欣喜地买了回来，当时我就仿佛长高了似的，看了好多遍。至今按书中方法已练习了9个月，增高效果还是不错的。

我叫张某某，今年16岁了，我父亲身高173厘米，母亲身高162厘米，我买您的书前，身高只有150厘米，吃了几千元的增高药，一点儿也没长高。可我现在身高是158厘米，9个月竟长高了8厘米。

在这里，我由衷地感谢您杨老师。另外，我向您提个请求，等我毕业了，我想拜您为师，学习您的绝技——中医点穴按摩，您会答应吗？您回信的信封我已写好，麻烦您回信告诉我，谢谢您！

你未来的徒弟　张某某（陕西读者）

2004 年 10 月 18 日

杨老师：

您好！

我叫贾某，男，初三学生。2004年上半年，我从新华书店买来您的有关增高方法的书。当时我的身高只有162厘米，体质也较差。

自从学练了书中的点穴按摩增高术之后，我的身高长到了167厘米，体质也明显增强了。我十分感谢杨老师和这本书。

……

黑龙江读者　贾某

2005年1月11日

杨老师：

您好！这次给您写信，主要是表达一下感激之情。

我女儿是2004年2月被医院诊断为“性早熟”患者。哈尔滨市儿童医院治疗方案只有一个，打“生长激素”。我在医院工作，对激素的不良反应非常清楚，如果用，将来有可能埋下易发糖尿病、增加患癌症风险。但不用，孩子身高将受到影响。儿童医院为我女儿预测身高只有1.4米多。

我们全家陷入极度痛苦中，作为母亲，更是焦急万分。每当看到孩子无忧无虑的笑脸，心里就像针扎了一样。因为女儿这件事，我都患了神经衰弱症，整夜睡不着觉。我作为医务工作者，对女儿增高，却束手无策，只有流泪，白发也添了不少。

杨老师，您可能不理解我们做家长的心情，认为小题大做，但这是我的真实写照。

就在我为女儿身高发愁的时候，在新华书店，我意外地看到了您著的书，就像雪中送炭，使我又看到了希望。当时，只是想不管怎样，都要试一试。

我顶着全家人的压力，只身领着女儿来到北京。第一次在您那里按摩了2个疗程，长高了0.8厘米。虽然没预期的高，但女儿已经半年停止生长了。这0.8厘米对我来说，已经是意外惊喜了。

从北京回来后，又按照您教的自我增高方法及食物增高法去做，我女儿又持续长高了一些，这使我信心倍增。

我知道女儿生长期也就在这3年，所以要抓紧。2年多来，我利用寒、暑假和国庆长假，连续到您那里8次。2年多，我女儿共长高了13.2厘米，体重增加了10千克，体质增强了许多，很少感冒。原先她身体消瘦，体质很差，经常感冒。

我女儿现在身高是156.6厘米，已超过儿童医院预测身高，我的心里踏实了。

现在，家里人从原来反对我带女儿去北京按摩增高变成了支持。杨老师，我们全家对您的感激之情不是只言片语能表达的。

以后，女儿放假我就领她去北京，麻烦您继续给她增高治疗。也真心希望您保重身体，把您的增高绝技发扬光大，给矮小青少年带来福音，让他们的家长从痛苦中解脱，安心工作。

祝您身体健康，万事如意！

哈尔滨读者　李某某

2007年2月18日

尊敬的杨树文老师：

您好！我是您的忠实读者，也是您的书的受益者。

我女儿今年13岁，身高不高，曾用过多种增高方法，效果不明显。自从买回您的书，我按书中的“中医点穴按摩增高术”，每天晚上，在她睡觉前，给她按摩一遍。平时，让她常练习书中的增高健身操和增高功，并常吃书中讲的18种增高食谱。真没想到，1年来，我女儿长高了6.5厘米。而且，体质也明显增强了，原来“痛经”的毛病也不知不觉好了。非常感谢您为我们广大读者写了这么好、这么实用、有效的好书。

……

祝杨老师新年快乐，万事如意！

湖北读者　唐某某

2013年12月23日

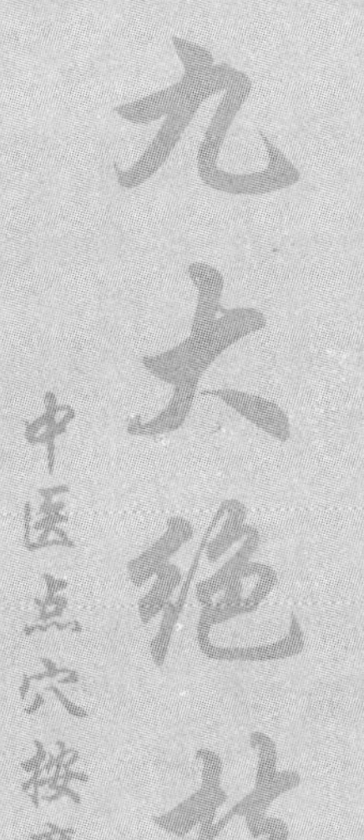

第11章 中医点穴按摩丰胸术

本章介绍的丰胸术，是笔者根据多年临床实践经验于1988年总结出来的。曾教会了许多国内外专业按摩师和业余按摩爱好者，他们照此方法为患者（或顾客）治疗，均收到明显的丰胸健美效果。

一、中医点穴按摩丰胸术的特点

1. 简单易学，实用方便 与前面讲的美容、减肥、增重、增高一样，中医点穴按摩丰胸术非常简单易学，而且实用方便，具有初中以上文化程度的读者，都可以照书学练，并能熟练掌握。

2. 无痛苦、无副作用 本方法不需要任何药物和任何医疗器械，更不用开刀做隆胸手术，是一种纯自然丰胸疗法，因而没有任何副作用，而且治疗时无任何痛苦，非常舒适。

3. 防病治病，强身健美 本方法不但能使女性胸部圆润、丰满、富有弹性，而且，还能治疗和预防乳腺增生、乳腺炎等慢性乳腺疾病以及心脏病等，还能强身健体，使身材健美。由于点穴按摩具有疏经活血、促进血液循环、增强新陈代谢等作用，因而能使胸部、面部和全身皮肤光滑红润，更加增添女性魅力。

4. 丰胸效果显著 如果取穴准确，手法得当，一般丰胸效果是比较理想的。连续治疗几个疗程（每疗程6次）后，可使胸围增加2～10厘米。因个人年龄、遗传基因、体质、生活环境、情绪好坏、食物结构、学习或工作劳累程度等因素不同，可能有人见效快一些，有人见效慢一些。

二、中医点穴按摩丰胸术的原理

（1）国内、外学者研究证明，按摩能使乳房增大。这是因为按摩乳房能增强神经活动，促进雌激素分泌，从而促进乳房的发育。

（2）点穴按摩时，人体内可产生一些微妙的变化，促进血液循环，使血管扩张，从而减少血液流动的阻力，加快静脉血液的回流，可以使乳房组织受到良性刺激而逐渐发育。

（3）根据中医的脏腑经络学说，乳房正中正好是足阳明胃经的走行区域，乳头中央就是此经络上的乳中穴。而且，肝经、胃经、脾经等经脉都直接或间接循行于乳房区域，点按刺激这些经络的某些穴位，或直接按摩乳房，能使乳房健康发育，达到丰胸健美的目的。

三、中医点穴按摩丰胸术

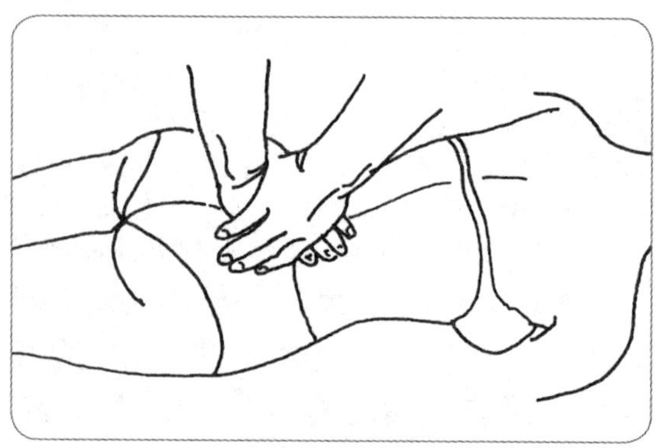

图11-1　叠掌揉督脉

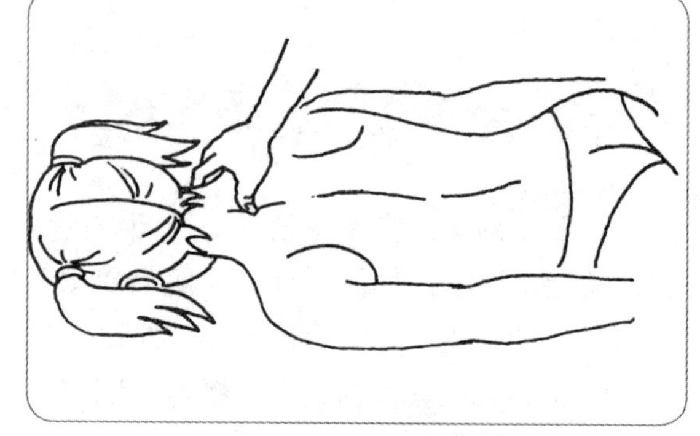

图11-2　点、揉、颤大椎穴

★ A.患者取俯卧位，松开腰带，闭目，全身放松。医者心平气和，运气于两手掌和手指，按以下步骤进行治疗。

1.**叠掌揉督脉**　双手叠掌按顺时针方向从长强穴揉至大椎穴为1遍，共揉9遍（图11-1）。

2.**点、揉、颤大椎穴**　右手拇指按在大椎穴上，点按18秒，然后保持施术力度不变，按顺时针方向揉36次后，再振颤18秒（图11-2）。

3.**点、揉、颤肺俞穴**　两手拇指分别按在左、右肺俞穴上，同时用力点按18秒，然后保持施术力度不变，两手拇指同时向外揉36次后，再振颤18秒（图11-3）。

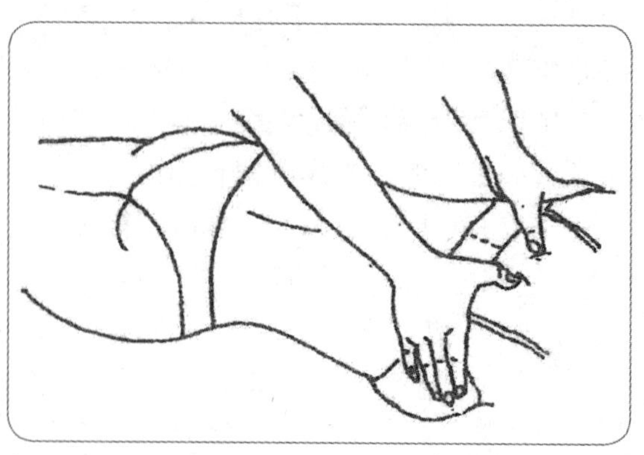

图11-3　点、揉、颤肺俞穴

4. **点、揉、颤厥阴俞穴、心俞穴、膈俞穴** 方法同3（图11-4）。

5. **重复1叠掌揉督脉**

6. **掌推摩督脉** 单掌或双手叠掌从长强穴推至大椎穴，然后，运用掌摩法，沿督脉返回长强穴。这样一推一摩为1遍，共做9遍（图11-5）。

★ B. 患者改为仰卧位，闭目，全身放松。按以下步骤进行治疗。

1. **掌揉中府穴、云门穴** 两手掌根分别按在左、右中府穴、云门穴处，两掌根同时向外揉36次（图11-6）。

2. **掌揉手三阴经** 紧接1，按手三阴经从胸到手的走向，两掌同时向外揉，从胸揉至手为1遍，共揉3～6遍。

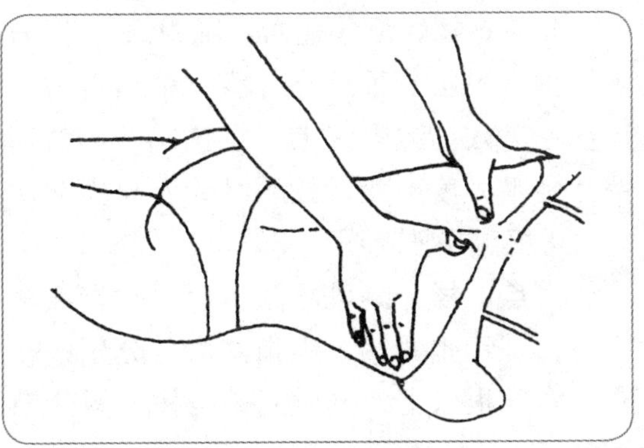

图11-4 点、揉、颤心俞穴

3. **点、揉、颤中府穴、云门穴** 两手拇指分别按在左右中府穴、云门穴上，同时用力点按18秒，然后保持点按力度不变，两手拇指同时向外揉36次后，再振颤18秒（图11-7）。

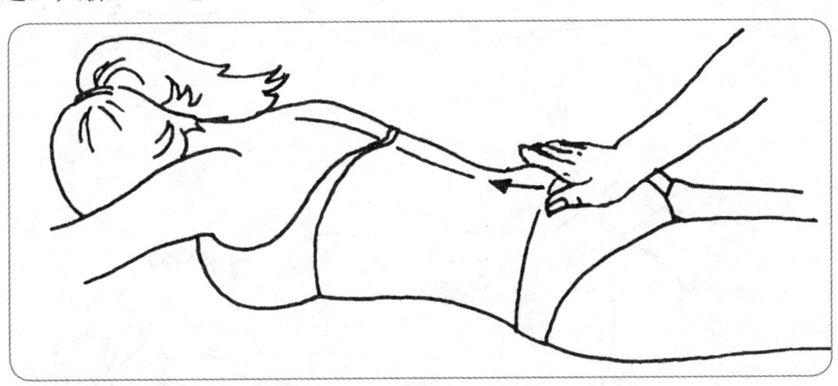

图11-5 掌推摩督脉

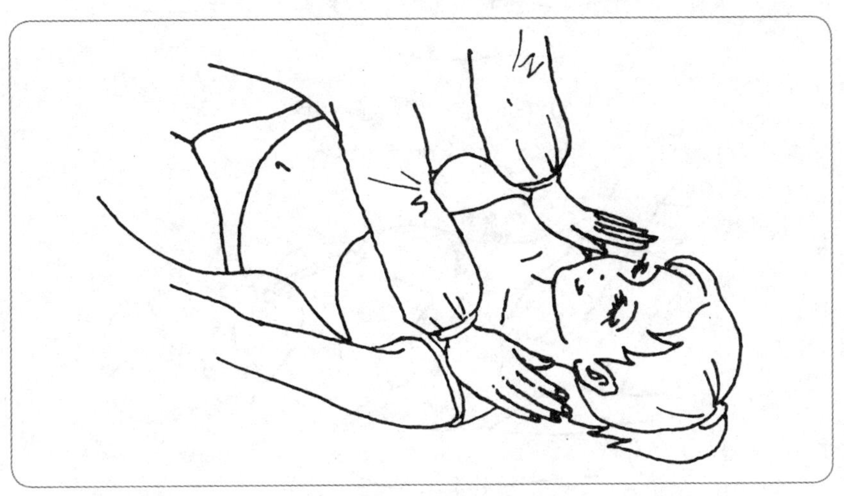

图11-6 掌揉中府穴、云门穴

4. **点、揉、颤华盖穴、膻中穴** 用右手拇指，也可右手五指并拢，中指着力，按在华盖穴、膻中穴上，点按18秒，然后保持施术力度不变，按顺时针方向揉36次后，再振颤18秒（图11-8）。

5. **点、揉、颤乳根穴** 两手拇指或两手中指、示指并拢，中指着力，分别按在左、右乳根穴上，同时用力点按18秒，然后保持施术力度不变，两手拇指同时向外揉36次后，再振颤18秒（图11-9）。

6. **点、揉、颤关元穴、尺泽穴、大陵穴、足三里穴、下巨虚穴、三阴交穴、解溪穴** 右手拇指按在各穴位上，点按18秒，然后保持点按力度不变，按顺时针方向揉36次后，再振颤18秒（图11-10，图11-11）。

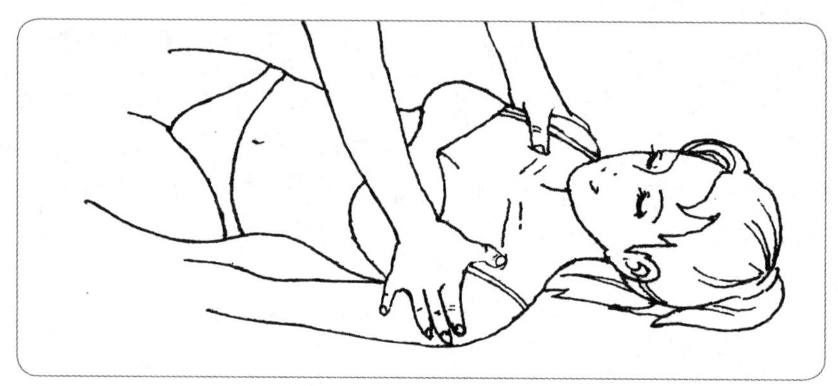

图11-7 点、揉、颤中府穴

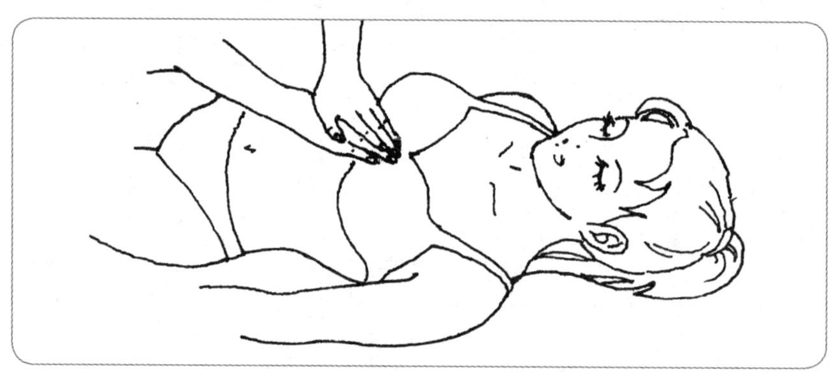

图11-8 点、揉、颤膻中穴

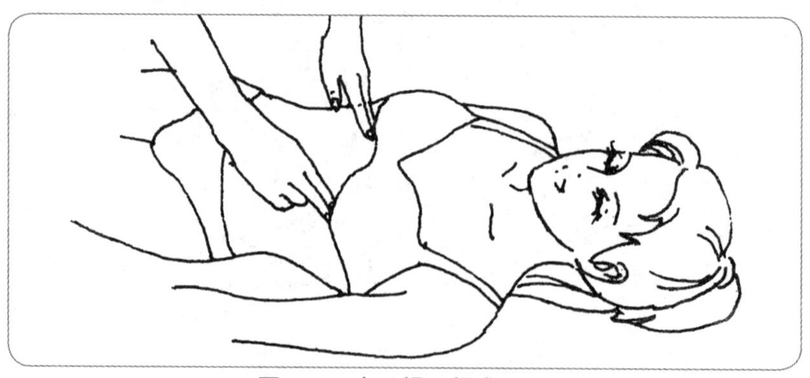

图11-9 点、揉、颤乳根穴

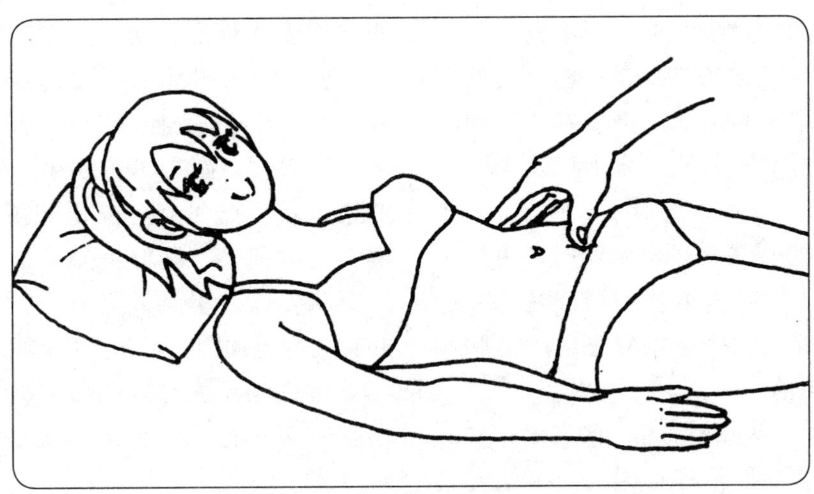

图11-10 点、揉、颤关元穴

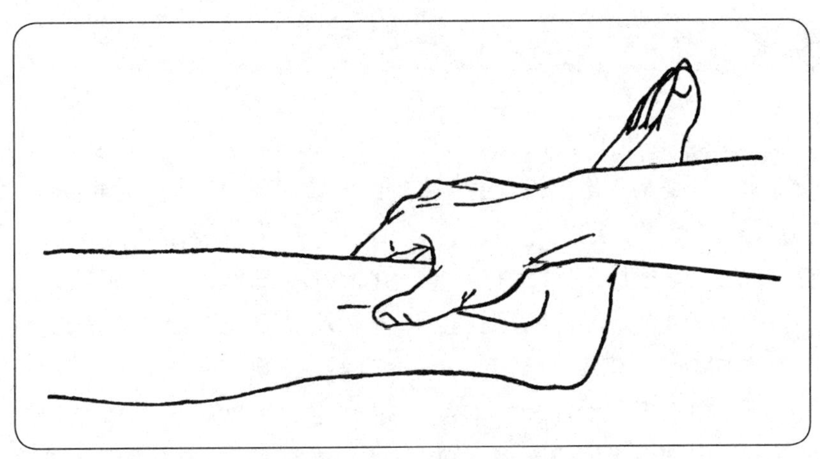

图11-11 点、揉、颤三阴交穴

7. 掌揉、颤乳房 两手掌分别按在左、右侧乳房上，两掌同时用力向外揉9次，向里揉9次；再向外揉9次，向里揉9次，然后保持施术力度不变，振颤36秒。

四、注意事项

（1）如果医者是男性，为患者做丰胸治疗时，可不做动作7（即掌揉、颤乳房），以免发生不必要的误会。医者可教会患者自我按摩乳房方法。嘱其在家每天自我按摩1～3遍，配合治疗，效果更好。

（2）患者在经期和孕期不宜做丰胸治疗。

（3）患者刚吃完饭、喝酒后、过度饥饿时或暴怒后，均不要做丰胸治疗。

（4）患有各种溃疡性皮肤病，各种感染性、化脓性疾病以及乳腺囊肿、乳癌等乳房疾病者，均不能做丰胸治疗。应先以治病为主，等病彻底治愈后，再考虑丰胸。

（5）一些患者在丰胸的同时，可能要求增重（或增高）治疗，可按本方法和增重术（或增高术）为其综合治疗。丰胸、增重（或增高）一举两得。

（6）一些患者在丰胸的同时，可能要求局部减肥，可按本方法和局部减肥方法为其综合治疗。完全可以同时达到丰胸和局部减肥的目的。

（7）本方法和增重术、增高术一样，也是一种“补法”治疗。因此，手法要柔和、用力要渗透，切忌用蛮力。治疗后，使患者有一种非常舒适、浑身轻松，乳房有发热、发胀的感觉。

（8）患者在丰胸治疗期间和治疗后，如果练习“自我点穴按摩丰胸术”“丰胸健美功”和“丰胸健美操”，并常食用12种丰胸食谱，丰胸效果将更快、更显著。并且乳房更加圆润、坚挺、不下垂。

这些自我练习方法和丰胸食谱在笔者丰胸专著中有详细介绍，请参看，这里不再赘述。

五、丰胸实例

1. 张某，女，28岁，北京人，文艺工作者。身材较匀称，只是胸部不丰满，身高165厘米，胸围只有81厘米。经人介绍，特来求治。笔者按以上方法为其连续治疗4个疗程共24次（每周治疗3次），期间，教会她“自我点穴按摩丰胸术”和几节丰胸健美操，嘱其每天练习。由于丰胸治疗和她本人自我练习双管齐下，丰胸效果比较理想，她再量胸围为89厘米，共增大8厘米。并且，体质也明显增强了，气色也好多了。

2. 谢某，女，20岁，上海某大学学生，看了笔者的有关丰胸、增高的专著后，专程来京要求进行丰胸、增高治疗，并治疗“痛经”。笔者按以上方法和增高术以及“痛经”治疗方法为其综合治疗3个疗程共18次（每天治疗2次），共9天。取得一定的丰胸、增高效果，患者很满意。回上海不久打来电话说，“痛经”也彻底治愈了。表11-1为当时治疗记录。

表11-1 患者丰胸、增高记录表

（单位：厘米）

治疗项目	丰胸	增高
测量部位	胸围	身高
治疗前测量	79	158
连续治疗18次后测量	83	160
治疗效果	+4	+2

3. 宋某某，女，25岁，北京某公司员工，平胸、腿粗。经人介绍，特慕名来要求丰胸、减腿治疗。笔者按以上方法和局部减肥术为其综合治疗3个疗程共18次（每周治疗2次）。期间，教会她自我点穴按摩丰胸术、减腿术和几节丰胸健美操、减腿健身操，嘱其在家里坚持练习配合治疗。取得了较理想的丰胸、减肥效果，表11-2为治疗记录。

表11-2 患者丰胸、减肥记录表

（单位：厘米）

治疗项目	丰胸	减腿
测量部位	胸围	大腿围
治疗前测量	80	57.8
连续治疗18次后测量	86	53.6
治疗效果	+6	−4.2

4.秦某某，女，36岁，北京某研究所会计，自从8年前生育后，原来很有弹性的乳房变得松弛下垂，并且近年来乳房越来越小。曾用多种丰胸方法均不见效，特来求治。笔者用丰胸术连续为其治疗5个疗程，共30次（每周治疗3次），期间，教会她自我点穴按摩丰胸术、丰胸健美功和5节丰胸健美操，嘱其每天在家练习1～3遍。由于笔者的治疗和她本人的认真练习，丰胸效果非常理想，她不但胸围增大了7.5厘米，而且乳房比原来更加圆润、丰满和坚挺。

5.许某，女，24岁，北京某公司员工，身体消瘦、平胸，而且食欲不振、经常胃痛、失眠多梦，气色不好、眼大无神，多方治疗不见好转。经人介绍，特慕名来求治。笔者用丰胸术、增重术、美容术、催眠术和胃病治疗方法为其综合治疗20次（每周2次）。期间，教会她自我练习方法，嘱其每天自我练习配合治疗，并注意饮食营养。短短2个多月，不但治好了胃痛、失眠，食欲增强，吃得香、睡得香，而且体质也明显增强，精力充沛，面部皮肤光滑红润，眼睛明亮有神，气色特别好。

更可喜的是，体重增加，胸围增大，完全达到了她所希望的丰胸、增重目标。表11-3为治疗记录。

表11-3 患者丰胸、增重记录表

（单位：厘米）

治疗项目	丰胸	增重
测量部位	胸围（厘米）	体重（千克）
治疗前测量	77	46
治疗20次和她自我练习后测量	86	50
治疗效果	+9	+4

读者来信

尊敬的杨老师：

您好！不知您记不记得我，我叫陈某，是您的读者，前几年曾给您写过好几封信。我曾按书中的自我按摩减肥方法，使自己减了肥。只是我生完小孩后，原来很有弹性的乳房变得松弛下垂，苦恼之中就给您写信，请教自我按摩方法。杨老师您在百忙之中，给我回了信。信中详细介绍了自我点穴按摩方法，还画了图，标出了穴位的位置，还让我多做扩胸运动和俯卧撑。您这么认真对待我一个普通读者，真让我感动。我家先生也常对我说，我有福气，遇到了一个好老师。我每天按您写信教我的方法，认真做两遍。同时，还常做扩胸运动和在床上做俯卧撑。没想到做了几个月，我的胸部就很丰满，很健美，又和生育前差不多，点穴按摩真是神奇。杨老师，今去信，一是告诉您这个好消息，谢谢您；二是请问您什么时候能来广东办中医点穴按摩学习班，我一定参加。一定要成为您的正式徒弟，学到您的绝技，也像您那样，为群众治病，做善事。杨老师，您一定要答应，收下我。

此致

敬礼！

广东读者　陈某

1995年5月25日

敬爱的杨老师：

您好！我怀着非常崇敬和感激的心情给您写这封信。

以前，不了解我的人都夸我身材好，长得漂亮。可是只有我自己知道，我的胸部很不丰满，为此，我很苦恼，求医问药，不知枉花了多少钱，仍无效果。我的好友劝我去做丰胸手术，我又怕留下可怕的后遗症。

正当我感到绝望时，在偶然的机会下，在新华书店的书架上，我发现了您的大作。在好奇心的驱使下，我打开了您的书，翻开了一个从未涉及过的精彩世界。您的点穴按摩美容术、明目术我都感兴趣。然而，最能吸引我的自然就是让我喜出望外的丰胸术。我立刻将书买了回来，真像得了件宝贝似的。

杨老师，我按照您书中丰胸方法认真练习不到2个月，我的胸围增大了7厘米。真是太感谢您了，杨老师。

我对照您书后的“我国成年女子理想健美体型表”，我身高164厘米，胸围应是87.51厘米。我现在是85厘米，还差2.51厘米。我一定继续认真练习，争取在短时间内，胸围再增大2.5厘米，一定达到非常标准的健美体型……

湖南读者　郝某

2001年5月6日

杨师傅：

新年好！近来工作一定很忙吧！身体好吧？

师傅，不知您还记得我吗？我是您的忠实读者，也是您的一个普通学生。

要想有高超的按摩本领，我总觉得光看书不行，必须当面向您请教。所以，今年5月，我专程到北京拜您为师。跟您学会了中医点穴按摩美容术、减肥术、增重术、丰胸术、增高术、催眠术、保健术和十几种常见病的治疗方法。使我学到了许多真本领，受益匪浅。

当时，跟我一起学按摩的还有广州的丁某、上海的史某某、北京的刘某某和辽宁的周某。不知师傅想起来了没有，我就是四川的那个王某。

师傅，您是名人，桃李满天下，可能记不清我这个无名小卒了。但师傅的音容笑貌，已经深深印在我的脑海里。您诲人不倦、毫无保留、认真教学的高尚品德，令我十分敬佩和仰慕。我永远不会忘记师傅的教育培养之恩。

下面，我向师傅简要汇报一下几个月来，我店开展中医点穴按摩的情况……

美容效果相当好，而且都是当场见效，做完之后，顾客都是眼睛明亮有神、红光满面、皱纹减少。连做几次，效果更好，顾客非常满意。有的顾客天天来做，有的顾客每周来做两三次。

减肥和丰胸效果也很好。来做全身减肥的不多。做局部减肥的很多，有减脸的，有减腿的，有减腰腹的，等等。其中有一位女顾客，只来做了15次，腹围就减少了11厘米，她非常满意。还有一位来做丰胸的，只做了20次，胸围就增大了8.5厘米……

衷心祝愿师傅新年快乐，万事如意！

您的学生　王某（四川读者）

2004年12月28日

尊敬的杨老师：

您好！我是您的忠实读者。

我叫程某某，在我市一家“中医养生堂”从事保健按摩工作。过去经常有做保健按摩的女顾客，要求我为她们丰胸按摩，因为我不会，只好推辞。

自从在网上购得您这两本书后，就试着按书中介绍的“中医点穴按摩丰胸术”为一些顾客按摩治疗，真没想到，大多数人都有程度不同的丰胸效果，只有个别人效果不明显。其中一位28岁的顾客来做了有1个多月（大概按摩了十几次），她说胸围增大了6厘米……

江苏读者　程某某

2013年5月6日

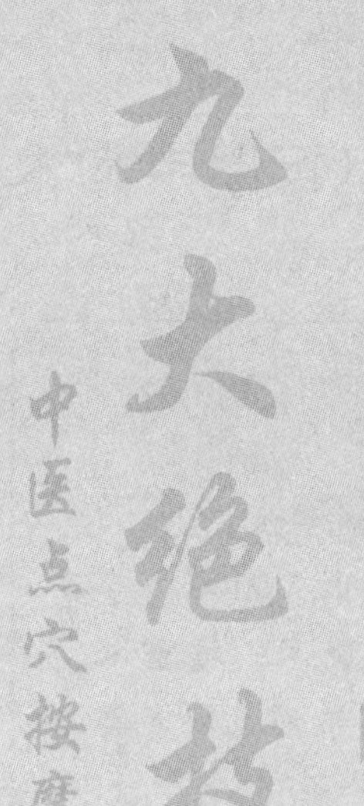

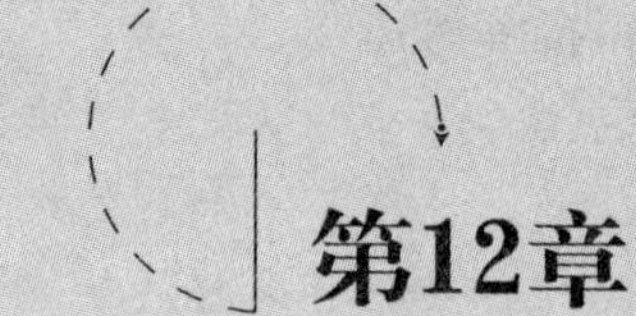

第12章 中医点穴按摩丰臀术

现在，许多爱美的成年女性（包括未婚女孩和中青年女性）都希望自己的臀部圆润一些、翘一些，更能体现女性特有的“前凸后翘”的曲线美。

本章介绍的丰臀术可帮助她们轻松达到丰臀、美臀、翘臀的健美目的。

一、中医点穴按摩丰臀术的特点

1．简单易学，实用方便 与前面讲的美容、减肥、增重、增高、丰胸一样，中医点穴按摩丰臀术非常简单易学，而且实用方便，具有初中以上文化程度的读者，都可以照书学练，并能熟练掌握。

2．无痛苦、无副作用 本方法不需要任何药物和任何医疗器械，更不用开刀做丰臀手术，是一种纯自然丰臀疗法，因而没有任何副作用，而且，治疗时无任何痛苦，非常舒适、享受。

3．防病治病，强身健美 本方法不但能使成年女性美臀、翘臀，臀部圆润、丰满、富有弹性，而且，还能治疗和预防腰骶关节痛、坐骨神经痛、下肢瘫痪、白带过多、盆腔炎、痛经、月经不调、便秘和痔等多种常见病。还能强身健体，使身体匀称健美，一举多得。

由于点穴按摩具有疏经活血、促进血液循环、增强新陈代谢等良好作用，因而还能使臀、下肢和全身皮肤光滑、细腻、白嫩，增添女性魅力。

4．美臀翘臀，效果显著 如果取穴准确，手法得当，一般丰臀效果是比较理想的。连续治疗几个疗程（每个疗程6次）后，就会有比较明显的丰臀、美臀、翘臀效果，可使臀围增大2～10厘米。因个人年龄、遗传基因、体质、情绪好坏、食物等因素不同，可能有人见效快一些，有人见效慢一些。

二、中医点穴按摩丰臀的原理

（1）点按臀部及相关的一些穴位，并按摩整个臀部，具有疏经活血、促进血液循环、增强新陈代谢等作用，可使臀部逐步丰满起来。

（2）点按臀部上的穴位，不但有疏经活血的作用，还能刺激臀大肌的收缩，使整个臀部肌肉变得紧张起来，让松弛的肌肉恢复弹性和活力，改善臀部松弛下垂的状况，达到美臀、翘臀的目的。

（3）根据中医的脏腑经络学说，足太阳膀胱经、足少阳胆经正好通过臀部中心。点按刺激或按摩这两条经络的某些穴位，能大大改善脾胃功能，增强营养吸收能力，达到丰臀健美的目的。

三、中医点穴按摩丰臀术

★患者取俯卧位，松开腰带，闭目，全身放松。医者心平气和，运气于两手掌和手指，按以下步骤进行治疗。

1．掌揉膀胱经 左手掌按在左肾俞穴处，右手掌按在右肾俞穴处，两掌同时用力向外揉，按膀胱经的走向，经腰、臀、腿后侧，一直揉到足心涌泉穴处为一遍，共揉6遍。

2．点、揉、颤下髎穴 两手拇指分别按在左、右下髎穴上，同时用力点按18秒，然后保持施术力度不变，两手拇指同时用力向外揉36次后，再振颤18秒（图12-1）。

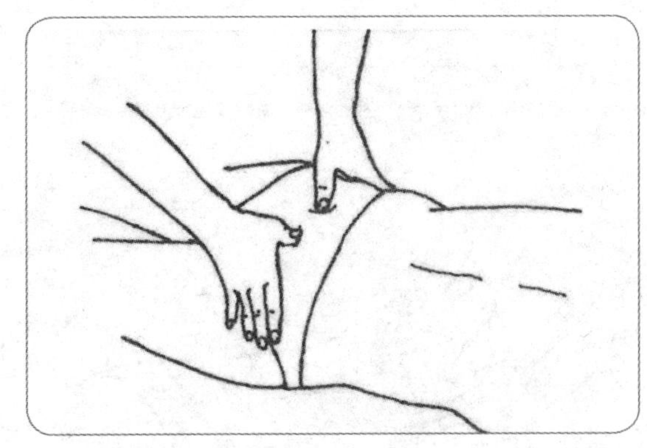

图12-1 点、揉、颤下髎穴

3．叠掌揉、颤八髎穴 双手叠掌按在八髎穴上，按顺时针方向揉36次后，再振颤18秒（图12-2）。

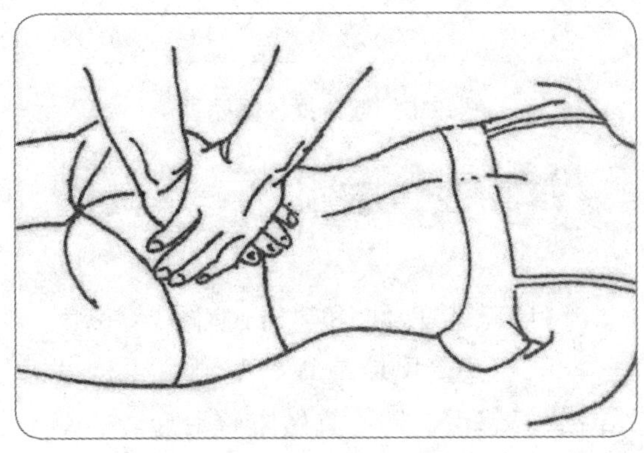

图12-2 叠掌揉、颤八髎穴

4．点、揉、颤长强穴 右手或左手拇指按在长强穴上，用力点按18秒，然后保持施术力度不变，按顺时针方向揉36次后，再振颤18秒。

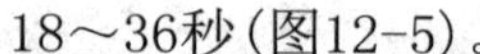

5. 点、揉、颤环跳穴 方法同点、揉、颤下髎穴（图12-3）。

6. 点、揉、颤承扶穴 方法同点、揉、颤下髎穴（图12-4）。

7. 双掌揉、颤两臀 两手掌分别按在左、右环跳穴处，两掌同时用力向外揉36～72次，保持施术力度不变，再振颤18～36秒(图12-5)。

8. 双掌推、颤两臀 两手掌的小鱼际分别按在左、右承扶穴处，两手掌同时用力向上（头部方向）推36～72次，保持施术力度不变，再振颤18～36秒（图12-6）。

9. 重复步骤1掌揉膀胱经

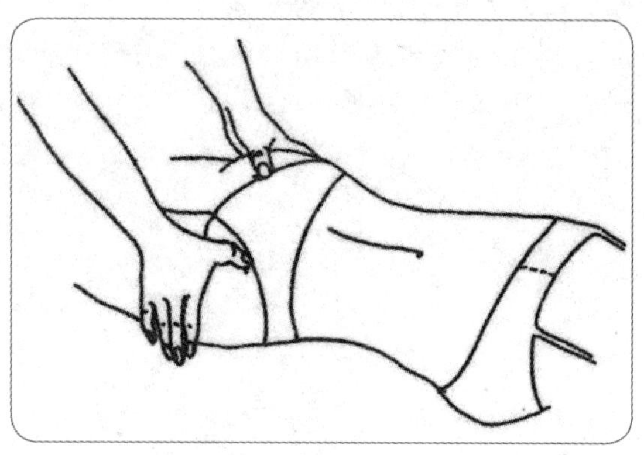

图12-3 点、揉、颤环跳穴

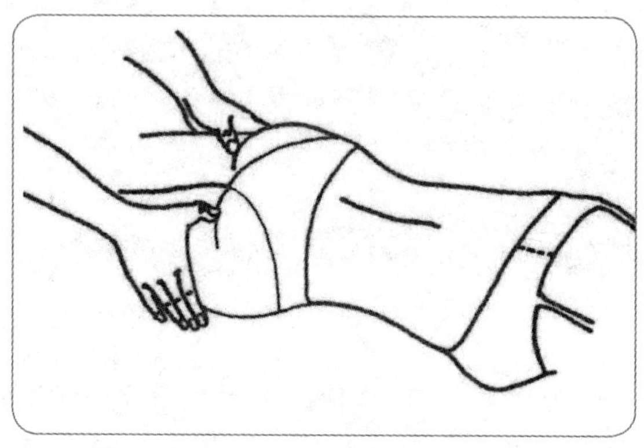

图12-4 点、揉、颤承扶穴

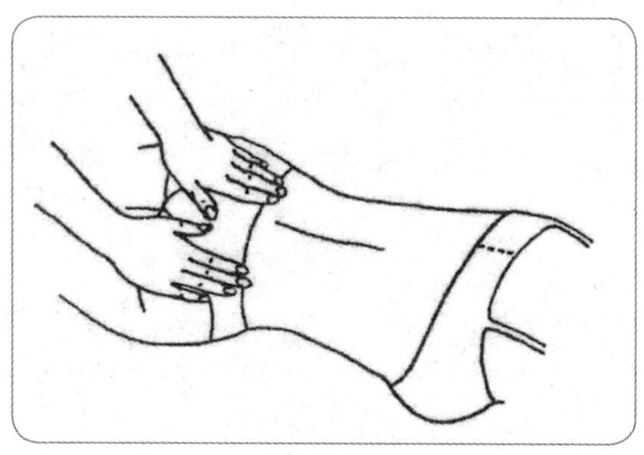

图12-5 双掌揉、颤两臀

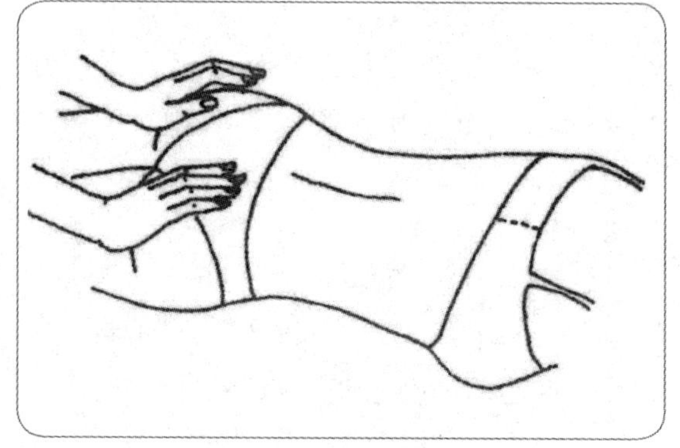

图12-6 双掌推、颤两臀

四、注意事项

（1）患者在经期和孕期不宜做丰臀治疗。

（2）患者刚吃完饭、喝酒后、过度饥饿时或暴怒后，均不宜做丰臀治疗。

（3）患有各种溃疡性皮肤病、各种感染性、化脓性疾病及臀部有外伤、烧伤、烫伤等未愈合时，均不能做丰臀治疗。应先以治病为主，等所患疾病彻底治愈后，再考虑丰臀。

（4）根据笔者几十年的治疗经验，很多患者在丰臀的同时，常常要求同时丰胸（或增重、增高或治疗某种疾病），按本方法和丰胸术（或增重术、增高术、治病术）为其综合治疗，可同时达到丰臀、丰胸（或增重、增高、治病）的效果，一举两得，或一举多得。

（5）一些患者在丰臀的同时，可能要求局部减肥，例如，脸部减肥、腰腹减肥等。可按本方法或局部减肥方法为其综合治疗，完全可以同时达到丰臀和局部减肥的目的。

治疗原则是："先泻后补"。减肥是"泻法"治疗，而丰臀是"补法"治疗。因此，综合治疗时，要先局部减肥，再丰臀治疗。

（6）本方法和增重术、增高术、丰胸术一样，也是一种"补法"治疗。因此，手法要柔和、用力要渗透，切忌用蛮力。治疗后，患者应感觉到非常舒适、浑身轻松，整个臀部有发热、发胀的感觉。

五、丰臀实例

1.李某某，女，18岁，北京某宾馆服务员。身材比较匀称，只是臀部不丰满，有些扁平。身高162厘米，臀围只有82厘米，与标准臀围相差6厘米多。经朋友介绍，特来要求丰臀、翘臀治疗。笔者按以上方法为其连续治疗5个疗程共30次（每周治疗3次），再量臀围为87.5厘米，增大5.5厘米。完全达到了她所要求的丰臀、美臀和翘臀的要求，还意外治好了多年不愈的"痛经"毛病。李某某非常满意，一再表示感谢。

2.王某，女，26岁，北京某公司职员。看了笔者的两本著作后，特来进行丰臀治疗。由于腰粗、脸胖，希望同时能够做减脸、减腰治疗。笔者按以上方法和减脸、减腰的减肥方法为其综合治疗4个疗程共24次（每周治疗3次），并手把手教会她自我练习方法，嘱其每天抽空练习20分钟配合治疗。王某对治疗效果很满意，表12-1为治疗记录。

表12-1 患者丰臀、减肥记录表

（单位：厘米）

治疗项目	丰臀	减脸	减腰
测量部位	臀围		腰围
治疗前测量	83	脸胖	71
治疗24次后测量	88		64
治疗效果	+5	明显变瘦	-7

3.某女演员，30多岁，经人介绍，特来要求进行丰臀、丰胸治疗。笔者按以上方法和丰胸术连续为其综合治疗5个疗程共30次（每周治疗两三次），并教会她自我练习方法，嘱其每天抽空练习30分钟左右配合治疗。均达到了丰臀和丰胸的目的，表12-2为治疗记录。

表12-2 患者丰臀、丰胸治疗记录

（单位：厘米）

治疗项目	丰臀	丰胸
测量部位	臀围	胸围
治疗前测量	85	82
治疗30次后测量	90	88
治疗效果	+5	+6

4.周某，女，43岁，广东某公司员工，陪女儿来京做增高治疗期间，要求笔者为她自己丰臀、减腹治疗。自诉："年轻时臀就长得不好看，不圆不翘。近年来更显松弛下垂，肚子也鼓了起来，该大的地方不大，该小的地方不小。"希望尽快减腹、丰臀、翘臀，由于在北京只能呆6天，希望一天内治疗2次（上、下午各1次）。笔者根据她的特殊情况，按以上方法和腹部减肥的方法连续为其综合治疗6天（每天上、下午各治疗1次）。虽然时间较短，也有一定的丰臀、减腹效果。周某很满意，自诉："肚子平一些了，感觉臀部不像以前那么松弛下垂了，有些紧实上翘的感觉。"表12-3为当时治疗记录。

表12-3 患者丰臀、减腹治疗记录

（单位：厘米）

治疗项目	丰臀	减腹
测量部位	臀围	腹围
治疗前测量	82	89.5
治疗6天后测量	84	85
治疗效果	+2	-4.5

读者来信

杨老师：

您好！我叫刘某某，在我市一家美体中心从事按摩工作，也是您忠实的读者。

杨老师您写的书真好！通俗易懂，简单实用。我看您的书时，就好像您老人家坐在我面前，亲自给我讲课一样，很亲切。插图也非常精美漂亮，一看就明白。按书中方法为顾客保健、减肥、丰胸、治疗等，效果很好。

遗憾的是，您的几本书，都没有介绍有关丰臀的方法。某一书中在第一章第二节"中医点穴按摩应用范围"里介绍了可应用9个方面，第6条就是可以丰臀。

可不知为什么，这本书只详细介绍了其他八大绝技，唯独没有介绍丰臀绝技。是老师您保守故意留一手呢？还是另有原因？

杨老师，我这个人平时说话直，以上讲得有不对的地方，您老别在意。

（续 后）

平时来我们店里的顾客，做保健按摩、减肥按摩、丰胸按摩的比较多。也有一些顾客来要求做丰臀的，但我们几个按摩师都不会这门技术。

所以，我建议杨老师，您以后再写书时，一定要介绍有关点穴按摩丰臀的方法，一定受广大读者的欢迎。

……

祝杨老师万事如意，健康长寿！

上海读者　王某某

2013年5月1日

尊敬的杨老师：

您好！您是大专家、名人，您接触的人多，可能不记得我这个小小的读者了。

我先做一个自我介绍：我叫余某某，是一名普通的按摩师，也是您的忠实读者。

大概半年前，我曾打电话向您请教中医点穴按摩丰臀的方法。您丝毫没有专家的架子，非常热心地详细地给我讲解了丰臀的方法。

我按您教我的方法为一些顾客丰臀治疗，大都有明显的丰臀、翘臀效果。有人仅仅按摩1个多月，就使臀围增大五六厘米，臀部也比以前圆润、好看了。

现在，每天来找我点穴按摩美容、减肥、丰胸、丰臀的顾客很多，这主要是老师您的著作的功劳。非常感谢您为我们广大读者写了这么好、这么实用的宝书。

新年快到了，顺便给老师寄一个贺年卡，略表心意，但愿老师您能喜欢。

祝杨老师：　新年快乐！

马年大吉！

全家幸福！

浙江读者　余某某

2013年12月25日

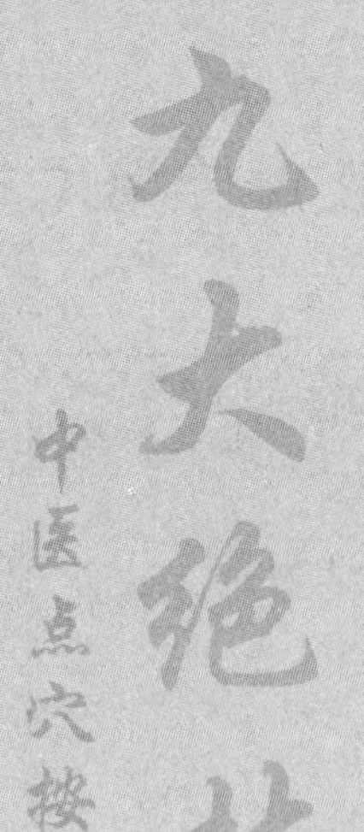

第13章 中医点穴按摩催眠术

笔者于1988年总结的这套催眠术，至今已为无数中外失眠多梦和神经衰弱患者做了催眠治疗，均收到比较理想的治疗效果。他们都反映经过数次治疗后，晚上入睡快、睡得香，很少做梦，第二天精神好。相信读者朋友照书学会本方法后，为患者催眠治疗，也会收到同样的效果。

一、中医点穴按摩催眠术的特点

1. 针对性强 本方法主要适用于失眠、多梦和神经衰弱患者，可使他们精神放松，养心安神，改善睡眠质量。当然，也能使正常人尽快入睡。

2. 简单易学，实用方便 本方法非常简单易学，而且实用方便，随时随地都可以为患者进行催眠治疗。

3. 无痛苦、无副作用，非常舒适 本方法不需任何安眠药物和任何医疗器械，是一种纯自然催眠方法，因而没有任何副作用。治疗时不但无任何痛苦，而且非常舒适。

4. 防病治病，强身健体 本方法不但能防治失眠、多梦和神经衰弱等病症，还能强壮身体、延年益寿。

5. 催眠效果显著 如果取穴准确、手法得当，催眠效果比较显著。一般治疗1个或几个疗程，可使患者晚上入睡快、睡得香、做梦少，早晨醒来倍感身体轻松、头脑清醒、精力充沛。

在催眠治疗过程中，许多患者都不知不觉地睡着了。

二、中医点穴按摩催眠术的原理

1. 调整神经系统功能 中医学认为，睡眠不好、精神不佳与人体阴阳、气血失调有关。本方法可调节人体的阴阳、气血，使之逐渐恢复相对的平衡。

用现代医学观点来解释，就是调整了人体的神经系统，使之入睡快，睡眠好。

2. 解除疲劳，恢复精力和体力 中医学认为，气血不足或失调，经脉肌肉失于濡养，就会使人感到疲乏无力，精神不佳。本方法可疏经活血，使全身气血通畅，脏腑功能旺盛，气血充足，疲劳自然可以解除，恢复精力和体力。使人不但睡眠质量好、做梦少，而且早晨醒来，精神状态好，精力充沛。

三、中医点穴按摩催眠术

★ A. 患者取俯卧位，松开腰带，闭目，全身放松。医者心平气和，运气于两手掌和手指，按以下步骤进行治疗。

1. 拿双肩 两手分别放在左、右肩上，运用拿法，两手同时用力拿肩36次（图13-1）。

2. 掌揉膀胱经 紧接步骤1，两掌分别从两肩处同时用力向外揉，按膀胱经的走向，经背、腰、臀、腿后侧，一直揉到足心涌泉穴为1遍，共揉6遍。

3. 指揉百会穴 右手拇指按在百会穴上，按顺时针方向揉36次。

4. 指揉安眠穴 双手拇指分别按在左、右安眠穴上，两拇指同时用力向外揉36次。

5. 拿颈 左手扶头，右手运用拿法，拿颈36次（图13-2）。

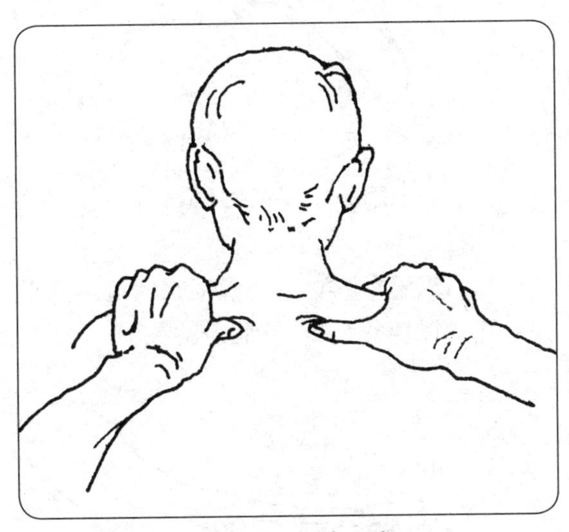

图13-1 拿双肩

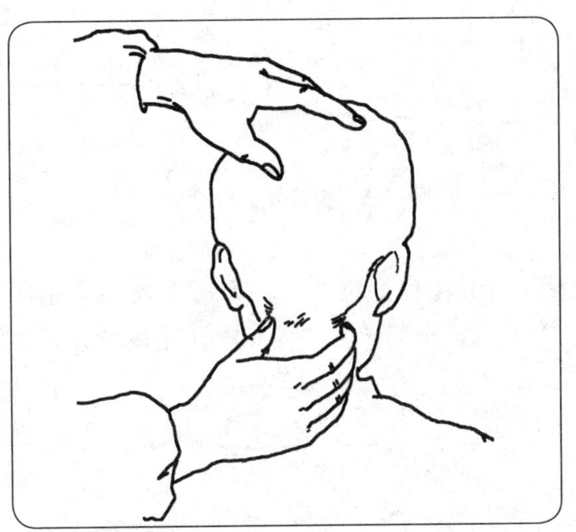

图13-2 拿颈

6. 叠掌揉督脉 双手叠掌按顺时针方向从大椎穴揉至长强穴为1遍，共揉9遍。

7. 指揉心俞穴、肝俞穴、胃俞穴、三焦俞穴、肾俞穴 双手拇指分别按在左、右侧各穴位上，两拇指同时用力向外揉36次（图13-3，图13-4）。

8. 叠掌揉、颤命门穴 双手叠掌按在命门穴上，按顺时针方向揉36次，再轻轻振颤18～36秒（图13-5）。

9. 拳砸失眠穴 左手扶起左脚，右手握拳，用拳砸左脚失眠穴36～99次，失眠穴在足跟的正中央（图3-9，图13-6）。

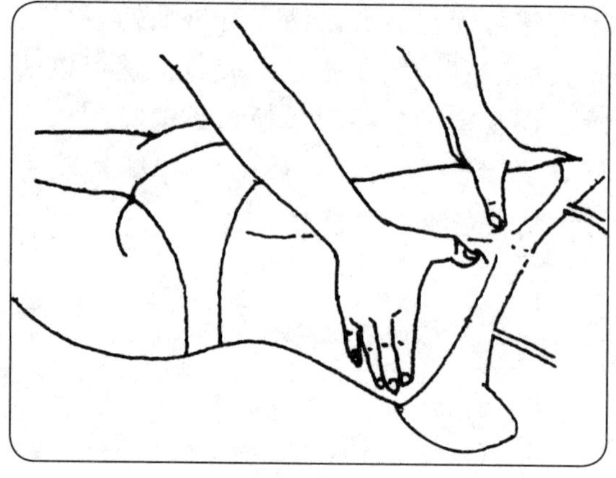
图13-3　指揉心俞穴

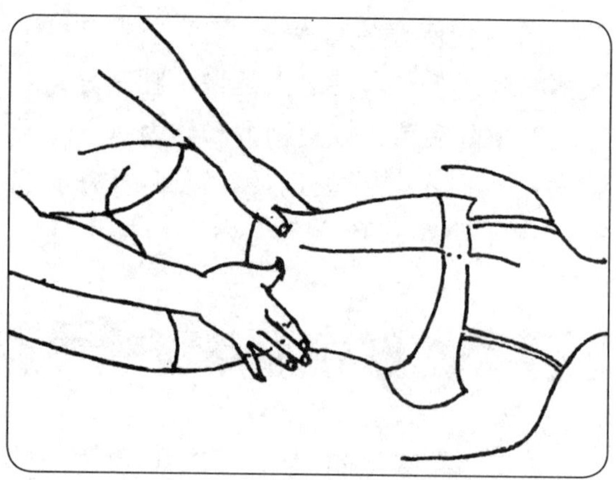
图13-4　指揉肾俞穴

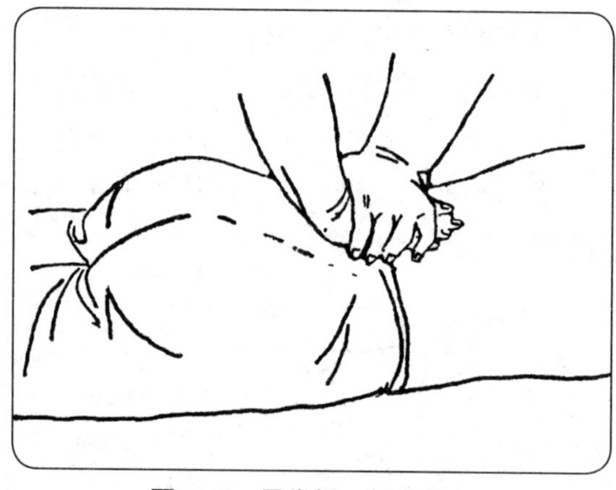
图13-5　叠掌揉、颤命门穴

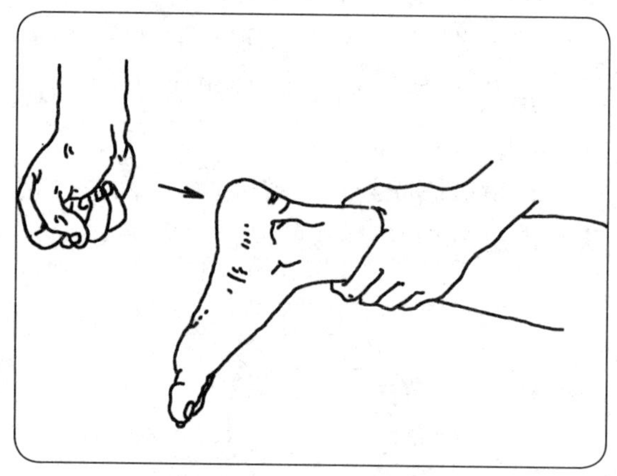
图13-6　拳砸失眠穴

10.指揉涌泉穴　右手拇指按在左涌泉穴上，按顺时针方向揉36次（图13-7）。

11.掌擦涌泉穴　用掌根来回擦左涌泉穴36次，以擦热为度（图13-8）。

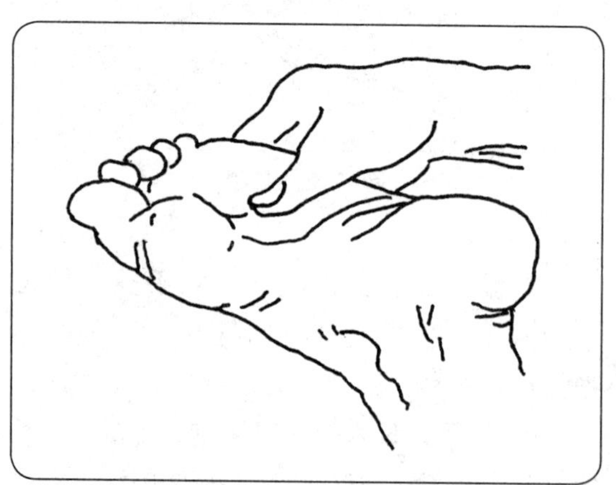
图13-7　指揉涌泉穴

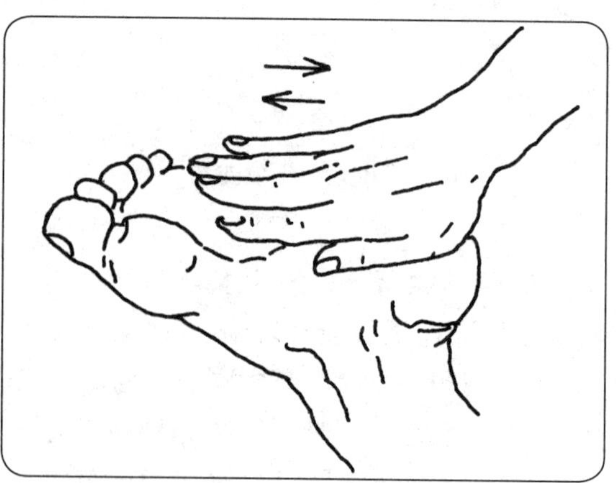
图13-8　掌擦涌泉穴

12. 以9－11相同方法按摩右脚

13. 重复2掌揉膀胱经

★ B. 患者改为仰卧位，闭目，全身放松。按以下步骤进行治疗。

1. **指揉印堂穴** 右手拇指按在印堂穴上，按顺时针方向揉36次。

2. **推天门** 用拇指推法，双手拇指从印堂穴交替推至神庭穴，共推18～36次。

3. **双拇指分推前额** 用拇指推法，双手拇指从印堂穴开始，分推至两边太阳穴为1遍，共分推9～18遍（图13-9）。

4. **指揉太阳穴** 双手拇指分别按在左、右太阳穴上，两拇指同时用力向外揉36次（图13-10）。

5. **掌揉手三阴经** 两手掌分别放在胸两侧上部，按手三阴经从胸到手的走向，两掌同时向外揉，从胸揉至手为1遍，共揉3～6遍（图13-11）。

6. **指揉神门穴** 右手拇指按在神门穴上，按顺时针方向揉36次（图13-12）。

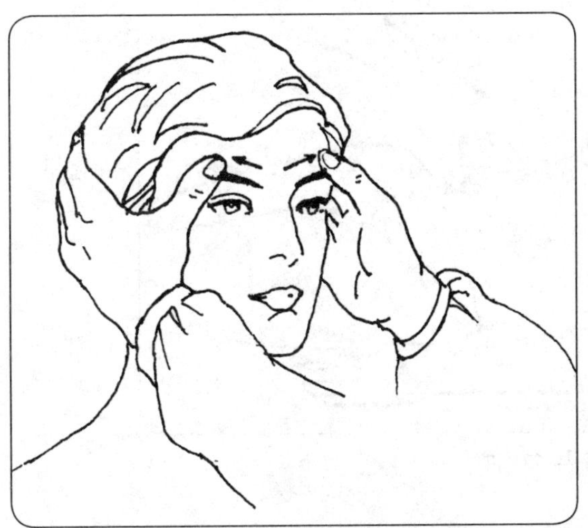

图13-9 双拇指分推前额

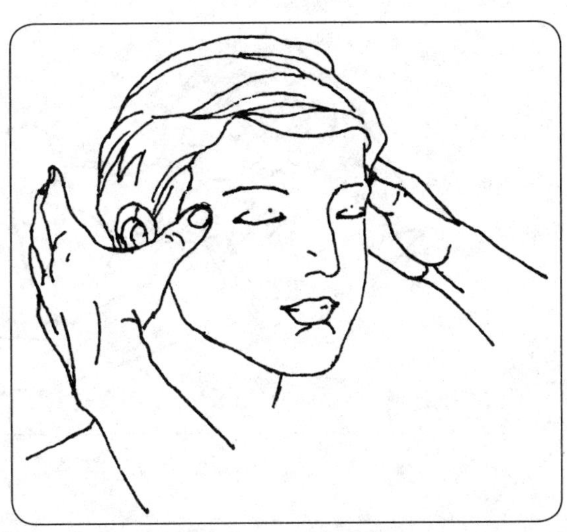

图13-10 指揉太阳穴

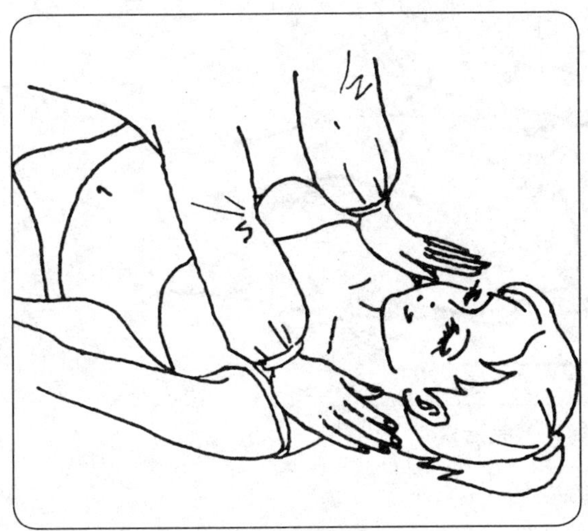

图13-11 掌揉手三阴经

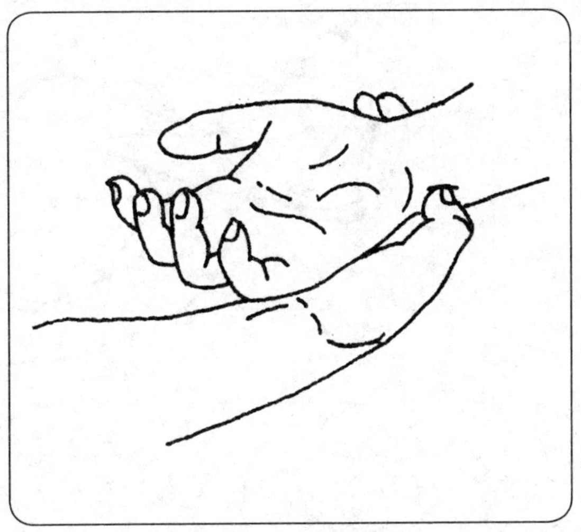

图13-12 指揉神门穴

7. 掌擦劳宫穴 用掌根来回擦劳宫穴36次，擦热为度。

8. 叠掌揉胃腹 双手叠掌从上腹揉至下腹为1遍，共揉9遍。

9. 指揉中脘穴、气海穴、关元穴 右手拇指按在各穴位上，按顺时针方向揉36次（图13-13）。

10. 掌揉、颤气海穴 单掌或双手叠掌按在气海穴上，按顺时针方向揉36次，再轻轻振颤18～36秒（图13-14）。

11. 双手拿左腿 双手从大腿拿至脚为1遍，共拿6遍（图13-15）。

12. 指揉左腿足三里穴、三阴交穴 右手拇指依次按在左腿足三里穴、三阴交穴上，按顺时针方向揉36次（图13-16）。

13. 双掌揉左腿 两掌从大腿揉至脚为1遍，共揉6遍（图13-17）。

14. 以11—13相同方法按摩右腿

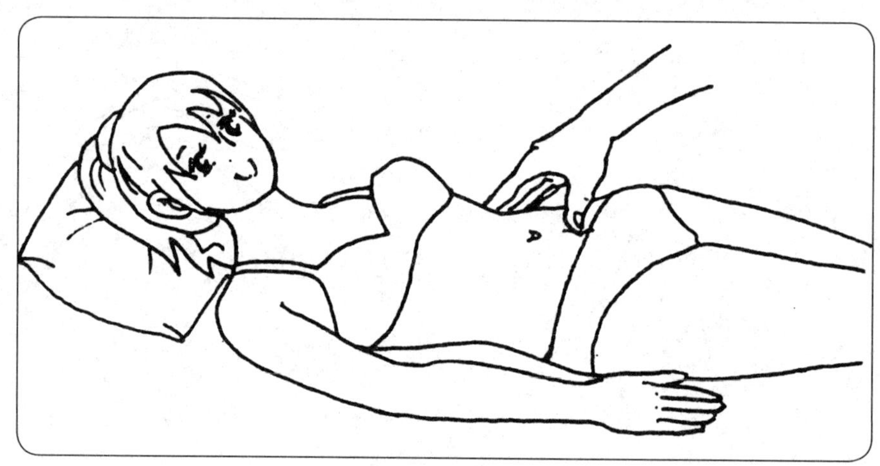

图13-13 指揉关元穴

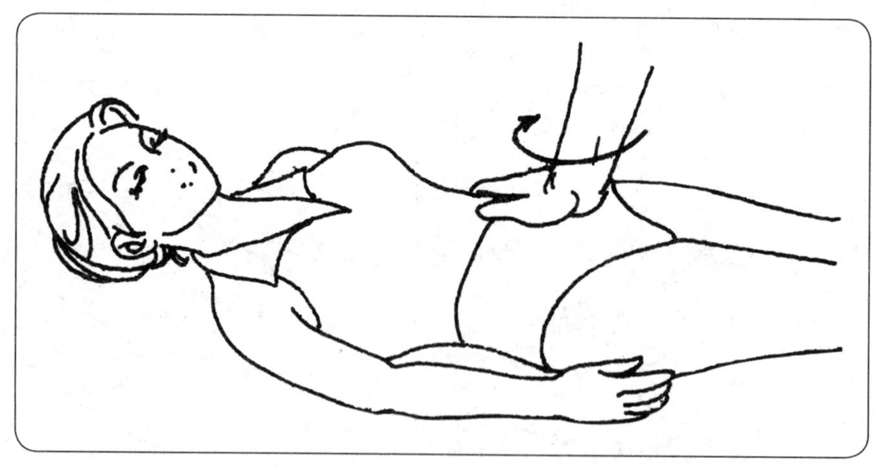

图13-14 掌揉、颤气海穴

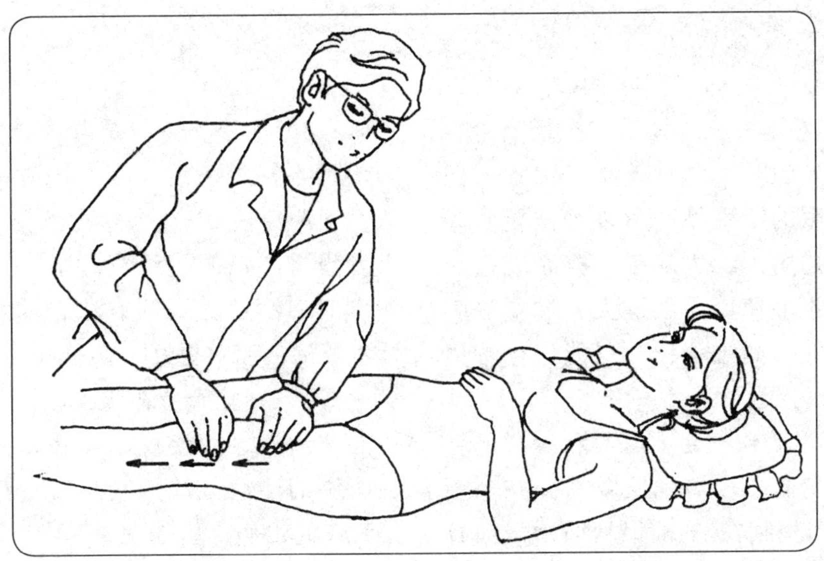

图13-15 双手拿左腿

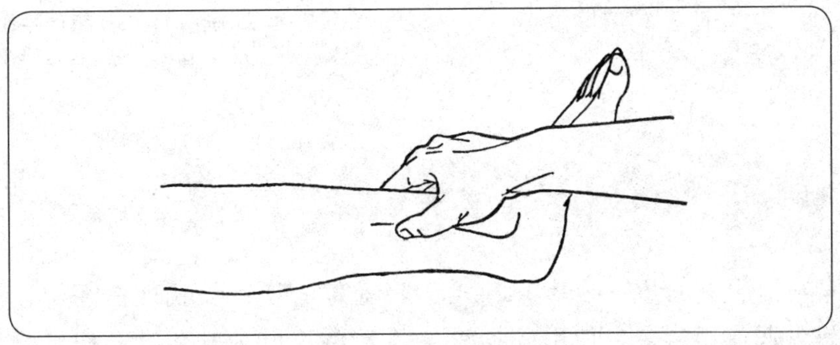

图13-16 指揉三阴交穴

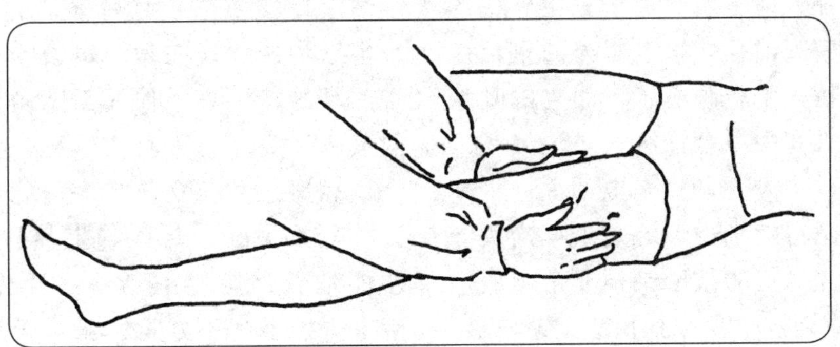

图13-17 双掌揉左腿

四、注意事项

（1）虽然本方法与增重术、增高术、丰胸术一样，也是一种“补法”治疗，但是，因为催眠的特殊性，所以手法更要轻柔和缓。切忌用力忽大忽小、按摩动作忽快忽慢，更不能使用用力过大、过猛等刺激性强的手法。如果那样，只能让患者更加兴奋，睡眠会更差。

（2）按摩动作一定要轻柔和缓，速度要比增重、增高、丰胸术还要慢一些，指揉或掌揉时可控制在2～3秒钟揉1次。而且动作要连贯、均匀，就好像婴儿听着母亲的摇篮曲不知不觉进入梦乡那样，让患者在轻柔、和缓、高超的催眠按摩动作下，不知不觉进入甜美的梦乡。

（3）如果患者只是普通的失眠，入睡难，睡不好觉，没什么大病，可按以上方法为其治疗1个或几个疗程就会治愈。如果患者患有严重的神经衰弱症，可按本方法和本书中治疗此病的方法为其综合治疗，标本兼治，疗效更好。

（4）一些患者在催眠治疗的同时，可能要求治疗某种疾病，可按本方法和本书中所讲的治病方法为其综合治疗。每次操作时，先治病，后催眠。

（5）患者平时可练习笔者其他著作中的催眠健身操、催眠健身功和自我点穴按摩催眠健身术，并常食用书中介绍的18种催眠健身食谱，效果更好，而且不易复发。

五、催眠实例

1. 高桥某某，男，54岁，日本某株式会社总裁，患失眠症半年多，使用药物治疗不见好转。在北京参加经贸活动期间，经人介绍，托人请笔者到高桥先生下榻的宾馆为其做催眠治疗。按以上方法刚治疗到一半，高桥先生就睡着了，甜美的呼噜声把高桥夫人和中方翻译等人员逗笑了。第二天上午，中方翻译打来电话说：“高桥先生昨晚睡得特别香，这是半年来头一次。他对杨先生您的按摩绝技非常佩服，他一再夸赞中国按摩术真了不起！”

2. 中泽某某，男，47岁，日本东京某大学教授，患神经衰弱和失眠症多年。在北京讲学活动期间，经人介绍，特慕名来求治。第一次刚刚治疗完毕，中泽教授就睡着了。等他醒来后，非常高兴，通过翻译对笔者说：“我现在浑身轻松，头脑特别清醒，已经好久没有这种感觉了，杨先生的按摩术真是‘中国一绝’！”后又连续治疗4次，痊愈。中泽教授的中国学生打来电话说：“现在教授每天吃得香，睡得香，精神特别好，他非常感谢杨先生高超的按摩医术。”

3. 秦某某，女，30岁，北京某公司会计。严重失眠，每天晚上躺1小时左右，才能睡着，用她的话说：“做一晚上的梦。”由于睡不好觉，第二天起床后，头痛、头晕、浑身无力。而且，眼大无神，面部皱纹和雀斑较多，还患有肾虚腰痛和月经不调等病。中、西药吃了1年多，不但未见好转，而且，体质越来越差。

一个偶然的机会，听了一位病友的介

绍，特慕名来求治。

笔者用中医点穴按摩催眠术、美容术和肾虚腰痛、月经不调治病方法为其综合治疗3个疗程，共18次，而获痊愈。期间，教会她自我点穴按摩催眠健身术、催眠健身操和四平桩功、马步冲拳等方法，嘱其每天坚持练习。

由于笔者的治疗和她本人的认真练习，不但完全治好了她的失眠症，现在她吃得香，睡得香，入睡快，很少做梦。而且，身体素质明显提高，精神好，精力充沛，眼睛明亮有神，面部皮肤光滑红润，皱纹和雀斑也不明显了，肾虚腰痛和月经不调等病也完全治好了。

秦某某非常感慨地说："真没想到，这种无药疗法，疗效这么好！治病彻底，无痛苦，无副作用。还强身健体，美容润肤明目，真是一举多得。这种效果是世界上任何药物、任何营养保健品、任何美容护肤品都达不到的。"

读者来信

尊敬的杨老师：

您好！您收到我的信，一定会感到意外吧。我还是先做一个自我介绍吧。我叫于某，上海某某大学的三年级学生。

过去我睡眠一直很好，可最近几个月来，由于……原因，引起我严重失眠，晚上翻来覆去睡不着，非常痛苦。白天精神不佳，影响上课学习。

有一次，我在书店买英语书，偶然发现了您写的书。漂亮的封面、精彩的内容和美丽的插图，立刻把我吸引住了。书中的许多内容，如美容、丰胸、增高、明目都适合我，我当即买了回来。我仔细看到最后，这本书居然还有专治失眠的功法，名叫"放松睡功"。我当晚就照书练了起来。

"放松睡功"真是神奇，我仅仅练了一个多星期，就完全治好了我严重的失眠。我现在每天晚上入睡很快，经常刚练完功就不知不觉睡着了，睡得特别香，并且很少做梦。我现在精神也特别好，同学们都夸我，现在气色特别好。真是太感谢您了，杨老师……

上海读者　于某

2002年5月15日

杨老师：

您好！我是您的忠实读者毛某某。自从收到您寄来的一套书，我拜读后，立即实践起来。

我长期睡眠不好，很难入睡，又易醒，严重影响我的身体健康。于是我就按照书中治疗神经衰弱的方法治疗，收到立竿见影的效果。其疗效之快，实出我意料之外，我当天晚上即能安睡。

这几天天天坚持治疗，天天都睡得好，我真是太高兴了，太感谢您了。我在治疗中，有了问题打电话请教您，您总是耐心地解答，使我受益匪浅。我相信，以后坚持练功和治疗，一定会有更大的收获。再一次向您表示感谢。

贵州读者　毛某某敬上

2004年1月2日

杨老师：

您好！我是您的忠实读者。

我是一位离休干部，今年65岁，也是一名业余中医按摩爱好者，仅近几年买的有关中医按摩方面的书就有20多本，相比之下，老师您的书，我认为是最好的。不但方法简单、实用，而且非常有效。插图也特别精美，一看就明白。我按书中方法为老伴、老同事治过头痛、感冒、胃胀等病，效果很好，当场见效。

最近，有两个老同事找到我，他俩知道我会点穴按摩，让我帮忙给他俩治疗一下失眠。我就按书中方法为他俩仅仅治疗了4次，他俩就说“睡眠好多了”。

我们“老干部活动中心”里许多老同志都有程度不同的失眠症状，我们看了您的书非常感兴趣，想在您那里邮购10本，麻烦您在所有书上都签上您的大名，给我们寄过来……

广东读者　苏某

2012年8月20日

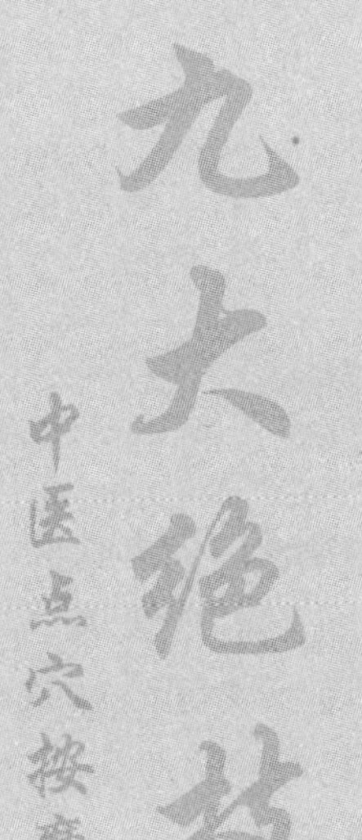

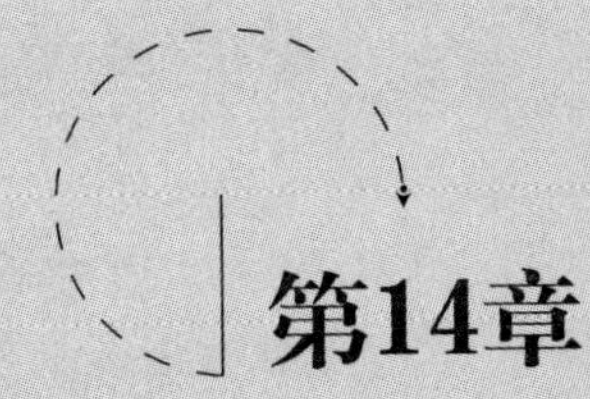

第14章 中医点穴按摩保健术

笔者于1986年根据传统中医点穴按摩治病方法和中医养生保健方法，总结出一套中医点穴按摩保健术（全身保健），并在临床实践中不断完善。多年来，不论在北京、香港、澳门、广东、海南、四川等地和加拿大办班教授，还是个别传授，已经教授给了许多专业按摩人员和业余按摩爱好者，借本书出版机会，奉献给广大读者朋友。

一、中医点穴按摩保健术的特点

1. 简单易学，实用方便 本方法简单易学，而且实用方便，随时随地都可以为患者或亲友进行保健治疗。

2. 无痛苦、无副作用，非常舒适 本方法不需任何药物和任何医疗器械，是一种纯自然保健疗法，因而没有任何副作用。治疗时，不但无任何痛苦，而且非常舒适。

3. 适用范围广 不论男、女、老、少，都可以用本方法进行保健。

4. 可全身保健，也可局部保健 根据患者或家人、亲友等人的要求或治疗上的需要，可全身保健，也可局部保健，如只做头面部五官(保健)或只做腰腿保健，等等。

5. 防病治病、强身健体 患者或健康人经常做中医点穴按摩保健，不但有一定的保健效果，还可以防治头痛、感冒、鼻炎、近视、老视、白内障、耳鸣、耳聋、肩周炎、颈椎病、肠胃病、心脏病、高血压病、糖尿病、男科病、妇科病、腰腿痛、神经衰弱、失眠、多梦等常见病、多发病，还能强身健体、增强体质。

6. 保健效果显著 如果按本方法认真做1次保健，就有一定的效果，如果连续做1个或几个疗程，或经常做保健，效果会更加显著，可解除疲劳、恢复精力和体力，使人耳聪目明、头脑清醒、精力充沛、记忆力增强、轻松舒服，并可防病治病、健身长寿。

二、中医点穴按摩保健术的原理

（1）本方法可疏通经络，使气血通畅，新陈代谢增强，血流加快，增加了组织中的血流量。同时，静脉血液回流也加快了。

（2）由于对全身主要经络穴位进行了点按刺激，可使周身气血通畅，动脉阻力降低，自然减轻了心脏负荷，对心血管疾病的防治将起到很好的保健作用。

（3）中医学认为，阴阳、气血失调，是人体生病的根本原因。本方法可调节人体阴阳、气血，使之逐步恢复相对的平衡，增强抗病能力。由此起到了防治疾病、养生保健和延年益寿的作用。

（4）调整了神经系统，使人精神放松，食欲增强，睡眠改善，有利于精力和体力的恢复。

三、中医点穴按摩保健术（全身保健）

★ A. 患者取坐位，闭目，放松。医者心平气和，运气于两手指，按以下步骤进行治疗。

1. 点、揉、颤印堂穴 左手扶住患者后头部，右手拇指按在印堂穴上，其余四指放在前发际处做支撑。右手拇指点按9秒，然后保持施术力度不变，按顺时针方向揉9次，逆时针方向揉9次，共揉18次后，再振颤9秒。

2. 推天门 用拇指推法，两拇指从印堂穴交替推至神庭穴，共推18次。

3. 点、揉、颤神庭穴 方法同点、揉、颤印堂穴。

4. 双手拇指分推前额 用拇指推法，两手拇指从印堂穴开始，分推至两边太阳穴为1遍，共分推9～18遍（图14-1）。

5. 点、揉、颤太阳穴 两手拇指分别按在左、右太阳穴上，同时用力点按9秒，然后保持施术力度不变，两手拇指同时向前揉9次，向后揉9次，共揉18次后，再振颤9秒（图14-2）。

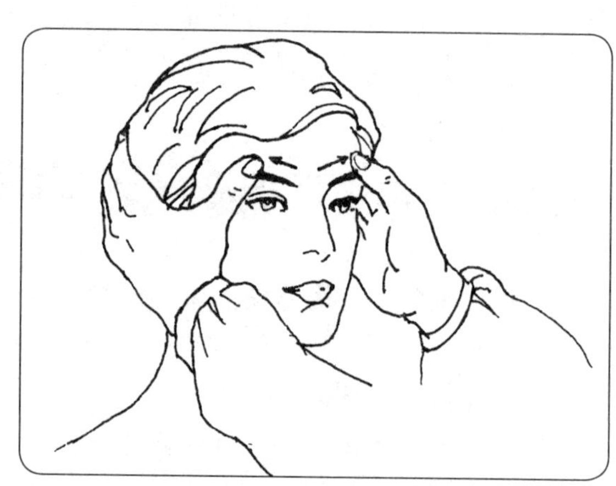

图14-1 双手拇指分推前额

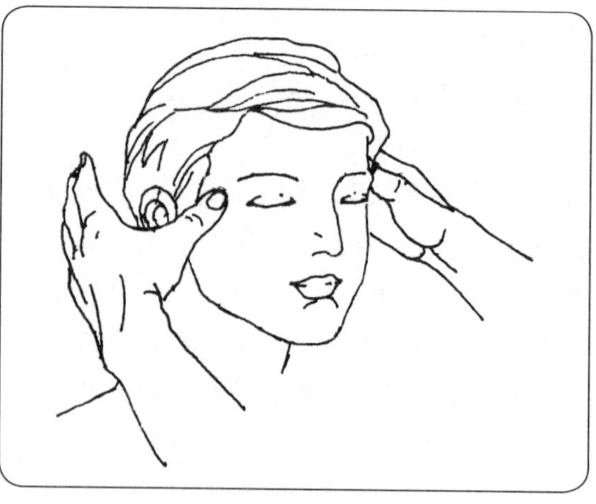

图14-2 点、揉、颤太阳穴

6. 点、揉、颤攒竹穴 两手拇指分别按在左、右攒竹穴上，同时用力点按9秒，然后保持施术力度不变，两手拇指同时向外揉9次，向里揉9次，共揉18次后，再振颤9秒。

7. 点、揉、颤鱼腰穴、瞳子髎穴 方法同点、揉、颤攒竹穴。

8. 点、揉、颤睛明穴 右手拇指和示指捏在左、右睛明穴处，同时往下按压9秒，向下揉18次，再轻轻振颤9秒。

9. 刮眼眶 右手拇指和示指顺着上、下眼眶刮摩，从睛明穴开始向上，经过攒竹穴，向两边经过鱼腰穴、丝竹空穴，向下经过瞳子髎穴、承泣穴，最后又回到睛明穴。这样刮摩1圈为1次，共刮9次。

注意事项：做此动作时要认真、仔细，而且用力适中，主要在上、下眼眶上刮摩，不要离眼球太近，以免把睫毛弄下来。

10. 点、揉、颤四白穴、迎香穴、地仓穴 方法同点、揉、颤攒竹穴，迎香穴可用中指或示指（图14-3）。

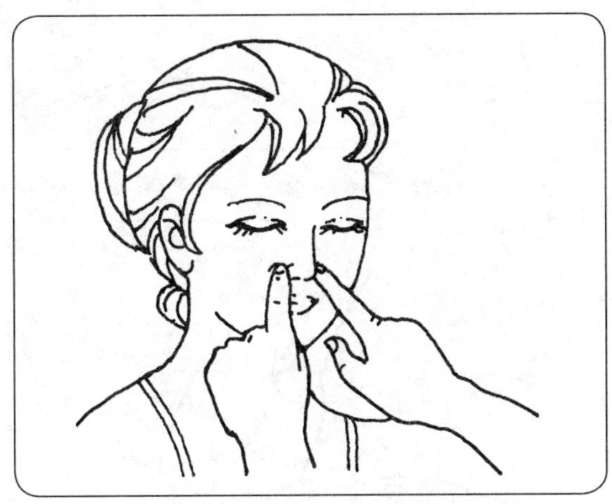

图14-3 点、揉、颤迎香穴

11. 点、揉、颤下关穴 方法同点、揉、颤太阳穴。

12. 揉耳垂 两手拇指和示指分别捏住左、右耳垂，揉捏18次后，再着力向下牵拉耳垂9次。

13. 揉耳轮 紧接上动作，两手拇指和示指分别从两耳垂揉耳轮往上至耳尖，揉耳轮6遍后，再捏住耳尖往上提9次。

14. 鸣天鼓 两手掌横放在后头枕骨处，两手心捂紧两耳门。两手示指分别叠放在两中指上，同时用力使示指落下，弹击枕骨，耳内立刻听到“咚”一声如鼓音声响，故此动作名为“鸣天鼓”，共弹击18次。

15. 点、揉、颤百会穴 方法同点、揉、颤印堂穴。

16. 点、揉、颤通天穴、风池穴 方法同点、揉、颤攒竹穴（图14-4，图14-5）。

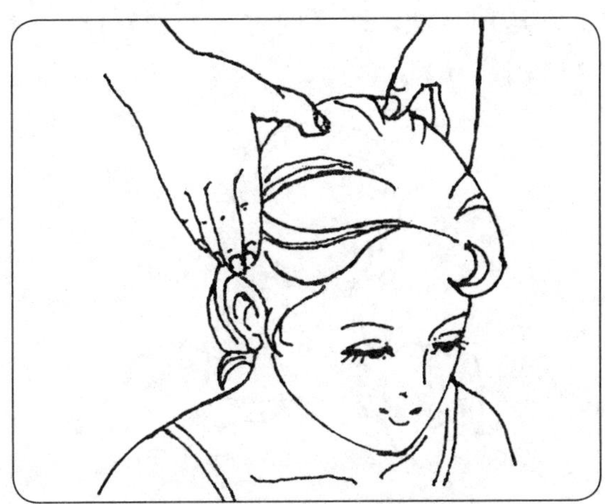

图14-4 点、揉、颤通天穴

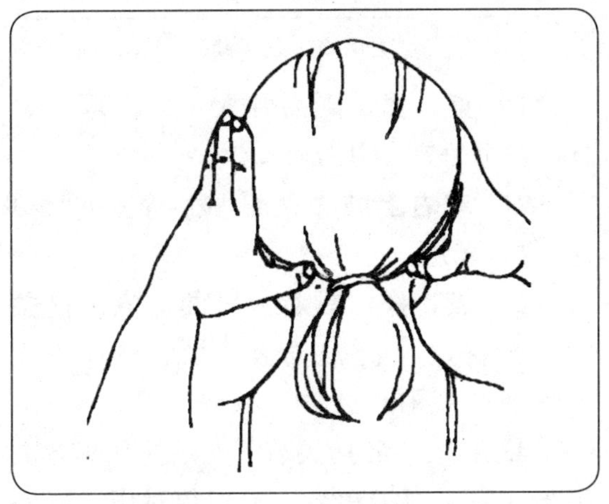

图14-5 点、揉、颤风池穴

17. 拿颈 左手扶头，右手运用拿法，拿颈18次（图14-6）。

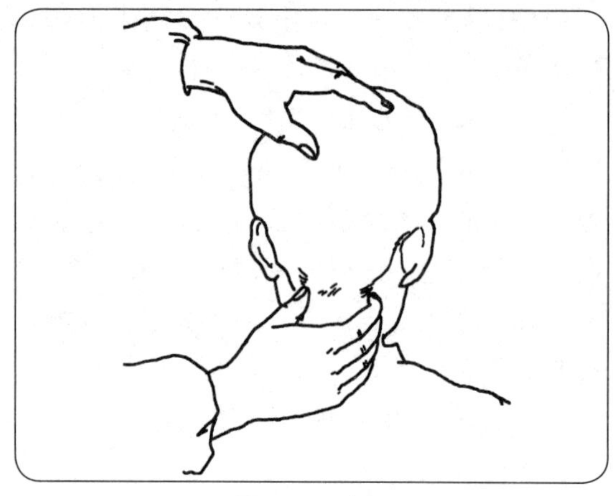

图14-6 拿颈

18. 拿双肩 两手分别放在左、右肩上，运用拿法，两手同时用力拿肩18～36次（图14-7）。

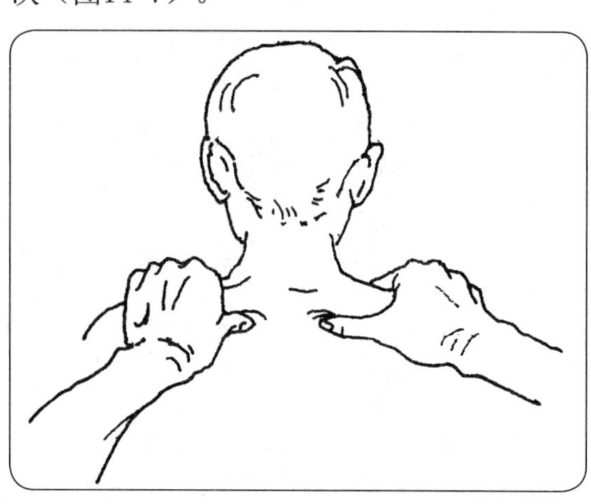

图14-7 拿双肩

19. 点、揉、颤肩井穴 方法同点、揉、颤攒竹穴（图14-8）。

20. 拿右上肢 两手从肩拿至手为1遍，共拿6遍。

21. 点、揉、颤右上肢曲池穴、内关穴、合谷穴 方法同点、揉、颤印堂穴（图14-9—图14-11）。

22. 揉右手各指关节 左手托住患者右手腕，右手拇指和示、中指相对用力揉右手各手指指关节。

23. 抖右臂 一手按在右肩上，另一手握住右手，抖臂9秒（图14-12）。

24. 以20—23相同方法按摩左侧

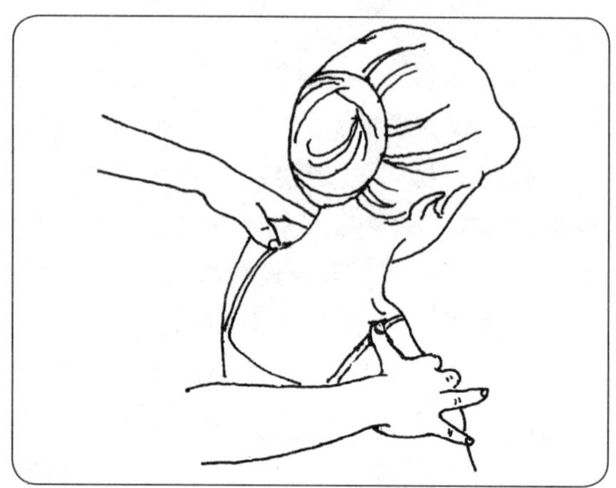

图14-8 点、揉、颤肩井穴

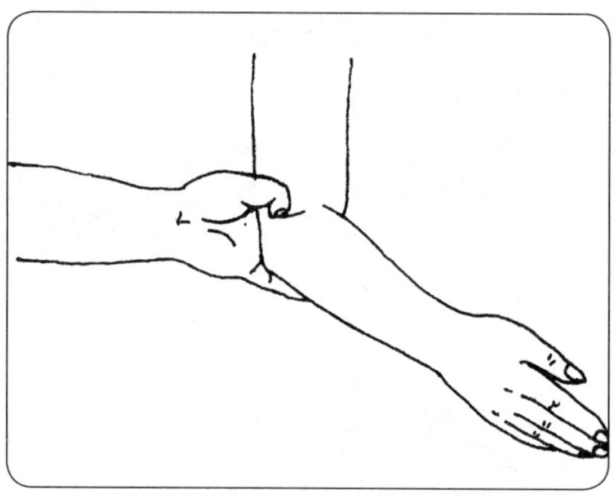

图14-9 点、揉、颤曲池穴

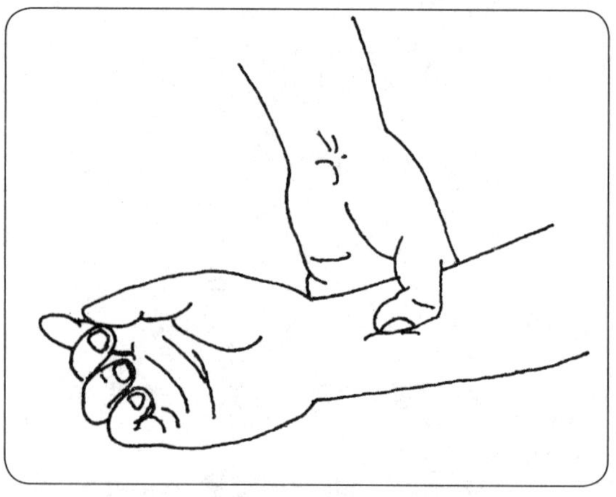

图14-10 点、揉、颤内关穴

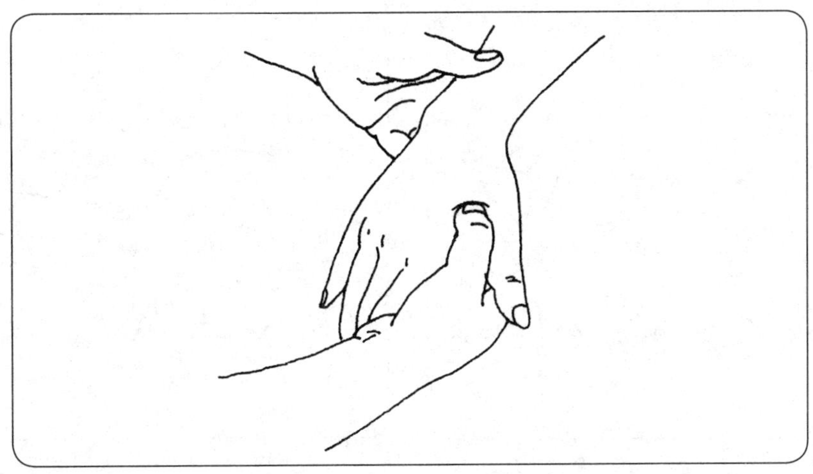

图14-11　点、揉、颤合谷穴

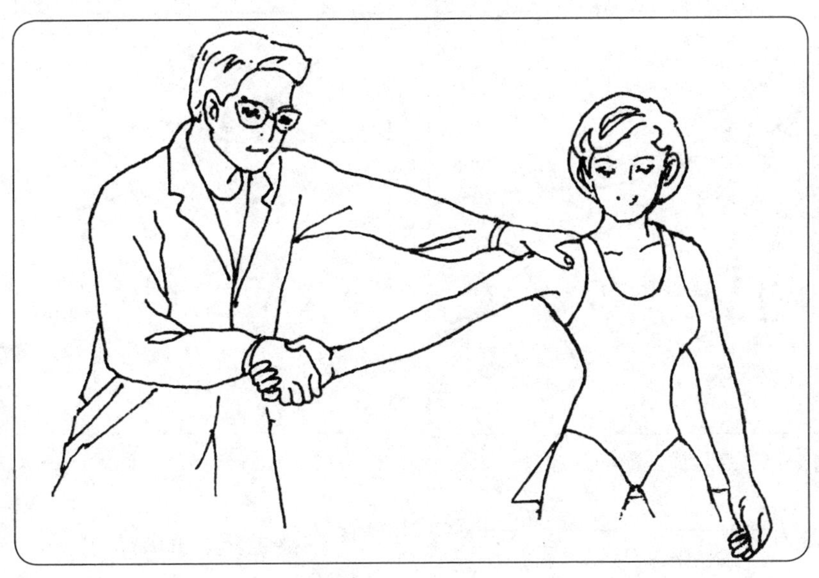

图14-12　抖右臂

★ B. 患者改为俯卧位，松开腰带，闭目，全身放松。

1. **叠掌揉督脉**　双手叠掌按顺时针方向从大椎穴揉至长强穴为1遍，共揉6遍。

2. **点、揉、颤身柱穴、神道穴、至阳穴、命门穴、腰俞穴**　右手拇指依次按在以上各穴位上，分别点按9秒，然后保持施术力度不变，按顺时针方向揉9次，逆时针方向揉9次，共揉18次后，再振颤9秒。

3. **点、揉、颤心俞穴、肝俞穴、脾俞穴、胃俞穴、肾俞穴、大肠俞穴、环跳穴、承扶穴、殷门穴、委中穴、承山穴、涌泉穴**　两手拇指依次按在左、右侧各穴位上，同时用力点按9秒，然后保持施术力度不变，两手拇指同时向外揉9次，向里揉9次，共揉18次后，再振颤9秒（图14-13—图14-17）。

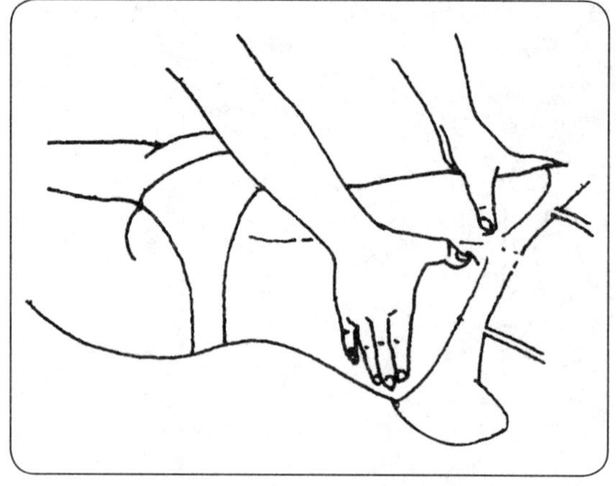
图14-13 点、揉、颤心俞穴

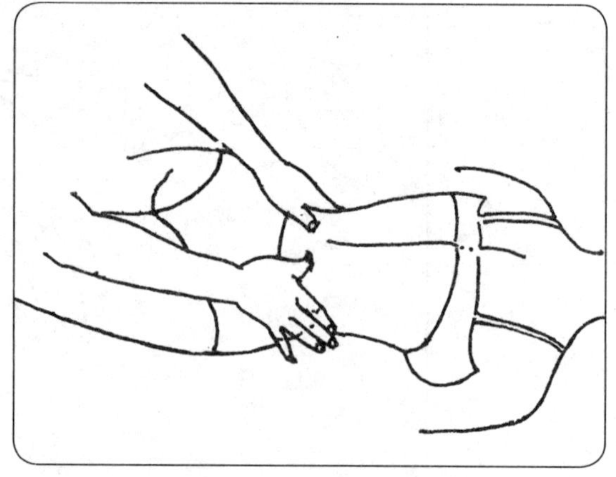
图14-14 点、揉、颤肾俞穴

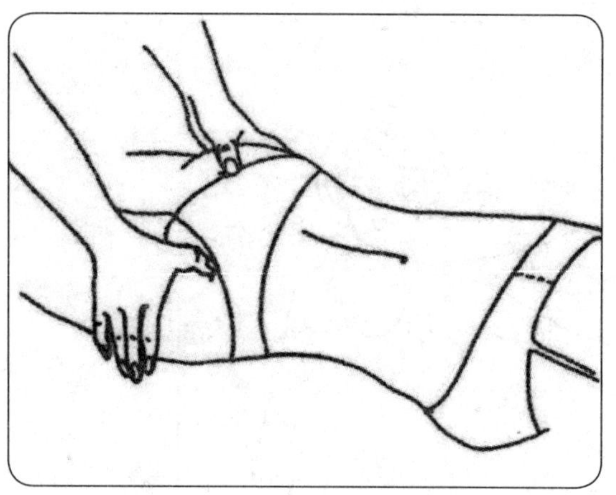
图14-15 点、揉、颤环跳穴

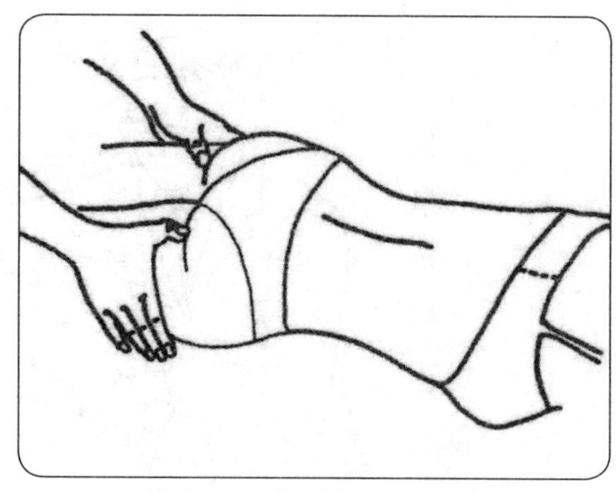
图14-16 点、揉、颤承扶穴

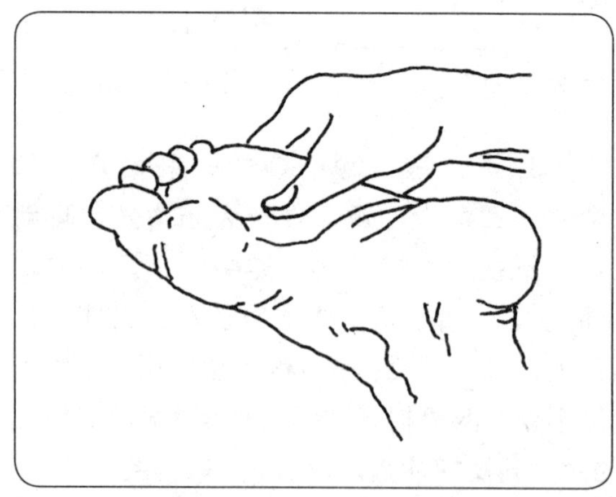
图14-17 点、揉、颤涌泉穴

4. 叠掌揉、颤命门穴 双手叠掌按在命门穴上，按顺时针方向揉36次，再振颤9～18秒（图14-18）。

5. 掌推督脉、膀胱经 双手叠掌从大椎穴推至长强穴为1遍，共推6遍。然后两掌分开，分别推两侧膀胱经，从大杼穴推至白环俞穴为1遍，共推6遍（图14-19）。

6. 双手拿、拍、揉腿 从大腿至脚，双手拿、拍、揉各6遍。

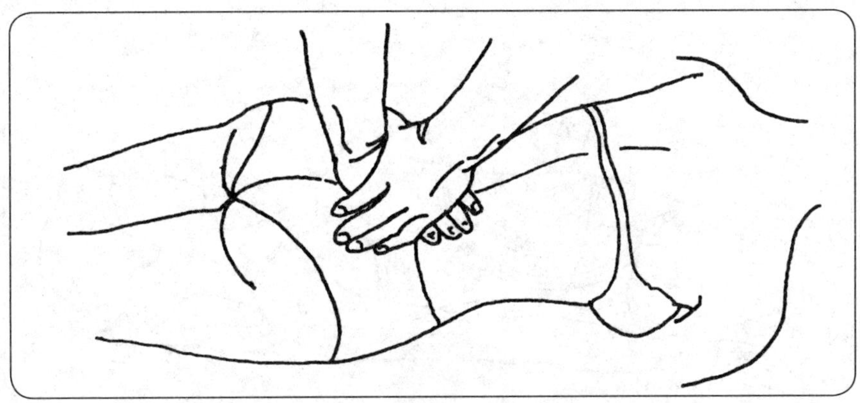

图14-18 叠掌揉、颤命门穴

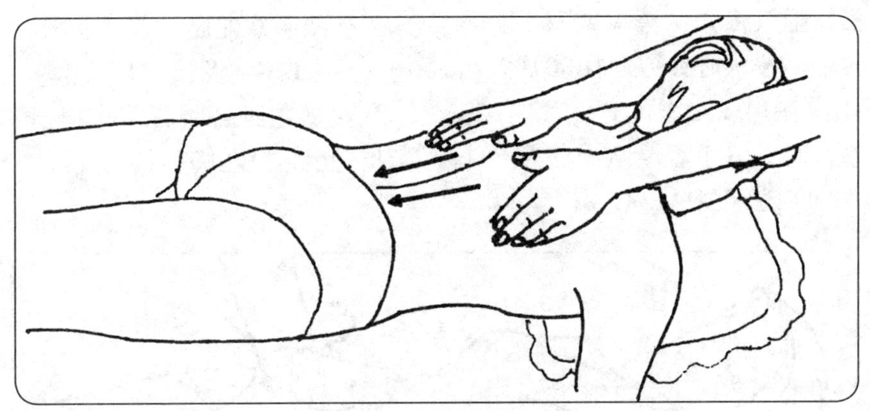

图14-19 掌推膀胱经

★ C. 患者改为仰卧位，闭目，全身放松。

1. 掌揉手三阴经 两掌分别按在左右中府、云门穴处，按手三阴经从胸到手的走向，两掌同时向外揉，从胸揉至手为1遍，共揉3遍（图14-20）。

2. 叠掌揉胃腹 双手叠掌按顺时针方向从上腹揉至下腹为1遍，共揉6遍。

3. 点、揉、颤膻中穴、上脘穴、中脘穴、下脘穴、气海穴 右手拇指依次按在以上各穴位上，分别点按9秒，然后保持点按力度不变，按顺时针方向揉9次，逆时针方向揉9次，共揉18次后，再振颤9秒（图14-21）。

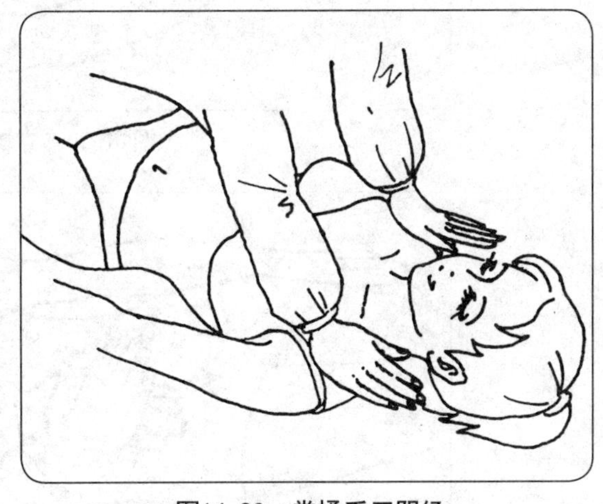

图14-20 掌揉手三阴经

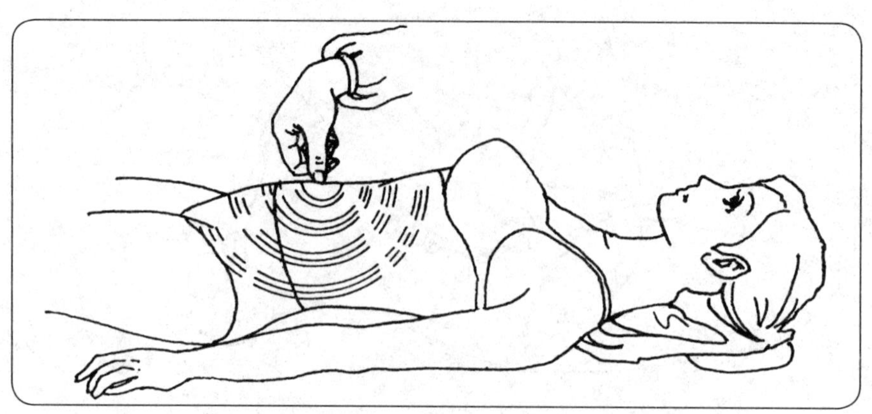

图14-21 点、揉、颤中脘穴

4. **掌揉、颤气海穴** 单掌或双手叠掌按在气海穴上，按顺时针方向揉36次，再振颤9～18秒（图14-22）。

5. **叠掌推腹** 双手叠掌从上腹推至下腹为1遍，共推6遍（图14-23）。

6. **双手拿左腿** 双手从大腿拿至脚为1遍，共拿6遍（图14-24）。

7. **揉左脚各趾关节** 拇指和示指、中指相对用力揉左脚各趾关节。

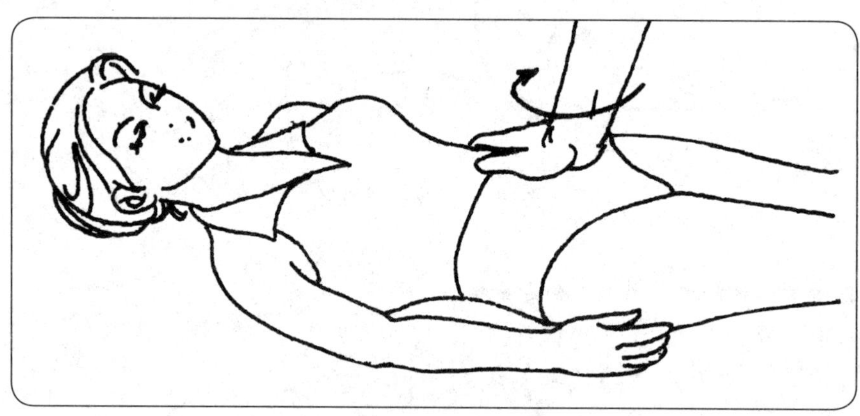

图14-22 掌揉、颤气海穴

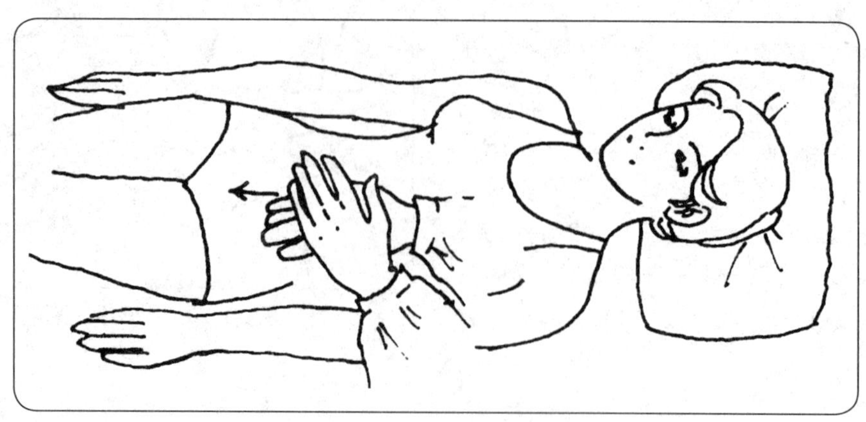

图14-23 叠掌推腹

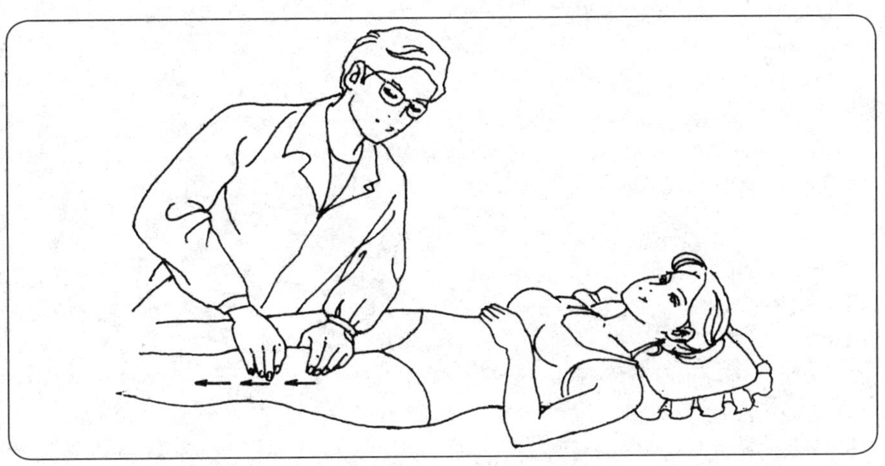

图14-24 双手拿腿

8. **点、揉、颤左腿风市穴、血海穴、足三里穴、三阴交穴、解溪穴** 左手扶住患者右腿，右手拇指依次按在以上各穴位上，分别点按9秒，然后保持点按力度不变，按顺时针方向揉9次，逆时针方向揉9次，共揉18次后，再振颤9秒（图14-25）。

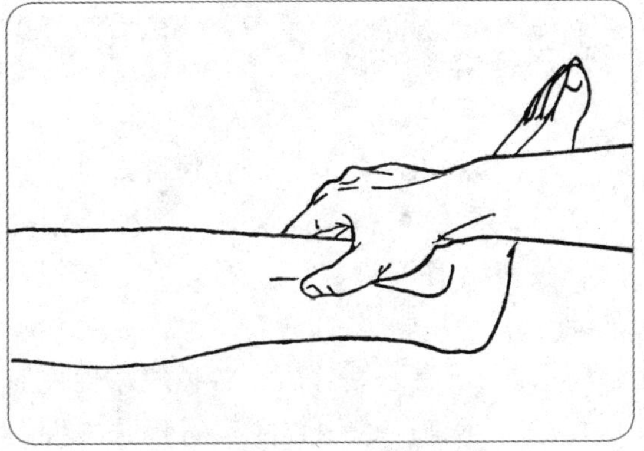

图14-25 点、揉、颤三阴交穴

9. **双掌拍、揉左腿** 从大腿到脚，两掌拍、揉各6遍（图14-26，图14-27）。

10. **以6—9相同方法按摩右腿**

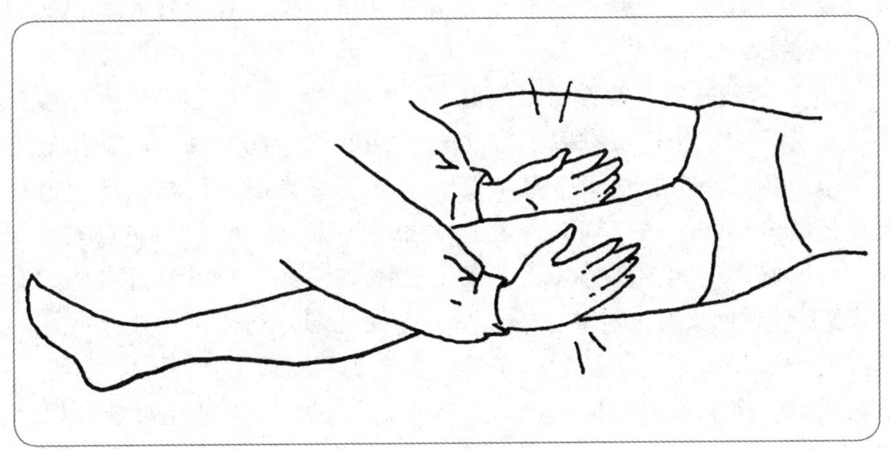

图14-26 双掌拍腿

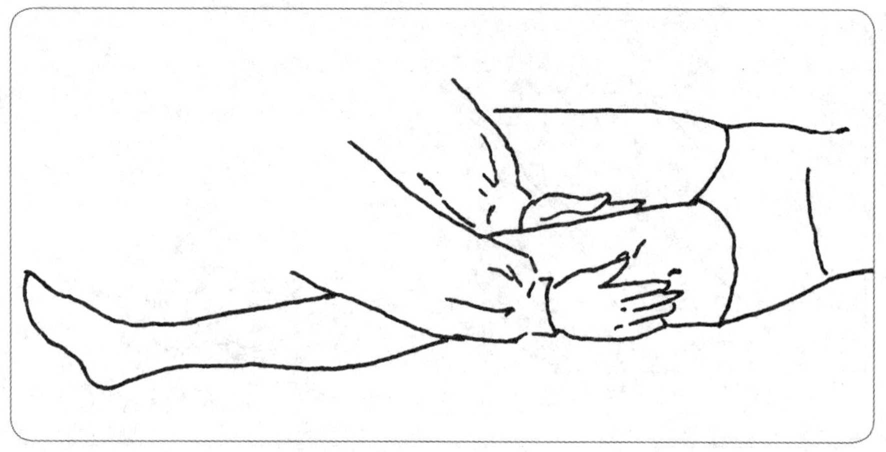

图14-27 揉腿

四、注意事项

（1）对年老体弱者进行保健按摩时，手法一定要轻柔和缓，切忌用蛮力。治疗后，使患者有浑身轻松、舒适、心胸舒畅的感觉。

（2）患有恶性肿瘤，各种溃疡性皮肤病，各种感染性、化脓性疾病和结核性关节炎，严重的心、肝、胃、肾等内脏器官疾病，以及骨折、骨裂未痊愈等均不宜进行保健治疗，应先以治病为主。

（3）如果读者朋友在按摩诊所或保健按摩中心等服务行业工作，可按以上方法为顾客进行全身保健服务。由于全身主要部位、主要经络穴位都可按摩到，一般经保健治疗后，顾客都会感到浑身轻松、头脑清醒、耳聪目明，回头客一定很多。

（4）在为家人、亲友、邻居、同事等保健治疗时，可以全身保健，也可以重点进行局部保健。

例如，你的父母等长辈外出走路多了，两腿又痛又累，你可以为他们重点做下肢保健。不但孝敬了老人，而且为他们解除了疼痛和疲劳，可以较快地恢复体力。反过来，由于他们尝到了按摩甜头，就会更加支持你从事按摩工作。

假如你的孩子，或亲友、邻居等熟人的孩子，这些天因复习考试，用脑过度，头晕脑涨，特别疲劳。你可为孩子重点进行头颈部、五官保健按摩，可迅速消除大脑和眼睛的疲劳，改善脑供血状况。使孩子头脑清醒、耳聪目明、记忆力增强、精力旺盛等。

（5）每次保健按摩的时间，全身保健用时30～60分钟，局部保健用时10～30分钟。读者朋友可根据情况灵活掌握。如果想时间长一些，某些点穴按摩动作可多做几遍；如果想时间短一些，某些动作可少做几遍，动作可稍快一些。不论时间长短，都要认真去做，不能马虎。

（6）有些顾客做全身保健时，可能要求同时治疗某种疾病（或要求美容、减肥、丰胸、丰臀、增高等），可按以上方法和他所患疾病的治疗方法（或美容、减肥、丰胸、丰臀、增高等方法）为其综合治疗。

五、不同年龄的保健实例

1.马某，男，16岁，北京某中学初三学生。因复习功课，准备参加中考，每天很晚睡觉，且睡不踏实，经常做梦，第二天总感觉浑身无力，头晕脑涨，上课精力不能集中，学习效率很低。经人介绍，其家长陪同来求治。笔者按以上方法和神经衰弱治疗方法为其综合治疗1次后，马某当场就感到浑身轻松、头脑特别清醒、耳聪目明。为巩固疗效，后又连续治疗4次痊愈。后来，马某考上了北京某重点高中。

2.张某某，女，19岁，北京某中学高三学生。因学习紧张，准备高考，疲劳过度，头晕脑涨，视力下降，记忆力明显减退，精神状态不佳，学习效率很低。吃了许多名牌保健食品，毫无效果，全家人非常着急，只怕影响考大学，特慕名来求治。笔者按以上方法，为患者重点进行头颈部和五官保健治疗1次后，患者异常高兴，她激动地说："刚才，我还感到头晕脑涨，好像脑袋上压了一块石头，现在，我感到'石头'拿掉了，头脑特别清醒，视力也明显提高了，看东西特别清楚。总之，感到非常轻松舒服，点穴按摩真是神奇，当场见效，比吃药都灵。"为巩固疗效，后又连续治疗5次。当年8月，其家长打来电话说："我女儿已考上北京某某大学，多谢您的高超医术。"

3.山本某某，男，45岁，日本东京人。在北京参加经贸活动期间，由于工作繁忙和劳累，身体非常疲劳，并且，偏头痛病犯了，服药2天不见好转。经中方人士介绍，特请笔者为其治疗。按以上方法和偏头痛治疗方法为其综合治疗1次后，患者通过翻译连声称赞说："杨先生的点穴按摩真是一绝，我现在浑身轻松，头也不痛了。"后又连续保健治疗2次，痊愈。

4.石坂某某，女，67岁，日本横滨市人。在日本某电视节目中，看了笔者用中国传统点穴按摩术为中、外患者治病的报道后，和丈夫、朋友共4人专程来京求治，住在笔者家附近的京谊宾馆。该患者失去嗅觉达15年之久，在日本曾用多种方法治疗无任何效果，非常痛苦。笔者按以上头颈、五官保健方法为其做保健治疗，并着重点按有关穴位。每天治疗1次，有时2次，前几次没有明显效果。在笔者家第9次治疗后，患者突然能闻到家人做菜的香味了。当时，她激动地大哭起来，一再向笔者鞠躬表示感谢。

读者来信

杨老师：

我做秘书工作，每天特别忙，虽然才24岁，总感到精力不足，浑身无力，头晕脑涨。每天一回家，总想多躺一会儿，什么也不想干。朋友借给我您写的书，并建议我练书中的保健术。我抱着试试看的心态刚练了半个多月，没想到效果特别好。每次做完后，身体特别舒服，耳聪目明，头脑清醒，很快恢复了体力和精力，解除了一天工作的疲劳。而且面部皮肤也比以前红润了，保健效果好，美容效果也特别好！……

北京读者　张某

1996年2月17日

尊敬的杨老师：

您好！我自从买到您写的两本书后，按照书中方法自我点穴按摩美容、减肥、治病和保健，取得意想不到的效果。谢谢您为我们广大读者写了这么实用、这么有价值的好书。

我是这样练习的：我每天按书中的自我点穴按摩美容和减肥方法认真练习一遍，有时练习两三遍，至今已有一个多月。我的面部皮肤光滑红润了，眼角皱纹也不见了，眼睛明亮有神，体重也减少了5千克。我还按书中的方法治好了我的慢性鼻炎。

我现在每天晚上睡前坐在床上，按书中自我点穴按摩保健术认真做一遍，然后躺下睡觉，睡得特别香，我切身体会到，经常自我点穴按摩保健，确实起到了解除疲劳、恢复体力、防病治病和养生保健的作用。

杨老师，您的书真好，非常实用有效，再次谢谢您！

祝您工作顺利，万事如意！

浙江读者　马某

2002年10月9日

杨师傅：

您好！春节好！全家好！

我们的“保健按摩中心”已于12月18日正式开业，来做“全身保健”的顾客特别多，大多是回头客，这充分说明师傅的“中医点穴按摩保健术”就是好！

师傅，我虽买您的书已好几年，但真正让我收获最大的，还是这次到北京拜您为师，当面向您求教按摩绝技。您毫无保留地向我传授了中医点穴按摩美容术、减肥术、增重术、增高术、丰胸术、催眠术和全身保健术，使我学到了许多真本事、真功夫，受益匪浅。

我回来后，将在北京跟您学到的全身保健术又教给了我们店招聘的5名男女按摩师。他们原先也会一些保健按摩，只是技术一般。自从学会您这套全身保健术，再给客人做，特别受到顾客的欢迎，客人都反映做完之后，浑身轻松，头脑清醒，耳聪目明，特别舒服。

师傅，我打算这样安排：我们店先推出全身保健项目，我们做一段时间的准备之后，再上中医点穴按摩美容、减肥、增重、增高、催眠和丰胸项目。还望师傅有空到福建来我们店进行现场指导，当我们店的中医按摩顾问。您往返路费和食宿费等费用全由我们店出。

祝师傅全家春节愉快，万事如意！

徒：张某某（福建读者）

2003年2月1日

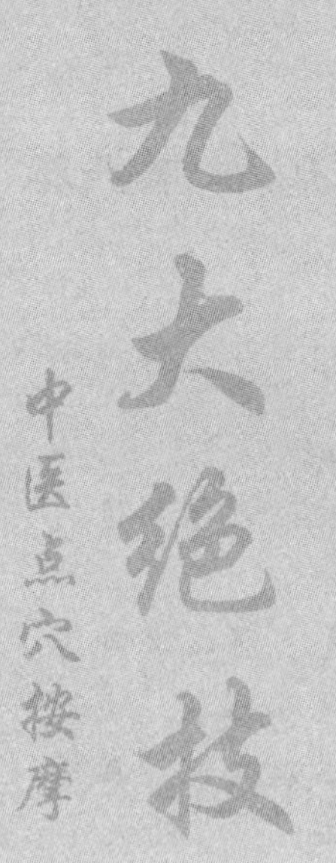

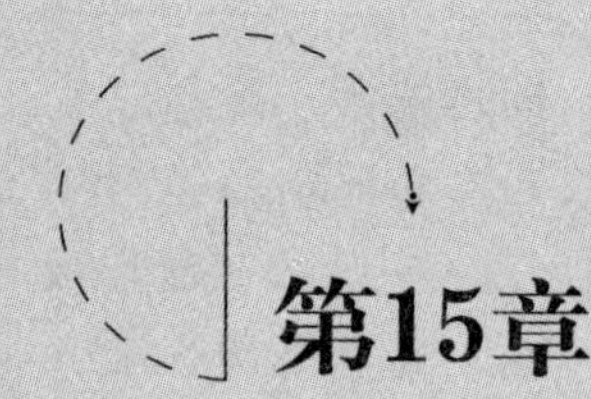

第15章 内科常见病点穴按摩治疗

一、头痛、偏头痛

【病因】

头痛是一种常见病，原因比较复杂。一般来说，许多急、慢性疾病都可以引起头痛，如头部本身的疾病和外伤以及眼、耳、鼻、牙齿、咽喉等五官疾病，颈椎病、神经衰弱、高血压病等疾病都可引起本病。另外，妇女经期前后和更年期也易引起本病。

中医学认为，头痛主要由外感和内伤引起。外感头痛多因起居不慎、睡卧当风，或受寒冒暑，以及外感六淫之邪引起，多属实证。内伤头痛多与肝、脾、肾有关，情志抑郁、肝阳上亢、疲劳过度、饮食不节、房事不节、伤精耗气导致气虚、血虚和肾虚，都可引起头痛，多属虚证。

【症状】

有头胀痛、剧痛，有阵发性头痛，有持续性头痛等。

另外，外感风寒头痛还伴有恶寒、鼻塞流涕、咳嗽等症状。外感风热头痛伴有恶风、发热、口渴、咽痛、面红耳赤、小便热痛、大便秘结等症状。内伤风湿头痛伴有头觉沉重、恶风、胸闷困倦、面色晦暗等症状。内伤肾虚头痛伴有头晕、耳鸣、腰膝无力、男子遗精、女子带下等症状。内伤情志头痛伴有头胀目眩、面红耳赤、睡眠不宁、易恼怒发火等症状。内伤气血不足头痛伴有头晕目眩、精神倦怠、气短无力、食欲不振、面色及唇甲无华等症状。

从经络辨证的角度来看，前头痛属阳明经病，多由眼、鼻、咽喉等疾病引起。后头痛属太阳经病，多由颈椎病、高血压病和脑部肿瘤等疾病引起。头顶痛属督脉和厥阴经病，多由神经功能性疾病引起。偏头痛属少阳经病，多由耳病、牙痛、妇科病引起。

另外，全头痛多由脑动脉硬化、脑震荡、感染病毒、感冒和劳累过度、失眠引起。

下面向读者朋友介绍最常见的全头痛和偏头痛的治疗方法。

【全头痛的治疗】

★ 患者取坐位，闭目，放松。医者心平气和，运气于两手指，按以下步骤进行治疗。

1. **点、揉、颤印堂穴** 左手扶住患者后头部，右手拇指按在印堂穴上，其余四指放在前发际处做支撑。右手拇指点按9秒，然后保持施术力度不变，按顺时针方向揉9次，逆时针方向揉9次；再顺时针揉9次，逆时针揉9次，共揉36次后，再振颤9秒。

2. **双手拇指分推前额** 用拇指推法，两手拇指从印堂穴开始，分推至两边太阳穴为1遍，共分推9～18遍（图15-1）。

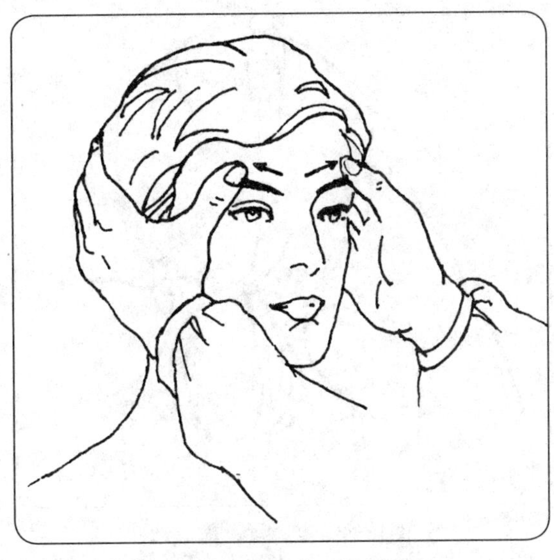

图15-1 双手拇指分推前额

3. **点、揉、颤太阳穴** 两手拇指分别按在左、右太阳穴上，同时用力点按9秒，然后保持施术力度不变，两手拇指同时向前揉9次，向后揉9次；再向前揉9次，向后揉9次，共揉36次后，再振颤9秒（图15-2）。

4. **点、揉、颤神庭穴、上星穴、百会穴、风府穴** 方法同点、揉、颤印堂穴。

5. **点、揉、颤通天穴** 两手拇指分别按在左、右通天穴上，同时用力点按9秒，然后保持施术力度不变，两手拇指同时向外揉9次，向里揉9次；再向外揉9次，向里揉9次，共揉36次后，再振颤9秒（图15-3）。

6. **点、揉、颤风池穴** 方法同点、揉、颤通天穴（图15-4）。

7. **点、揉、颤曲池穴、合谷穴** 方法同点、揉、颤印堂穴（图15-5，图15-6）。

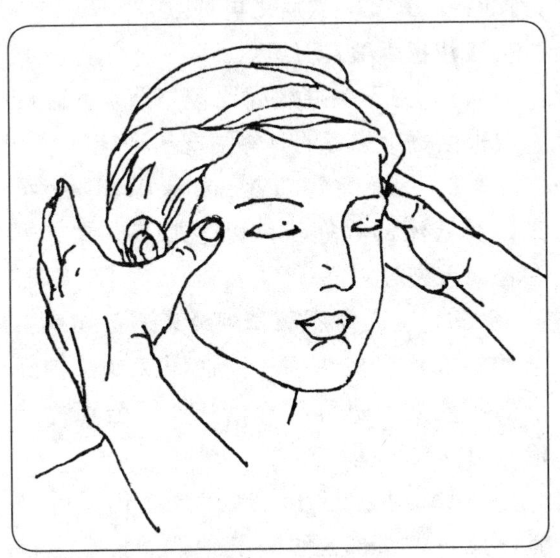

图15-2 点、揉、颤太阳穴

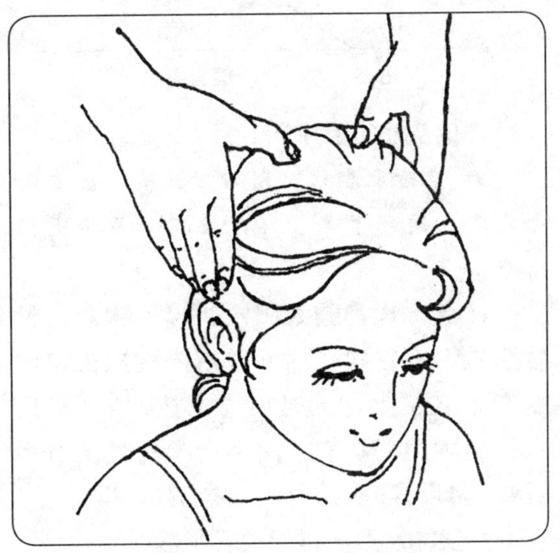

图15-3 点、揉、颤通天穴

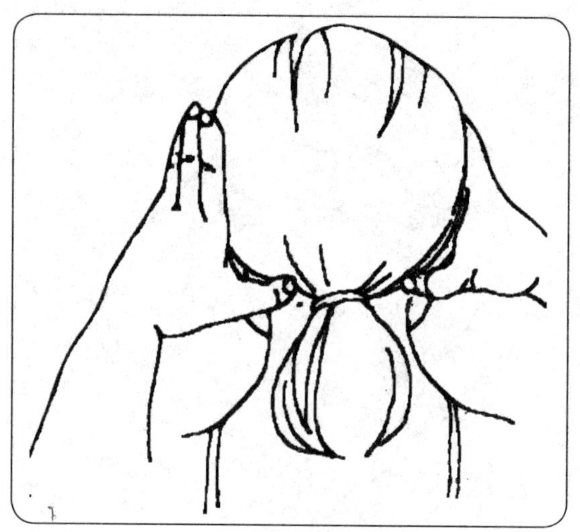

图15-4　点、揉、颤风池穴

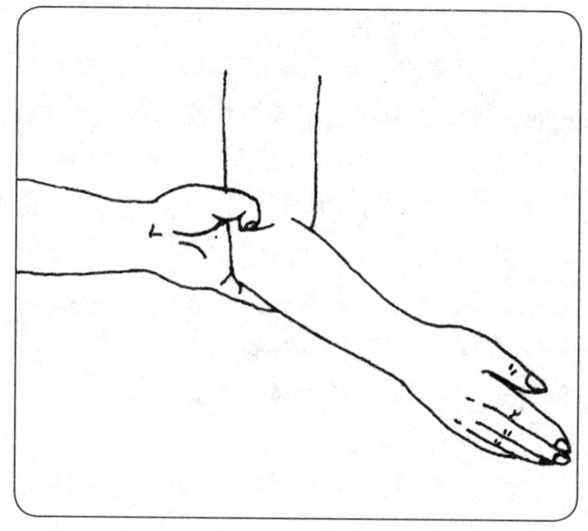

图15-5　点、揉、颤曲池穴

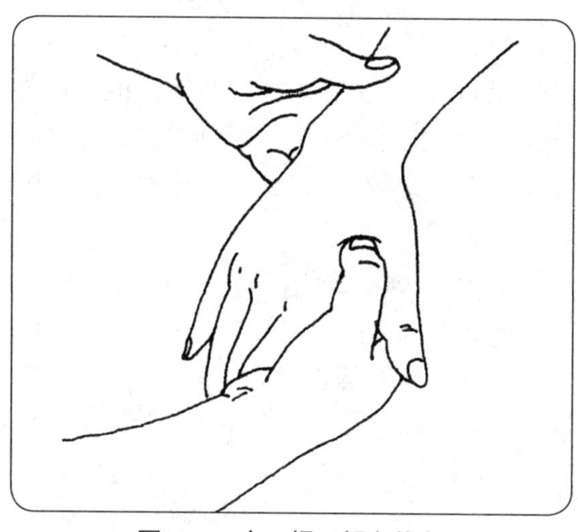

图15-6　点、揉、颤合谷穴

【偏头痛的治疗】

★ *患者取坐位，闭目，放松。医者心平气和，运气于两手指，按以下步骤进行治疗。*

1.点、揉、颤太阳穴、瞳子髎穴、丝竹空穴、率谷穴　两手拇指依次按在左、右侧各穴位上，同时用力点按9秒，然后保持施术力度不变，两手拇指同时向前揉9次，向后揉9次；再向前揉9次，向后揉9次，共揉36次后，再振颤9秒。

2.点、揉、颤风池穴　两手拇指分别按在左、右风池穴上，同时用力点按9秒，然后保持施术力度不变，两手拇指同时向外揉9次，向里揉9次；再向外揉9次，向里揉9次，共揉36次后，再振颤9秒。

3.点、揉、颤健侧肩井穴、曲池穴、合谷穴、侠溪穴　左手扶住患者，右手拇指依次按在各穴位上，同时点按9秒，然后保持施术力度不变，按顺时针方向揉9次，逆时针方向揉9次；再顺时针揉9次，逆时针揉9次，共揉36次后，再振颤9秒。

【注意事项】

（1）由于头痛病因比较复杂，在临床上要根据每个患者的具体情况辨证施治。

（2）因感冒头痛者，如果患者伴有咳嗽、鼻塞流涕等症状，可增加点、揉、颤迎香、天突等穴位。

（3）因高血压病和神经衰弱等疾病引起的头痛，可按头痛和高血压病（或神经衰弱等疾病）进行综合治疗，疗效更好，治病更彻底一些。

（4）用以上方法治疗数次仍无疗效者，应考虑头部是否有其他器质性病变，必须到正规医院查出病因，对症治疗。

【病例】

（1）苏某某，男，26岁，北京某大学研究生。经常神经性头痛、失眠，非常痛苦，服药效果不佳，经人介绍，慕名来求治。按以上全头痛治疗方法，连续治疗6次痊愈。

（2）叶某，女，35岁，北京某公司出纳员。患偏头痛2年多，时重时轻。严重时，晚上不能入睡，白天上不了班，影响休息和工作。多方治疗，疗效不明显，特来求治。按以上偏头痛治疗方法，连续治疗8次后痊愈。

二、感冒

【病因】

感冒俗称伤风，是由病毒或细菌感染引起的上呼吸道炎症，冬、春寒冷季节较多见。大多由于气候突然变化，或因脱衣及在外露宿，感受风寒所致。平常身体不是很健康，或者本来很健康，由于劳累过度，休息不好，致使抵抗力降低也容易发病。

中医学认为，本病由于风邪外袭，肺气失于宣降所致。因为肺通于鼻，外合皮毛，故表邪外袭，必先犯肺。

感冒一般分为风寒型与风热型。风热侵袭，常易转变，风寒日久亦可化热。

【症状】

风寒型感冒的主要症状是：头痛，发热，无汗，恶寒，四肢酸痛，鼻塞流涕，舌苔薄白等。

风热型感冒的主要症状是：头部胀痛，发热重，汗少，恶寒轻，口干，咽喉肿痛，咳吐黄痰，舌苔薄黄等。

【治疗】

★ 患者取坐位，年老体弱者也可仰卧位，闭目，全身放松。医者心平气和，运气于两手指，按以下步骤进行治疗。

1. 点、揉、颤印堂穴 左手扶住患者后头部，右手拇指按在印堂穴上，其余四指放在前发际处做支撑。右手拇指点按9秒，然后保持点按力度不变，按顺时针方向揉36次，再振颤9秒（用于风寒型感冒）。或点按14秒，逆时针揉49次，再振颤7～14秒（用于风热型感冒）。

2. 双拇指分推前额 用拇指推法，两手拇指从印堂穴开始，分推至两边太阳穴为1遍，共分推9～18遍。

3. 点、揉、颤太阳穴 两手拇指分别按在左、右太阳穴上，方法同点、揉、颤印堂穴（图15-7）。

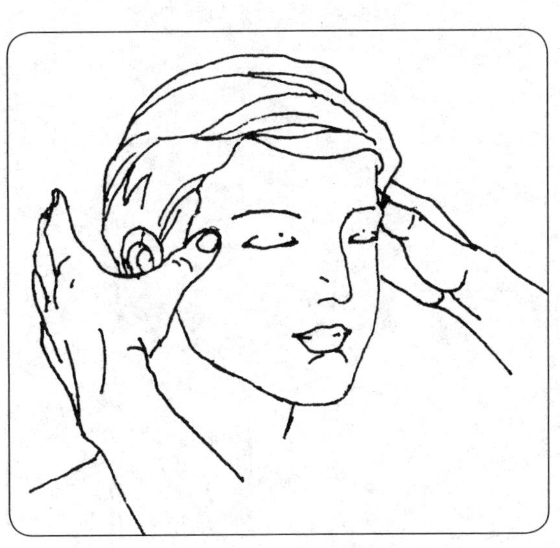

图15-7 点、揉、颤太阳穴

4.点、揉、颤迎香穴 两手示指或中指分别按在左、右迎香穴上，方法同点、揉、颤印堂穴（图15-8）。

5.点、揉、颤通天穴、风池穴 两手拇指分别依次按在左右通天穴、风池穴上，点按9秒，然后保持点按力度不变，按顺时针方向揉36次，再振颤9秒（用于风寒型感冒）。或点按14秒，逆时针揉49次，再振颤7～28秒（用于风热型感冒）（图15-9，图15-10）。

6.点、揉、颤风府穴 方法同点、揉、颤印堂穴。

7.双手拿肩 两手分别放在左、右肩上，运用拿法，双手同时用力，拿肩36次（图15-11）。

8.点、揉、颤风门穴、肺俞穴 两手拇指分别依次按在左右风门穴、肺俞穴上，方法同点、揉、颤通天穴、风池穴。

9.点、揉、颤合谷穴 左手扶住患者手腕，右手拇指按在合谷穴上，点按9秒，

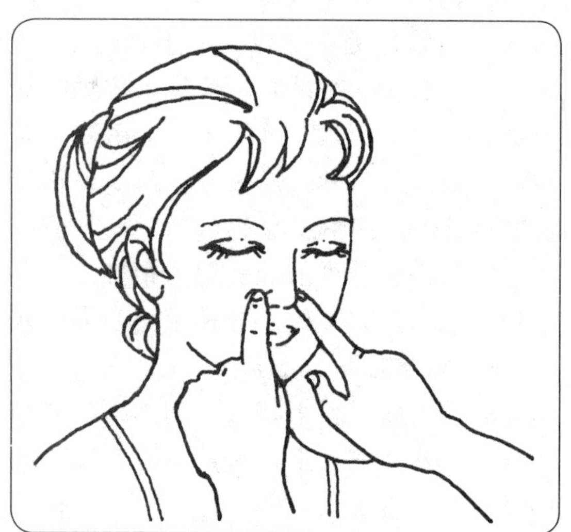

图15-8 点、揉、颤迎香穴

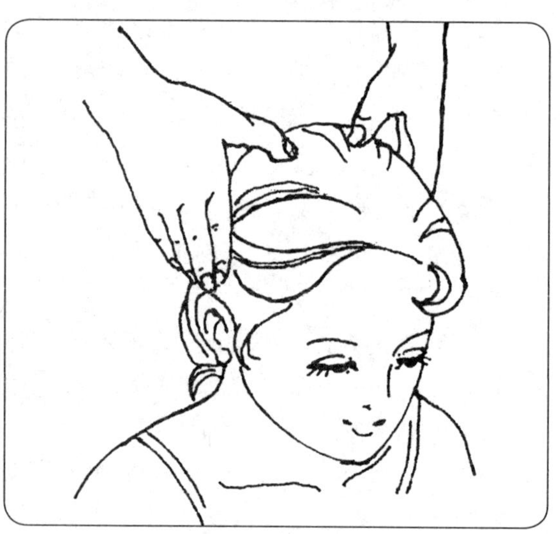

图15-9 点、揉、颤通天穴

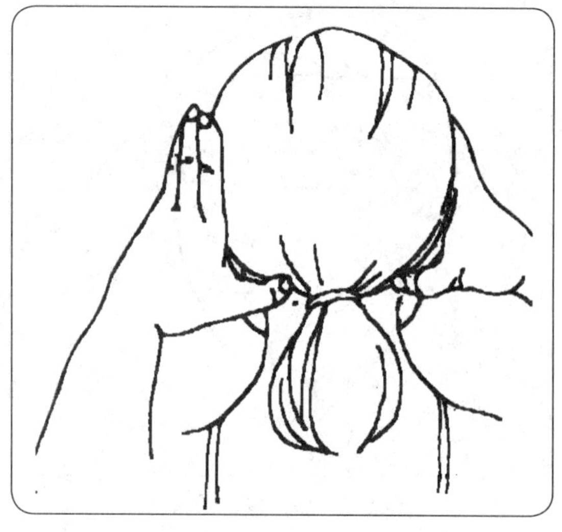

图15-10 点、揉、颤风池穴

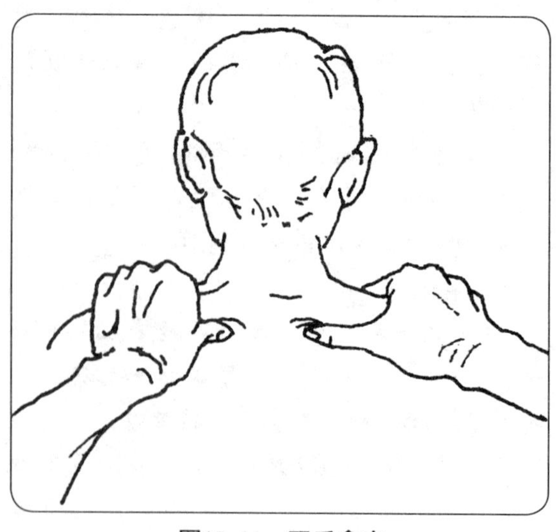

图15-11 双手拿肩

然后保持点按力度不变，按顺时针方向揉36次，再振颤9秒（用于风寒型感冒）。或点按14秒，逆时针揉49次，再振颤7～28秒（用于风热型感冒）。左、右侧依次进行（图15-12）。

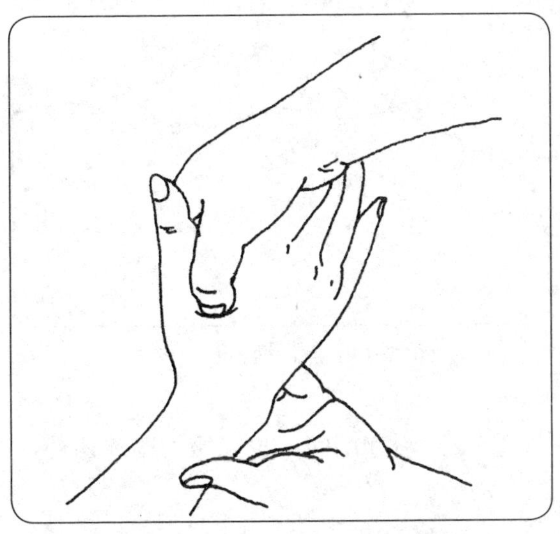

图15-12 点、揉、颤合谷穴

【注意事项】

（1）风寒型感冒要用补法治疗，手法可稍轻些，指揉穴位时，可按顺时针方向揉36次。

（2）风热型感冒要用泻法治疗，手法可较重些，指揉穴位时，可按逆时针方向揉49次。

（3）治疗期间，患者也可服感冒药配合治疗，适当休息，多饮白开水，谨防复感。

（4）患者平时要多参加体育锻炼，增强体质，可练习笔者其他著作中的“马步冲拳”和本书中的“四平桩功”等方法。

【病例】

1．周某某，男，26岁，北京某宾馆保安。不慎患感冒数日，到药店自购感冒药吃，不见好转，头痛，口干，嗓子痛，有时咳黄痰，浑身难受。按以上风热型感冒治疗方法，连续治疗2次后痊愈。

2．于某，女，21岁，北京某大学学生，在笔者这里增高和臀腿减肥期间求治感冒，头痛，鼻塞流涕，四肢酸痛，浑身无力，影响上课学习，吃药数日不见好转。按以上风寒型感冒治疗方法为其治疗1次后，症状明显减轻。患者感慨地说：“头不痛了，鼻孔立刻通气了，也不流鼻涕了，浑身热乎乎的非常舒服。真没想到，中医点穴按摩治感冒见效这么快，比吃药都灵。”为巩固疗效，又连续治疗2次痊愈。

三、咳嗽

【病因】

大多由于外感风寒，影响肺气正常运行，以致气道不利而引起咳嗽。

【症状】

喉咙发痒，咳嗽痰多，遇到异味或烟气吸入时，咳嗽加重。夜晚咳嗽严重的，还会影响睡眠。

【治疗】

★ 患者取坐位，闭目，放松。医者心平气和，运气于两手指，按以下步骤进行治疗。

1. 点、揉、颤天突穴 右手拇指或中指、示指按在天突穴上，点按9秒，然后保持点按力度不变，按顺时针方向揉9次，逆时针方向揉9次；再顺时针揉9次，逆时针揉9次，共揉36次后，再振颤9秒（图15-13）。

2. 点、揉、颤中府穴、云门穴、大椎穴 方法同点、揉、颤天突穴（图15-14）。

3. 点、揉、颤风门穴、厥阴俞穴 两手

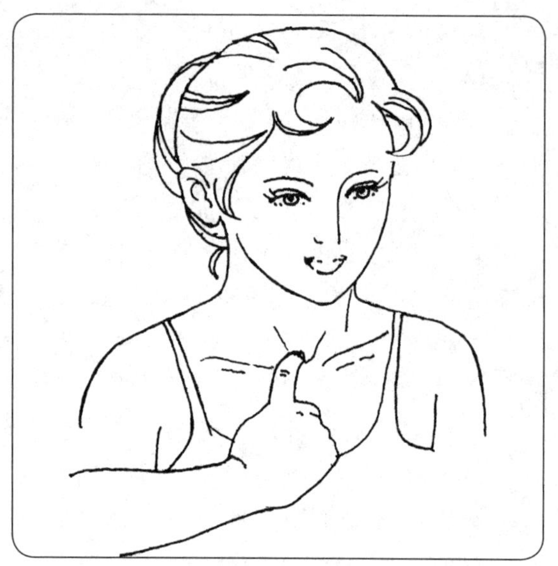

图15-13 点、揉、颤天突穴

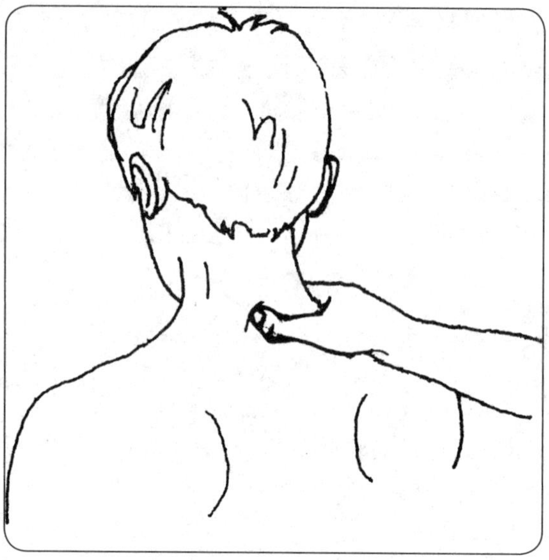

图15-14 点、揉、颤大椎穴

拇指分别依次按在左右风门穴、厥阴俞穴上，同时用力点按9秒，然后保持点按力度不变，两手拇指同时向外揉9次，向里揉9次；再向外揉9次，向里揉9次，共揉36次后，再振颤9秒。

4. **点、揉、颤鱼际穴** 方法同点、揉、颤天突穴。

【注意事项】

（1）患者要适当休息，多喝开水，不要喝冷饮，保持室内空气流通。

（2）治疗期间，也可服中药或西药，配合治疗。

【病例】

（1）宋某某，男，42岁，北京某工厂工人，因外感风寒，咳嗽痰多，特来求治，按以上方法连续治疗3次后痊愈。

（2）史某，女，17岁，北京某中学学生，患感冒、咳嗽好几天，药物治疗不见好转。按以上方法和感冒治疗方法为其综合治疗4次痊愈。

四、支气管炎、哮喘

【病因】

急性支气管炎大多由于病毒、细菌感染及烟尘化学性刺激气管黏膜而引起；慢性支气管炎可由急性支气管炎转化而成，也可由于支气管哮喘、支气管扩张等疾病，使支气管分泌物引流不畅，血液循环供给不足，或气管周围组织增生导致。

哮喘是一种常见的过敏性疾病，可发生于任何年龄，冬、春季发病较多。哮喘多由肺部感受风寒，久郁未解，顽痰积聚，气道不能畅通，或因突受某种物质，过敏而诱发，或嗅较强的异味（如煤烟、化学气体），以及饮食不慎，烦恼、动怒等精神因素，疲劳过度等，都能引发哮喘。

【症状】

急性支气管炎初期常有喉痒、干咳等

上呼吸道感染症状，并伴有头痛、怕冷、疲乏、低热、背部酸痛等症状。一两天后咳出少量黏痰或稀薄痰，逐渐转为黄稠痰或白黏痰。慢性支气管炎常发生于秋末冬初，气候寒冷时发病，早、晚咳嗽加重，痰多，白色稀薄或为黏稠痰。

哮喘的发作，与患者的情绪和环境变化，特别是气候变化有关。患者多在夜间突然感到胸闷气急，呼吸困难。有人只能坐起，不能平卧。多数患者自感吸气短促，呼气困难而且缓慢，并发出很响的哮鸣音。严重的甚至口唇青紫、黏痰较多等。

不论患有急、慢性支气管炎，还是哮喘，可按以下方法治疗。

【治疗】

★患者取坐位，闭目，放松。医者心平气和，运气于两手指，按以下步骤进行治疗。

1. 点、揉、颤天突穴、膻中穴、中府穴、云门穴、大椎穴 左手扶住患者，右手拇指依次按在各穴位上，点按9秒，然后保持点按力度不变，按顺时针方向揉9次，逆时针方向揉9次；再顺时针揉9次，逆时针揉9次，共揉36次后，再振颤9秒（图15-13，图15-14）。

2. 点、揉、颤风门穴、肺俞穴 两手拇指分别依次按在左右风门穴、肺俞穴上，同时用力点按9秒，然后保持点按力度不变，两手拇指同时向外揉9次，向里揉9次；再向外揉9次，向里揉9次，共揉36次后，再振颤9秒。

3. 单掌拍背 右手五指并拢，用力拍击后背风门穴、肺俞穴处36次（图15-15）。

4. 点、揉、颤尺泽穴、曲泽穴、内关穴、鱼际穴 方法同1，左、右侧依次进行（图15-16）。

【注意事项】

（1）患者平时要注意防寒保暖，避免受到外界刺激，保持室内空气流通。

（2）忌烟酒，忌食油腻、辛辣等刺激性食物，常喝热茶或白开水，不要喝冷饮。

（3）预防感冒，节制房事。病情较重时，可配合药物治疗。

（4）尽量多参加体育锻炼，增强体质。最好练习笔者其他著作中的“吐故纳新功”，常练此功法可根治支气管炎和哮喘。

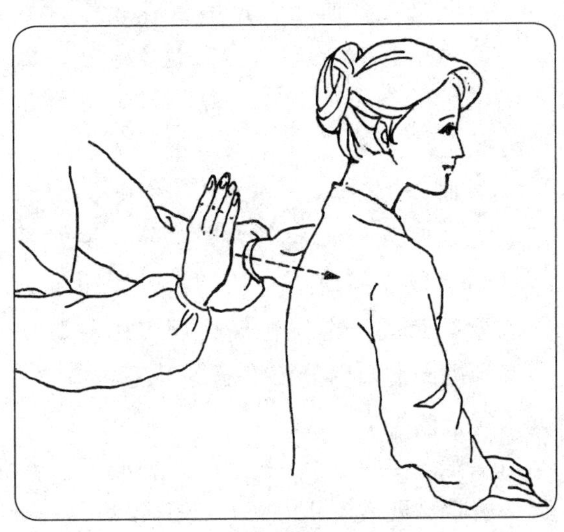

图15-15　单掌拍背

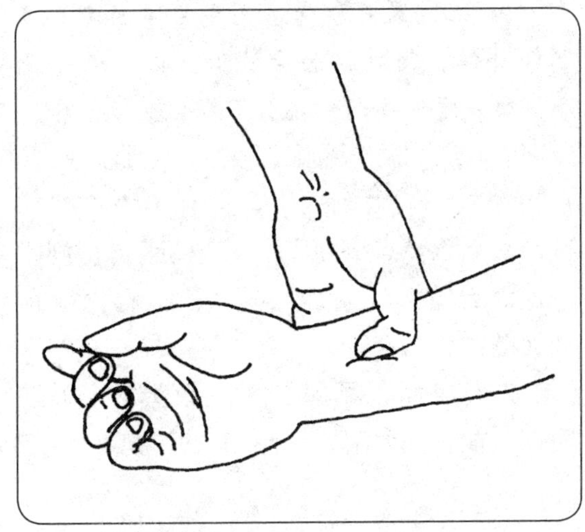

图15-16　点、揉、颤内关穴

【病例】

（1）李某某，男，47岁，北京某科研单位高级工程师，患慢性气管炎2个多月，咳嗽，痰多，早晚症状较重。按以上方法连续治疗8次后痊愈。

（2）谢某，女，52岁，北京某工厂工人，患气管炎、哮喘多年，靠药物控制病情，未能根治。犯病时，胸闷气短，呼吸困难，影响睡眠，非常痛苦。按以上方法连续治疗12次，期间教会她自练“吐故纳新”，痊愈。

五、高血压

【病因】

一般来说，血压在140/90毫米汞柱以上，就为高血压。其中，140是收缩压，即人们常说的高压；90是舒张压，即人们常说的低压。

高血压是一种常见病，多见于中老年人。在临床上一般分为原发性和继发性两种。原发性高血压与长期精神紧张及遗传因素等有关；继发性高血压多由肾脏疾病、颅内肿瘤及内分泌疾病等引起。

【症状】

头痛、头晕、头胀、耳鸣、心慌、烦躁、失眠、四肢麻木、颈项僵硬等。

【治疗】

★ 患者最好取坐位，年老体弱者也可取仰卧位，闭目，全身放松。医者心平气和，运气于两手指，按以下步骤进行治疗。

1.点、揉、颤太阳穴 两手拇指分别按在左、右太阳穴上，同时用力点按14秒，然后保持点按力度不变，两手拇指同时按逆时针方向（向后）揉49次，再振颤14秒（图15-17）。

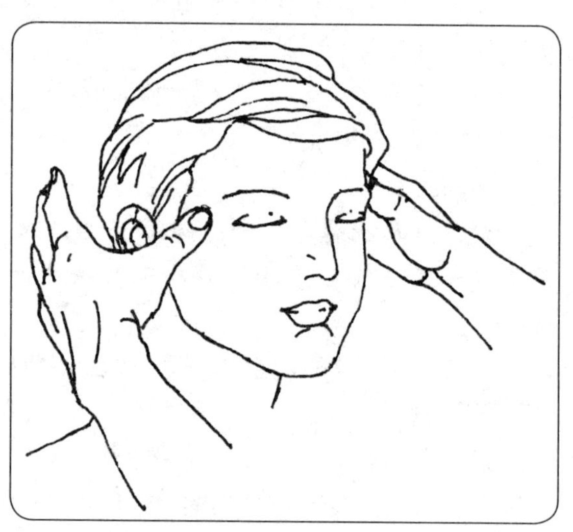

图15-17 点、揉、颤太阳穴

2.点、揉、颤率谷穴、风池穴 方法同点、揉、颤太阳穴（图15-18）。

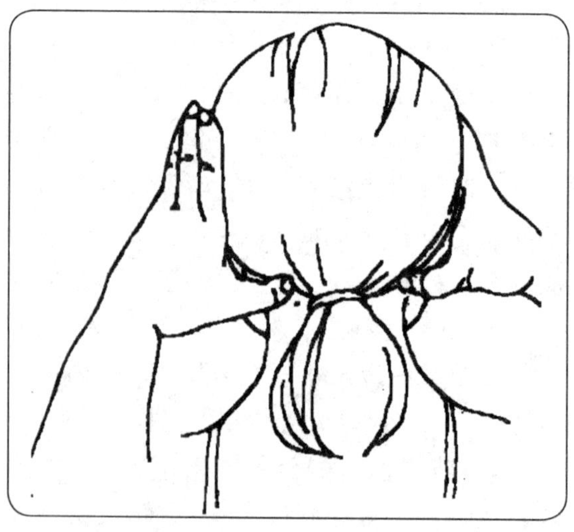

图15-18 点、揉、颤风池穴

3.拿颈 左手扶头，右手运用拿法，拿颈49次（图15-19）。

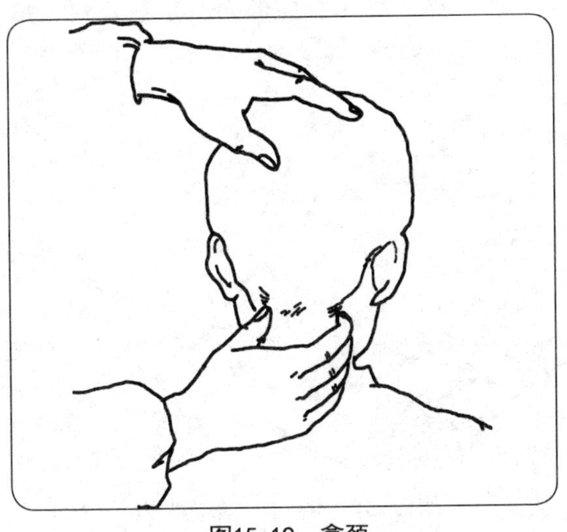

图15-19 拿颈

4.拿双肩 两手分别放在左、右肩上，运用拿法，两手同时用力拿肩49次（图15-20）。

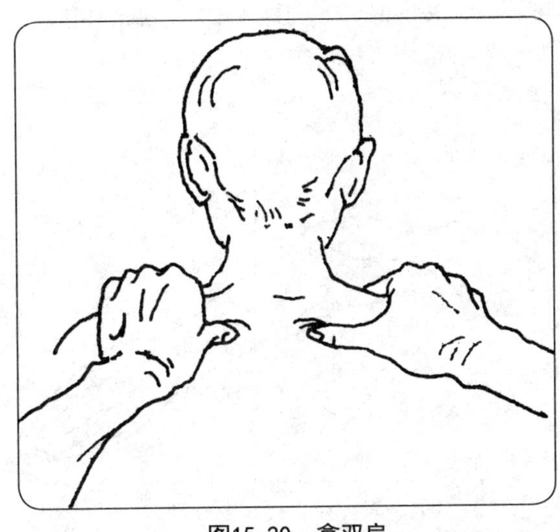

图15-20 拿双肩

5.点、揉、颤肩井穴 方法同点、揉、颤太阳穴（图15-21）。

6.点、揉、颤大椎穴 右手拇指按在大椎穴上，点按14秒，然后保持点按力度不变，按逆时针方向揉49次，再振颤14秒（图15-22）。

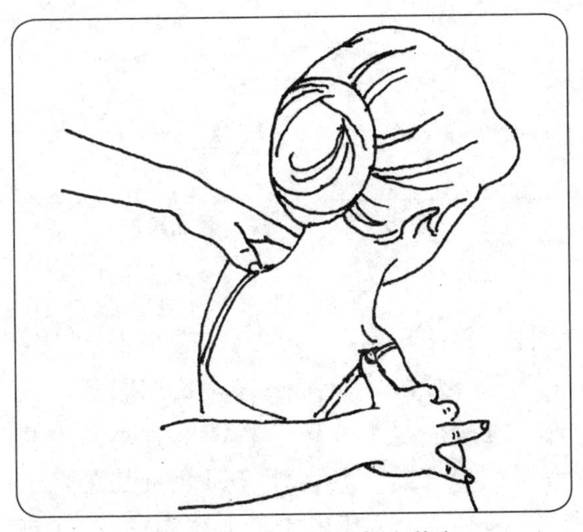

图15-21 点、揉、颤肩井穴

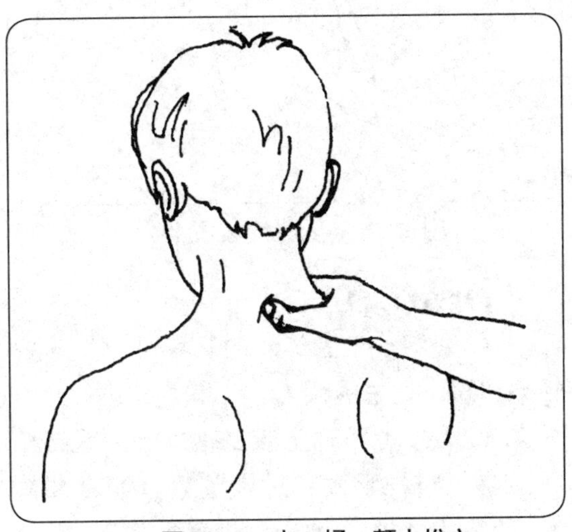

图15-22 点、揉、颤大椎穴

7.点、揉、颤至阳穴、命门穴 方法同点、揉、颤大椎穴。

8.点、揉、颤心俞穴、肝俞穴、肾俞穴 方法同点、揉、颤太阳穴。

9.掌揉督脉 左手扶肩，右手五指并拢，从大椎穴揉至长强穴为1遍，共揉7遍。

10.掌推督脉 术者姿势同步骤9不变，从大椎穴掌推至长强穴为1遍，共推7遍。

11. 点、揉、颤中府穴、云门穴、曲池穴、内关穴、合谷穴、劳宫穴 右手拇指依次按在各穴位上，点按14秒，然后保持点按力度不变，按逆时针方向揉49次，再振颤14秒，左、右侧依次进行（图15-23—图15-25）。

12. 掌擦劳宫穴 一手托住患者一手背，另一手用力向下（手指方向）擦手心劳宫穴49次，擦热为度。

13. 点、揉、颤血海穴、足三里穴、解溪穴、涌泉穴 方法同11（图15-26）。

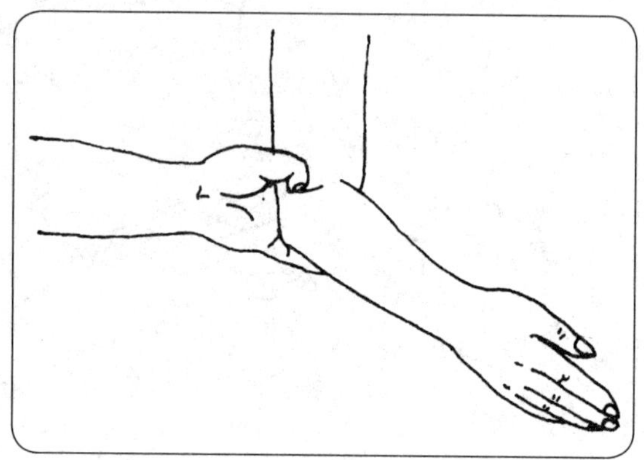

图15-23 点、揉、颤曲池穴

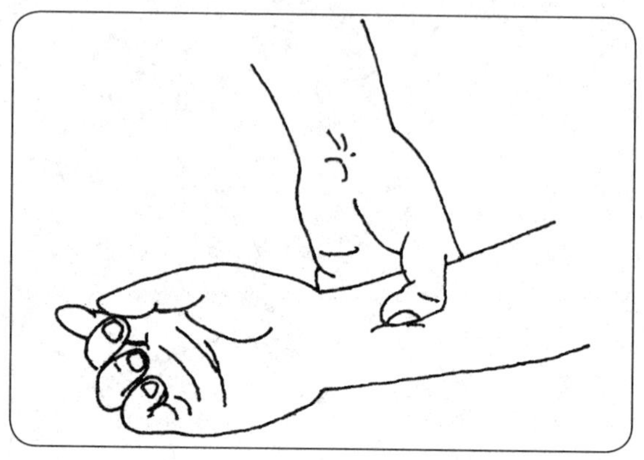

图15-24 点、揉、颤内关穴

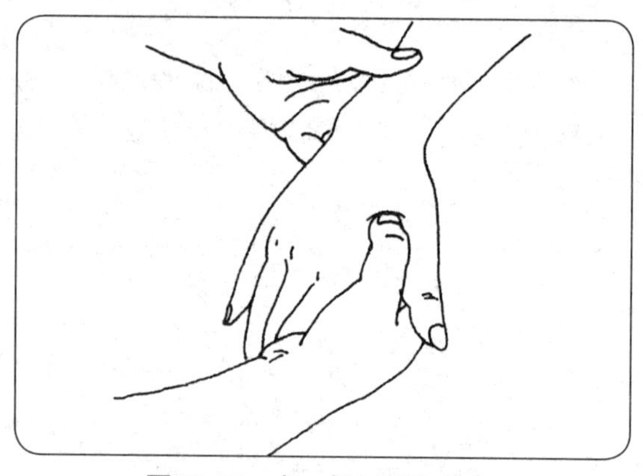

图15-25 点、揉、颤合谷穴

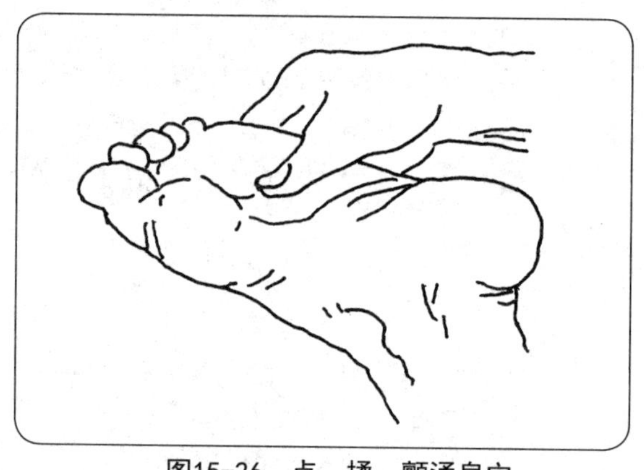

图15-26 点、揉、颤涌泉穴

【注意事项】

（1）治疗年老体弱的患者时，手法要轻柔和缓，切忌用蛮力。

（2）患者平时生活要有规律，保持乐观，避免精神紧张和过度劳累。饮食要清淡，每顿饭吃九成饱为宜，要戒烟酒。

（3）适当参加体育锻炼，如散步、慢跑、打太极拳等。

【病例】

张某某，男，67岁，离休干部，患高血压病2年多。收缩压经常在180—190毫米汞柱，舒张压常在100—110毫米汞柱。经常头晕、烦躁、睡眠不好。长期服药，效果不理想，经人介绍，特请笔者到家为其治疗。治疗前，其老伴（原北京某医院主任医师）亲自为患者测量血压为180/100毫米汞柱。按以上方法治疗1次后，其老伴当场再次测量血压为140/80毫米汞柱，已属正常。患者感到头脑清醒，耳聪目明，浑身轻松、舒服，全家人都感到满意。为巩固疗效，后又连续治疗6次，痊愈。

六、低血压

【病因】

低血压是指收缩压和舒张压均低于正常值，即低于90/60毫米汞柱。

神经官能症、休克、慢性疾病消耗引起的营养不良以及药物反应等，均可引起血压降低。

据笔者几十年临床观察，患本病者多数为神经衰弱和体质较弱者，消瘦者占多数，青年人较多见，而且女性多于男性。

【症状】

头晕、心慌、多汗、浑身乏力、面色苍白、四肢发凉、疲惫等。

【治疗】

★ A.患者取坐位，闭目，放松。医者心平气和，运气于两手指，按以下步骤进行治疗。

1. 点、揉、颤印堂穴 左手扶住患者后头部，右手拇指按在印堂穴上，其余四指放在前发际处做支撑。右手拇指点按9秒，然后保持点按力度不变，按顺时针方

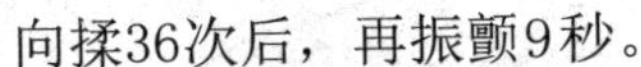
向揉36次后，再振颤9秒。

2. 捏素髎穴 用右手拇指、示指捏住鼻尖素髎穴，用力捏压约36秒（图15-27）。

3. 点、揉、颤神庭穴、百会穴、风池穴、肩井穴、手三里穴、神门穴、劳宫穴 方法同1，风池、肩井穴两手拇指同时操作（图15-28—图15-31）。

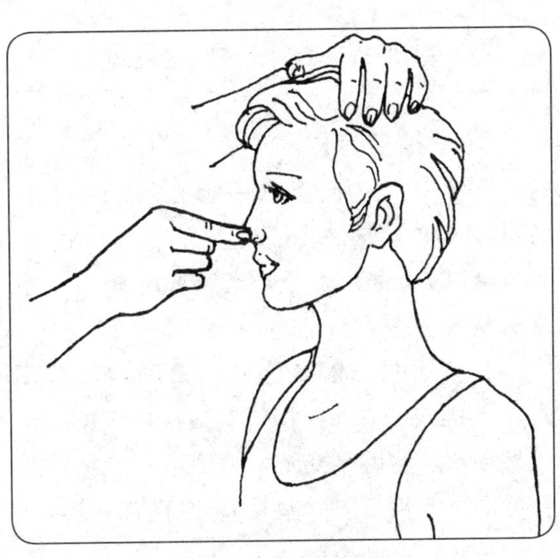
图15-27 捏素髎穴

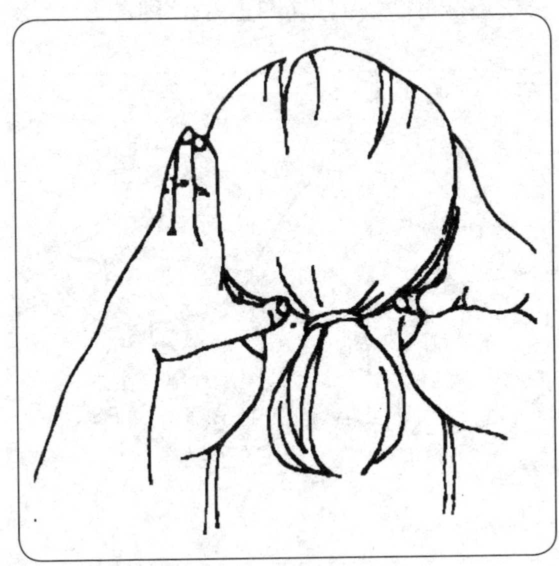
图15-28 点、揉、颤风池穴

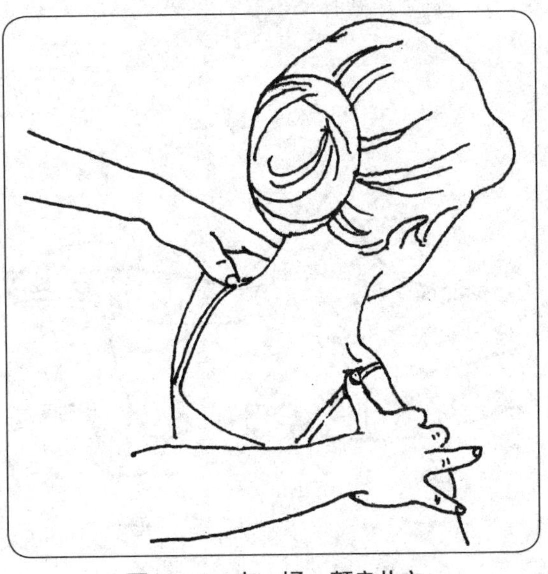
图15-29 点、揉、颤肩井穴

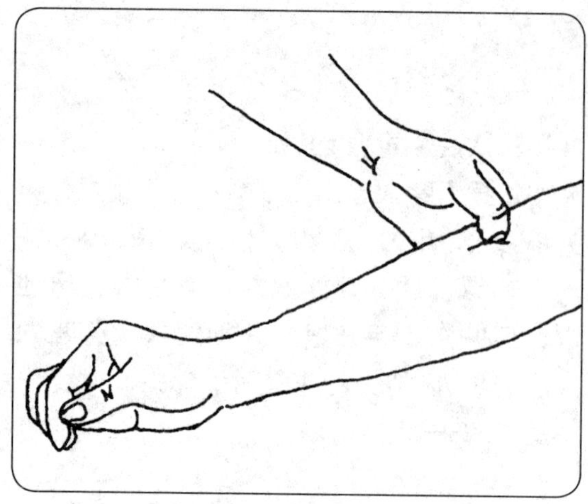
图15-30 点、揉、颤手三里穴

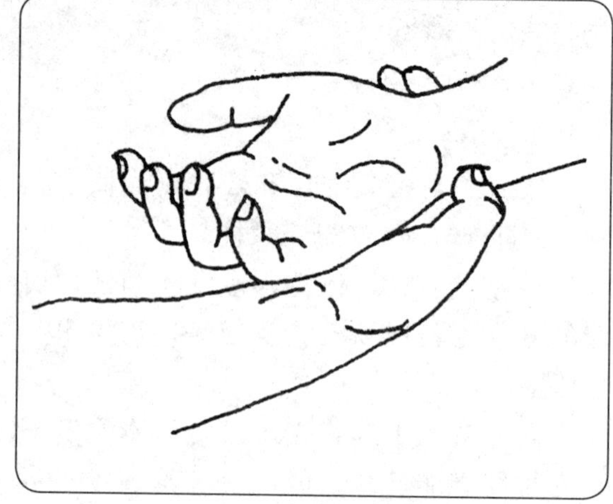
图15-31 点、揉、颤神门穴

4.掌擦劳宫穴 一手托住患者一手背，另一手用力向上（手腕方向）擦手心劳宫穴36次，擦热为度。

★ **B.患者改为俯卧式，松开腰带，全身放松。**

1.点、揉、颤长强穴、命门穴、至阳穴、大椎穴 右手拇指依次按在各穴位上，点按9秒，然后保持施术力度不变，按顺时针方向揉36次后，再振颤9秒（图15-32）。

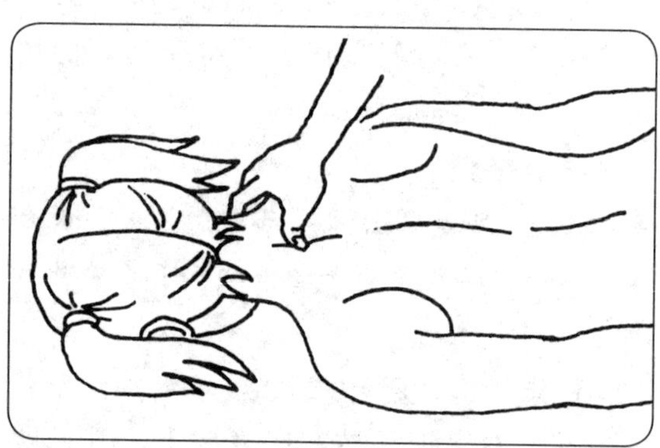
图15-32 点、揉、颤大椎穴

2.点、揉、颤肾俞穴、心俞穴、厥阴俞穴 两手拇指同时依次按在各穴位上，点按9秒，然后保持施术力度不变，按顺时针方向揉36次后，再振颤9秒（图15-33，图15-34）。

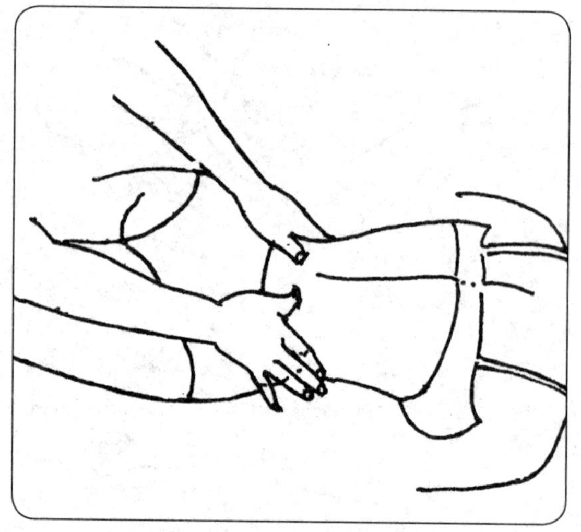
图15-33 点、揉、颤肾俞穴

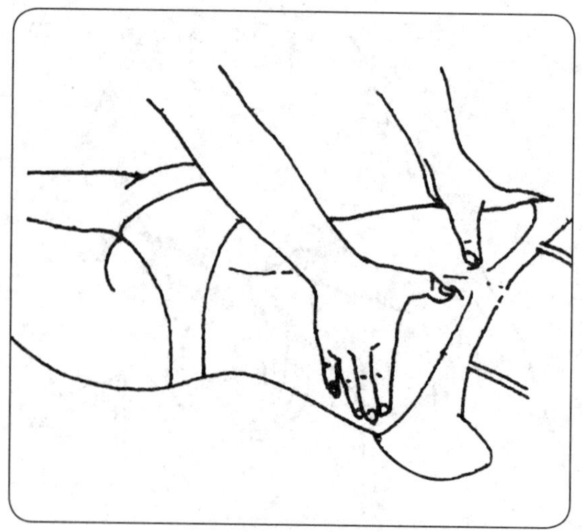
图15-34 点、揉、颤心俞穴

3. 掌推摩督脉 用单掌或双手叠掌从长强穴推至大椎穴，然后运用掌摩法，原路返回长强穴。这样一推一摩为1遍，做9遍（图15-35）。

★ C. 患者改为仰卧位，闭目，全身放松。

1. 点、揉、颤足三里穴、血海穴、气海穴、中脘穴 右手拇指依次按在各穴位上，点按9秒，然后保持点按力度不变，按顺时针方向揉36次后，再振颤9秒（图15-36）。

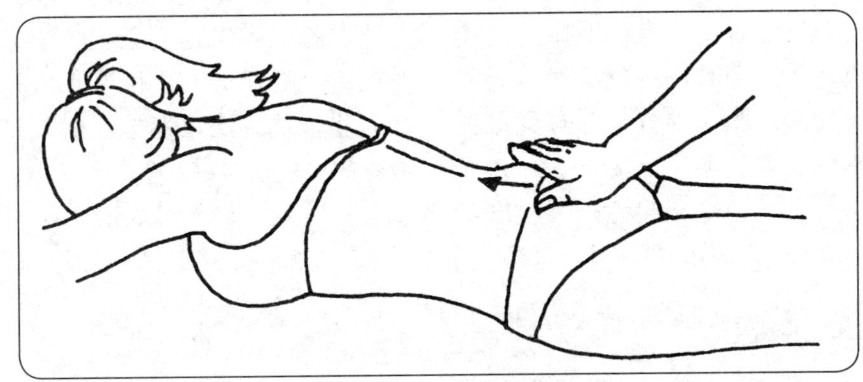

图15-35 掌推摩督脉

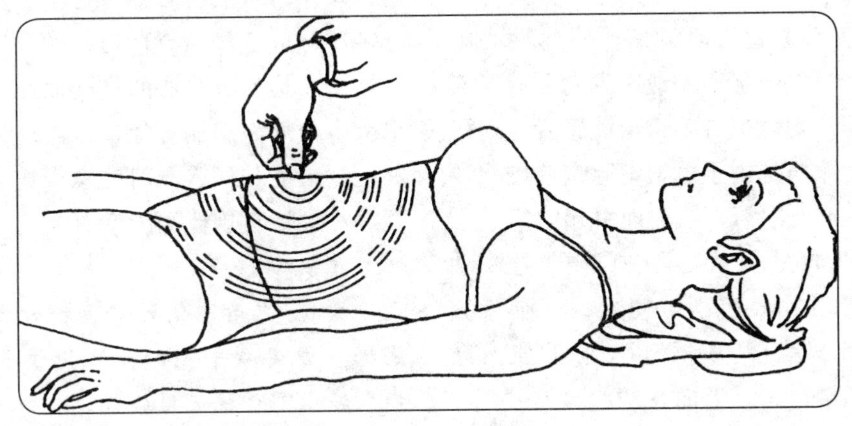

图15-36 点、揉、颤中脘穴

2. 双手拿腹 双手同时拿腹36次（图15-37）。

3. 掌揉气海穴 单掌或双手叠掌按在气海穴上，按逆时针方向揉36次。

【注意事项】

（1）对身体虚弱的患者，治疗时手法要轻柔和缓，切忌用蛮力。

（2）患者平时应多参加体育锻炼，增强体质，不要劳累过度，并注意加强饮食营养，已婚者还要注意节制房事。

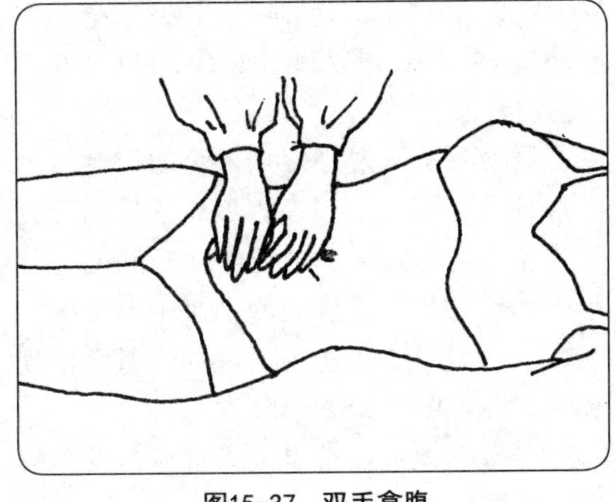

图15-37 双手拿腹

（3）患者如有兴趣可练习本书中的“四平桩功”，本方法可根治低血压病，而且增强体质的效果特别好。

【病例】

李某，女，某剧团演员，患低血压病多年，血压经常低于90/60毫米汞柱。经常头晕、疲乏，失眠多梦，食欲不振，身体偏瘦，体质较差。而且，气色不好，面部皮肤不光滑红润，眼无神气，并有少量雀斑。多方治疗，疗效不佳，又吃了2000多元的知名保健品，也毫无起色。因演出工作的特殊性，很着急，经人介绍，特来求治。按以上方法连续治疗12次，其间，又教她练习“四平桩功”“马步冲拳”“美容功”和太极拳，痊愈，血压长高到120/75毫米汞柱。而且，体质显著增强，精力充沛，面部皮肤光滑红润，眼睛明亮有神，脸上雀斑也不见了。李某十分感激地说：“真没想到，中医点穴按摩和太极拳这些传统方法，不但治病效果好，而且美容效果也这么好！”

七、冠心病

【病因】

冠心病是“冠状动脉粥样硬化性心脏病”的简称，是中老年人最常见的心血管疾病，在我国，女性患者多于男性患者。现代医学认为，本病是由于冠状动脉粥样硬化导致不同程度心肌缺氧、缺血而引起的。

冠状动脉是供应心脏血液的主要动脉，如果脂肪物质沉积，使冠状动脉管腔变窄或梗死，就会影响冠状动脉的血液循环，使心肌缺血、缺氧而发病。

一般来说，高血压、高脂血症、内分泌疾病以及从事紧张工作的脑力劳动者，易引起本病。另外，冠心病与遗传也有一定的关系。

【症状】

胸骨后有阵发性疼痛，可放射至肩、上肢或背，以左肩或左上肢由前臂内侧直达小指与环指较多见。并常伴有胸闷、气短、心跳加快、四肢厥冷、血压下降等症状，病情较重者可出现心绞痛，甚至出现休克、心力衰竭以致猝死。

多数病人是在劳累或兴奋后诱发犯病的。发作时一般持续数分钟，多数不超过15分钟，一般安静休息后可缓解。病程多为进行性的，最后导致心肌梗死而死亡。但是，也有少数病人患病多年，常犯病但未见病情加重，可能与病人平时注意保养、加强体育锻炼、生活有规律等因素有关。

【治疗】

★ A.患者取俯卧位，松开腰带，全身放松。医者心平气和，运气于两手掌和手指，按以下步骤进行治疗。

1.**叠掌揉督脉** 双手叠掌按顺时针方向从大椎穴揉至长强穴为1遍，共揉6遍（图15-38）。

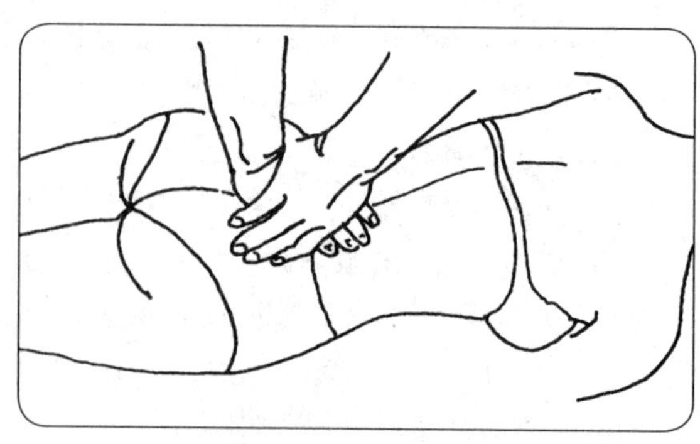

图15-38 叠掌揉督脉

2. 点、揉、颤厥阴俞穴、心俞穴、膈俞穴、涌泉穴 两手拇指分别依次按在左、右侧各穴位上，同时用力点按9秒，然后保持点按力度不变，两手拇指同时向外揉9次，向里揉9次；再向外揉9次，向里揉9次，共揉36次后，再振颤9秒（图15-39，图15-40）。

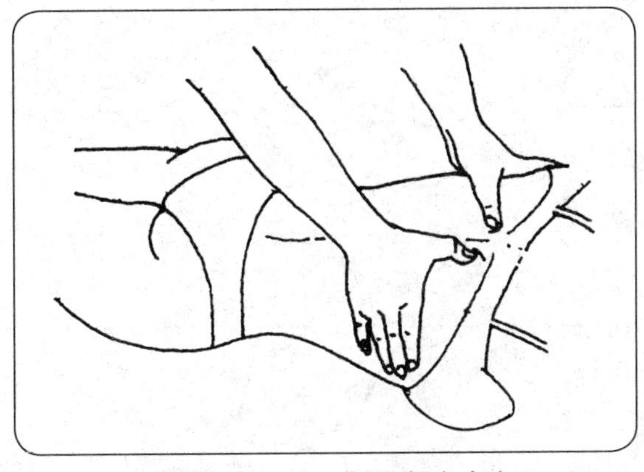

图15-39 点、揉、颤心俞穴

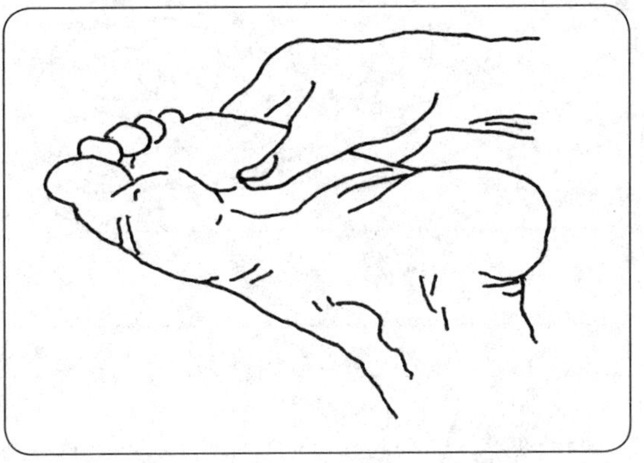

图15-40 点、揉、颤涌泉穴

3. 重复叠掌揉督脉

4. 双掌推背 两手掌分别放在左、右肩处，同时用力从肩部推至腰部为1遍，共推6遍（图15-41）。

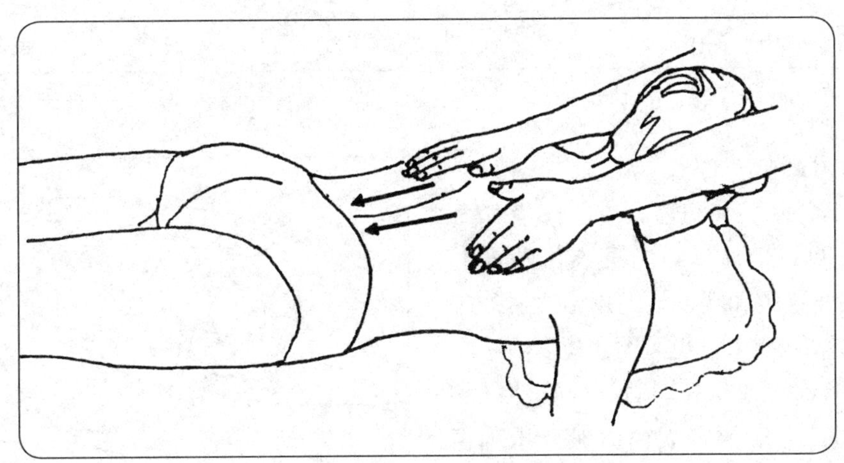

图15-41 双掌推背

★ *B.患者改为仰卧位，闭目，全身放松。*

1. 双掌揉手三阴经 按手三阴经从胸至手的走向，两掌同时用力向外揉，从胸揉至手为1遍，共揉6遍（图15-42）。

2. 点、揉、颤膻中穴、中府穴、云门穴、曲泽穴、郄门穴、内关穴、神门穴 右手拇指依次按在各穴位上，点按9秒，然后保持点按力度不变，按顺时针方向揉9次，逆时针方向揉9次；再顺时针揉9次，逆时针揉9次，共揉36次后，再振颤9秒。其中膻中穴可用五指并拢，中指着力。中府、云门穴可两手拇指同时操作（图15-43—图15-46）。

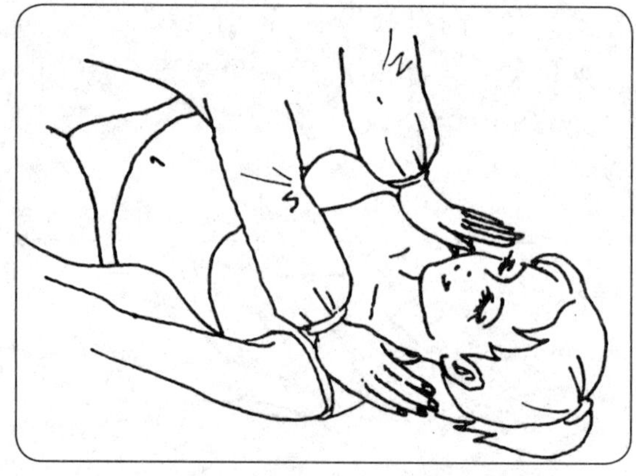
图15-42 双掌揉手三阴经

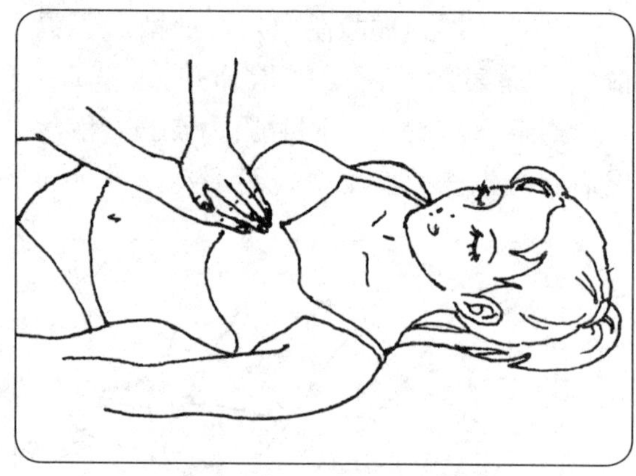
图15-43 点、揉、颤膻中穴

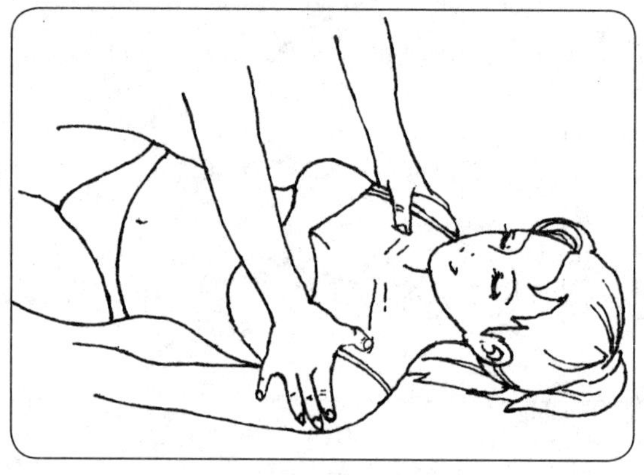
图15-44 点、揉、颤中府穴

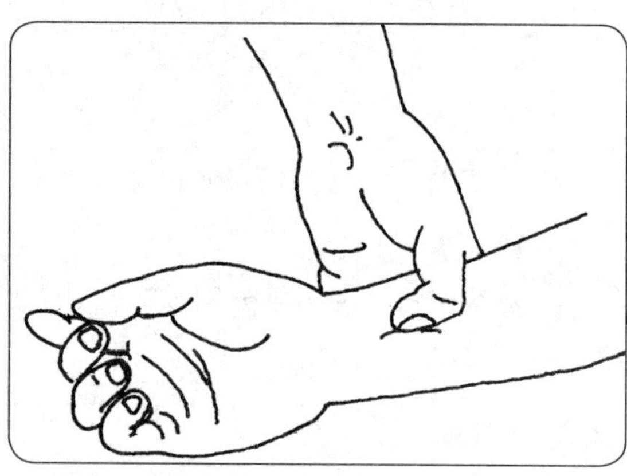
图15-45 点、揉、颤内关穴

【注意事项】

（1）年老体弱和病情较重的患者如不能俯卧，也可以侧卧，以方便点按背部的穴位，手法要轻柔和缓，切忌用蛮力。

（2）病情较重者，也可配合药物治疗。

（3）患者平时要戒烟酒，少吃油腻和刺激性食物。生活要有规律，保持乐观情绪和心情舒畅。

（4）患者可适当参加一些运动量不大的体育活动，如散步、打太极拳等。最好练习“吐故纳新功”，本功法对防治冠心病和其他心脏病有很好的效果。

【病例】

杨某，女，57岁，北京某研究院高级工程师，患冠心病五六年，时好时犯。近日由于工作劳累，晚上又失眠，休息不好而犯病，胸闷气短，浑身无力，精力不佳。按以上方法治疗1次后，患者当时就感到浑身发热、轻松，心胸舒畅。为巩固疗效，后又连续治疗3次。

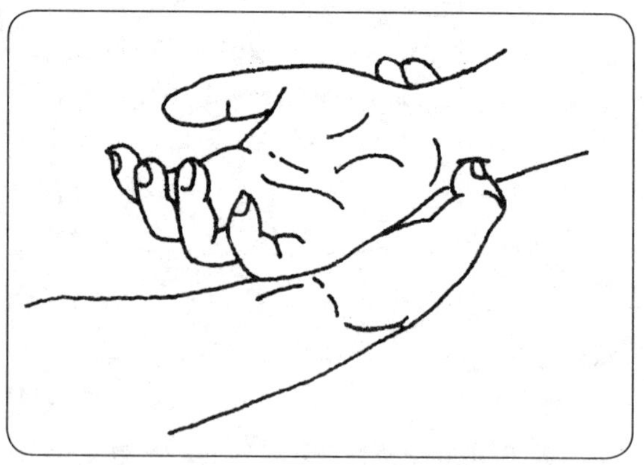
图15-46 点、揉、颤神门穴

八、脑血栓

【病因】

脑血栓的形成是在脑动脉粥样硬化、血管内膜有病变的基础上产生的。本病患者多是50岁以上的患有高血压病和动脉粥样硬化的中老年人。平时这些人的脑血管虽因有了病变致使管腔狭窄，但由于受到机体代偿功能的调节，足以维持正常或接近于正常的血液供应，一般没有明显的临床症状。如果机体情况不好时，如血压降低、血液浓缩、血凝加速等（一般常见于心力衰竭、心律失常、心肌梗死、休克、脱水、大出血以及脑部感染、脉管炎、头部外伤等），容易诱使脑血栓形成。而且，一般起病缓慢，大多在安静状态下形成脑血栓。

当脑血栓形成后，脑血管供血受阻，使部分脑组织发生缺血、坏死和软化，如治疗及时，供血恢复，脑组织的损伤就比较小。

脑血栓属于中医学“中风”范畴，中医学认为，本病多因脏腑阴阳平衡失调，正气不足，气血虚弱，气滞血瘀，痰湿阻滞，内风妄动，夹痰夹瘀上冲，脉络痹阻，脑络失养，清窍空虚而发病。

【症状】

多数患者在发病前一两天甚至更长时间有前期症状，如头痛、头晕或短暂手足发麻无力等。多数发病缓慢，少数发病较急。患者多于早晨起床时发现偏瘫、单瘫或失语症等，也有少数人在工作、劳动中发生，神志多迟缓，有的记忆力消失、嗜睡，甚至昏迷。

【治疗】

★ A.患者取坐位，闭目，放松。医者心平气和，运气于两手指，按以下步骤进行治疗。

1.点、揉、颤印堂穴　左手扶住患者后头部，右手拇指按在印堂穴上，其余四指放在前发际处做支撑。右手拇指点按9秒，然后保持点按力度不变，按顺时针方向揉9次，逆时针方向揉9次；再顺时针揉9次，逆时针揉9次，共揉36次后，再振颤9秒。

2.双手拇指分推前额　用拇指推法，两手拇指从印堂穴开始，分推至两边太阳穴为1遍，共分推9～18遍（图15-47）。

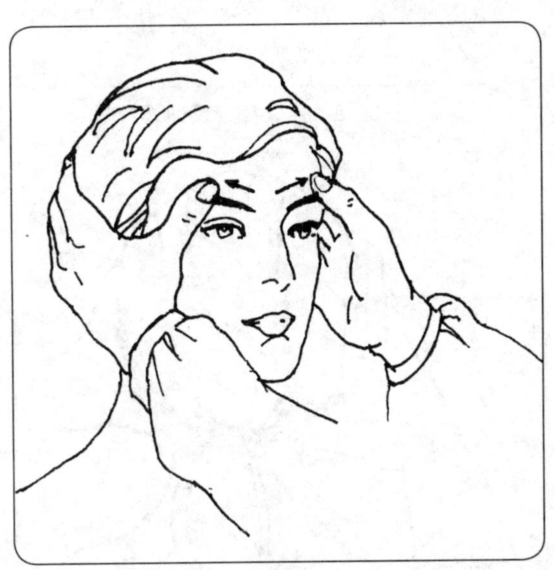

图15-47　双手拇指分推前额

3.点、揉、颤率谷穴、通天穴、风池穴　两手拇指分别依次按在左、右侧各穴位上，同时用力点按9秒，然后保持点按力度不变，两手拇指同时向外揉9次，向里揉9次；再向外揉9次，向里揉9次，共揉36次后，再振颤9秒（图15-48，图15-49）。

4.点、揉、颤百会穴、风府穴、曲池穴、内关穴、外关穴、合谷穴 方法同点、揉、颤印堂穴（图15-50～图15-52）。

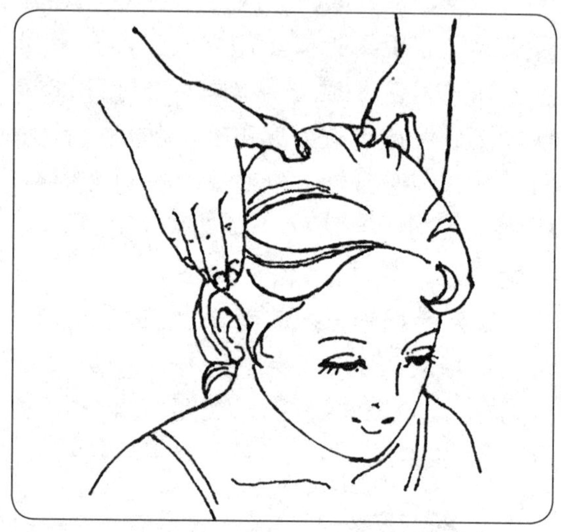

图15-48 点、揉、颤通天穴

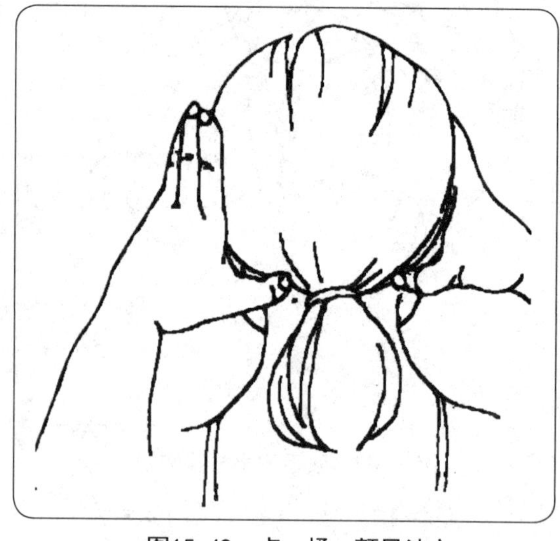

图15-49 点、揉、颤风池穴

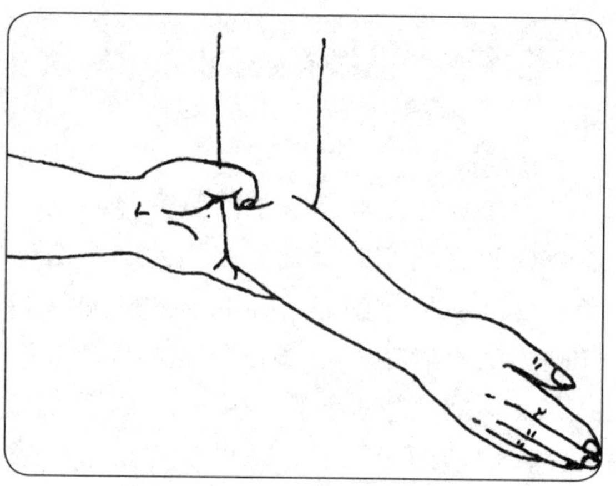

图15-50 点、揉、颤曲池穴

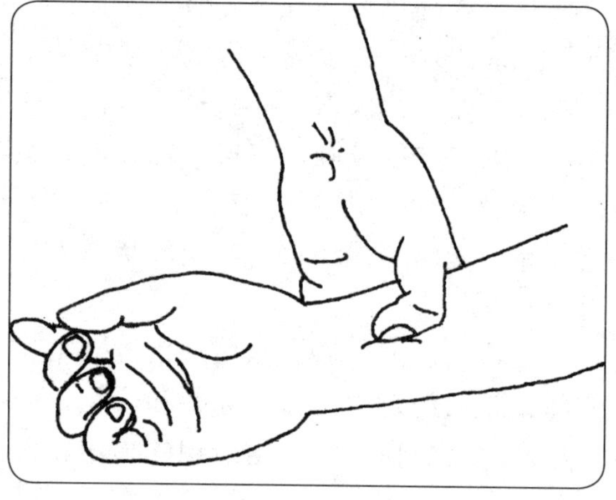

图15-51 点、揉、颤内关穴

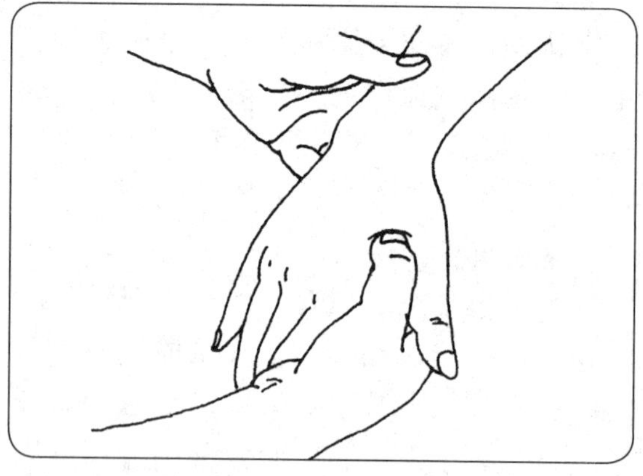

图15-52 点、揉、颤合谷穴

★ B.患者改为仰卧位，腰带松开，全身放松。

1.点、揉、颤膻中穴、中脘穴、气海穴、阳陵泉穴、足三里穴、悬钟穴、昆仑穴、侠溪穴、涌泉穴 右手拇指依次按在各穴位上，点按9秒，然后保持点按力度不变，按顺时针方向揉9次，逆时针方向揉9次；再顺时针揉9次，逆时针揉9次，共揉36次后，再振颤9秒（图15-43，图15-36，图15-53，图15-54）。

2. 掌揉、颤气海穴 单掌或双手叠掌按在气海穴上，按顺时针方向揉9次，逆时针方向揉9次；再顺时针揉9次，逆时针揉9次，共揉36次后，再振颤18秒（图15-55）。

3. 叠掌推腹 双手叠掌从上腹部推至下腹部为1遍，共推9遍（图15-56）。

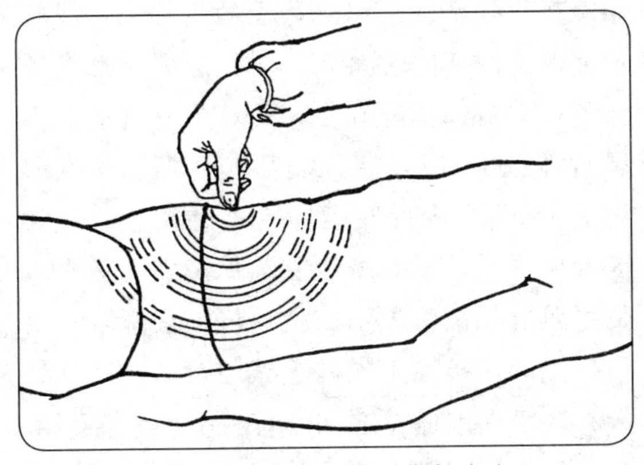

图15-53 点、揉、颤气海穴

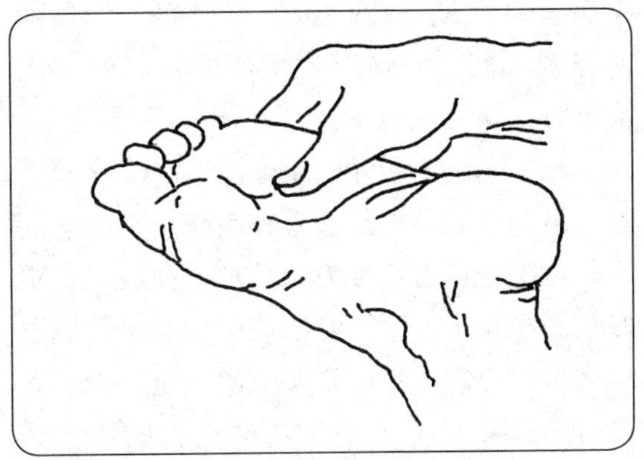

图15-54 点、揉、颤涌泉穴

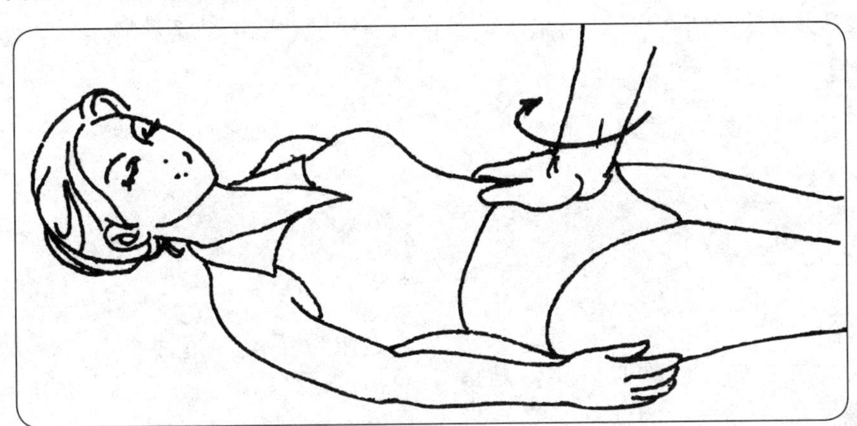

图15-55 掌揉、颤气海穴

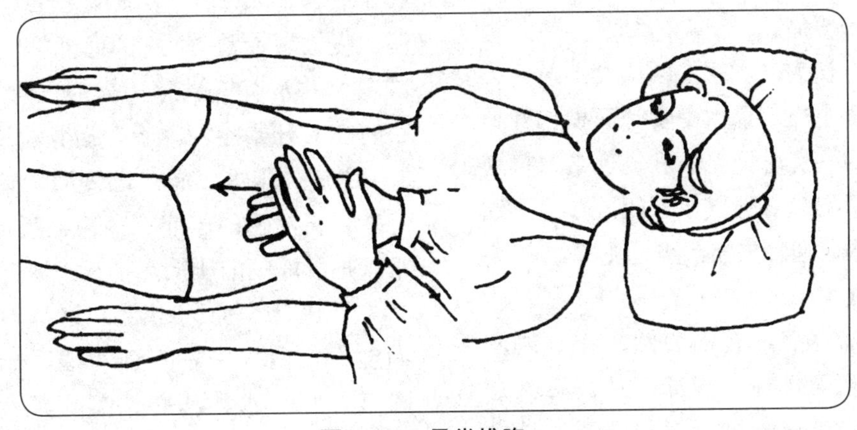

图15-56 叠掌推腹

【注意事项】

（1）治疗中可多用指振颤法，以打通经络，使气血通畅。对年老体弱和病重患者，手法要轻柔和缓，切忌用蛮力。

（2）以上治疗方法适用于急性期，如果患者急性期过后，留下后遗症，如偏瘫或口眼㖞斜，可参照偏瘫或面神经麻痹的治疗方法进行综合治疗。

（3）治疗期间配合药物治疗，疗效更好。换句话说，如果患者在医院正常治病期间，再配合以上治疗方法，疗效会更快、更好些。多年来，笔者经常被患者家属请到医院病房为患者治疗。事实证明，这种中、西结合，药物治疗和点穴按摩结合的治疗方法，确实比住院单纯药物治疗，疗效要好一些，病人恢复得也快一些。

【病例】

张某某，男，62岁，北京某机关离休干部，因患脑血栓住进北京某医院。神志迟钝，失语贪睡，左手、左腿活动障碍，尤其左腿、左脚无痛感，没有知觉，生活不能自理，家属特别着急。在医院使用正常药物治疗期间，家属请笔者到病房为患者治疗。开始点按左腿上的穴位时，患者无痛感，没有知觉。当点按脚上某穴位时，患者突然有知觉了。并且，腿能动了，最让人意外的是，患者连喊了3声“痛！痛！痛！”患者家属见丈夫住院4天反应迟钝，不会说话，这时能开口说话了，有了“立竿见影”的效果，高兴万分，信心大增。就这样，在医院正常治疗期间，按以上方法连续治疗了12次（每天1次）。出院后能下地走路，无活动障碍，生活能自理，神志清楚，只是说话比患病前略慢一些，基本痊愈。

九、胃痛

【病因】

胃痛又称胃脘痛，俗称心口痛，是指以上腹中脘部位疼痛为主的病症。急、慢性胃炎，胃痉挛、胃溃疡和十二指肠溃疡等均可引起胃痛。

中医学认为，本病多因饮食不节，外受寒邪，过食生冷，暴饮暴食等而损伤脾胃。或情绪郁闷，忧思恼怒，肝气郁结，横逆犯胃，以至于引起胃腑气血郁闭，凝滞不通，或胃腑虚弱，通降失常，不通则痛。

【症状】

胃脘部疼痛，有的突然发作，剧烈疼痛；有的隐隐作痛，缠绵不休。多数患者伴有腹部胀满，食欲不振，恶心、呕吐，久之出现头晕、精神不振、乏力、失眠等症状。

一般情况下，急性胃炎发病较急，上腹部持续性疼痛、不适或恶心、呕吐、腹泻。慢性胃炎常有隐痛和发胀的感觉，食欲减退，并常有饱满感。胃溃疡一般在饭后1小时左右开始疼痛。十二指肠溃疡则在饭后3小时左右开始疼痛，进食后，一般可缓解一些。胃溃疡的压痛点多在上腹部偏左，而十二指肠溃疡的压痛点多在上腹部偏右。

不论什么原因引起的胃痛，一般可分为虚、实两大类。实证胃痛，一般拒按、嗳气、吐酸水、恶心、呕吐、食欲不振。虚证胃痛，一般上腹部隐隐作痛，并且喜按喜暖，进食后，疼痛可缓解。

【治疗】

★ A.患者取俯卧位，松开腰带，全身放松。医者心平气和，运气于两手掌和手指，按以下步骤进行治疗。

1.叠掌揉督脉 双手叠掌按顺时针方向从大椎穴揉至长强穴为1遍，共揉6遍（图15-57）。

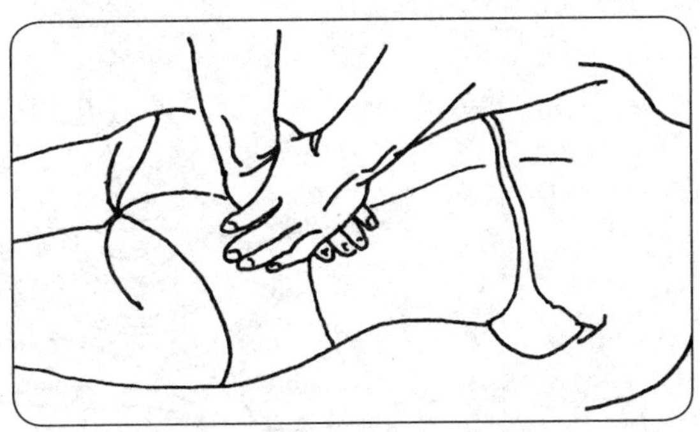

图15-57 叠掌揉督脉

2.点、揉、颤至阳穴 右手拇指按在至阳穴上，点按9秒，然后保持点按力度不变，按顺时针方向揉9次，逆时针方向揉9次；再顺时针揉9次，逆时针揉9次，共揉36次后，再振颤9秒。

3.点、揉、颤肝俞穴、胆俞穴、脾俞穴、胃俞穴、三焦俞穴 两手拇指分别按在左、右侧各穴位上，同时用力点按9秒，然后保持点按力度不变，两手拇指同时向外揉9次，向里揉9次；再向外揉9次，向里揉9次，共揉36次后，再振颤9秒。

4.重复叠掌揉督脉

5.双掌推背 两手掌分别放在左、右肩外，同时用力从肩部推至腰部为1遍，共推6遍（图15-58）。

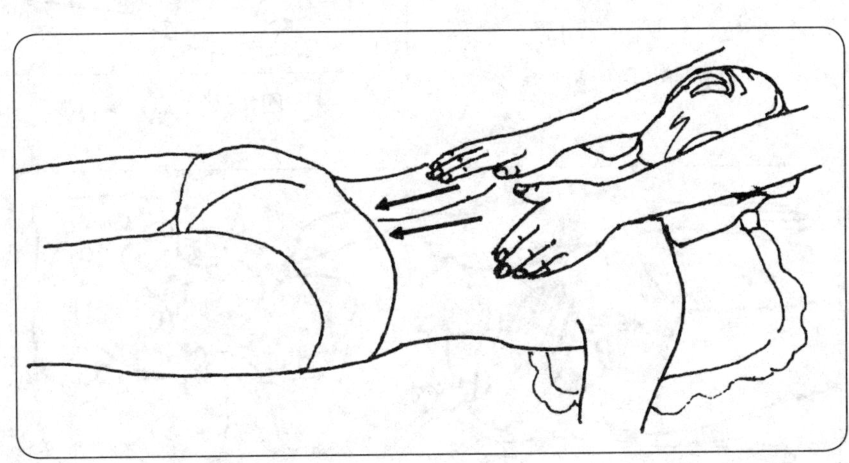

图15-58 双掌推背

★ B.患者取仰卧位，闭目，全身放松。

1.点、揉、颤上脘穴、中脘穴、下脘穴、内关穴、足三里穴 右手拇指依次按在各穴位上，点按9秒，然后保持点按力度不变，按顺时针方向揉9次，逆时针方向揉9次；再顺时针揉9次，逆时针揉9次，共揉36次后，再振颤9秒（图15-59，图15-60）。

2.掌揉胃腹 单掌或双手叠掌从上腹胃部揉至下腹为1遍，共揉9遍。

3.叠掌推腹 双手叠掌从上腹部推至下腹部为1遍，共推9遍（图15-61）。

【注意事项】

（1）由于胃痛病因复杂，在临床上需详细问诊，要根据每个胃痛患者的具体病

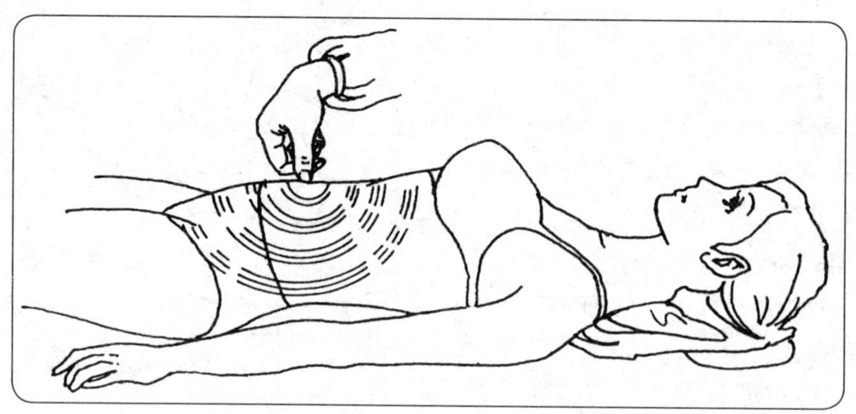

图15-59 点、揉、颤中脘穴

情辨证施治。如急性胃炎或严重的溃疡病，可配合药物治疗。溃疡病出血、穿孔等重症者，暂不要在上腹部点穴按摩治疗，可选远端循经取穴进行点穴按摩治疗。

（2）患者平时应注意调节饮食，宜少食多餐，勿食酸辣生冷、油腻及不易消化的食物。另外，还要注意不要生气动怒、忧郁和感情冲动，要保持乐观和心情舒畅。

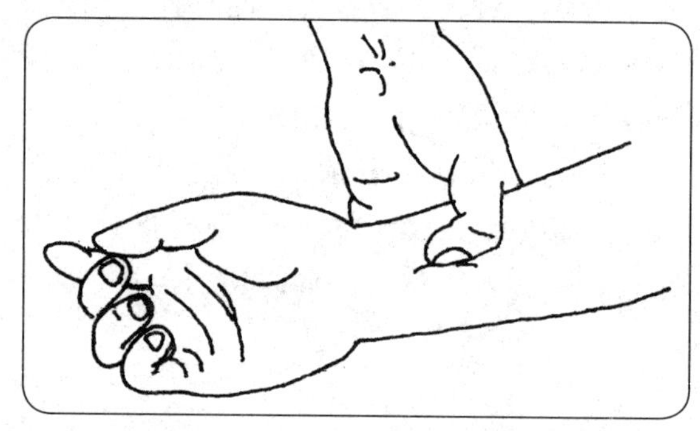

图15-60 点、揉、颤内关穴

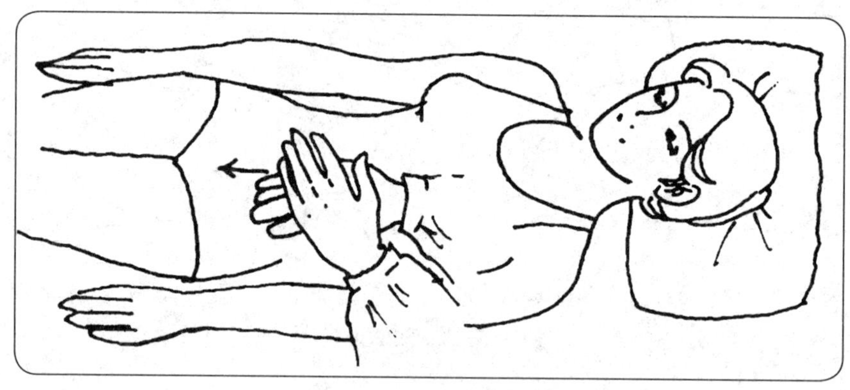

图15-61 叠掌推腹

【病例】

（1）苏某某，男，39岁，北京某研究所工程师，患病三四年，经常胃痛，医院又查不出病因，药物治疗不见好转。经人介绍，特来求治。按以上方法治疗1次后，当时疼痛明显减轻，后又连续治疗5次，痊愈。

（2）温某，女，33岁，北京某公司员工，患病5年多，经常胃痛，有时疼痛难忍，不想吃饭，影响工作和休息。连续治疗8次，痊愈。

十、胃下垂

【病因】

胃下垂是指站立时，胃的下缘达盆腔，胃小弯弧线最低点降至髂嵴连线以下。多由腹壁的紧张度发生变化，腹壁脂肪缺乏和肌肉松弛，腹压减低所引起。

体质瘦弱或久病消耗，元气未能恢复，妇女生育过多，过度疲劳，以及平时身体肥胖因某种原因骤然消瘦者均易患本病。

另外，经常暴饮暴食，饭后剧烈运动，情绪不好，思虑过度，也易诱发本病。

中医学认为，本病多由脾胃虚弱，中气下陷所造成。脾主肌肉而可运化，脾虚则运化失常，中气升举无力，因而使胃发生下垂。

【症状】

患病初期一般没什么症状。病程较长，下垂较重者，可觉食后饱胀，消化不良，食欲减退，经常嗳气、胃胀、胃痛（隐痛并有下坠感）。饭后或行走时症状往往加重，平卧时往往减轻，大多伴有消瘦、头晕、浑身无力、心慌、失眠、便秘或腹泻等。

检查时，多数患者上腹部平坦，下腹部膨隆，腹部肌肉松弛，肌力降低。另外，患本病的多数患者，呈特殊的无力型体质，胸部狭窄，躯干瘦而长。

【治疗】

★ A.患者取俯卧位，松开腰带，闭目，全身放松。医者心平气和，运气于两手掌和手指，按以下步骤进行治疗。

1.**叠掌揉督脉**　双手叠掌按顺时针方向从长强穴揉至大椎穴为1遍，共揉9遍（图15-62）。

2.**点、揉、颤三焦俞穴、胃俞穴、脾俞穴**　两手拇指依次按在左、右侧各穴位上，同时用力点按9秒，然后保持点按力度不变，按顺时针方向揉36次后，再振颤9秒。

3.**捏脊**　由长强穴捏至大椎穴为1遍，共捏6遍（图15-63）。

4.**重复叠掌揉督脉**

5.**掌推摩督脉**　用单掌或双手叠掌从长强穴推至大椎穴，然后运用掌摩法，沿督脉从大椎穴返回长强穴。这样一推一摩为1遍，做9遍（图15-64）。

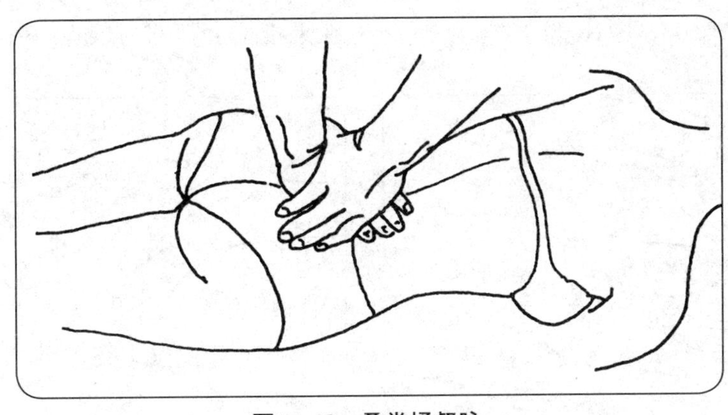

图15-62　叠掌揉督脉

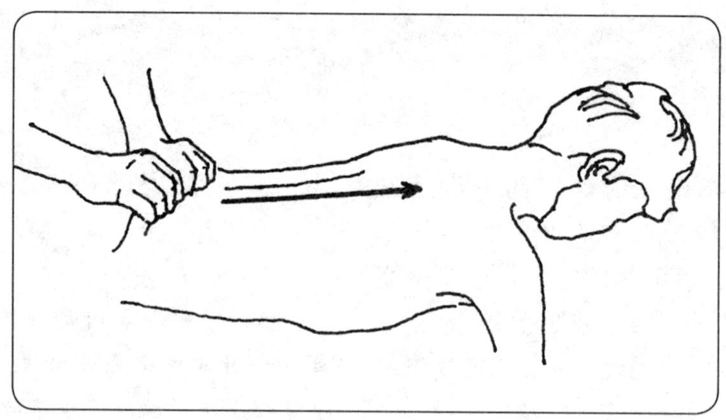

图15-63　捏脊

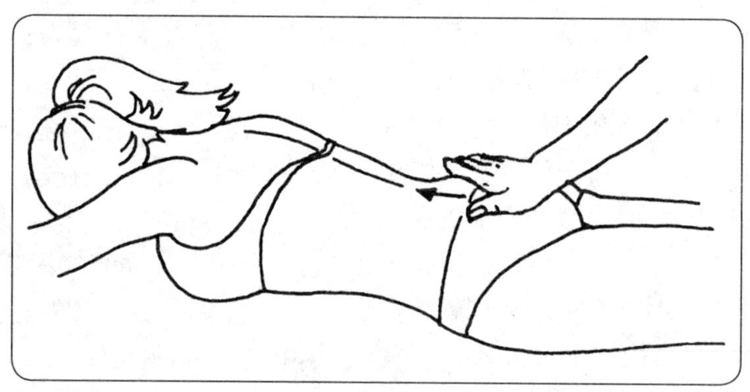

图15-64　掌推摩督脉

★ B.患者改为仰卧位，闭目，全身放松。

1.点、揉、颤足三里穴、气海穴、天枢穴、下脘穴、中脘穴　右手拇指依次按在各穴位上，点按9秒，然后保持点按力度不变，按顺时针方向揉36次，再振颤9秒（图15-59，图15-65，图15-66）。

2.双手拿腹　双手同时用力将下腹腹肌拿起，停留1～2秒后再松开为1次，共拿9次（图15-67）。

3.单掌推腹　单掌从下腹部慢慢用力往上推至上腹部为1遍，共推9遍。

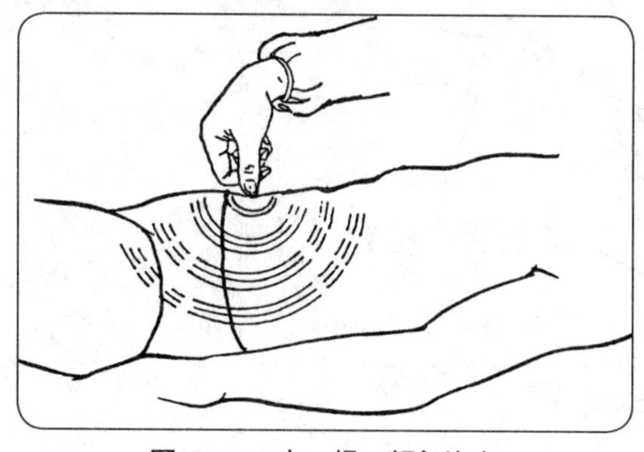

图15-65　点、揉、颤气海穴

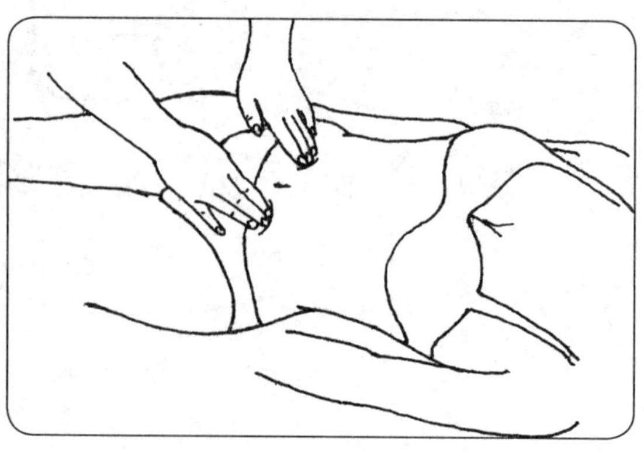

图15-66 点、揉、颤天枢穴

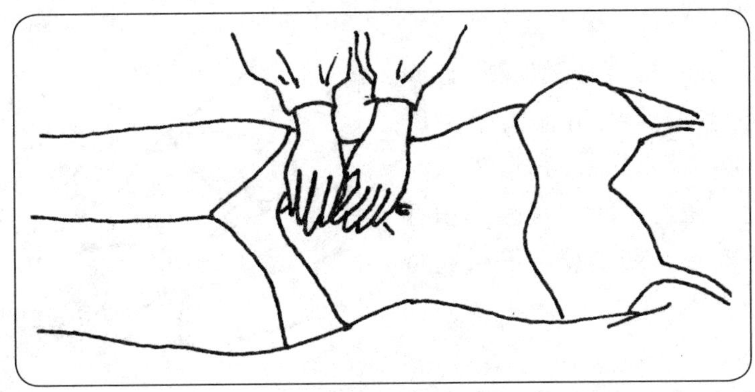

图15-67 双手拿腹

【注意事项】

（1）为年老体弱患者治疗时，手法要轻柔和缓，切忌用蛮力。

（2）患者平时不宜吃得过饱，少喝汤水。食物可选择营养较好，容易消化而体积又比较小的，可采用少食多餐的方法，以减轻胃的负担。避免暴饮暴食和吃生冷刺激以及不易消化的食物。另外，患者平时要注意精神不要过度紧张和过度劳累，情绪要稳定。

（3）本病患者的腹肌多数不发达，应参加适当的体育锻炼。不过，要尽量避免跳跃、跑步等剧烈运动。最好练习本书中的“四平桩功”和笔者其他著作中的“胃下垂辅助动作”，用这两个方法可根治胃下垂。

【病例】

丁某某，男，46岁，北京某研究所高级工程师，患病七八年，北京某医院检查，胃下垂8厘米，经常头晕、失眠、食欲不振、易疲劳、精力不足，多方治疗不见好转。经人介绍，特慕名来求治。按以上方法治疗1次后，患者当时就觉得浑身轻松，自感胃向上提了五六厘米。后又连续治疗12次，痊愈。

十一、便秘

【病因】

粪便过于干燥，排便次数减少，超过48小时不解大便的，称为便秘。有的是暂时性因素造成的短时便秘，有的则是长期便秘，称为习惯性便秘。

本病主要由于大肠干燥，津液不足而失去濡润，因而，大便秘结不畅。概括起来，有以下几方面因素。

（1）忧愁思虑或久坐少动，气行不畅，使大便内停而秘结。

（2）没有养成良好的定时排便习惯，每当有便意的时候，经常抑制排便，使粪便在肠内停留时间过长，其中的水分被肠壁吸收而干涸，造成便秘。

（3）身体虚弱，或病后、产后及老年人气血两亏。气虚使大肠传送糟粕无力；血虚津液枯，不能滋润大肠，而发生便秘。

（4）过度饮酒，过食辛辣食物，吃蔬菜、水果少，喝水少，也易引起便秘。

【症状】

大便干燥坚硬，排便困难，并有腹胀、嗳气、食欲不振、头痛、头晕、胸闷、睡眠不安、心烦易怒、面黄唇干、小便少而黄等症状，在左下腹部可触到积存在肠道内的大便。若长期便秘，易引起痔疮、肛裂等疾病。

【治疗】

★ A.患者取俯卧位，松开腰带，闭目，全身放松。医者心平气和，运气于两手掌和手指，按以下步骤进行治疗。

1. **叠掌揉督脉** 双手叠掌按逆时针方向从大椎穴揉至长强穴为1遍，共揉7遍。

2. **点、揉、颤肾俞穴** 两手拇指分别按在左、右肾俞穴上，同时用力点按14秒，然后保持点按力度不变，两手拇指用力按逆时针方向揉49次，再振颤14秒（图15-68）。

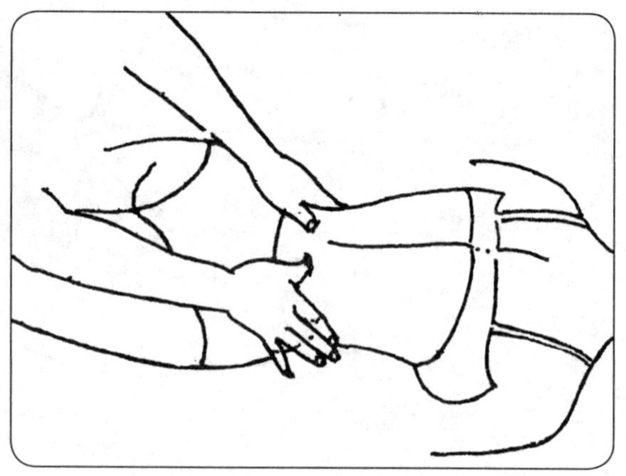

图15-68 点、揉、颤肾俞穴

3. **点、揉、颤大肠俞穴、下髎穴、环跳穴、涌泉穴** 方法同点、揉、颤肾俞穴（图15-69，图15-70）。

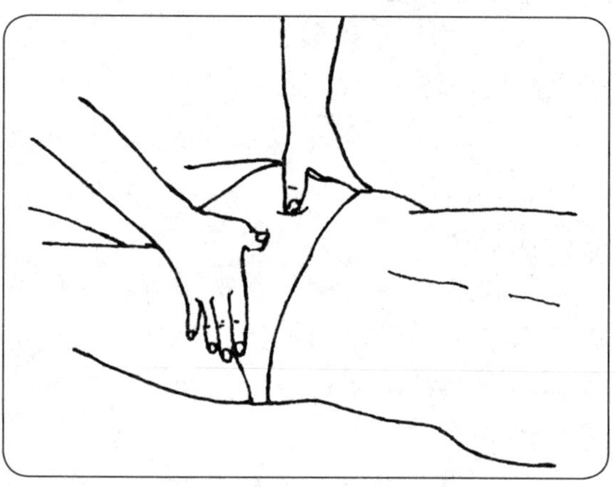

图15-69 点、揉、颤下髎穴

4. **重复叠掌揉督脉**

5. **叠掌推督脉** 双手叠掌从大椎穴推至长强穴为1遍，共推7遍。

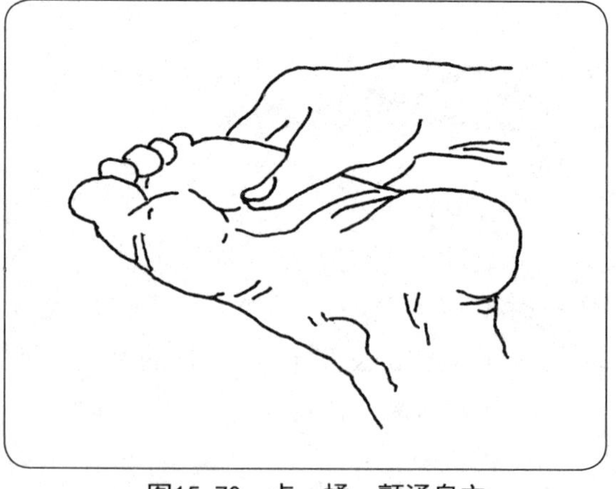

图15-70 点、揉、颤涌泉穴

★ B.患者改为仰卧位，闭目，全身放松。

1. **点、揉、颤天枢穴** 两手拇指（或两手四指并拢，用中指着力）分别按在左、右天枢穴上，同时用力点按14秒，然后保持点按力度不变，两手拇指用力按逆时针方向揉49次，再振颤14秒（图15-71）。

2. **点、揉、颤肓俞穴** 方法同点、揉、颤天枢穴。

3. **点、揉、颤中脘穴、气海穴、阳陵泉穴、足三里穴** 用一手拇指操作，方法同点、揉、颤天枢穴（图15-72）。

4. **掌揉、颤气海穴** 单掌或双手叠掌按在气海穴上，按顺时针方向揉49～70次后，再振颤21～49秒（图15-73）。

5. **叠掌推腹** 双手叠掌从上腹部推至下腹部为1遍，共推21遍（图15-74）。

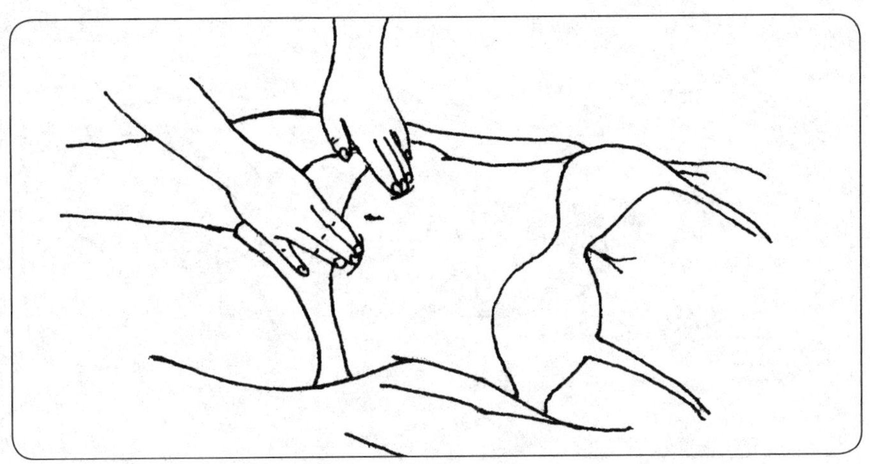

图15-71 点、揉、颤天枢穴

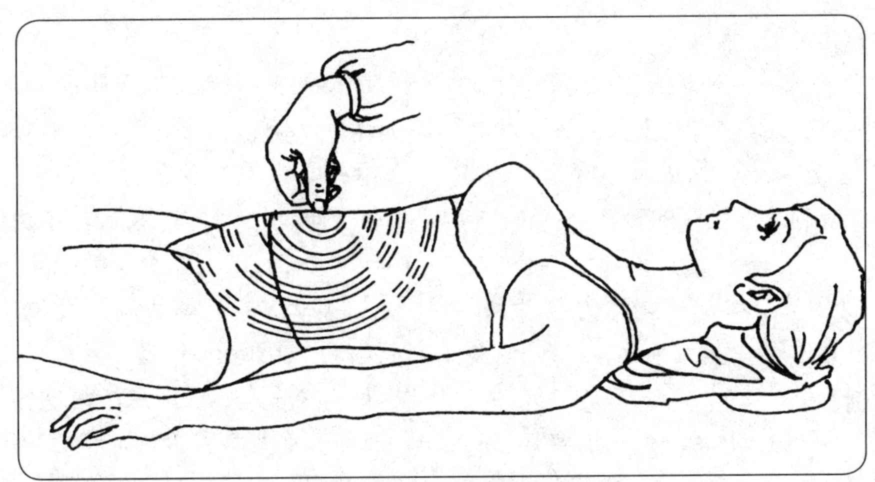

图15-72 点、揉、颤中脘穴

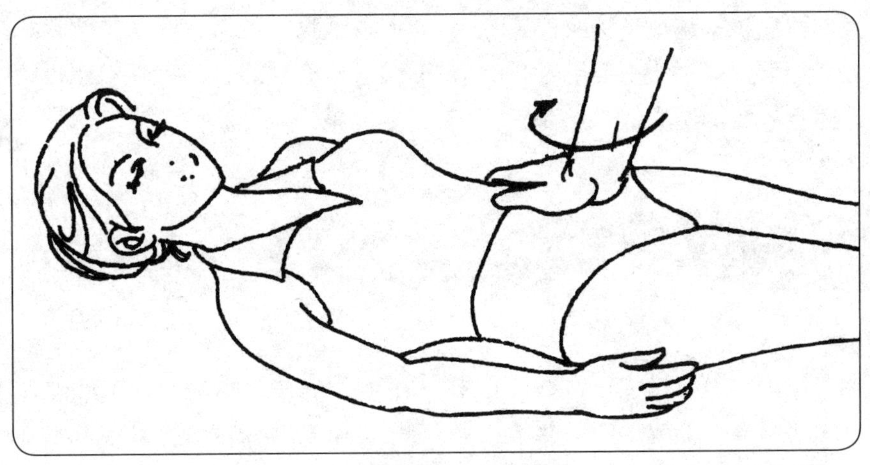

图15-73 掌揉、颤气海穴

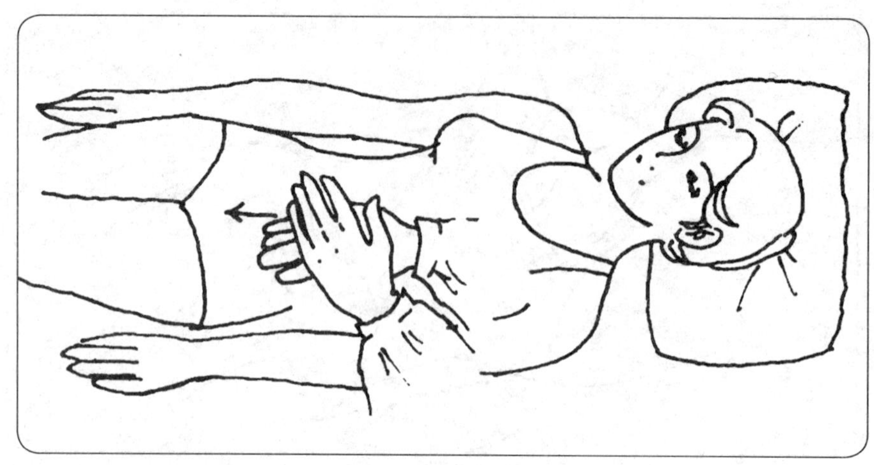

图15-74 叠掌推腹

【注意事项】

（1）患者应养成定时排便的良好习惯，并且在排便时不要读书、看报、玩手机。

（2）多吃蔬菜、水果，多喝水，少吃油腻及辛辣等刺激性较强的食物。

（3）脑力劳动者尤其是久坐办公室之人，平时要尽量多参加一些体力劳动和体育锻炼，增强体质。

【病例】

周某某，男，58岁，山东省某机关干部。患便秘多年，经常腹痛，使用药物治疗和灌肠治疗，由于“治标不治本”，不但没有好转，反而情况越来越糟。近来经常排便需一两个小时，最长一次达3个小时，患者自述：“我差点死在厕所里。”给生活、工作带来极大不便，非常痛苦。笔者按以上方法连治3次后，无明显疗效，患者有点着急和灰心。笔者安慰他安心治疗，因为像这种严重便秘，病程又长，至少需治疗1个疗程（6次）以上才有明显效果。后又连治2次（共5次），患者高兴地说：“我今早排便只用了20分钟，真痛快！”后又连治7次（共12次）后，痊愈。每次排便只需5分钟左右，而且浑身轻松，精力充沛，体质也显著增强。患者一再向笔者鞠躬致谢，连声说：“杨老师，你不但治好了我的病，也等于救了我一条命。这次来北京如果治不好，我真的不想活了，我真不想再蹲在厕所里受那个罪了。”

十二、腹泻

【病因】

腹泻又称泄泻，是指排大便次数比正常增多，而且大便稀薄、不成形，甚至清稀如水。在正常情况下，成年人一般每天解1～2次成形的褐黄色大便。如果仅仅是排便次数增多，粪便仍然成形，不能算作腹泻。

引起腹泻的原因很多，如胃、肠、胰、胆等内脏疾病都可以引起腹泻，其中以肠道感染最为常见。精神紧张、情绪激动以及内分泌紊乱等疾病也可引起腹泻。

中医学认为，感受外邪、暴饮、暴食、饮食不节或过食油腻物，可引起急性腹泻。脾胃虚弱、肾阳虚衰、情志失调可引起慢性腹泻。另外，急、慢性腹泻可互相转化。

【症状】

1. 急性腹泻 每天排便3～5次，有的多达十几次，大便清稀酸臭，肠鸣腹痛，肛门灼热，心烦口渴，小便短黄而热等。

2. 慢性腹泻 每天排便3～5次，时好时犯，不思饮食，面色萎黄，疲倦乏力。还有一种称为“五更泻”的，黎明前脐下疼痛，肠鸣即泻。一般泻后即感腹部舒服一些。慢性腹泻病程久者，可出现头晕眼花、食欲不振、浑身无力和消瘦等。

【治疗】

★ A. 患者取俯卧位，松开腰带，闭目，全身放松。医者心平气和，运气于两手掌和手指，按以下步骤进行治疗。

1. 叠掌揉督脉 双手叠掌按顺时针方向从长强穴揉至大椎穴为1遍，共揉9遍（图15-75）。

2. 点、揉大肠俞穴 两手拇指分别按在左、右大肠俞穴上，同时用力点按9秒，然后保持点按力度不变，按顺时针方向揉36次。

3. 点、揉胃俞穴、脾俞穴、百会穴 方法同点、揉大肠俞穴，百会穴用一手拇指操作。

4. 捏脊 由长强穴捏至大椎穴为1遍，共捏6遍（图15-76）。

5. 重复叠掌揉督脉

6. 掌推摩督脉 用单掌或双手叠掌从长强穴推至大椎穴，然后运用掌摩法，沿督脉从大椎穴返回长强穴。这样一推一摩为1遍，做9遍（图15-77）。

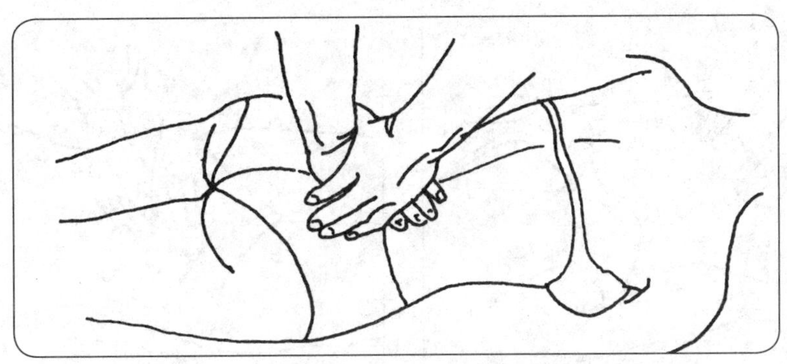

图15-75 叠掌揉督脉

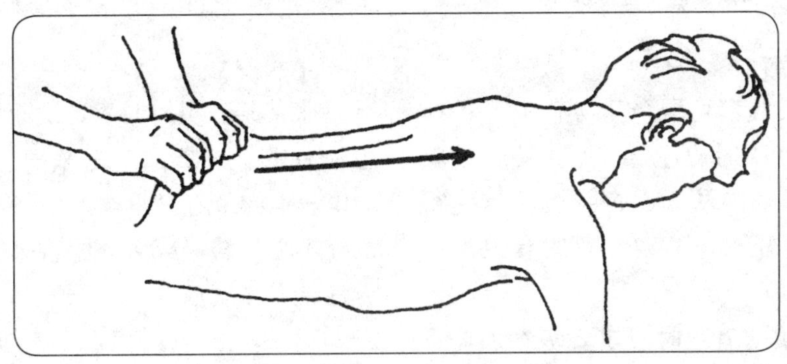

图15-76 捏脊

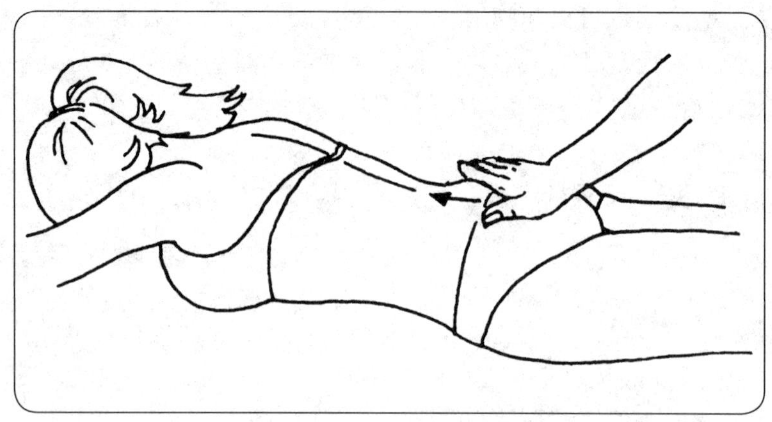

图15-77　掌推摩督脉

★ B.患者取仰卧位，闭目，全身放松。

1.点、揉上巨虚穴、足三里穴、阴陵泉穴、气海穴、天枢穴、中脘穴　右手拇指（或四指并拢，用中指着力）分别依次按在以上各穴位上，同时用力点按9秒，然后保持点按力度不变，按顺时针方向揉36次（图15-78）。

2.双手拿腹　双手同时用力将下腹腹肌拿起，停留1～2秒后再松开为1次，共拿9次（图15-79）。

3.掌揉气海穴　单掌或双手叠掌按在气海穴上，按逆时针方向揉36～72次。

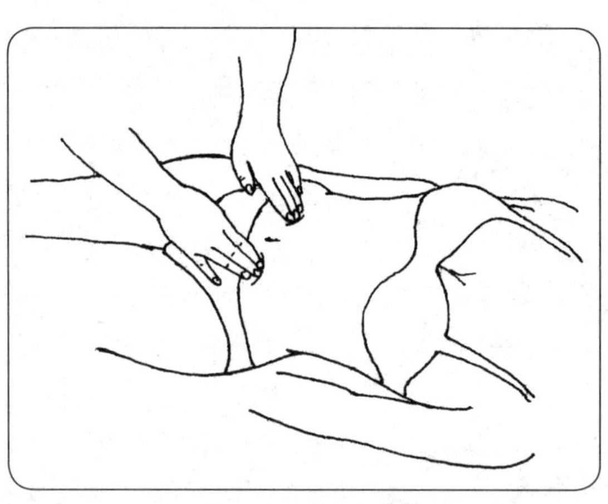

图15-78　点、揉天枢穴

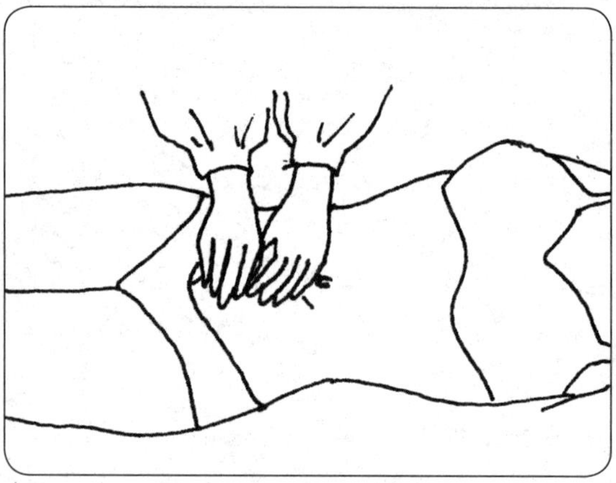

图15-79　双手拿腹

【注意事项】

（1）急性腹泻可配合药物治疗。

（2）患者平时应注意少吃生冷、油腻的食物，不要暴饮暴食，每顿饭不宜吃得过饱，常喝白开水，并要注意饮食卫生，且避免受风着凉。

（3）体质弱者平时一定要多参加体育锻炼，增强体质。

【病例】

张某某，男，46岁，北京某公司经理，患慢性腹泻3个月。近来病情加重，每天6:00－10:00泻三四次，便稀不成形，多方治疗不见好转，经人介绍特来求治。按以上方法治疗1次后，第二天只泻2次。治疗第2次后，第三天只泻1次。为巩固疗效，又连续治疗3次（共5次）后，痊愈。

十三、糖尿病

【病因】

糖尿病是一种比较常见的内分泌代谢疾病。中医学很早就有关于本病的记载和论述。根据本病的临床特点，属于中医学“消渴”范畴。

本病多发生于40岁以上的中年人，少年、儿童也有发生，男性发病率略高于女性。

本病主要是由于人体内胰腺分泌胰岛素不足，或者人体内胰岛素受体缺乏，导致人体对糖（葡萄糖）的利用发生障碍，继而发生蛋白质、脂肪代谢紊乱所形成。病情严重者，可并发动脉硬化和肾脏疾病等。

中医学认为，本病的发生主要是由于体内阴虚火盛、饮食不节和情志失调等因素引起的。

【症状】

轻度糖尿病，并无任何症状，往往在检查尿糖时才被发现，此时称无症状期糖尿病。

一般来说，糖尿病的典型症状是多饮、多食、多尿、乏力和消瘦，同时伴随血糖升高，尿糖阳性。

还有一些糖尿病患者，腰背、四肢酸痛，视物不清，皮肤瘙痒，尤其女性阴部瘙痒多见。一些男性患者阳痿不育，女性患者月经失调等。

患了糖尿病后，应首先到正规医院进行系统治疗。待病情稳定后，除坚持用药及饮食方面的保健外，可按以下方法治疗，能收到较好的疗效。

【治疗】

★ A.患者取坐位，闭目，放松。医者心平气和，运气于手指，按以下步骤进行治疗。

1.点、揉、颤印堂穴 左手扶住患者后头部，右手拇指按在印堂穴上，其余四指放在前发际处做支撑。右手拇指点按9秒，然后保持点按力度不变，按顺时针方向揉9次，逆时针方向揉9次；再顺时针揉9次，逆时针揉9次，共揉36次后，再振颤9秒。

2.双手拇指分推前额 用拇指推法，两手拇指从印堂穴开始，分推至两边太阳穴为1遍，共分推9～18遍（图15-80）。

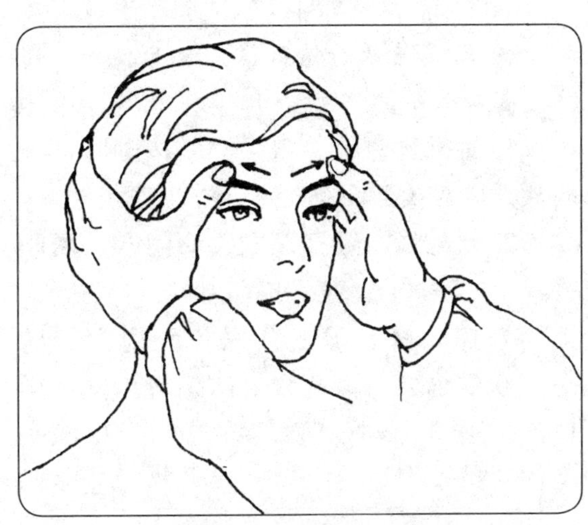

图15-80 双手拇指分推前额

3.点、揉、颤迎香穴 两手中指或示指，分别按在左、右迎香穴上，同时用力点按9秒，然后保持点按力度不变，两手中指或示指同时向外揉9次，向里揉9次；再向外揉9次，向里揉9次，共揉36次后，再振颤9秒（图15-81）。

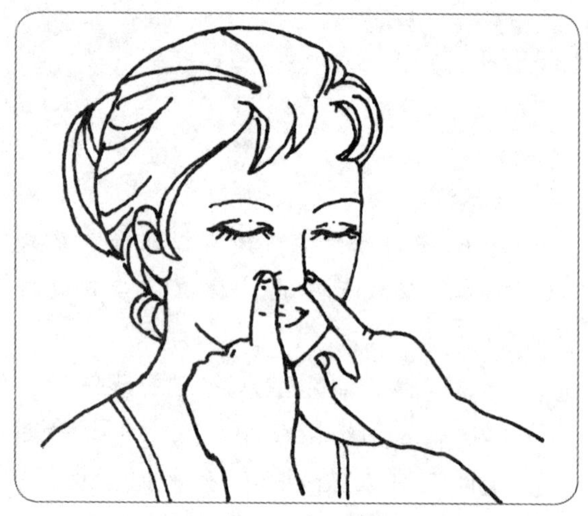
图15-81 点、揉、颤迎香穴

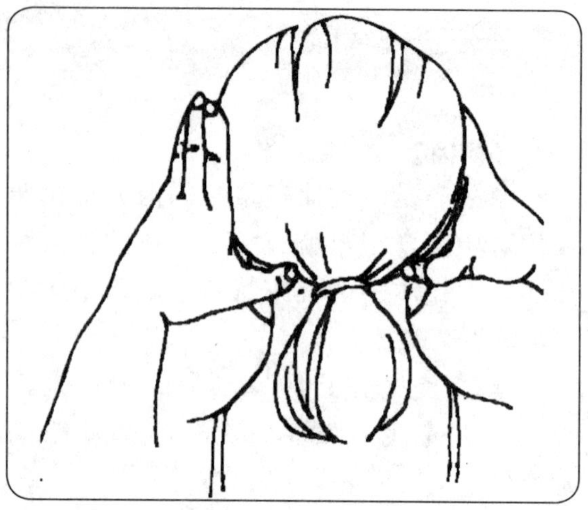
图15-82 点、揉、颤风池穴

4.点、揉、颤百会穴 方法同点、揉、颤印堂穴。

5.点、揉、颤风池穴 用两手拇指，方法同点、揉、颤迎香穴（图15-82）。

6.点、揉、颤内关穴、大陵穴、劳宫穴 方法同点、揉、颤印堂穴（图15-83）。

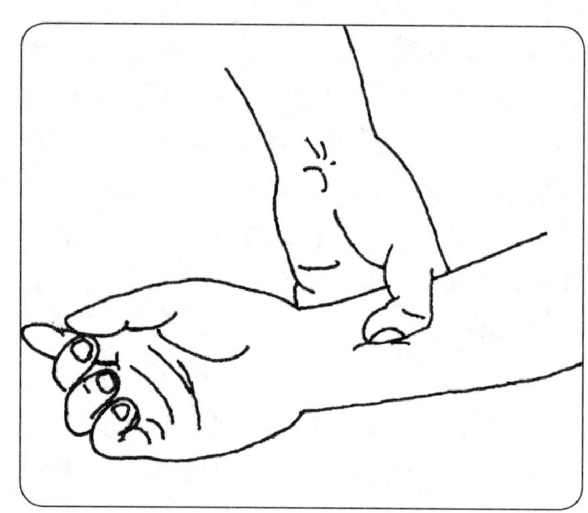
图15-83 点、揉、颤内关穴

★B.患者改为俯卧位，松开腰带，闭目，全身放松。

1.叠掌揉督脉 双手叠掌按顺时针方向从大椎穴揉至长强穴为1遍，共揉6遍。

2.点、揉、颤至阳穴、命门穴、腰阳关穴 方法同点、揉、颤印堂穴。

3.点、揉、颤心俞穴、肝俞穴、脾俞穴、胃俞穴、肾俞穴 两手拇指同时操作，方法同点、揉、颤迎香穴（图15-84，图15-85）。

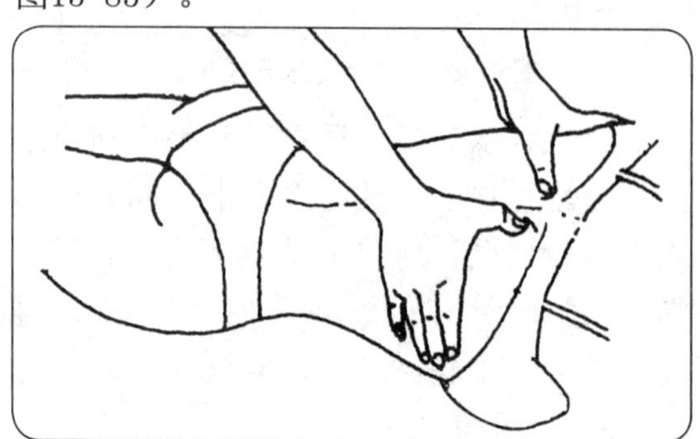
图15-84 点、揉、颤心俞穴

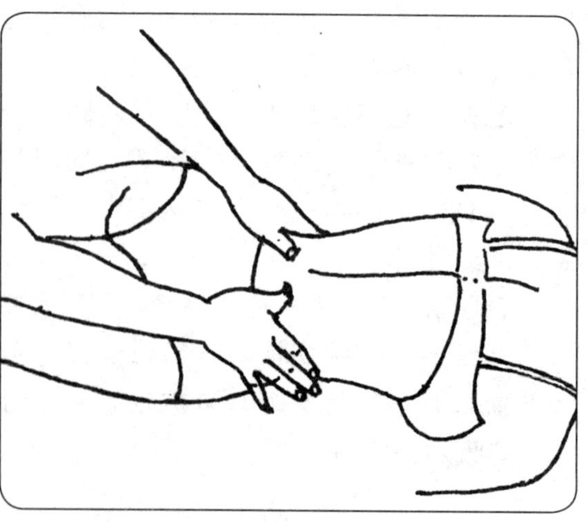
图15-85 点、揉、颤肾俞穴

4. 叠掌揉、颤命门穴　双手叠掌按在命门穴上，按顺时针方向揉36次，再振颤18～36秒（图15-86）。

5. 双掌推背　两手掌分别放在左、右肩处，同时用力从肩部推至腰部为1遍，共推6遍（图15-87）。

★C.患者改为仰卧位，闭目，全身放松。

1. 点、揉、颤中脘穴、下脘穴、气海穴、水道穴、阴陵泉穴、足三里穴、三阴交穴、解溪穴　方法同点、揉、颤印堂穴，其中水道穴，两手拇指同时操作（图15-88，图15-89）。

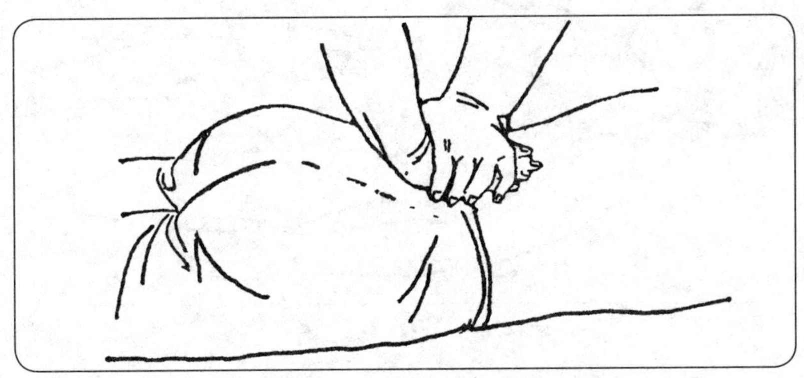

图15-86　叠掌揉、颤命门穴

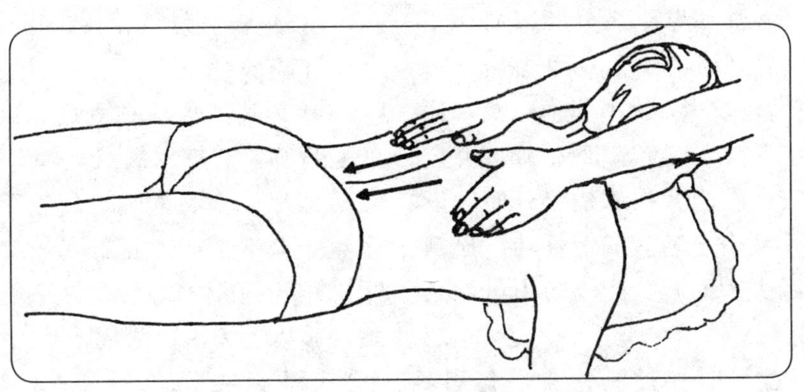

图15-87　双掌推背

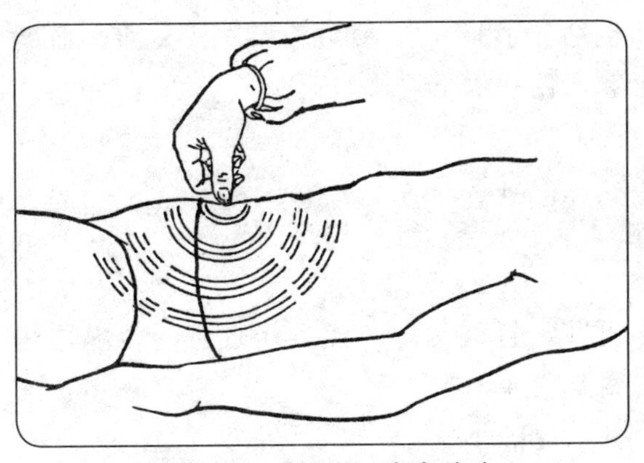

图15-88　点、揉、颤气海穴

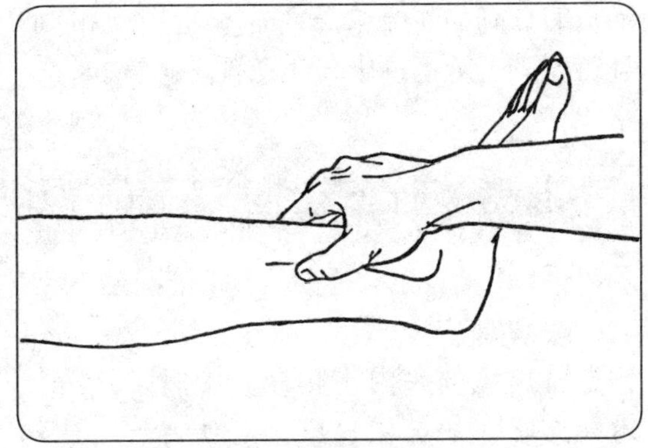

图15-89　点、揉、颤三阴交穴

2. 掌揉、颤气海穴 单掌或双手叠掌按在气海穴上，按顺时针方向揉9次，逆时针方向揉9次；再顺时针揉9次，逆时针揉9次，共揉36次后，再振颤18秒（图15-90）。

3. 掌揉胃腹 单掌或双手叠掌从上腹胃部揉至下腹部为1遍，共揉9遍。

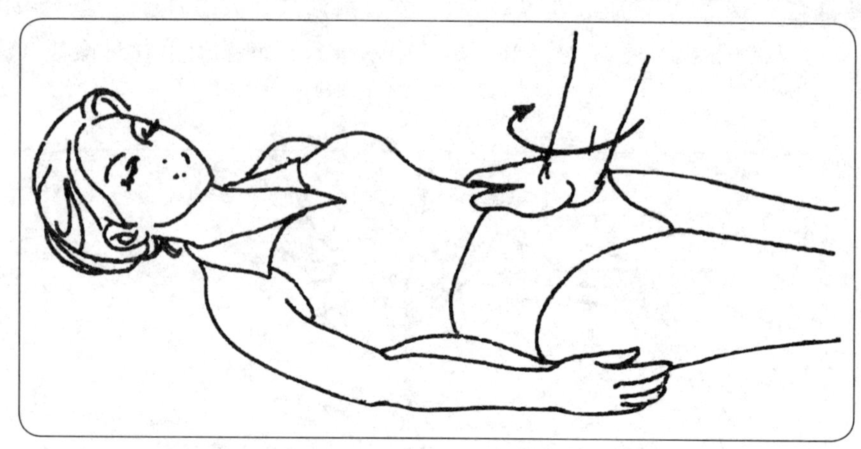

图15-90 掌揉、颤气海穴

【注意事项】

（1）轻度糖尿病患者，最好每天或隔一两天治疗1次，直到彻底治愈，不再复发。

（2）病情较重者，尤其是血糖高，尿糖（+++）以上者，可配合药物治疗，并定期到医院检查。在点穴按摩治疗开始时，药物治疗先不减少。随着病情好转，血糖降低，尿糖减少，而减少药物的用量，直至停止用药。

（3）患者平时要控制饮食，每日3餐，定时定量，控制多糖饮食，多食蛋白质丰富的豆制品和蔬菜等食品，防止肥胖，而且还要避免劳累过度，注意预防感冒。

（4）平时适当参加体育锻炼，增强体质。

【病例】

常某某，男，53岁，北京某研究院高级工程师，患糖尿病2年多，并有多饮、多食、多尿、浑身酸痛、视物不清、阳痿和体重下降等症状。虽经药物治疗，有点效果，但没有根本好转，经人介绍，特来求治。按以上方法，每周治疗3次，连续治疗4个疗程（共24次）后，基本痊愈。患者自感浑身轻松，耳聪目明，精力充沛，体重也增加了3千克。到北京某医院复查，血糖和尿糖基本正常。

十四、肾虚腰痛

【病因】

肾虚腰痛属内伤腰痛。中医学认为，本病多数由于劳累过度，劳伤肾气，使精气不足，少阴肾衰；或由于遗精以及房事不节，肾气亏虚。腰为痛之府，肾虚往往引起腰痛。

【症状】

腰背酸软、隐痛，一般无明显固定的

痛点，弯腰久时，直腰困难，并且疼痛加重，休息后，一般疼痛又减轻。大多伴有头晕、耳鸣、失眠、健忘和精力不足等症状，中老年及青壮年人均有发病，以中年人较多见。

【治疗】

患者取俯卧位，松开腰带，闭目，全身放松。医者心平气和，运气于两手掌和手指，按以下步骤进行治疗。

1. 叠掌揉督脉 双手叠掌按顺时针方向从长强穴揉至大椎穴为1遍，共揉9遍。

2. 点、揉、颤至阳穴、命门穴、腰阳关穴 右手拇指依次按在各穴位上，点按9秒，然后保持点按力度不变，按顺时针方向揉36次后，再振颤9秒。

3. 点、揉、颤大肠俞穴、气海俞穴、肾俞穴 两手拇指同时操作，方法同上（图15-91）。

4. 叠掌揉、颤命门穴 双手叠掌按在命门穴上，按顺时针方向揉36～72次，再振颤18～36秒（图15-92）。

5. 重复叠掌揉督脉

6. 掌推摩督脉 用单掌或双手叠掌从长强穴推至大椎穴，然后运用掌摩法，沿督脉从大椎穴返回长强穴。这样一推一摩为1遍，做9遍（图15-93）。

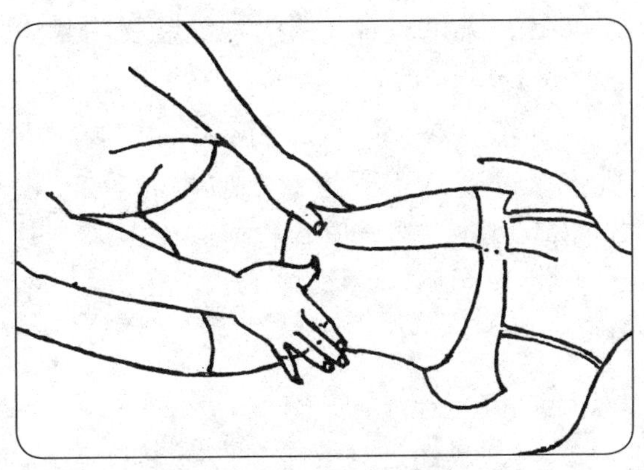

图15-91 点、揉、颤肾俞穴

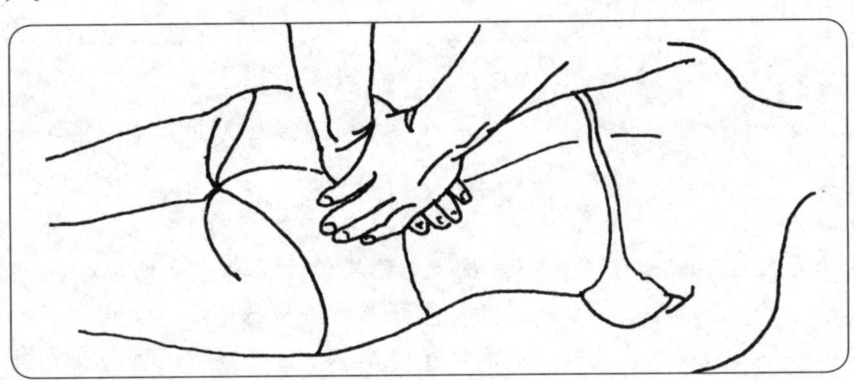

图15-92 叠掌揉、颤命门穴

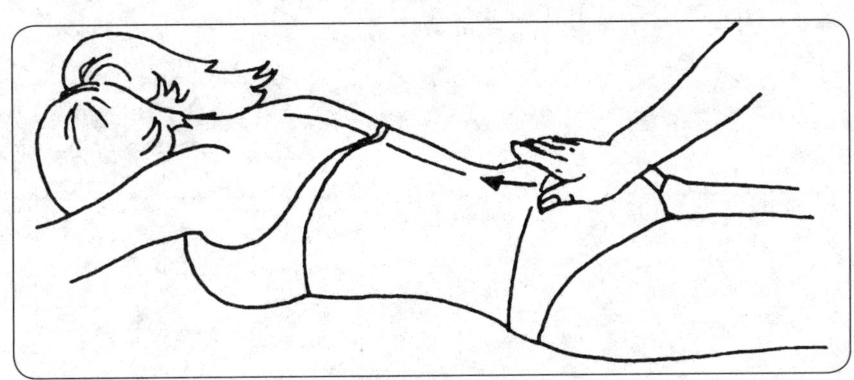

图15-93 掌推摩督脉

【注意事项】

（1）妇女经期、孕期暂不要治疗肾虚腰痛。

（2）在临床上要根据每个患者的具体病情进行辨证施治。如果患者除肾虚腰痛外，还患有耳鸣，在临床治疗时，可按以上方法和本书介绍的耳鸣治疗方法进行综合治疗。如果患者还患有神经衰弱症，可按以上方法和本书介绍的神经衰弱治疗方法，进行综合治疗。

（3）患者平时要注意生活起居，不要劳累过度。还要注意参加体育锻炼，增强体质，最好练习笔者其他著作中的“涮腰”和本书中的“四平桩功”，可根治本病。

【病例】

（1）王某某，男，25岁，北京某大学研究生，腰部酸痛1年多，学习和工作累时，酸痛加重，北京某医院诊断为“肾虚腰痛”，药物治疗2个月，无明显效果。经同学介绍特来求治。按以上方法治疗1次后，症状明显减轻，连续治疗6次后，痊愈。

（2）李某，女，29岁，北京某研究所工程师，自从3年前生育后，经常腰酸背痛，并伴有失眠、多梦、健忘、耳鸣、精力不足等症状。自我感觉未老先衰，像40岁的样子，多方治疗，不见好转，特来求治。按以上方法和神经衰弱、耳鸣的治疗方法为其综合治疗10次后，痊愈。

读者来信

尊敬的杨先生：

您好！我是您的一位普通而忠实的读者，是从湖南来深圳打工的男青年。我患慢性支气管炎十几年，从小体弱多病，经常感冒咳嗽。

自从半年前在书店买到您著的两本书后，如获至宝，每天下班后在宿舍认真细读。

我几乎每天按书中治疗感冒、咳嗽和气管炎的方法自我点穴按摩，还按照书中“四平桩功”“马步冲拳”“吐故纳新”等健身方法坚持练习。没想到不知不觉治好了我多年久治不愈的慢性支气管炎，并且半年来从未感冒咳嗽过。现在，我觉得身体比过去强壮了许多，浑身有力气。真不知怎样感谢您这位好心的作者，为我们广大读者写了这样非常科学、非常简单而又实用的好书。

广东深圳读者　曹某某

2002年8月15日

杨老师：

您好！我是一名按摩师，从事这一职业有5年多，平时常为病人治疗颈椎病、肩周炎和腰腿痛等伤科疾病。自从拜读了您的著作后，我按书中方法为亲友和病人治疗过头痛、咳嗽、便秘、腹泻、高血压病、胃痛、糖尿病等内科疾病，疗效都比较好。

另外，我对书中介绍的点穴按摩减肥术、增重术、增高术和保健术非常感兴趣。我打算明年春天专程到北京，当面向老师请教……

此致

敬礼！

崇拜您的学生　余某某（浙江读者）

2003年12月19日

杨老师：

您好！我想您近日工作一定很忙吧！

我邮购的书和您给我的来信，我早已收到，本人表示万分感谢……

通过这段时间学习和实践书中的点穴按摩方法，我感觉对头痛、失眠、颈椎病、腹泻、便秘等病的治疗效果很好。特别是治疗腹泻，效果真灵。

我的老伴腹泻，她买了几种药，吃了还是止不住。我说给她按摩一下，她不信。她到医院看病，医生说要住院治疗。我说，我给你按摩一下试试。真没想到，按您书中的方法按摩一次，就止住不泻了，按摩2次就痊愈了。老伴说，这种方法真神奇。因此，我特来信感谢您。

为了提高我的中医按摩水平，我决心专程到北京拜您为师，您看我什么时候去更好。请您安排一下，我见回音立即出发……

湖北读者　苏某某

2004年6月19日

杨老师：

您好！我是一名很普通的中医按摩师，在一家“中医养生堂”上班。几个月前在书店买到您的大作。

杨老师您写的书真是太好了，方法简单，插图也多，很容易看懂，非常实用。照书中方法给病人治病效果非常好。

常来我店按摩的一位50多岁的病人患有高血压病好几年，每天吃降压药。我按您书中治疗高血压病的方法给他治疗了半个多月，他的血压就恢复正常了，现在不吃降压药了。还有一位40多岁的女病人，患习惯性便秘1年多，按书中治便秘的方法，仅仅给她治疗了6次，她就排便非常顺利了。她非常感激我，昨天还特意来我店送我一盒月饼……

杨老师，我们这里的病人都对您的书非常感兴趣，想麻烦您帮我们买6本……

甘肃读者　宋某某

2013年中秋节

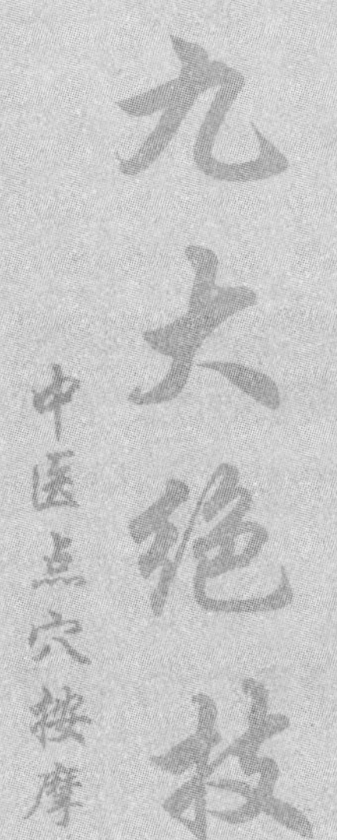

第16章 神经科常见病点穴按摩治疗

一、神经衰弱

【病因】

神经衰弱是常见的神经科疾病之一，属于神经系统功能失调。

中医学认为，本病与心、肝、脾、肺、肾功能失调有关。

本病以青壮年脑力劳动者为多见。主要是用脑过度、休息不好，或者焦急忧郁、生活节奏失调等原因引起的。另外，与患者的素质、性格、工作环境和精神状态也有一定的关系。

【症状】

本病症状较多，多数患有头晕、脑胀、头痛、烦躁、困倦、精神萎靡不振，记忆力减退、思想不集中、疲乏无力，可是到了夜间则精神兴奋，不能入睡、失眠、多梦等。有的患者情绪不稳定，常为一点小事发怒或哭泣。有的患者还伴有耳鸣、目眩、心慌、胸闷、腰酸背痛、食欲不振、便秘、腹泻、性欲减退、遗精、阳痿和月经不调等。

【治疗】

★ A. 患者取坐位，闭目，放松。医者心平气和，运气于两手掌和手指，按以下步骤进行治疗。

1. **点、揉、颤印堂穴** 左手扶住患者后头部，右手拇指按在印堂穴上，其余四指放在前发际处做支撑。右手拇指点按9秒，然后保持点按力度不变，按顺时针方向揉9次，逆时针方向揉9次；再顺时针揉9次，逆时针揉9次，共揉36次后，再振颤9秒。

2. **点、揉、颤太阳穴** 两手拇指分别按在左、右太阳穴上，同时用力点按9秒，然后保持点按力度不变，两手拇指同时向外揉9次，向里揉9次；再向外揉9次，向里揉9次，共揉36次后，再振颤9秒（图16-1）。

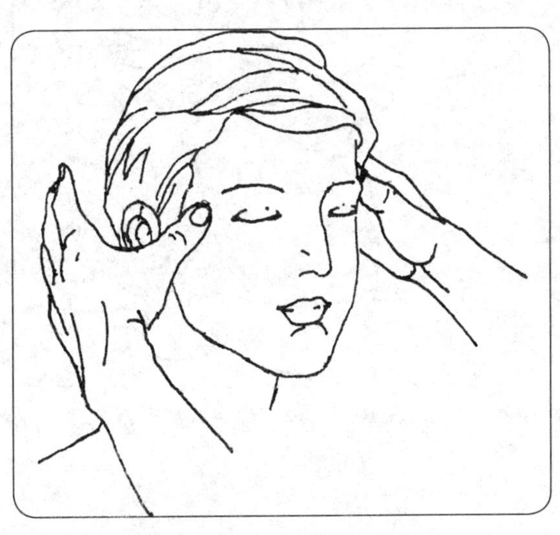

图16-1 点、揉、颤太阳穴

3. 点、揉、颤神庭穴、百会穴 方法同点、揉、颤印堂穴。

4. 点、揉、颤通天穴 两手拇指分别按在左、右通天穴上，同时用力点按9秒，然后保持点按力度不变，两手拇指同时向外揉9次，向里揉9次；再向外揉9次，向里揉9次，共揉36次后，再振颤9秒（图16-2）。

5. 点、揉、颤风池穴、肩井穴 方法同点、揉、颤通天穴（图16-3，图16-4）。

6. 双手拿肩 两手分别放在左、右肩上，运用拿法，双手同时用力，拿肩36次（图16-5）。

7. 点、揉、颤曲池穴、郄门穴、内关穴、神门穴、合谷穴、劳宫穴 方法同点、揉、颤印堂穴（图16-6～图16-9）。

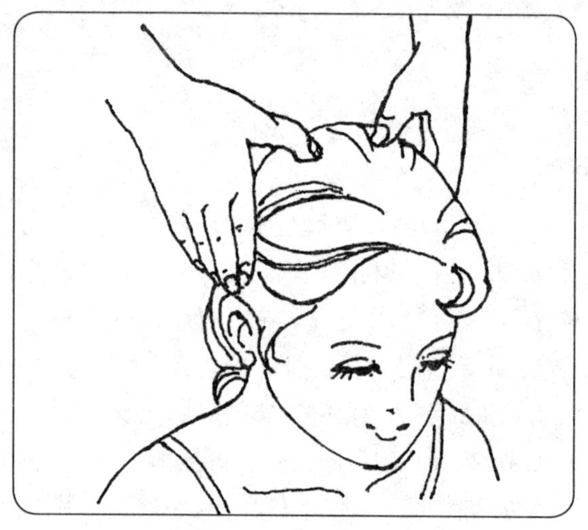

图16-2 点、揉、颤通天穴

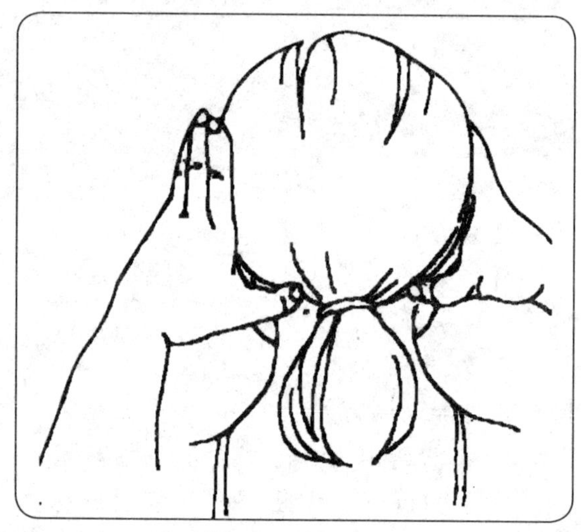

图16-3 点、揉、颤风池穴

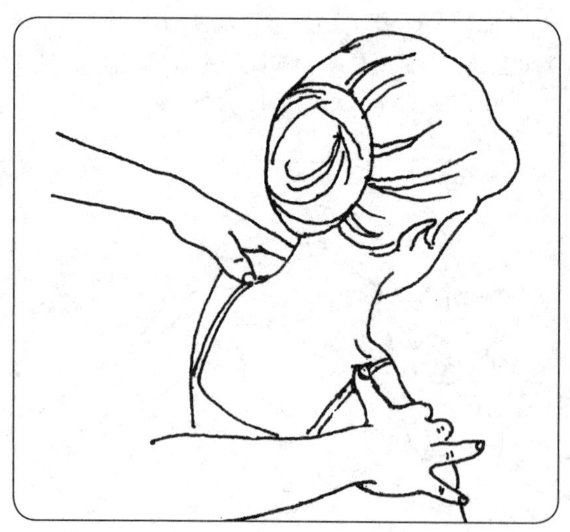

图16-4 点、揉、颤肩井穴

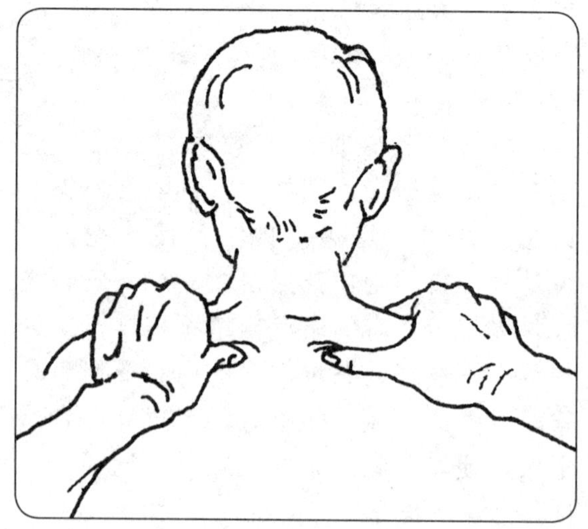

图16-5 双手拿肩

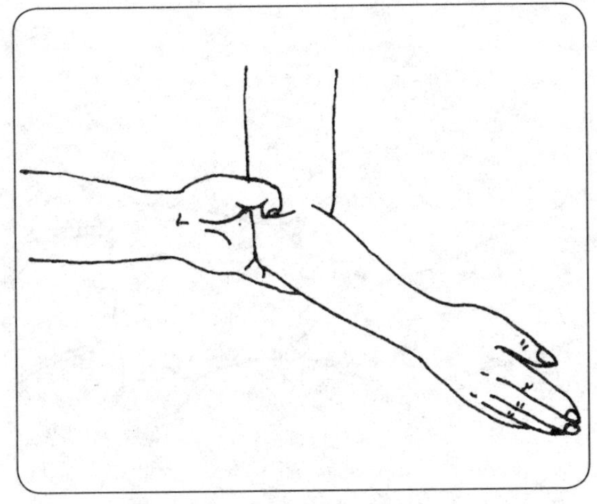

图16-6 点、揉、颤曲池穴

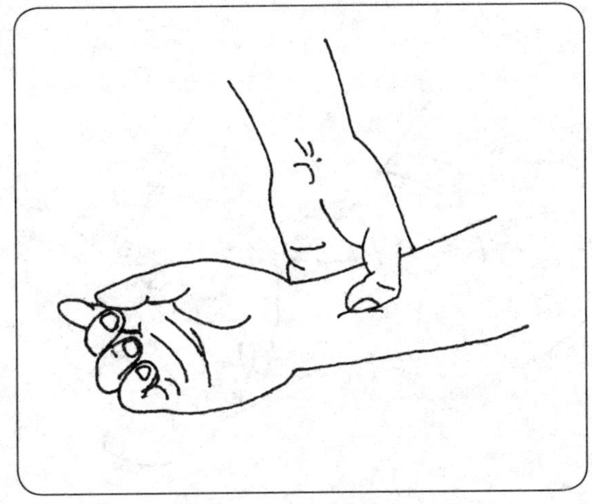

图16-7 点、揉、颤内关穴

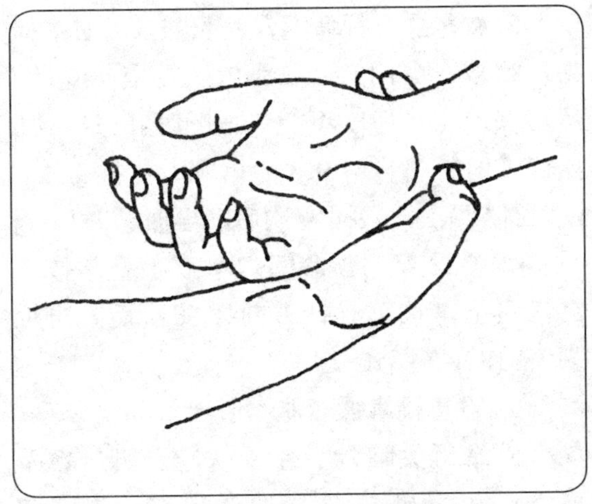

图16-8 点、揉、颤神门穴

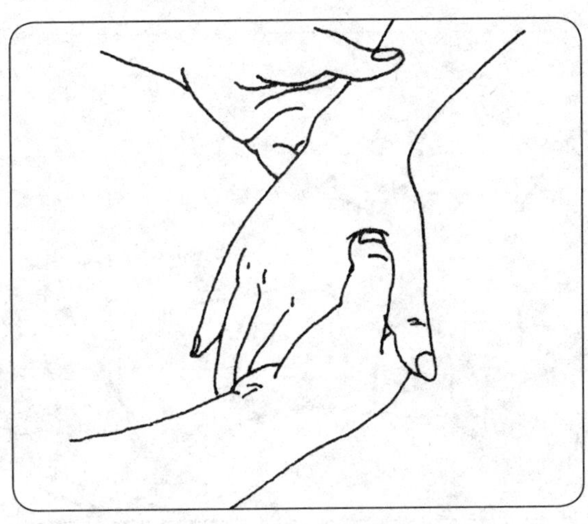

图16-9 点、揉、颤合谷穴

★B.患者改为俯卧位，松开腰带，闭目，全身放松。

1.叠掌揉督脉 双手叠掌按顺时针方向从大椎穴揉至长强穴为1遍，共揉6遍。

2.点、揉、颤肺俞穴、心俞穴、肝俞穴、脾俞穴、肾俞穴、环跳穴、承山穴、昆仑穴 两手拇指分别依次按在左、右侧各穴位上，同时用力点按9秒，然后保持点按力度不变，两手拇指同时向外揉9次，向里揉9次；再向外揉9次，向里揉9次，共揉36次后，再振颤9秒（图16-10～图16-13）。

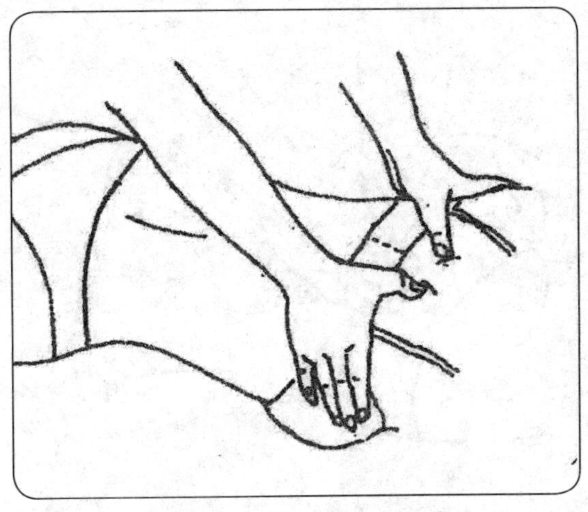

图16-10 点、揉、颤肺俞穴

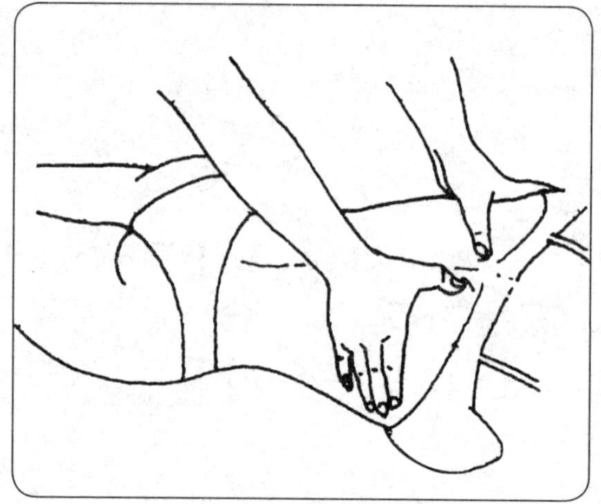
图16-11　点、揉、颤心俞穴

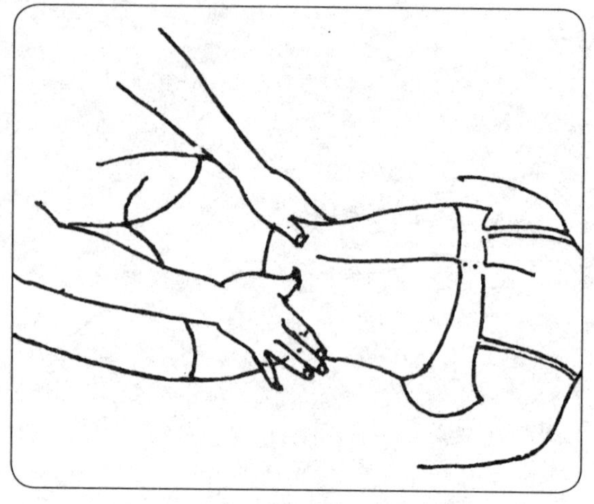
图16-12　点、揉、颤肾俞穴

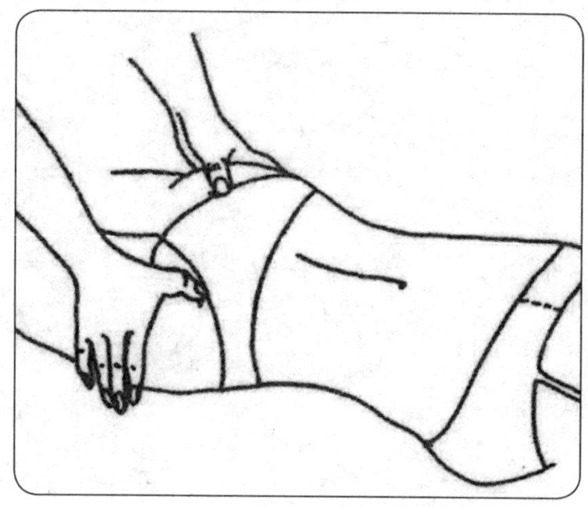
图16-13　点、揉、颤环跳穴

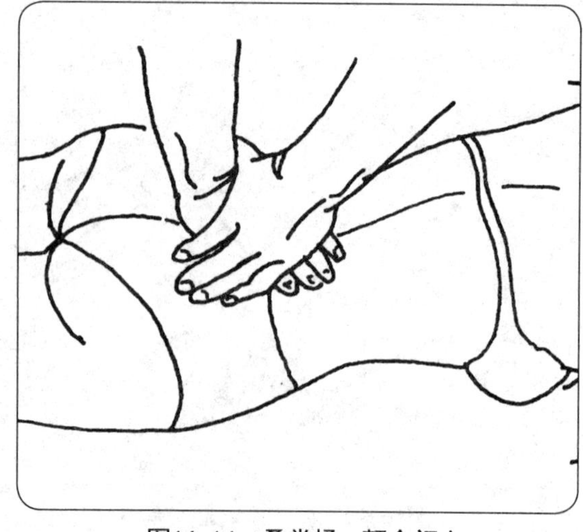
图16-14　叠掌揉、颤命门穴

3. 点、揉、颤命门穴、长强穴　右手拇指依次按在命门穴、长强穴上，点按9秒，然后保持点按力度不变，按顺时针方向揉9次，逆时针方向揉9次；再顺时针揉9次，逆时针揉9次，共揉36次后，再振颤9秒。

4. 叠掌揉、颤命门穴　双手叠掌按在命门穴上，按顺时针方向揉36次后，再振颤9～18秒（图16-14）。

5. 重复叠掌揉督脉

6. 拳砸失眠穴　左手扶起左脚，右手握拳，用拳砸左脚失眠穴36次，失眠穴在足跟的正中央（图3-9，图16-15）。然后，以同样方法对右脚进行治疗。

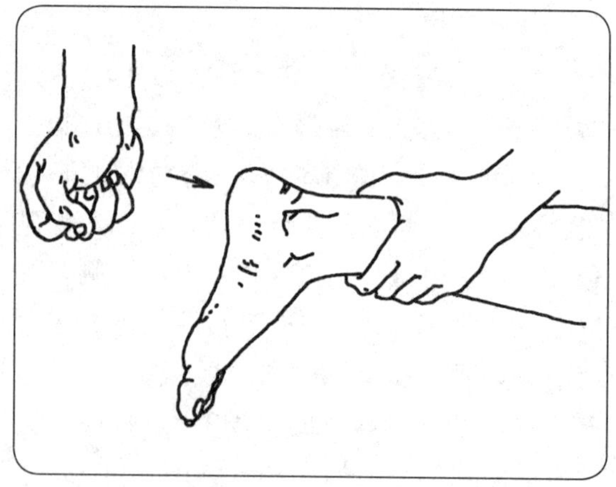
图16-15　拳砸失眠穴

★ C.患者改为仰卧位，闭目，全身放松。

点、揉、颤膻中穴、中脘穴、气海穴、关元穴、足三里穴、三阴交穴 右手拇指（或五指并拢，中指着力）依次按在各穴位上，点按9秒，然后保持点按力度不变，按顺时针方向揉9次，逆时针方向揉9次；再顺时针揉9次，逆时针揉9次，共揉36次后，再振颤9秒（图16-16—图16-19）。

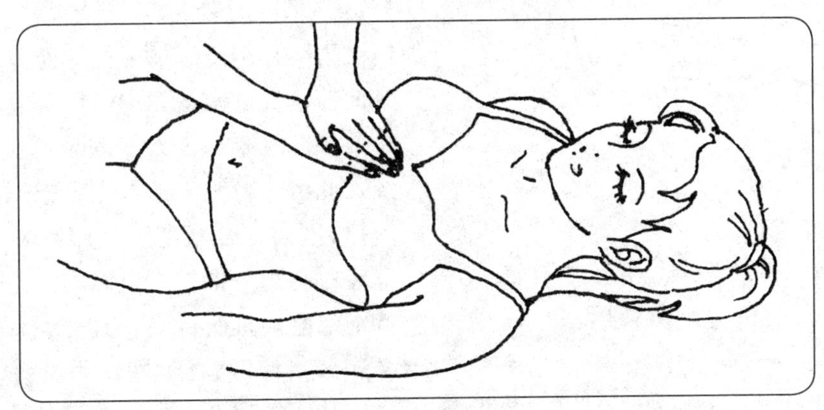

图16-16 点、揉、颤膻中穴

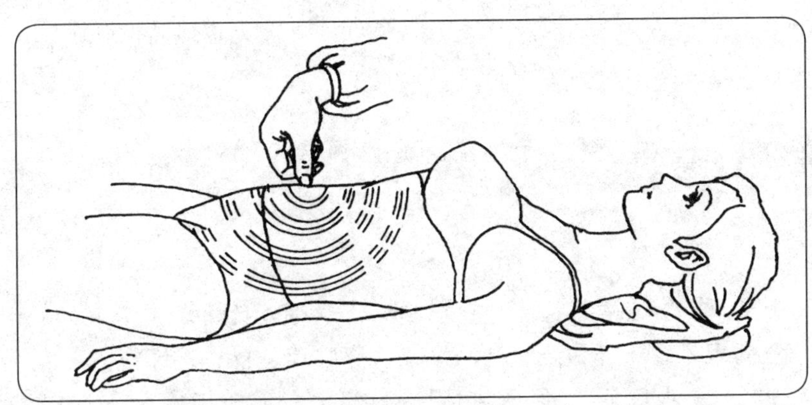

图16-17 点、揉、颤中脘穴

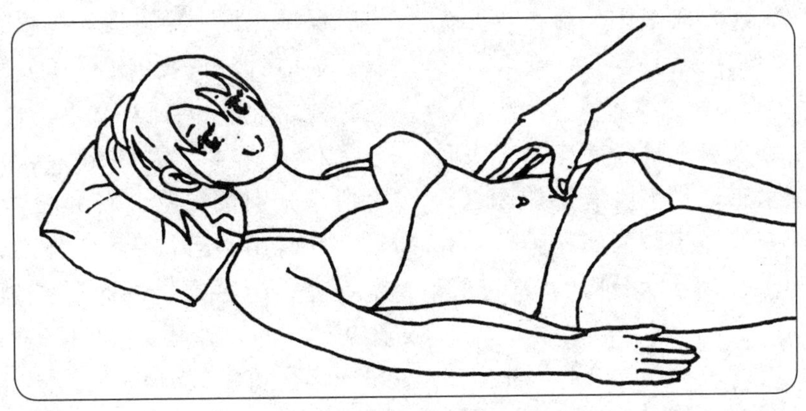

图16-18 点、揉、颤关元穴

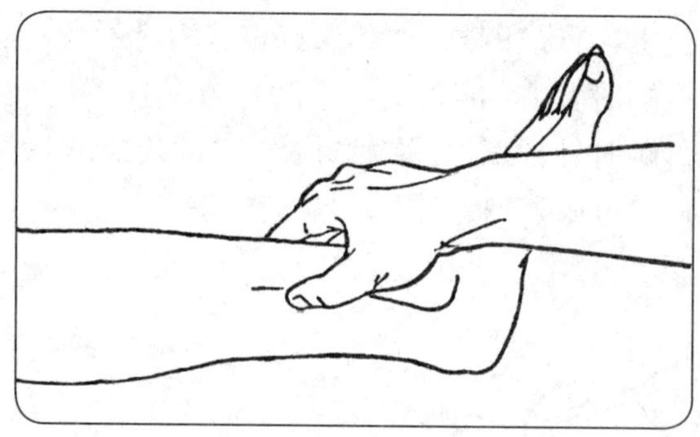

图16-19　点、揉、颤三阴交穴

【注意事项】

（1）治疗神经衰弱，属于“补法”治疗，手法要轻柔和缓，切忌用蛮力，以免影响疗效。

（2）患者平时生活要有规律，适当参加一些体育活动，最好练习笔者其他著作中的“马步冲拳”和“催眠健身功”等方法，对调节神经系统、增强体质、防治神经衰弱有很好的作用。

【病例】

钱某某，男，45岁，北京某研究院研究员。患神经衰弱3年，经常头晕、失眠，记忆力明显减退。而且，总感觉浑身无力，易疲劳，性欲减退。中、西药吃了一大堆不见效果，又吃了许多保健品，也未见好转。经人介绍，特来求治。笔者按以上方法为其治疗1次后，症状明显减轻，他自述：“浑身轻松有力，像充了电似的，而且感到头脑特别清醒，耳聪目明，真是手到病除。”后又连续治疗7次，期间，教其练习“马步冲拳”和“催眠健身功”等健身术，痊愈。而且身体素质也明显增强了，身强体壮，红光满面，性能力也显著增强了。

二、面神经麻痹

【病因】

面神经麻痹又称“面瘫”“口眼㖞斜”，俗称“歪嘴巴”。一般由于夜晚睡觉醒来外出受凉，或熟睡后头面受风所致。小儿患者多数为高热引起。

中医学认为，本病多因气血亏虚，感受风寒之邪，经络闭阻而引起。

【症状】

发病突然，大多在早晨起床后，发现患侧面部有僵木感，患侧眼睛不能闭合、流泪，鼻唇沟变浅。患侧面肌松弛，口角被牵拉向健侧，饮食吞咽受影响，说话漏风、流涎。

【治疗】

★ *患者取坐位，闭目，头面、颈部尽量放松。医者心平气和，运气于手指，按以下步骤进行治疗。*

1. 点、揉、颤印堂穴　左手扶住患者后头部，右手拇指按在印堂穴上，其余四指放在前发际处做支撑。右手拇指点按9秒，然后保持点按力度不变，按顺时针方向揉9次，逆时针方向揉9次；再顺时针揉9次，逆时针揉9次，共揉36次后，再振颤9秒。

2. 点、揉、颤攒竹穴、鱼腰穴　两手拇指分别按在左、右侧攒竹穴、鱼腰穴上，同时用力点按9秒，然后保持点按力度不变，两手拇指同时向外揉9次，向里揉9次；再向外揉9次，向里揉9次，共揉36次后，再振颤9秒。

3. 点、揉、颤太阳穴、上关穴、下关穴、颊车穴　两手拇指分别按在左、右侧各穴位上，同时用力点按9秒，然后保持点按力度不变，两手拇指同时向外揉9次，向里揉9次；再向外揉9次，向里揉9次，共揉36次后，再振颤9秒（图16-20）。

4. 点、揉、颤水沟（人中）穴、承浆穴 方法同点、揉、颤印堂穴。

5. 点、揉、颤迎香穴、地仓穴、风池穴 两手拇指或示指分别按在左、右侧各穴位上，同时用力点按9秒，然后保持点按力度不变，两手指同时向外揉9次，向里揉9次；再向外揉9次，向里揉9次，共揉36次后，再振颤9秒（图16-21，图16-22）。

6. 指摩面部 拇指在患侧面部，用指摩法摩动36次（图16-23）。

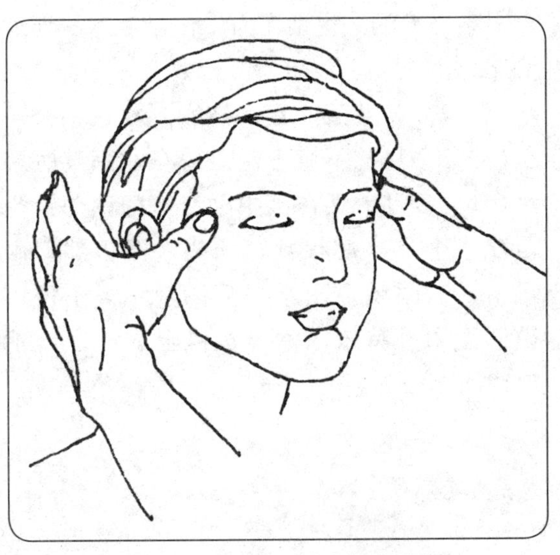

图16-20 点、揉、颤太阳穴

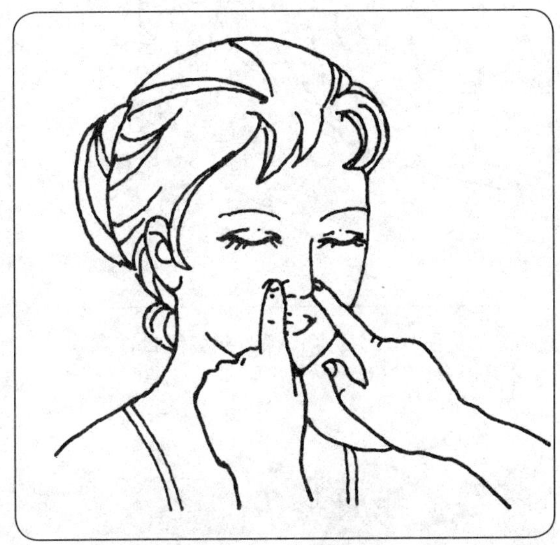

图16-21 点、揉、颤迎香穴

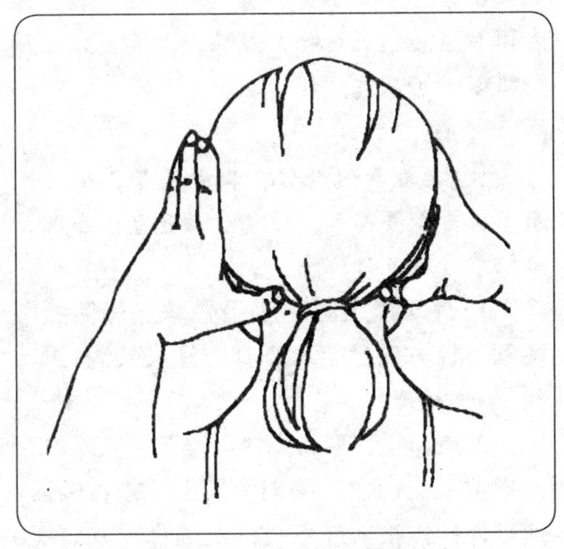

图16-22 点、揉、颤风池穴

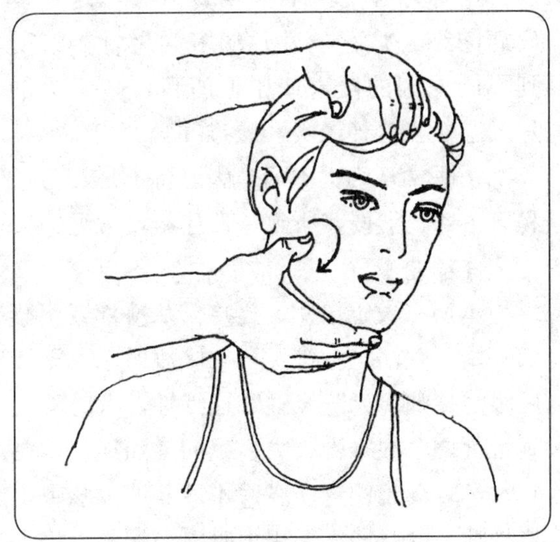

图16-23 指摩面部

7. 点、揉、颤健侧合谷穴　方法同点、揉、颤印堂穴（图16-24）。

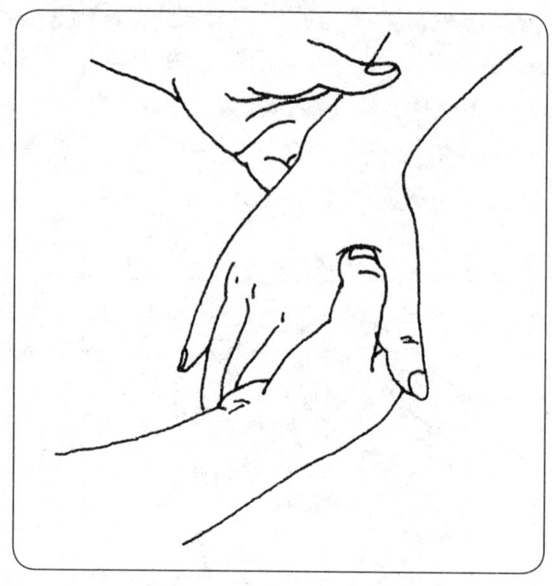

图16-24　点、揉、颤健侧合谷穴

【注意事项】

（1）患者平时要注意保暖，不要受凉，要用温水洗脸。

（2）病情较重者在急性期（2周以内），也可以配合药物治疗。

【病例】

（1）李某某，男，56岁，北京某单位司机，2天前因受风寒患病，口眼㖞斜，左眼闭合困难、流泪，说话无力。按以上方法连续治疗3次，痊愈。

（2）姜某某，女，48岁，北京某公司职员，2个月前不慎患病。曾在北京某医院治疗1个多月，又在某中医专家门诊部针灸治疗半个月，症状减轻一些，但仍然口眼㖞斜，右眼闭合困难、流泪，吃饭不便，说话无力。特来求治，按以上方法连续治疗12次，痊愈。

三、坐骨神经痛

【病因】

坐骨神经痛又名“坐臀风”，是许多疾病的综合症状，其发病多为坐骨神经受到不同原因的侵害或压迫所致，较常见的是风湿性坐骨神经炎和腰椎间盘突出症。

中医学认为，本病多因肝肾不足、劳损和风、寒、湿侵袭所致。青壮年较常见。

【症状】

本病多发于单侧，疼痛常从臀部或下腰部开始，并沿坐骨神经分布区放射，直至脚后跟。疼痛多为阵发性和连续性，有时似针刺、火烧，很难受。大多夜间疼痛加重。站立时，腰向患侧弯，脚跟不敢着地。咳嗽、打喷嚏、翻身和大便用力时疼痛加重。病人大多喜侧卧，并将患侧弯曲，使神经免受牵拉，减轻疼痛。临床检查时，沿坐骨神经，如臀中、腘窝和小腿肚等处有痛点。病程久者可有下肢肌肉萎缩、发凉、功能受限以及腰椎侧弯等病理改变。

【治疗】

★ 患者取俯卧位，松开腰带，全身放松。医者心平气和，运气于两手掌和手指，按以下步骤进行治疗。

1. 叠掌揉腰腿　双手叠掌从患侧腰部按顺时针方向揉至患侧脚心涌泉穴为1遍，共揉6～9遍。

2. 点、揉、颤命门穴、腰阳关穴　右手拇指按在命门穴、腰阳关穴上，点按9秒，然后保持点按力度不变，按顺时针方向揉9次，逆时针方向揉9次；再顺时针揉9次，逆时针揉9次，共揉36次后，再振颤9秒。

3. 点、揉、颤患侧肾俞穴、环跳穴、承扶穴、殷门穴、委中穴、承山穴、昆仑穴、涌泉穴 方法同上（图16-25）。

4. 掌擦涌泉穴 用掌根来回擦患侧涌泉穴36次，擦热为度（图16-26）。

5. 拿腿 双手从患侧大腿拿至脚为1遍，共拿6遍。

6. 拍腿 两手五指均并拢，一手在腿里，另一手在腿外，两掌同时用力拍击，从大腿拍至脚为1遍，共拍6遍。

7. 揉腿 两掌同时用力，从大腿揉至脚为1遍，共揉6遍。

8. 重复叠掌揉腰腿

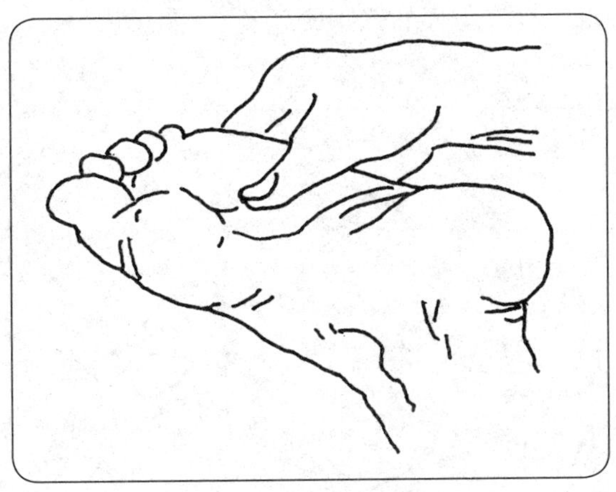

图16-25 点、揉、颤涌泉穴

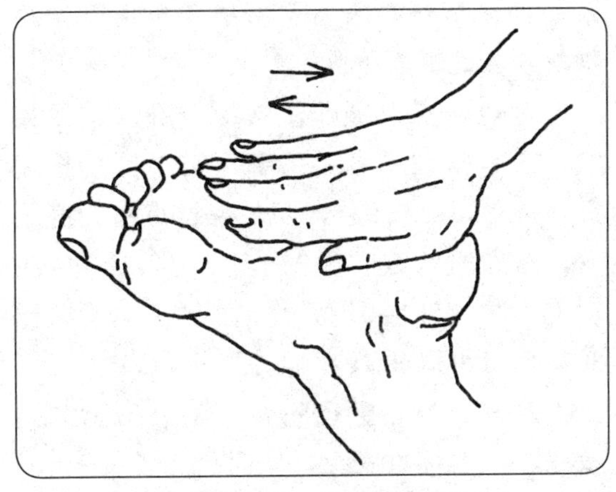

图16-26 掌擦涌泉穴

【注意事项】

（1）患者平时注意保暖，尤其坐、卧时不要使臀和下肢受凉。

（2）可适当参加一些体育锻炼，最好练习笔者其他著作中的“压腿”等动作，方法简单，而且效果显著。

【病例】

刘某某，男，37岁，北京市郊区农民。因晚上看菜园，腰腿受凉，腰左侧、臀和左腿后侧疼痛，天气变化和干活劳累时疼痛加剧。北京某医院诊断为坐骨神经痛，服药2个月，药费花了1000多元，不见好转。经人介绍，特来求治，按以上方法连续治疗9次，痊愈。

四、偏瘫

【病因】

引起偏瘫的病因较多，临床上常见的是由于脑出血、脑血栓、脑栓塞、脑血管痉挛以及脑部外伤、炎症、肿瘤等引起。

中医学称本病为“半身不遂”，认为它多因脏腑阴阳平衡失调，或忧思恼怒，导致肝阳偏亢，或饮酒暴食、生痰化热而引动内风，或平素气血亏虚所致。

【症状】

多为身体的一侧发生瘫痪症状，故名“偏瘫”。一般发病较急，意外昏迷清醒后，常出现半身不遂，言语不清，口眼㖞斜，口角流涎，吞咽困难，并可伴有颜面麻木、手脚麻木、沉重或手指震颤等。

本病多见于老年人，也有少数中年患者。

【治疗】

★ A.患者取坐位，不能坐者，也可取侧卧或仰卧位，松开腰带，闭目，放松。医者心平气和，运气于两手掌和手指，按以下步骤进行治疗。

1. 点、揉、颤印堂穴、神庭穴、百会穴 左手扶住患者后头部，右手拇指按在各穴位上，点按9秒，然后保持点按力度不变，按顺时针方向揉9次，逆时针方向揉9次；再顺时针揉9次，逆时针揉9次，共揉36次后，再振颤9秒。

2. 点、揉、颤攒竹穴 两手拇指分别按在左、右攒竹穴上，同时用力点按9秒，然后保持点按力度不变，两手拇指同时向外揉9次，向里揉9次；再向外揉9次，向里揉9次，共揉36次后，再振颤9秒。

3. 点、揉、颤水沟(人中)穴、承浆穴 方法同点、揉、颤印堂穴。

4. 点、揉、颤太阳穴、率谷穴 两手拇指分别按在左、右侧太阳穴、率谷穴上，同时用力点按9秒，然后保持点按力度不变，两手拇指同时向前揉9次，向后揉9次；再向前揉9次，向后揉9次，共揉36次后，再振颤9秒（图16-27）。

5. 点、揉、颤风池穴、肩井穴 方法同点、揉、颤攒竹穴（图16-28，图16-29）。

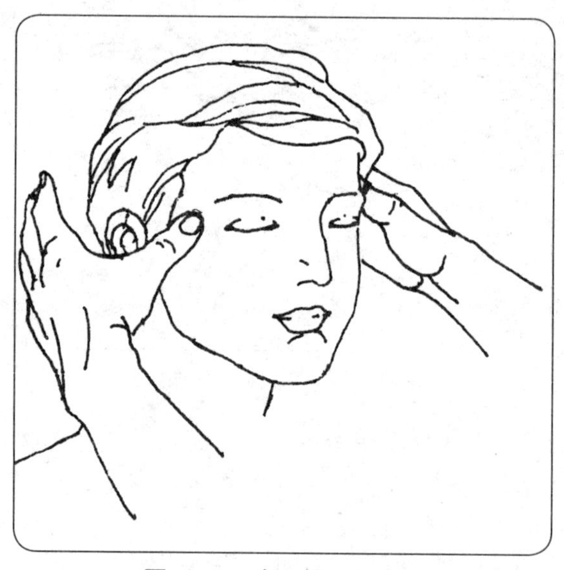

图16-27　点、揉、颤太阳穴

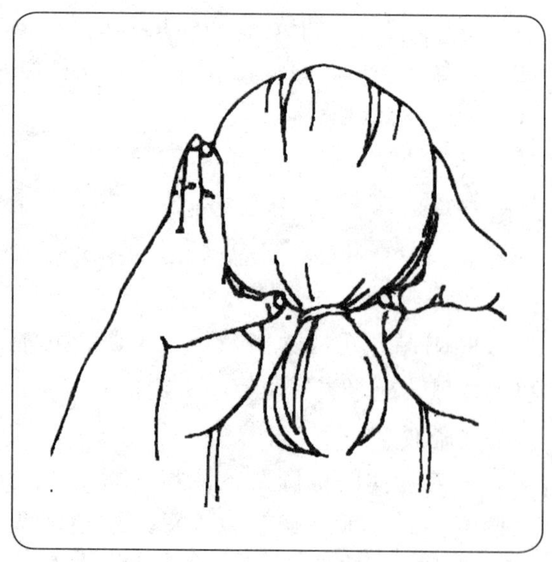

图16-28　点、揉、颤风池穴

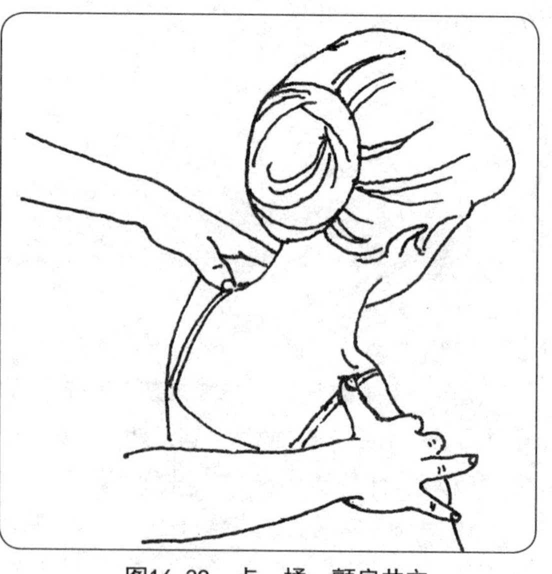

图16-29　点、揉、颤肩井穴

6. 双手拿肩 两手分别放在左、右肩上，运用拿法，双手同时用力，拿肩36次（图16-30）。

7. 点、揉、颤患侧曲池穴、手三里穴、内关穴、外关穴、合谷穴 方法同点、揉、颤印堂穴（图16-31～图16-34）。

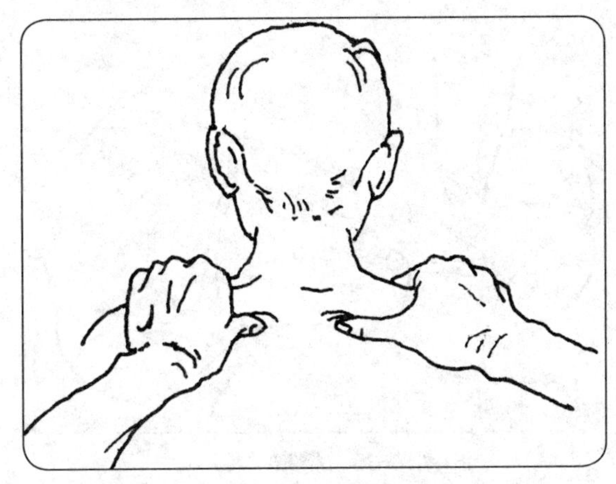

图16-30 双手拿肩

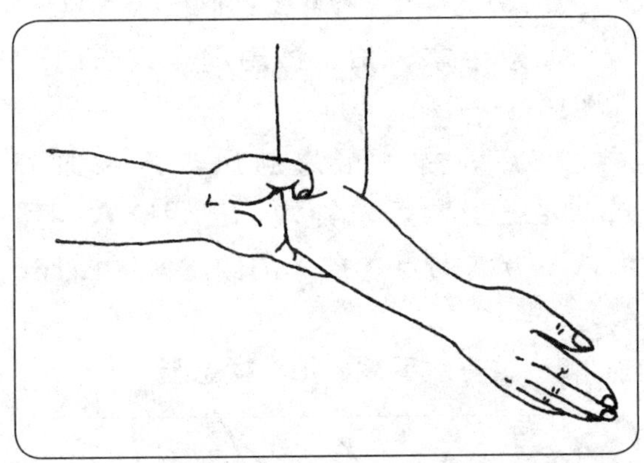

图16-31 点、揉、颤曲池穴

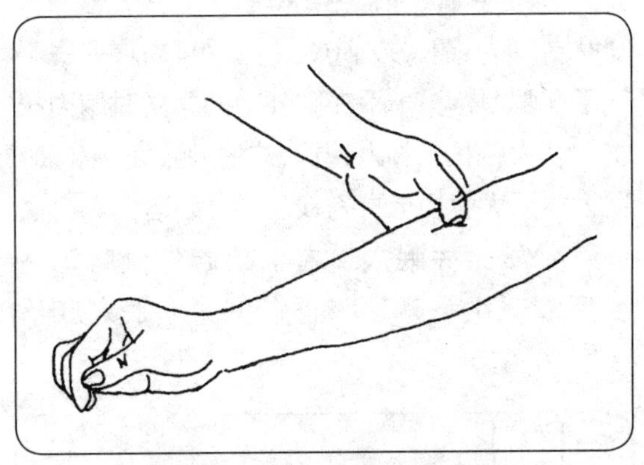

图16-32 点、揉、颤手三里穴

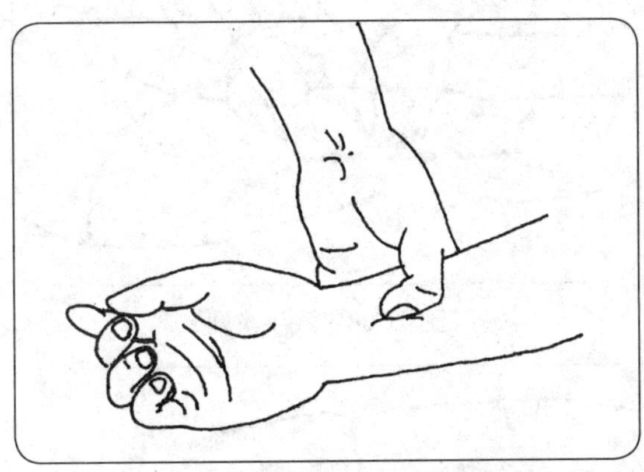

图16-33 点、揉、颤内关穴

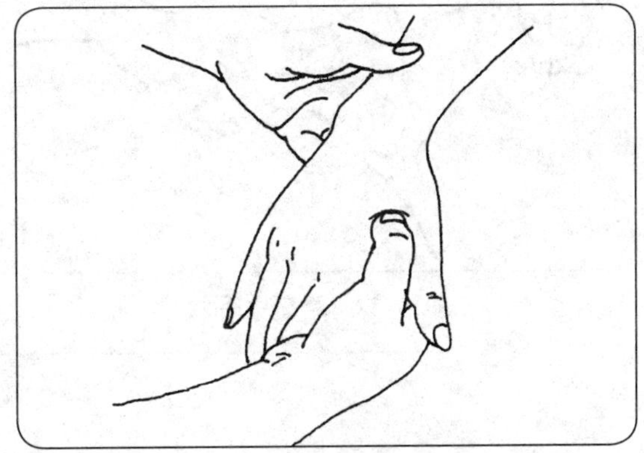

图16-34 点、揉、颤合谷穴

★ B. 患者改为俯卧位，不能俯卧者，也可侧卧，闭目，全身放松。

1. 叠掌揉督脉 双手叠掌按顺时针方向从大椎穴揉至长强穴为1遍，共揉6遍（图16-35）。

2. 点、揉、颤大椎穴、至阳穴、命门穴和患侧环跳穴、承扶穴、委中穴、承山穴、昆仑穴 方法同点、揉、颤印堂穴（图16-36）。

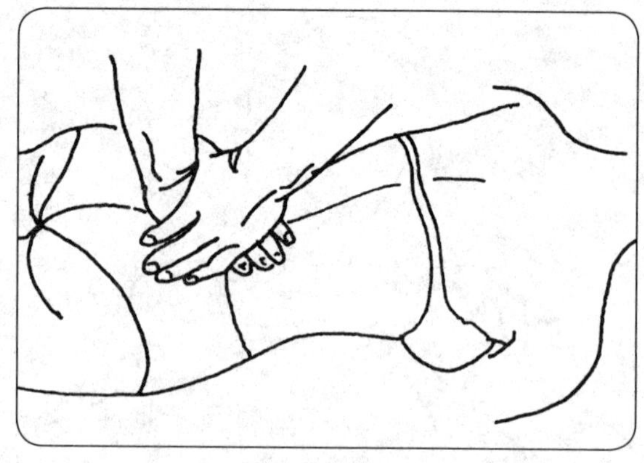

图16-35 叠掌揉督脉

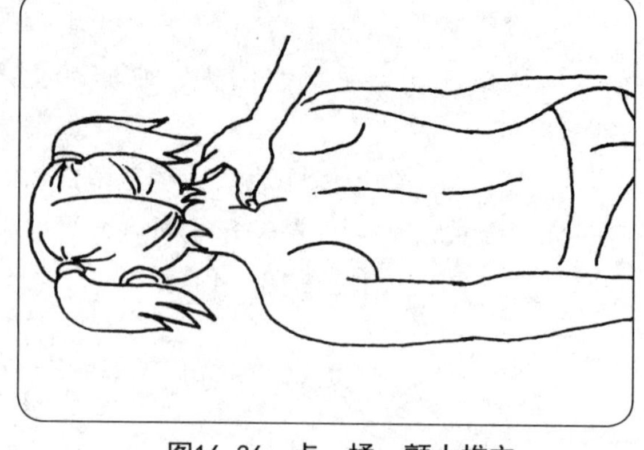

图16-36 点、揉、颤大椎穴

3. 双手拿、拍、揉患腿 双手从患侧大腿拿至脚为1遍，共拿6遍。两手五指均并拢，一手在腿里，另一手在腿外，两掌同时用力拍击，从大腿拍至脚为1遍，共拍6遍。两掌同时用力，从大腿揉至脚为1遍，共揉6遍。

4. 拳砸失眠穴 左手扶起患侧脚，右手握拳，用拳砸足跟正中央的失眠穴36次（图16-37）。

★ C. 患者改为仰卧位，闭目，全身放松。

1. 双手拿、拍、揉患腿 方法同B3（图16-38—图16-40）。

2. 点、揉、颤患腿风市穴、血海穴、足三里穴、悬钟穴、三阴交穴、照海穴 方法同点、揉、颤印堂穴（图16-41）。

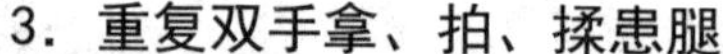

3. 重复双手拿、拍、揉患腿

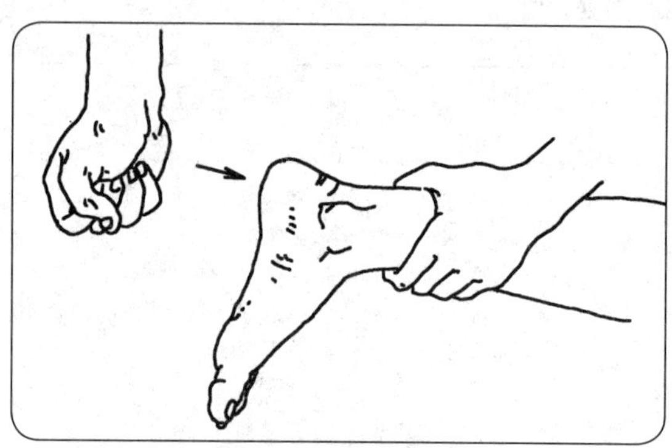

图16-37 拳砸失眠穴

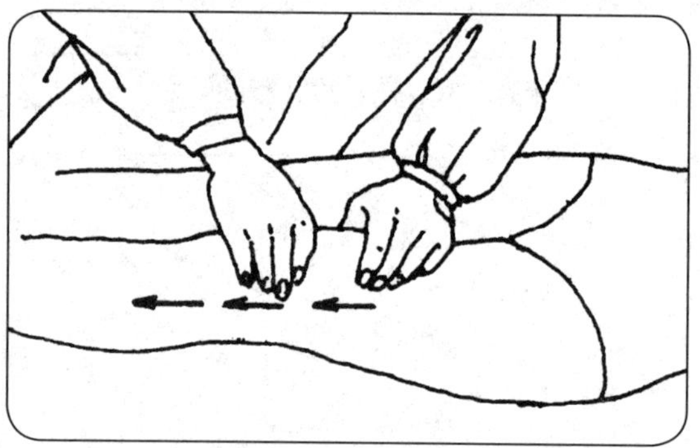

图16-38 双手拿腿

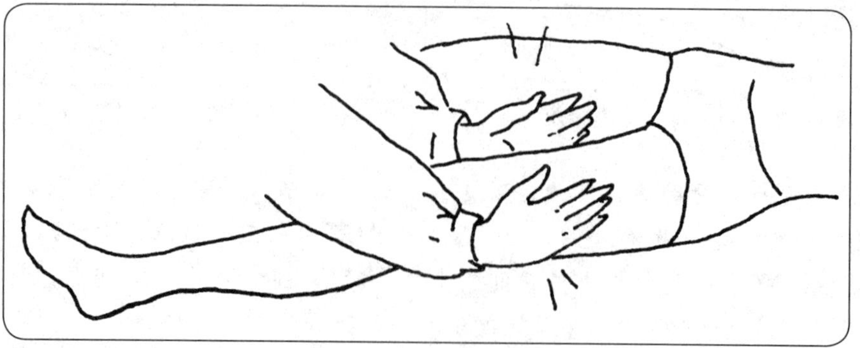

图16-39 双手拍腿

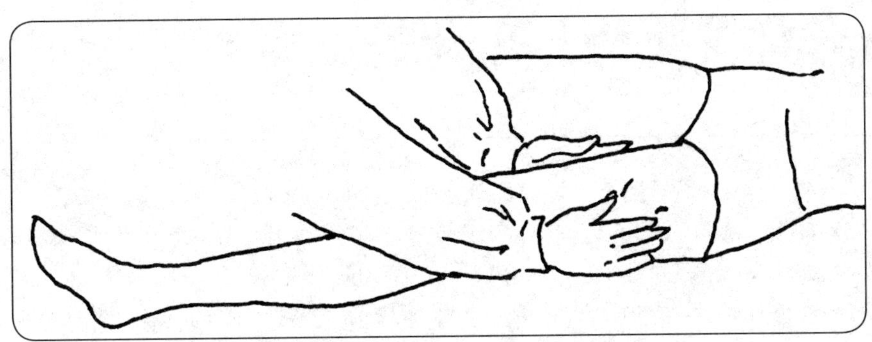

图16-40 双手揉腿

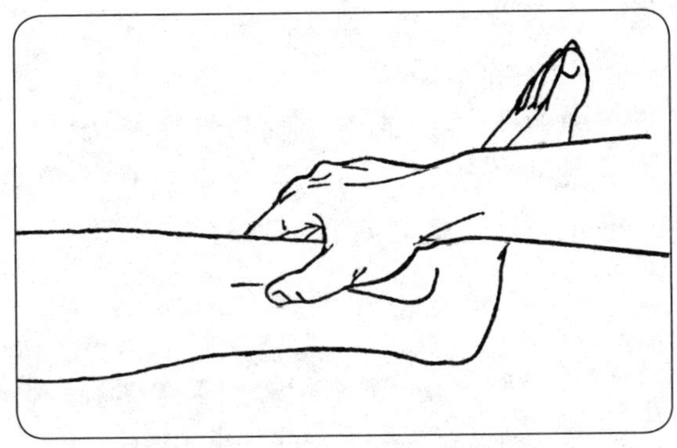

图16-41 点、揉、颤三阴交穴

【注意事项】

（1）因患本病者大多是老年人，也有少数中年人，有的是因“生气”而得的病。因此，治疗期间应多关心、体贴病人，开导他们树立信心，战胜疾病。

（2）病情较重者，一般治疗时间较长，有的十几次，有的则一两个月或更长时间。因此，医者要有耐心，患者也要有恒心和决心。

（3）要根据患者的不同症状辨证施治。例如，患者口眼㖞斜，可参照面神经麻痹的治疗方法。

【病例】

（1）黄某某，男，56岁，广东人。因患脑血栓留下后遗症2年多，左上肢、下肢活动障碍，需拄双拐行走，左手握力小。多方治疗，疗效不明显。按以上方法连续治疗18次后，症状显著减轻，左手握力明显增大，可喜的是，不用拄双拐，能慢慢走路了。

（2）张某某，女，62岁，北京某工厂退休工人。1年前患脑血栓留下后遗症，右上肢无力，右手只能抬到胸前，右下肢麻木，偏瘫，走路靠拄拐杖，生活不能自理，很痛苦。经人介绍，特来求治，按以上方法连续治疗24次后，病情大有好转。右手能上举过头，并能拿梳子梳头了，走路也不用拄拐杖了，生活也能自理了。

读者来信

杨先生：

您好！自从拜读了您的著作后，大受启发，受益匪浅，并按书中所述方法实践，收到不错的效果。

我是一名医生，在医院工作。平时用按摩和西医结合的方法治愈过许多肩周炎、颈椎病和腰腿痛的病人。自从学了您书中所授的点穴按摩方法加之以前的基础，再为病人治疗，更受病人的欢迎。

我按您书中的治疗方法为病人治疗过头痛、神经衰弱、面神经麻痹、坐骨神经痛和偏瘫等病，都有程度不同的疗效。另外，我对美容、减肥、增重、增高、丰胸和保健也都特别感兴趣。只是我们医院还没有开展这方面的业务。我只好在业余时间为我夫人和亲友、同事用点穴按摩法美容、减肥、增重、增高、丰胸等，大家都反映效果不错。其中，我一位邻居，按您书中的方法为她腹部减肥，只按摩了6次，她的腹围就减少了6厘米……

湖南读者　温某某

2001年6月8日

尊敬的杨树文老师：

您好！我是一名业余中医按摩爱好者，也是您的崇拜者。自从在书店买回您的著作后，我如获至宝。每天按书中方法练功，如今身强体壮，精力充沛，受益匪浅。按您书中的治病方法为家人、亲友、邻居、同事等人治疗，大都收到明显的治病效果，真是比吃药都灵。在此，特别感谢您为我们广大读者写了一本非常实用、非常好的中医按摩书。

我一个同事的女儿，因为婚姻不幸等原因，患上了严重的神经衰弱，每天不想吃饭、失眠、浑身无力。在医院看了半年多，中药、西药吃了一大堆，不见好转。我按书中治疗神经衰弱的方法为她治疗了不到1个月，就把她的病治好了。她现在能吃能睡，精神状态比以前好多了，气色也好多了。因此，她现在也喜欢上了中医点穴按摩，她也想买这本书。

可惜，我们这里的书店早卖完了，请问杨老师，您那里还有吗？……

广西读者　李某

2013年10月20日

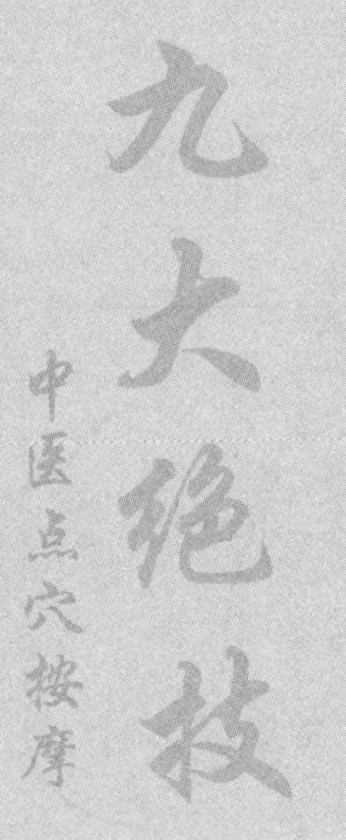

第17章 妇科、儿科常见病点穴按摩治疗

一、痛经

女性在将来月经或月经期间，一般都有轻度的下腹部和腰部不适或酸痛、乳房胀痛和疲倦等现象，这是一种正常的生理现象，一般不需治疗，多数在婚后或生育后可自行缓解。

痛经是指月经来潮前一两天内或经期开始后，下腹部剧烈疼痛。有的阵痛，有的持续性疼痛，甚至有的因疼痛难忍而影响学习、工作和生活。这是一种疾病，应及时治疗。

【病因】

一般在临床上，常将痛经分为原发性和继发性两种。原发性痛经，多见于青年女性，自月经初潮就开始出现腹痛。一般与精神紧张、自主神经功能紊乱、子宫痉挛性收缩有关。另外，子宫发育不良、子宫颈狭窄、子宫过度屈曲等，也可影响经血畅行而引起痛经。继发性痛经多因生殖器官器质性病变而引起，如生殖器官炎症、子宫肌瘤、子宫内膜异位症等。

中医学认为，“痛则不通”，意思是，疼痛的部位，必然经络气血不畅通。气为血帅，气行则血行，气滞则血瘀，痛经一般多因气血运行不畅而引起。

气血不通，冲脉、任脉滞塞不通，从而引起腹部疼痛。思虑过度、情绪不好、寒热之邪侵袭，或因体质虚弱、气血不足等，都可以引起气血运行不畅。

【症状】

月经前或月经期下腹部疼痛，有人剧烈疼痛，难以忍受。多数腹部牵涉腰部酸痛，有的还兼有两乳房胀痛、恶心、头晕、呕吐等。发病时面色苍白，手足发凉，情绪烦躁不安，影响工作和学习。

【治疗】

★ A.患者取俯卧位，松开腰带，闭目，全身放松。医者心平气和，运气于两手掌和手指，按以下步骤进行治疗。

1. **叠掌揉督脉** 双手叠掌按顺时针方向从大椎穴揉至长强穴为1遍，共揉6遍（图17-1）。

2. 点、揉、颤命门穴 右手拇指按在命门穴上，点按9秒，然后保持点按力度不变，按顺时针方向揉36次，再振颤9～18秒。

3. 点、揉、颤肾俞穴 两手拇指分别按在左、右肾俞穴上，同时用力点按9秒，然后保持点按力度不变，两手拇指同时用力向外揉36次，再振颤9～18秒（图17-2）。

4. 点、揉、颤腰阳关穴 方法同点、揉、颤命门穴。

5. 点、揉、颤八髎（上髎、次髎、中髎、下髎）穴 方法同点、揉、颤肾俞穴（图17-3）。

6. 重复叠掌揉督脉

★ B. 患者改为仰卧位，闭目，全身放松。

1. 点、揉、颤内关穴、合谷穴、气海穴、关元穴、中极穴、足三里穴、三阴交穴 右手拇指依次按在各穴位上，点按9秒，然后保持点按力度不变，按顺时针方向揉36次，再振颤9～18秒（图17-4—图17-7）。

2. 掌揉、颤气海穴 双手叠掌或单掌按在气海穴上，按顺时针方向揉36次，再振颤18～36秒（图17-8）。

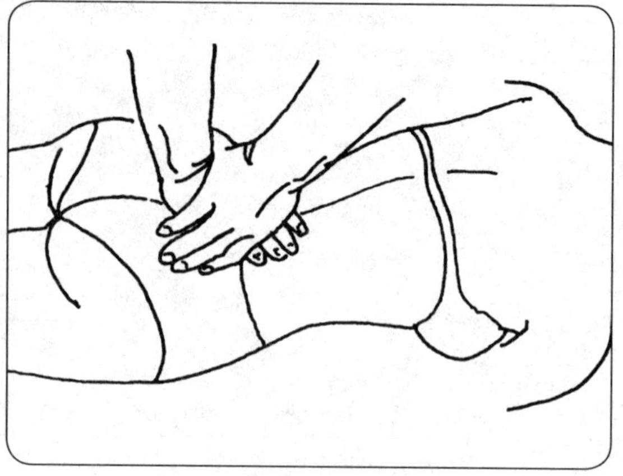

图17-1 叠掌揉督脉

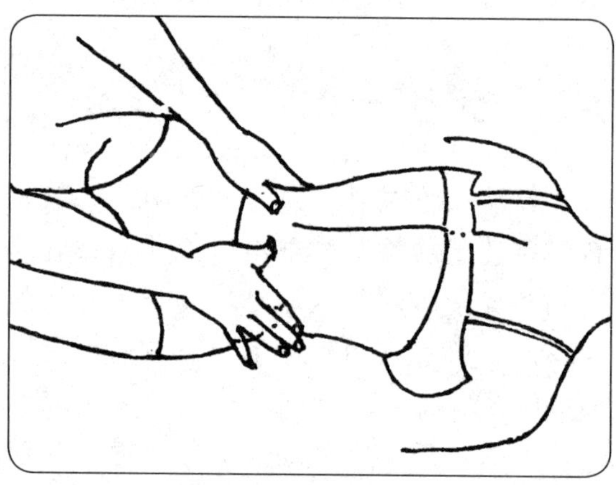

图17-2 点、揉、颤肾俞穴

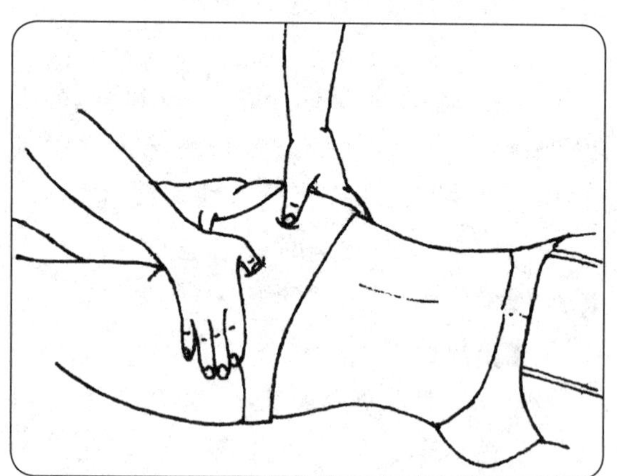

图17-3 点、揉、颤下髎穴

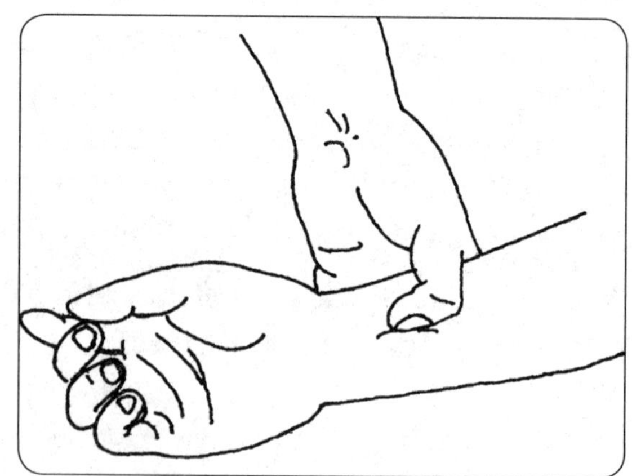

图17-4 点、揉、颤内关穴

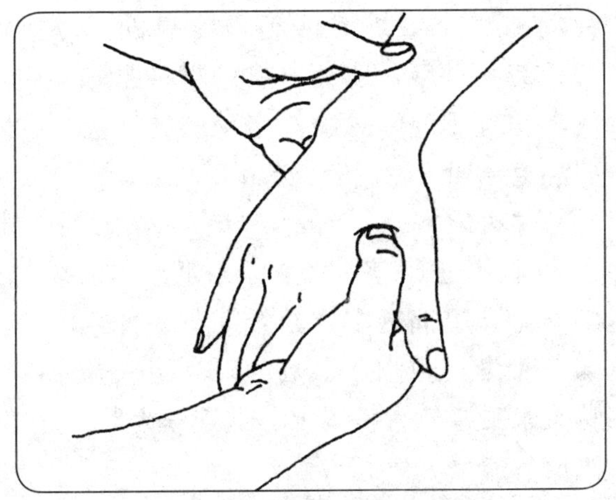

图17-5 点、揉、颤合谷穴

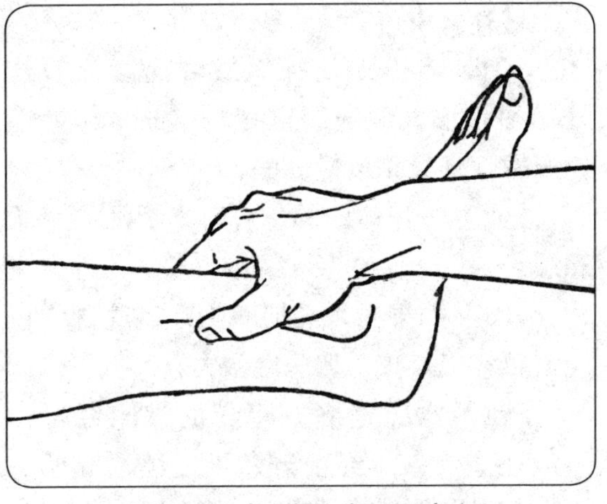

图17-7 点、揉、颤三阴交穴

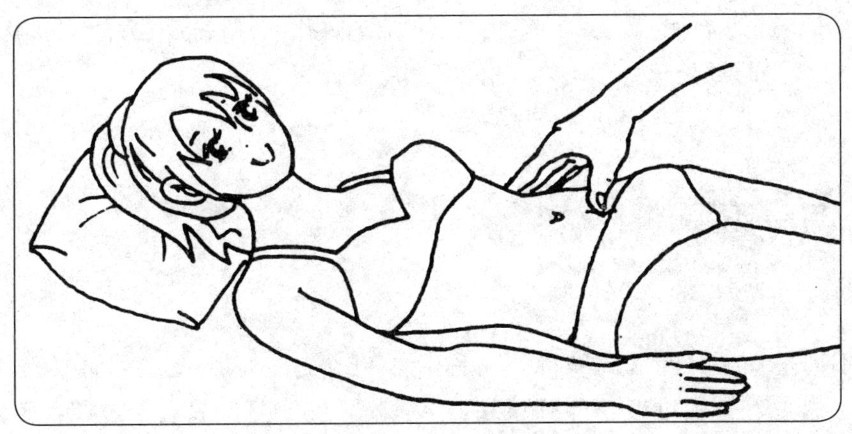

图17-6 点、揉、颤关元穴

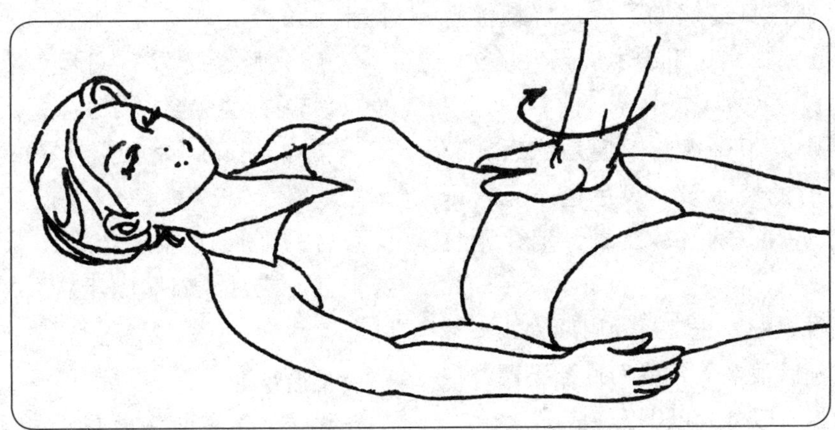

图17-8 掌揉、颤气海穴

【注意事项】

（1）本方法治疗原发性痛经疗效较好，治疗继发性痛经也有一定的效果，但比原发性痛经见效慢一些。

（2）治疗体弱的患者时，手法要轻柔和缓。

（3）如果在月经期间治疗，腹部穴位一定要轻轻点按，切忌用蛮力。

（4）根据笔者几十年的临床经验，一般在患者来月经前五六天连续治疗两三次，疗效比较好，多数患者可以治愈。只有少数患者需在下次来月经前五六天再连续治疗两三次，即可治愈。

（5）患者平时要处理好学习、工作、劳动、体育锻炼等活动与休息的关系，防止劳累过度，避免过度的精神紧张、生气。尽量不要吃生冷、辛辣食物。另外，要注意经期卫生，避免着凉。

【病例】

（1）王某某，20岁，未婚，北京某大学学生，患痛经多年。经期下腹部阵阵作痛，头晕、犯困，影响学习。经人介绍，特来求治，笔者按以上方法连续为其治疗3次后，痊愈。

（2）赵某，21岁，未婚，北京某宾馆服务员，患痛经多年。经期疲倦无力，腹部阵阵作痛，按以上方法为其共治疗4次，痊愈。

二、月经不调

【病因】

月经不调是女性月经病的统称，又称月经失调。思虑、劳累过度，外感风寒，性生活过度，生育过多，饮食不节都可引起本病。另外，月经期如不能很好地注意卫生或其他疾病，也可引起本病。

【症状】

经来不顺，不是提前，便是错后。有的经水少，有的经水多，经色也不正常，并伴有浑身无力、贫血、头晕、消化不良等症状。

一般来说，妇女正常月经周期为28～32天，提前或延后很多天，就为月经不调。根据不同症状，一般分为以下7种情况。

（1）月经先期：月经周期提前7天以上，甚至10余日一行，连续2个周期以上者。

（2）月经后期：月经迟迟不来，推迟7天以上，连续出现2个周期以上，甚至3～5个月一行者。

（3）月经先后无定期：月经周期有时提前、有时延后7天以上，连续3个周期以上者。

（4）月经稀发：月经次数稀少。

（5）月经频至：行经频繁，次数增多。

（6）崩漏：经血非时暴下不止或淋漓不尽。

（7）闭经：女子年逾16周岁，月经尚未来潮，或月经周期已建立后又中断6个月以上者。

【治疗】

★ A.患者取俯卧位，松开腰带，闭目，全身放松。医者心平气和，运气于两手掌和手指，按以下步骤进行治疗。

1.叠掌揉督脉　双手叠掌按顺时针方向从大椎穴揉至长强穴为1遍，共揉6遍。

2. 点、揉、颤膈俞穴 两手拇指分别按在左、右膈俞穴上，同时用力点按9秒，然后保持点按力度不变，两手拇指同时用力向外揉9次，向里揉9次；再向外揉9次，向里揉9次，共揉36次后，再振颤9～18秒。

3. 点、揉、颤肝俞穴、肾俞穴、八髎穴 方法同点、揉、颤膈俞穴（图17-9，图17-10）。

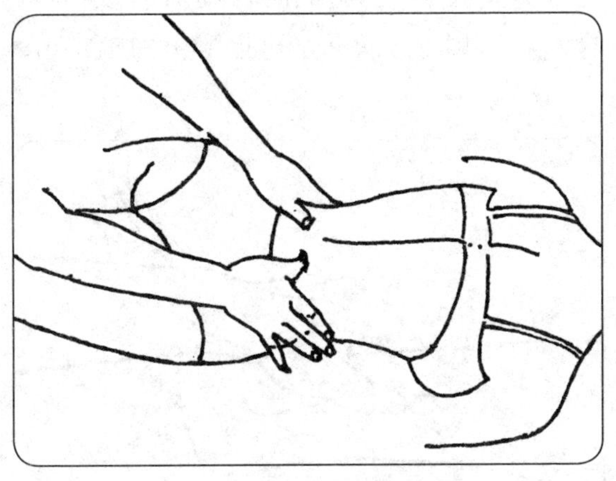

图17-9 点、揉、颤肾俞穴

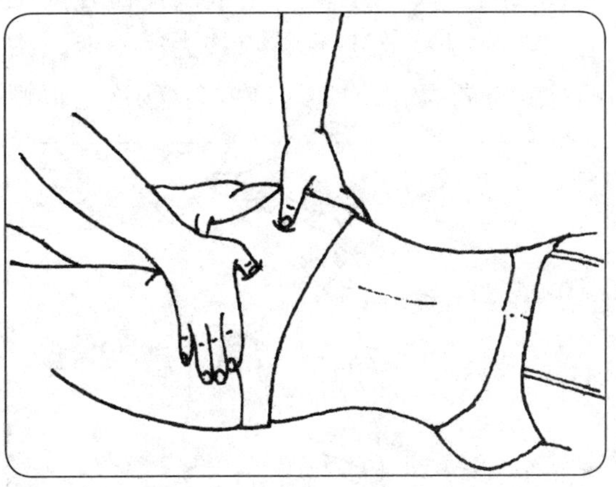

图17-10 点、揉、颤下髎穴

4. 点、揉、颤命门穴 右手拇指按在命门穴上，点按9秒，然后保持点按力度不变，按顺时针方向揉9次，逆时针方向揉9次；再顺时针揉9次，逆时针揉9次，共揉36次后，再振颤9～18秒。

5. 点、揉、颤腰俞穴 方法同点、揉、颤命门穴。

6. 叠掌揉、颤命门穴 双手叠掌按在命门穴上，按顺时针方向揉36次后，再振颤9～18秒（图17-11）。

7. 叠掌揉、颤八髎穴 方法同叠掌揉、颤命门穴（图17-12）。

8. 重复叠掌揉督脉

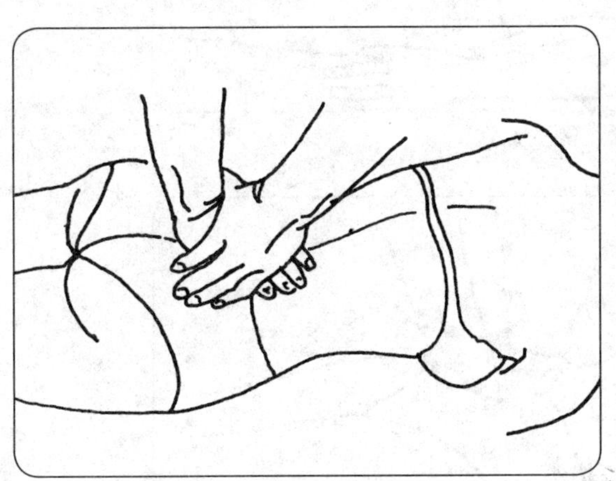

图17-11 叠掌揉、颤命门穴

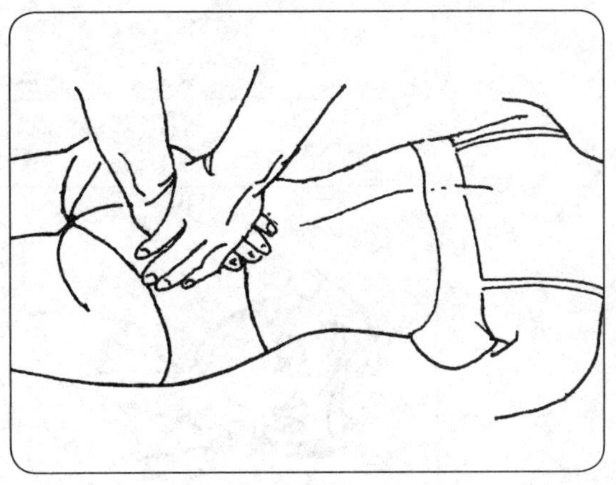

图17-12 叠掌揉、颤八髎穴

★ B. 患者改为仰卧位，闭目，全身放松。

1. 点、揉、颤合谷穴、太渊穴、气海穴、关元穴、曲骨穴、阴陵泉穴、足三里穴、三阴交穴　右手拇指依次按在各穴位上，点按9秒，然后保持点按力度不变，按顺时针方向揉9次，逆时针方向揉9次；再顺时针揉9次，逆时针揉9次，共揉36次后，再振颤9～18秒（图17-13—图17-15）。

2. 掌揉、颤气海穴　双手叠掌或单掌按在气海穴上，按顺时针方向揉9次，逆时针方向揉9次；再顺时针揉9次，逆时针揉9次，共揉36次后，再振颤9～18秒（图17-16）。

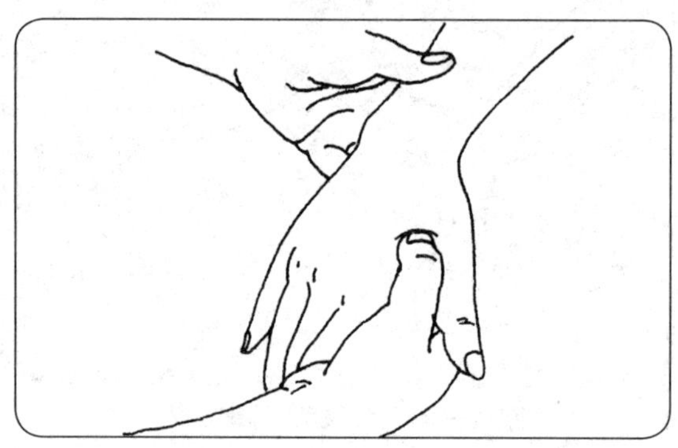
图17-13　点、揉、颤合谷穴

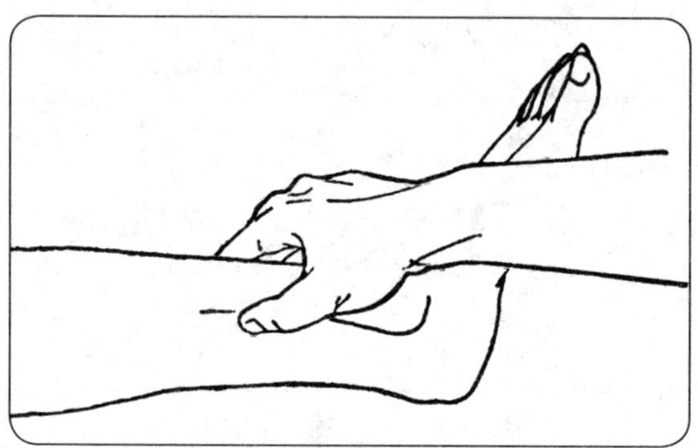
图17-15　点、揉、颤三阴交穴

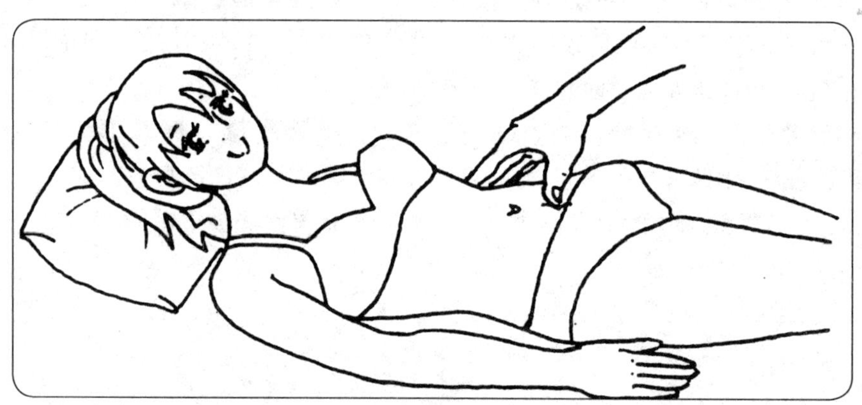
图17-14　点、揉、颤关元穴

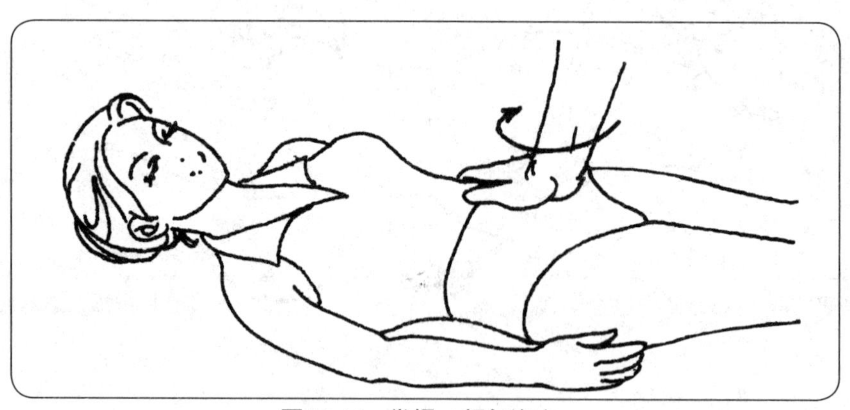
图17-16　掌揉、颤气海穴

【注意事项】

（1）因为月经不调是由多种因素引起的，症状表现也不一样，因此，在临床治疗中，要根据每位患者的具体情况辨证施治。

一般情况下，月经先期、频至、崩漏用补法治疗；月经后期、稀发、闭经用泻法治疗；月经先后无定期用平补平泻法治疗。

（2）患者在经期最好不要治疗。

（3）患者要注意经期卫生，避免感受风寒，避免学习、工作、劳动和体育锻炼等活动劳累过度。已婚妇女，还需注意性生活不要过度，经期禁止房事。平时应注意锻炼身体，增强体质。

【病例】

（1）山口某某，31岁，已婚，日本人。在北京办事期间，经中国朋友介绍慕名来求治。自述多年经期不正常，经常推迟十天半个月，并且结婚6年多，仍未怀孕。在日本多方治疗，毫无效果，特来求助神奇的中医点穴按摩术。笔者按以上方法为其治疗2次。半年后，她托中国朋友转告笔者，上次治疗后，病已痊愈。更可喜的是，目前已怀孕几个月了，特来电话表示感谢，称赞中医点穴按摩真是“中国一绝”。

（2）侯某，36岁，已婚，已生一女，北京某工厂工人。来求治月经不调。自述患病1年多，每月来月经2次，每次经期八九天，并有头晕、腰酸、腹痛和浑身无力等症状，多方治疗未见好转。连续治疗15次，期间，教其练习健身功、“马步冲拳”和自我点穴按摩，痊愈。并且，体质也显著增强，浑身有劲儿，面部皮肤光滑红润，精神状态比治疗前好多了。

三、白带过多

女性阴道内常有少量分泌液，称为白带。正常白带呈蛋清样或白色糊状，无腥臭味，量少。

【病因】

病理性白带过多一般由于宫颈炎、阴道炎、盆腔炎、肿瘤以及生殖器官感染等所引起。临床上以白带、黄带为多见，如果白带中混有血色则称为赤带。一般白带由气血亏损引起；黄带、赤带由湿热下注所致。

【症状】

多数患者阴道分泌物增多，下腹部疼痛，腰酸，浑身无力。气血亏损者，还伴有头晕、疲倦、带下色白、稀薄等症状。湿热下注者还伴有心烦、口干、带下色黄或赤色等。

【治疗】

★ A.患者取俯卧位，松开腰带，闭目，全身放松。医者心平气和，运气于两手掌和手指，按以下步骤进行治疗。

1.**叠掌揉督脉** 双手叠掌按顺时针方向从大椎穴揉至长强穴为1遍，共揉6遍。

2.**点、揉、颤命门穴、腰俞穴** 右手拇指依次按在命门穴、腰俞穴上，点按9秒，然后保持点按力度不变，按顺时针方向揉9次，逆时针方向揉9次；再顺时针揉9次，逆时针揉9次，共揉36次后，再振颤9～18秒。

3. 点、揉、颤肾俞穴、八髎穴、白环俞穴 两手拇指分别依次按在左、右侧各穴位上，同时用力点按9秒，然后保持点按力度不变，两手拇指同时向外揉9次，向里揉9次；再向外揉9次，向里揉9次，共揉36次后，再振颤9～18秒（图17-17，图17-18）。

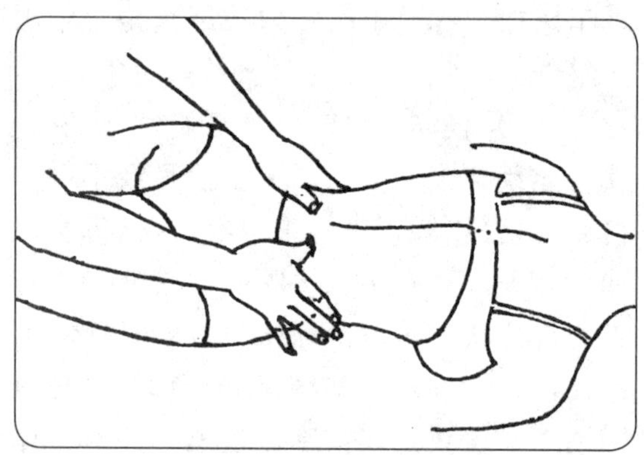

图17-17 点、揉、颤肾俞穴

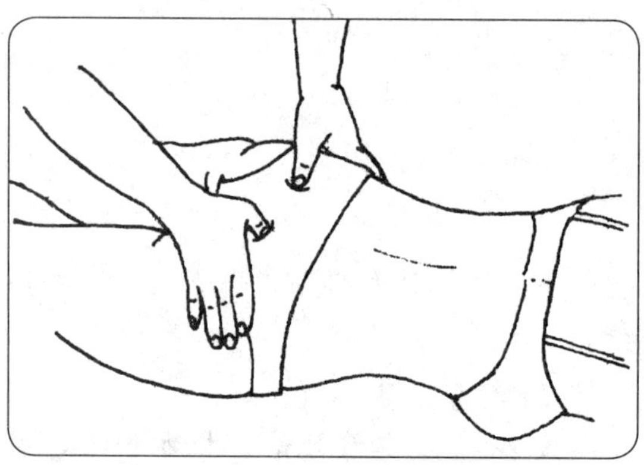

图17-18 点、揉、颤下髎穴

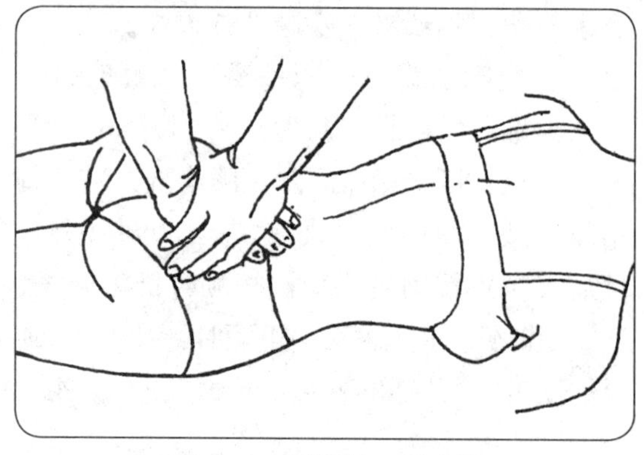

图17-19 叠掌揉、颤八髎穴

4. 叠掌揉、颤八髎穴 双手叠掌按在八髎穴上，按顺时针方向揉36次后，再振颤9～18秒（图17-19）。

5. 重复叠掌揉督脉

★ **B.患者改为仰卧位，闭目，全身放松。**

1. 点、揉、颤气海穴、关元穴、血海穴、阴陵泉穴、足三里穴、三阴交穴 方法同点、揉、颤命门穴、腰俞穴（图17-20，图17-21）。

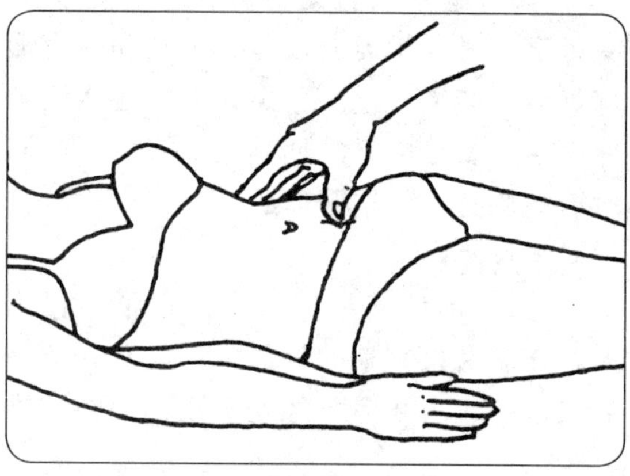

图17-20 点、揉、颤关元穴

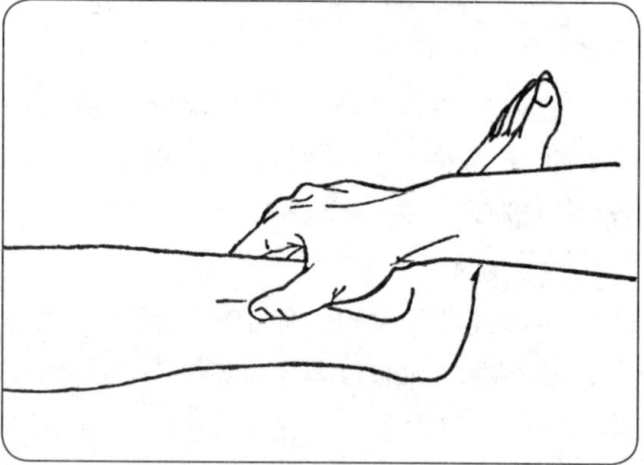

图17-21 点、揉、颤三阴交穴

2. 掌揉、颤气海穴 双手叠掌或单掌按在气海穴上，按顺时针方向揉9次，逆时针方向揉9次；再顺时针揉9次，逆时针揉9次，共揉36次后，再振颤9～18秒（图17-22）。

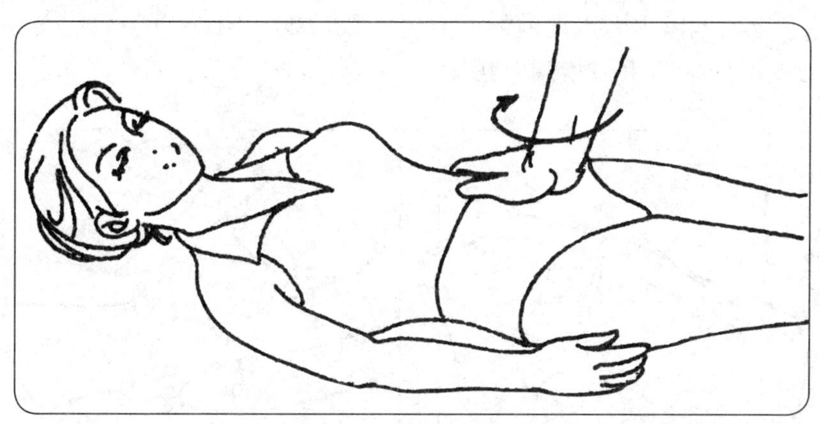

图17-22 掌揉、颤气海穴

【注意事项】

(1) 患者在经期最好不要用本方法治疗。

（2）如果患者白带中有脓血，并有腥臭味，最好在治疗前，先到正规医院认真检查。

(3) 同“月经不调”注意事项第3项。

【病例】

（1）高某某，19岁，未婚，北京某饭店服务员，患病1年多，白带过多，带下色黄，腰酸腹痛。笔者按以上方法，连续为其治疗6次后，痊愈。

（2）陶某，22岁，未婚，北京某大学学生，经人介绍，特来求治。患病两三年，最近几个月较重些，白带过多，带下色黄，浑身无力。连续治疗9次后，痊愈。

四、盆腔炎

【病因】

盆腔炎多见于中年妇女，主要包括卵巢、输卵管、子宫内膜和盆腔腹膜以及周围结缔组织的炎性病变。有的某一部位发病，有的几个部位同时发病。因此，往往在临床上很难区别，统称为“盆腔炎”。

一般来说，本病是因生育、人工流产、妇科手术后、经期同房等受感染而引起。

【症状】

多数患者下腹部胀痛，腰部酸痛，并且伴有月经不调，白带增多和阴道少量出血等症状。另外，下腹部有明显的压痛感，甚至病程久者，下腹部有肿块。

【治疗】

★ A.患者取俯卧位，松开腰带，闭目，全身放松。医者心平气和，运气于两手掌和手指，按以下步骤进行治疗。

1.叠掌揉督脉 双手叠掌按顺时针方向从大椎穴揉至长强穴为1遍，共揉6遍（图17-23）。

2. 点、揉、颤肾俞穴、白环俞穴、八髎穴、环跳穴 两手拇指分别依次按在左、右侧各穴位上，同时用力点按9秒，然后保持点按力度不变，两手拇指同时用力向外揉9次，向里揉9次；再向外揉9次，向里揉9次，共揉36次后，再振颤9～18秒（图17-24～图17-26）。

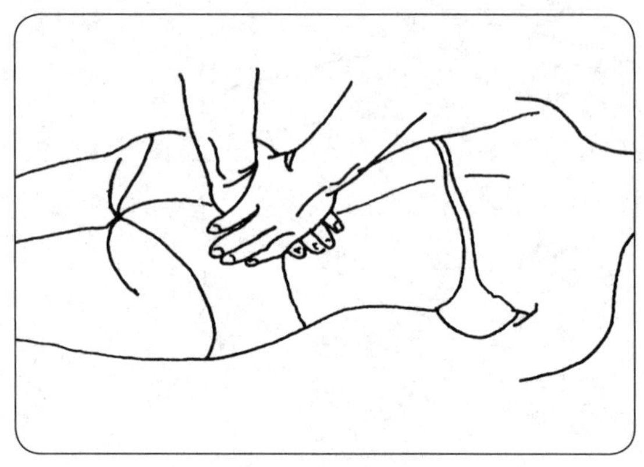
图17-23 叠掌揉督脉

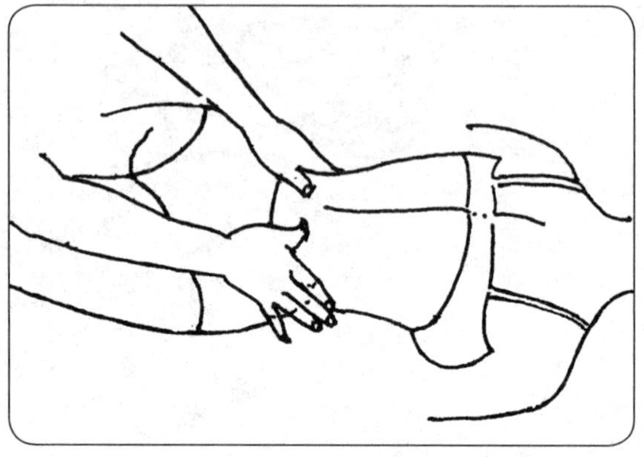
图17-24 点、揉、颤肾俞穴

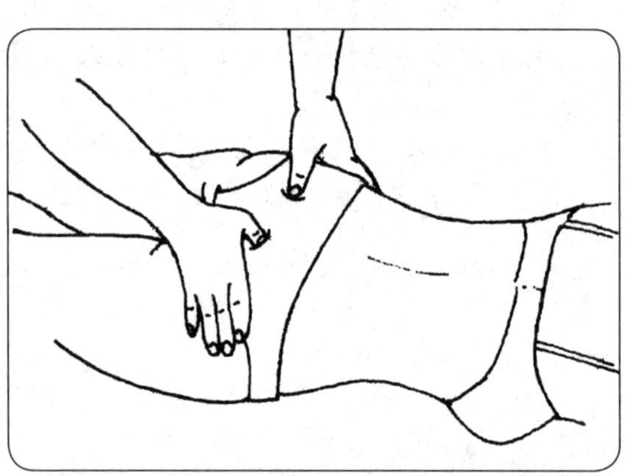
图17-25 点、揉、颤下髎穴

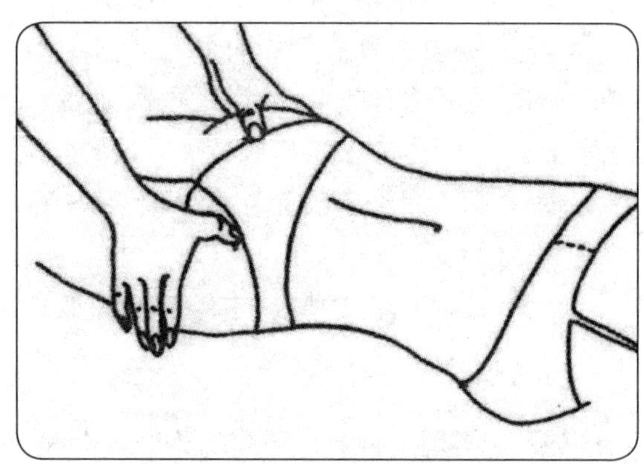
图17-26 点、揉、颤环跳穴

3. 叠掌揉、颤八髎穴 双手叠掌按在八髎穴上，按顺时针方向揉36次后，再振颤9～18秒（图17-27）。

4. 重复叠掌揉督脉

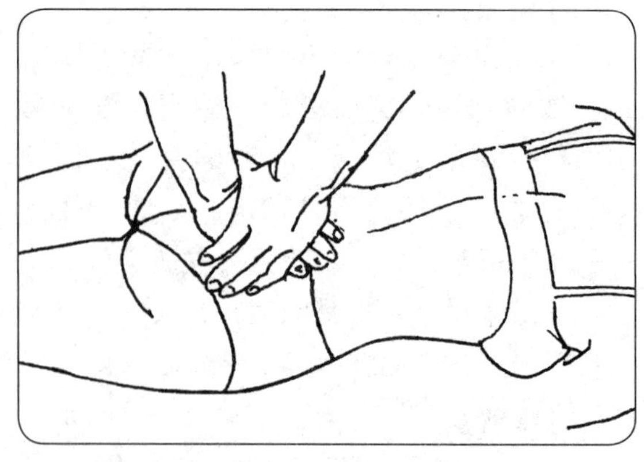
图17-27 叠掌揉、颤八髎穴

★ B.患者改为仰卧位，闭目，全身放松。

1.点、揉、颤气海穴、关元穴 右手拇指依次按在气海穴、关元穴上，点按9秒，然后保持点按力度不变，按顺时针方向揉9次，逆时针方向揉9次；再顺时针揉9次，逆时针揉9次，共揉36次后，再振颤9～18秒（图17-28）。

2.点、揉、颤水道穴、冲门穴、气冲穴 两手拇指分别依次按在左、右侧各穴位上，同时用力点按9秒，然后保持点按力度不变，两手拇指同时向外揉9次，向里揉9次；再向外揉9次，向里揉9次，共揉36次后，再振颤9～18秒。

3.掌揉、颤气海穴 双手叠掌或单掌按在气海穴上，按顺时针方向揉9次，逆时针方向揉9次；再顺时针揉9次，逆时针揉9次，共揉36次后，再振颤9～18秒（图17-29）。

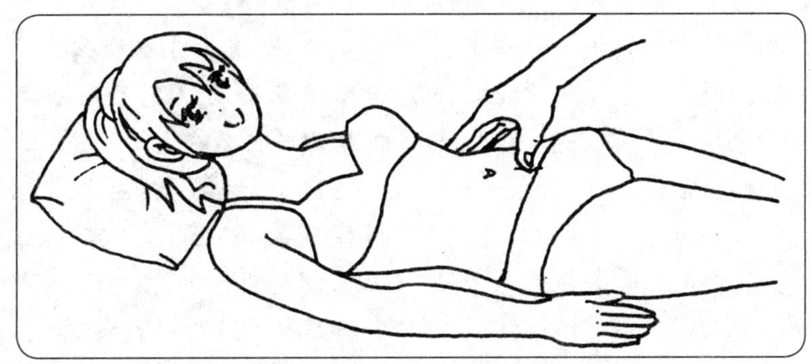

图17-28 点、揉、颤关元穴

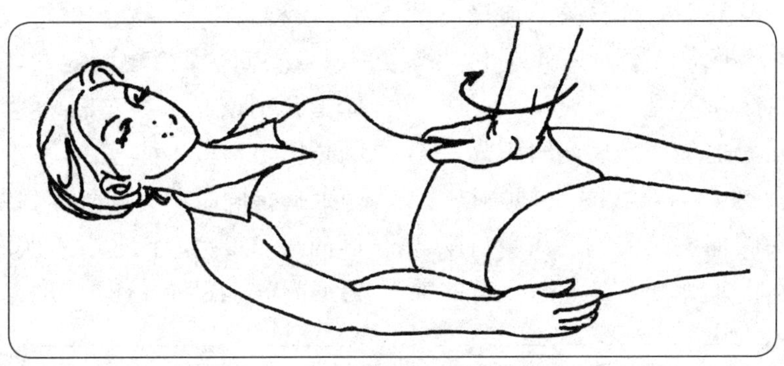

图17-29 掌揉、颤气海穴

4.点、揉、颤箕门穴、血海穴、阴陵泉穴、三阴交穴 方法同点、揉、颤气海穴、关元穴（图17-30）。

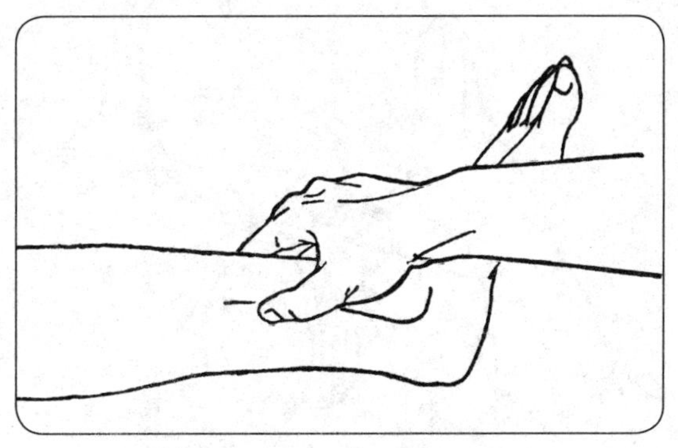

图17-30 点、揉、颤三阴交穴

【注意事项】

同白带过多注意事项。

【病例】

（1）于某，26岁，已婚，北京某公司员工，患病半年多。下腹部经常隐隐作痛，月经常提前数天，药物治疗不见好转。经人介绍，特来求治。按以上方法，连续治疗8次，痊愈。

（2）谢某某，38岁，已婚，北京某公司经理，患病一年多，时好时犯。经常腰部酸痛和下腹部疼痛，有时白带增多，特来求治。连续治疗12次后，痊愈。

五、产后受风

【病因】

产后受风是指女性生育后不慎感受风寒引起的局部或全身酸痛的一种病症，俗称“月子病”。民间流传着一种说法：月子病还需再坐月子才能治好。不管这种说法对与否，对大多数女性来说是不现实的，也是消极的。患了病，应积极治疗。

【症状】

产后气血耗损，经脉失养，易感受外邪，出现浑身不适和疼痛。

一般来说，按症状可分为以下3种类型。

（1）产后身痛型：浑身关节酸痛，严重者腰背僵硬，手足拘挛，屈伸不利，恶寒怕风，或遍身刺痛难忍。

（2）产后胁痛型：产后两胁刺痛，不得转侧，恶露不畅，心烦胸闷，失眠。

（3）产后腰痛型：腰痛，头晕目眩，手足心热，咽干口燥，恶露不畅，有的兼有足跟痛等。

【治疗】

★ A.患者先取坐位，闭目，放松。医者心平气和，运气于两手掌和手指，按以下步骤进行治疗。

1.点、揉、颤百会穴、风府穴 右手拇指依次按在百会穴、风府穴上，点按9秒，然后保持点按力度不变，按顺时针方向揉9次，逆时针方向揉9次；再顺时针揉9次，逆时针揉9次，共揉36次后，再振颤9～18秒。

2.点、揉、颤风池穴、肩井穴 两手拇指分别依次按在左右风池穴、肩井穴上，同时用力点按9秒，然后保持点按力度不变，两手拇指同时用力向外揉9次，向里揉9次；再向外揉9次，向里揉9次，共揉36次后，再振颤9～18秒（图17-31，图17-32）。

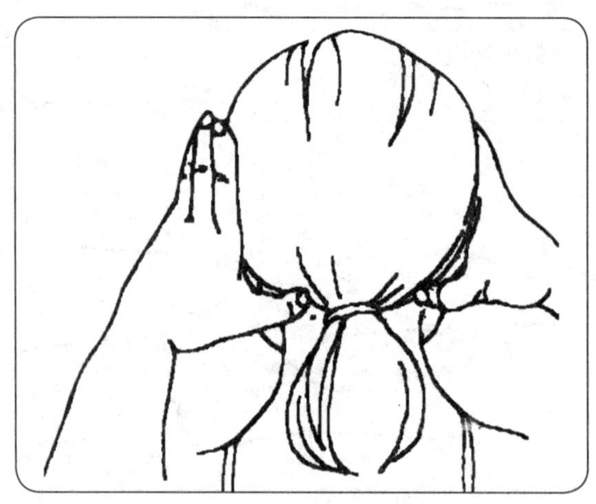

图17-31　点、揉、颤风池穴

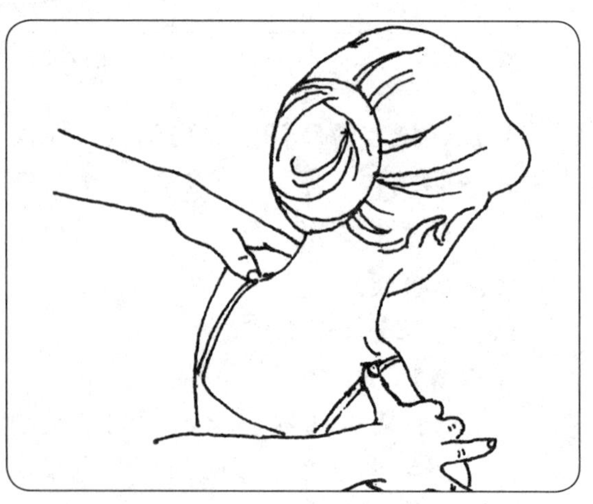

图17-32　点、揉、颤肩井穴

3. **双手拿肩** 两手分别放在左、右肩上，运用拿法，两手同时用力，拿肩36～72次（参见图6-25）。

4. **点、揉、颤右侧天宗、肩髃、曲池、手三里、内关、合谷、劳宫等穴** 方法同点、揉、颤百会穴、风府穴（图17-33—图17-36）。

5. **拿右臂** 两手从肩拿至手为1遍，共拿6遍。

6. **抖右臂** 一手按在右肩上，另一手握住右手，抖臂9秒（见图6-43）。

7. **以4－6相同方法对左侧进行治疗**

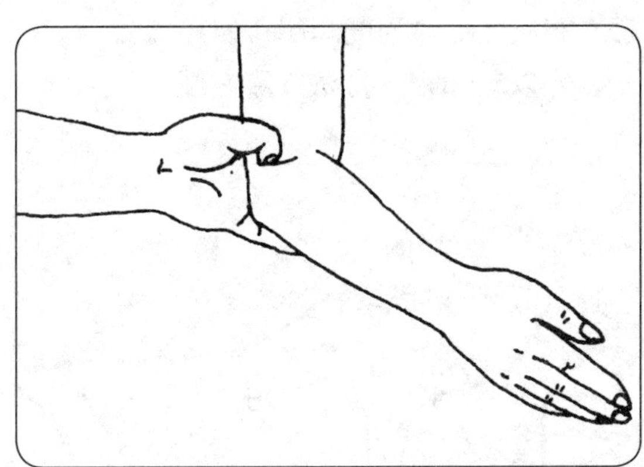

图17-33 点、揉、颤曲池穴

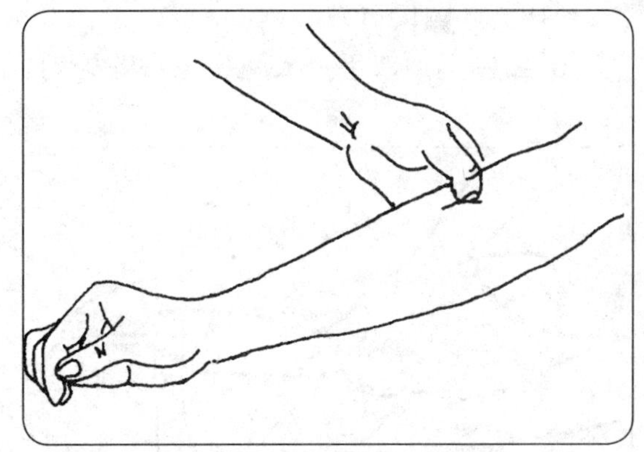

图17-34 点、揉、颤手三里穴

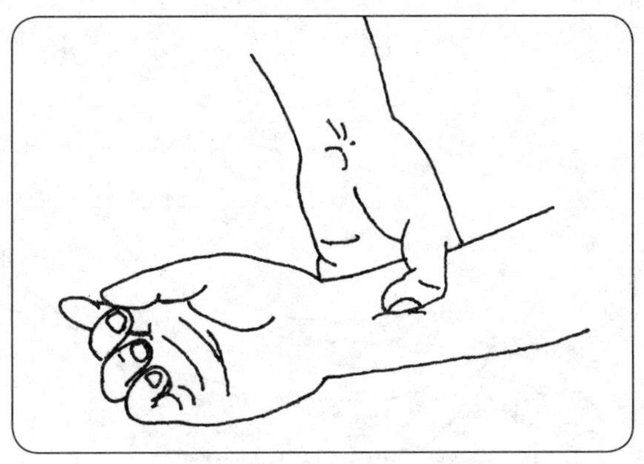

图17-35 点、揉、颤内关穴

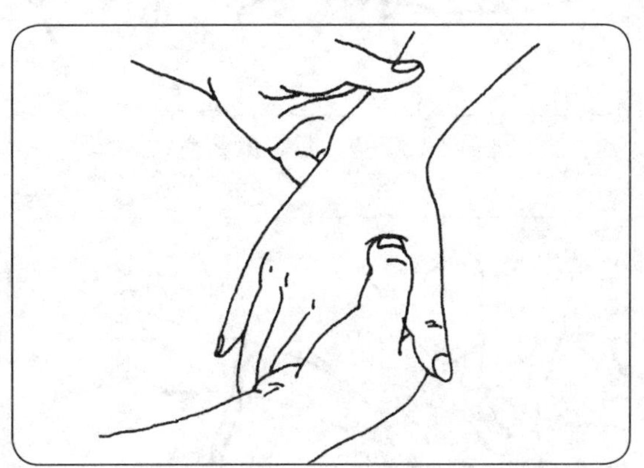

图17-36 点、揉、颤合谷穴

★ B. 患者改为俯卧位，松开腰带，闭目，全身放松。

1. **叠掌揉督脉** 双手叠掌按顺时针方向从大椎穴揉至长强穴为1遍，共揉6遍。

2. **点、揉、颤大椎穴、至阳穴、命门穴、腰俞穴** 方法同点、揉、颤百会穴、风府穴（图17-37）。

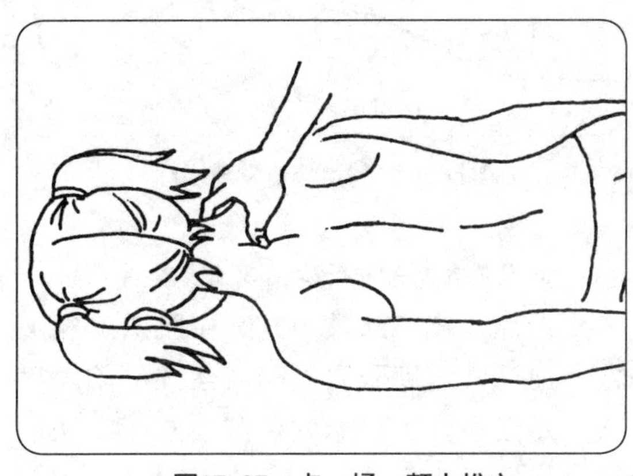

图17-37 点、揉、颤大椎穴

3. 点、揉、颤肾俞穴、环跳穴、殷门穴、委中穴、合阳穴、承山穴、昆仑穴 方法同点、揉、颤风池穴、肩井穴（图17-38，图17-39）。

4. 叠掌揉、颤命门穴 双手叠掌按在命门穴上，按顺时针方向揉36次后，再振颤9～18秒（图17-40）。

5. 拿左腿 双手从大腿拿至脚腕处为1遍，共拿6遍。

6. 拍左腿 双手五指并拢，从大腿拍至脚腕处为1遍，共拍6遍。

7. 揉左腿 两手同时用力，从大腿揉至脚腕处为1遍，共揉6遍。

8. 掌擦涌泉穴 用掌根来回擦左脚涌泉穴36次，擦热为度（图17-41）。

9. 以5－8相同方法按摩右腿

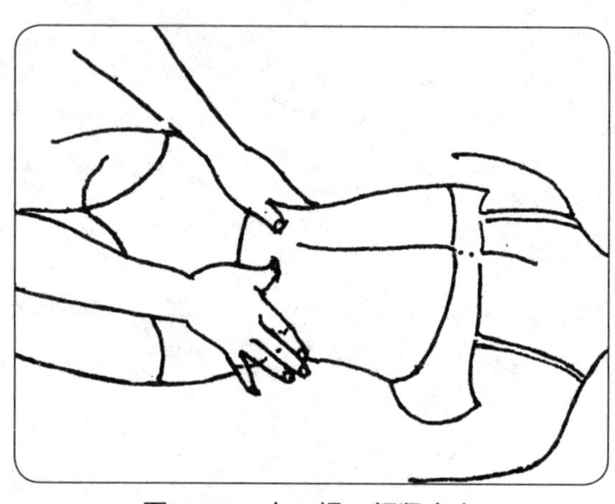

图17-38 点、揉、颤肾俞穴

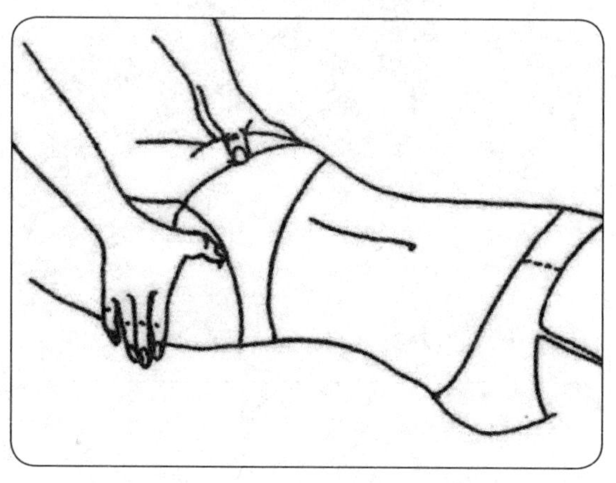

图17-39 点、揉、颤环跳穴

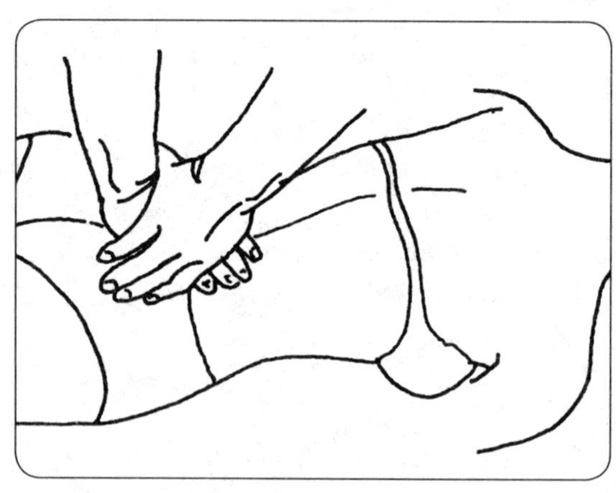

图17-40 叠掌揉、颤命门穴

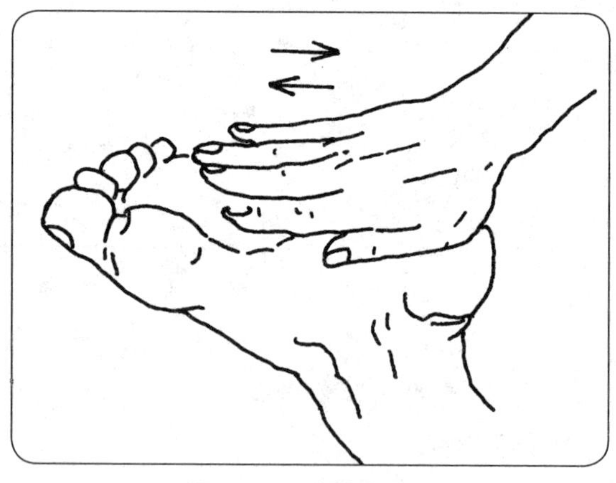

图17-41 掌擦涌泉穴

★ *C.患者改为仰卧位，闭目，全身放松。*

1. 点、揉、颤膻中穴、中脘穴、气海穴、血海穴、膝眼穴、阴陵泉穴、阳陵泉穴、足三里穴、昆仑穴、解溪穴 方法同点、揉、颤百会穴、风府穴（图17-42，图17-43）。

2. 拿、拍、揉腿 方法同B5-B7（拿、拍、揉腿），先做左腿，再做右腿（图17-44—图17-46）。

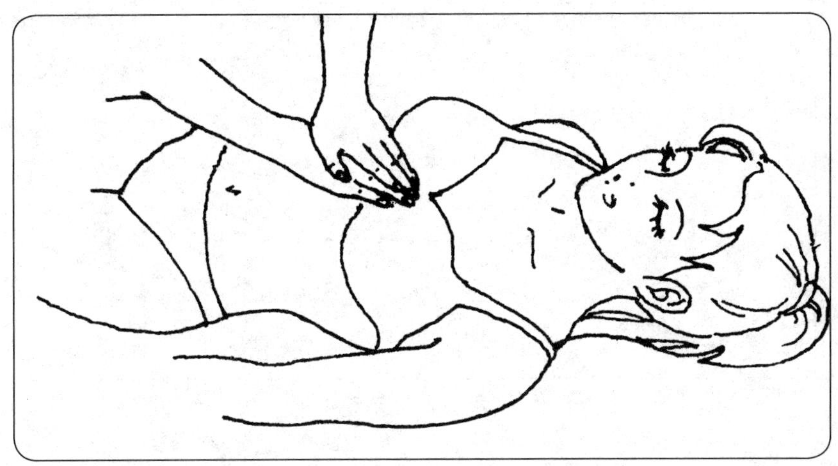

图17-42 点、揉、颤膻中穴

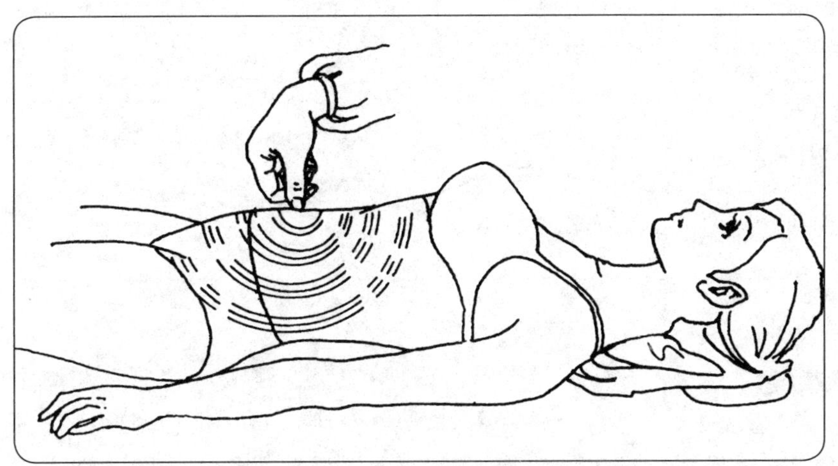

图17-43 点、揉、颤中脘穴

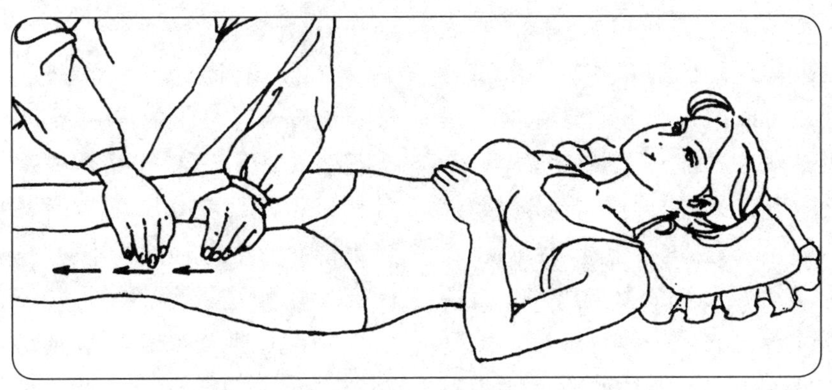

图17-44 拿腿

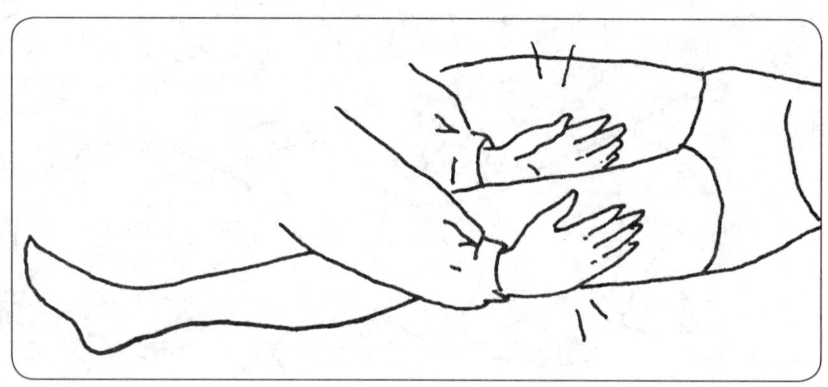

图17-45 拍腿

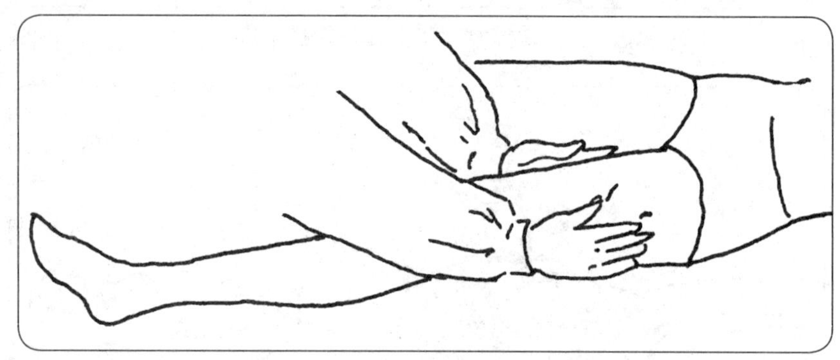

图17-46 揉腿

【注意事项】

（1）一般情况下，产后1个月，最好恶露干净以后，再用本方法进行治疗。手法要轻柔和缓，切忌用蛮力。

（2）产后受风的症状表现不同，有人重，有人轻，有人局部酸痛，有人浑身酸痛。治疗时，要根据每个人的具体情况辨证施治。如果只是肩部、上肢酸痛，只治疗这些部位即可。如果全身酸痛或主要部位酸痛，就按以上方法进行全身治疗。

（3）患者为了尽快恢复健康和生育前的体形，可适当参加一些体育锻炼。刚开始，活动量小一些，身体适应后，逐步加大。最好练习笔者其他著作中介绍的健身操，简单易学，效果显著。

【病例】

（1）张某某，26岁，已婚，北京某公司职员。夏天生育后，在屋里吹空调，不慎受风，肩、颈和两臂酸痛，多方治疗，不见好转。经人介绍，特来求治，按以上方法治疗1次后，症状明显减轻，后又连续治疗5次，痊愈。

（2）董某，31岁，已婚，北京某工厂工会干部，5年前产后受风至今，经常头痛、头晕、浑身酸痛、失眠、多梦，而且特别怕冷，三伏天需穿两条裤子，春秋穿大棉裤，多方治疗，不见好转。5年来，仅药费，就花了至少15 000元。连续为其治疗18次，期间，还教会她练习“四平桩功”“马步冲拳”等健身功，嘱其每天自练。董某不但彻底治愈了疾病，而且身体非常健美，满面红光，皮肤光滑红润，精力充沛，浑身有劲儿。和以前相比，简直换了个人。

六、乳腺增生

乳腺增生是最常见的乳腺疾病，约占全部乳腺疾病的一半以上，发病年龄多在20—45岁。

本病是一种既非炎症，又非肿瘤的增生性病变。主要包括乳痛症、乳腺结构不良症、乳腺纤维性增生症、乳腺病和乳腺囊肿病。主要症状是乳房疼痛和乳房肿块，故中医学将本病归入“乳癖”和“乳中结核”等范畴。

【病因】

本病发病原因至今尚不完全清楚。多数学者认为，本病发病的主要原因是内分泌激素失调。也有一些学者认为本病主要由于分泌物淤积所造成。还有一些学者认为主要与精神因素、遗传因素、饮食营养因素及流产有关。

中医学认为，本病主要由于情志内伤，肝郁痰凝，积聚乳房胃络所致；思虑伤脾，郁怒伤肝，以致冲任不调，气滞痰凝而成。

【症状】

乳房内触及有肿块，大小不定，从豆粒到鹅卵大小不等，圆形或长条形，或串珠形。肿块可于月经前期增大变硬一些，月经后，肿块稍缩小变软一些。

乳房疼痛是本病的主要症状，一般以胀痛为主，也有刺痛或牵拉痛。多数患者在月经前疼痛加剧，月经后，疼痛逐渐减轻，随月经周期反复发作。

有些患者疼痛随情绪波动而变化，痛甚者不能触碰，影响工作和生活。有些患者乳头溢液，呈黄绿色、棕色、血性液体等，乳头痛或痒，月经失调和不孕等。

【治疗】

患者取坐位，闭目，放松。医者心平气和，运气于两手掌和手指，按以下步骤进行治疗。

1. **双手拿肩** 两手分别放在左、右肩上，运用拿法，两手同时用力，拿肩36～72次（参见图6-25）。

2. **点、揉、颤肩井穴、肺俞穴、厥阴俞穴** 两手拇指分别依次按在左、右侧各穴位上，同时用力点按9秒，然后保持点按力度不变，两手拇指同时用力向外揉9次，向里揉9次；再向外揉9次，向里揉9次，共揉36次后，再振颤9～18秒（图17-47）。

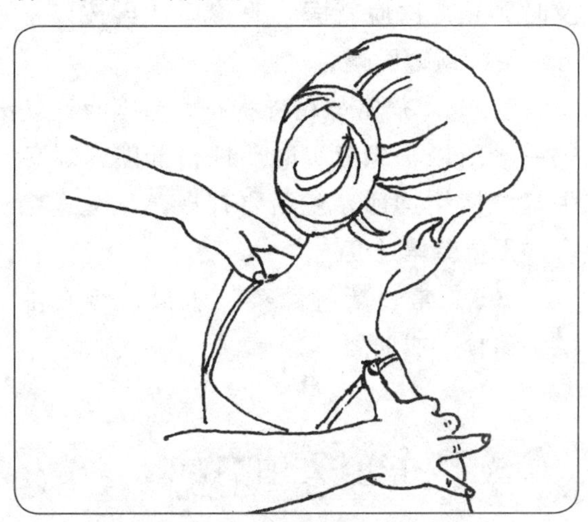

图17-47 点、揉、颤肩井穴

3. **点、揉、颤大椎穴、中府穴、云门穴、膻中穴、乳根穴、尺泽穴、郄门穴、内关穴、血海穴、三阴交穴** 右手拇指依次按在各穴位上，点按9秒，然后保持点按力度不变，按顺时针方向揉9次，逆时针方向揉9次；再顺时针揉9次，逆时针揉9次，共揉36次后，再振颤9～18秒（见图6-5，图17-48，图17-49）。

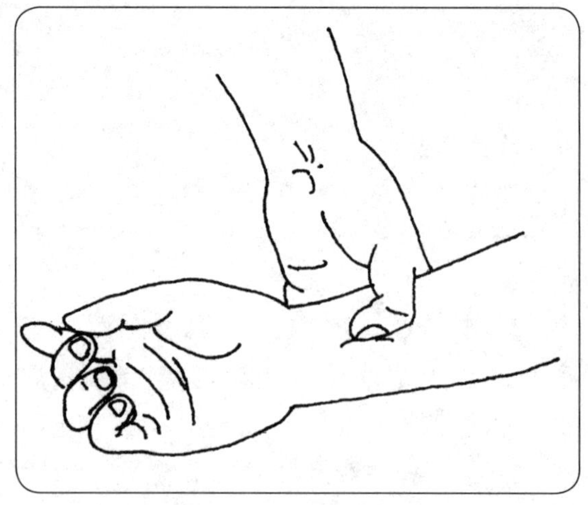

图17-48 点、揉、颤内关穴

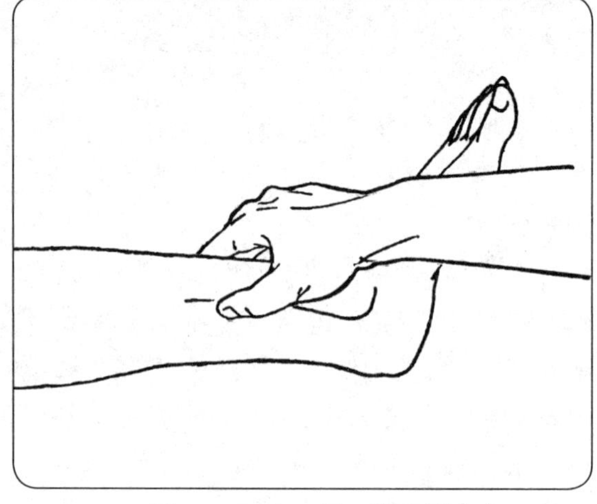

图17-49 点、揉、颤三阴交穴

【注意事项】

（1）患者平时要经常自我检查乳房，如发现乳房有肿块或乳痛、乳头溢液，应及时到正规医院就医。确诊后，再按以上方法治疗或遵医嘱。

（2）本病常与精神状态、情绪有密切关系。所以，患者平时要性格开朗，避免生气、情绪抑郁。生活要有规律，劳逸结合，不要劳累过度。

（3）常食新鲜蔬菜、水果，少食油腻、甜食，戒烟酒。

（4）要保持乳房和乳头清洁，避免外伤。

（5）患有恶性肿瘤和乳癌者，不能用以上方法治疗。

【病例】

郭某某，37岁，已婚，北京某研究所工程师。患乳腺增生1年多，药物治疗效果不明显。经人介绍，特来求治。按以上方法连续治疗6次，期间，教会她自我点穴按摩方法和丰胸健美功，嘱其每天自练。1个月后，打来电话，病已痊愈。

七、小儿消化不良

【病因】

小儿消化不良是儿科常见病，夏、秋季节较多见。常因喂养不当，如过多地增加食物及突然改变饮食习惯，或吃一些不易消化的食物，均可影响肠胃的消化功能而引起本病。

另外，居住环境突然改变，受气候影响以及受细菌和病毒的感染，也是导致本病的因素。

【症状】

大多患儿消瘦、食欲不振、呕吐、腹部隐痛。腹泻也是本病的主要症状，每天数次，有的多达十几次，大便呈蛋花水样或带黄绿色，混有少量黏液及白色或黄色奶瓣。

【治疗】

★ A. 患儿取俯卧位，如果患儿太小不听话，家长抱着也可以。医者心平气和，运气于两手掌和手指，按以下步骤进行治疗。

1. 掌推摩督脉 用单掌推法，从长强穴轻推至大椎穴处，然后再用掌摩法，沿督脉从大椎穴返回至长强穴。这样一推一摩为1遍，共做9遍（图17-50）。

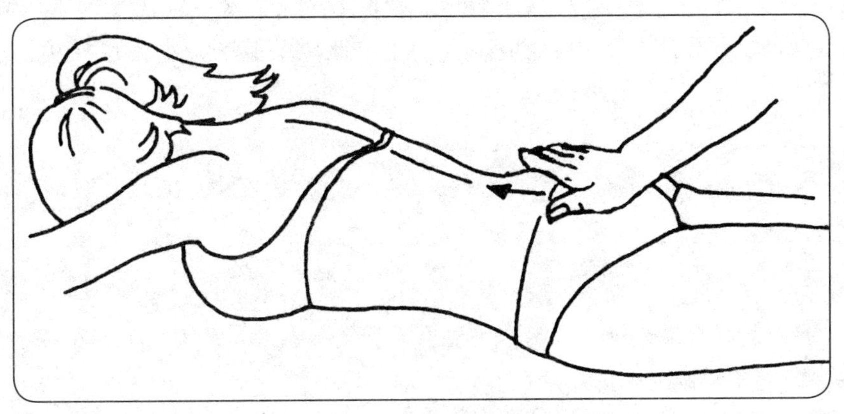

图17-50 掌推摩督脉

2. 捏脊 由长强穴捏至大椎穴为1遍，共捏6遍（图17-51）。

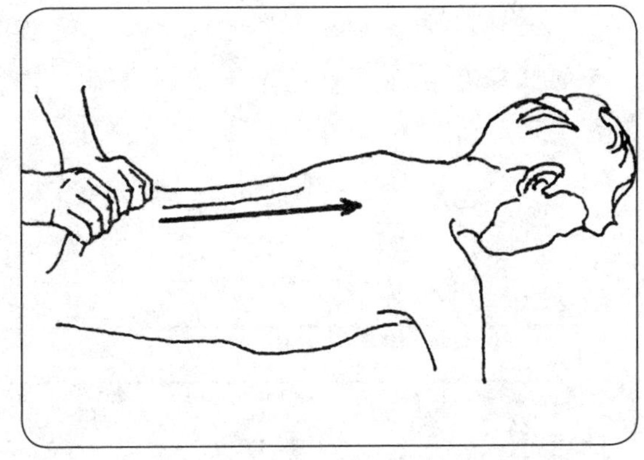

图17-51 捏脊法

3. 点、揉、颤脾俞穴、胃俞穴、大肠俞穴 两手拇指分别依次按在左、右侧各穴位上，同时用力点按9秒，然后保持点按力度不变，两手拇指同时用力向外揉9次，向里揉9次；再向外揉9次，向里揉9次，共揉36次后，再振颤9～18秒。

★ B. 患儿改为仰卧位。

1. 点、揉、颤中脘穴、下脘穴、内关穴、足三里穴 右手拇指依次按在各穴位上，点按9秒，然后保持点按力度不变，按顺时针方向揉9次，逆时针方向揉9次；再顺时针揉9次，逆时针揉9次，共揉36次后，再振颤9～18秒（图17-43，图17-48）。

2. 单掌揉腹 单掌轻轻按在患儿腹部，按顺时针方向揉9次，逆时针方向揉9次；再顺时针揉9次，逆时针揉9次（图17-29）。

【注意事项】

（1）为患儿治疗，一定要谨慎小心，手法要轻柔。

（2）若患儿腹泻严重，可配合药物治疗。

（3）治疗期间，患儿要多食稀淡、易消化的食物，如大米、小米稀饭等，少吃油腻、生冷的食物。

【病例】

（1）钱某，女，1周岁零3个月，近两个月面黄肌瘦，不想吃饭，大便次数多，经药物治疗后无明显好转。按以上方法治疗4次后，痊愈，其母来电话说：“现在吃得香，睡得好，面色也比以前红润多了。”

2. 史某某，男，5周岁，患病近1年。不想吃饭，睡眠不佳，日渐消瘦。北京某医院检查无大病，某中医专家门诊部诊断为“脾胃不和，消化不良”。中、西药吃了不少，未见好转，家人很着急。经人介绍，其父母特慕名带来求治。连续为其治疗5次后，痊愈。现在吃得香、睡得香，而且，比以前胖了，身体也壮实了。

读者来信

尊敬的杨老师：

您好！我是您的忠实读者，这两本书实在太好了，而且对我非常有用。因为我下半身胖，需要减肥，还有痛经的毛病需要治疗。

我按书中的减肥方法，每天进行自我点穴按摩减肥，仅仅1个多月，我的臀围减少了3厘米，大腿围减少了4厘米。我现在的体形比以前健美苗条多了。

我还按书中治痛经的方法，每天晚睡前自我点穴按摩。没想到，竟然治好了我多年的痛经病。真是太感谢您了杨老师，非常感谢您为我们广大读者出了两本非常科学和实用的好书。

河南读者　潘某

2002年4月9日

杨老师：

您好！茫茫人海，浩瀚宇宙，能够在千里之外结识一位德高望重的老师何其不易，让我发自肺腑地说一声：“杨老师，认识您真好！”

杨老师，向您做一下自我介绍，我叫岳某，今年31岁……我性格内向，遇到不顺心的事，经常独自生闷气，半年前，得了乳腺增生。吃过许多中药，没有明显好转。去年冬天，我在书店有幸买到您的著作。看完后，我仿佛觉得忽如一夜春风来，千树万树梨花开，心情真是太好了。我马上开始行动，每天按书中自我点穴按摩治疗乳腺增生的方法做2遍。到第4天，我的乳房已不再沉甸甸的了（原来就好像托着两块大石头），胸部觉得轻松多了。这样坚持做了1个多月，终于治好了我的病。

后来，我托朋友从太原买回您的另一著作，如获至宝。我每天按书中自我点穴按摩丰胸术和丰胸健美功练习，到第10天的时候，就觉得乳房发胀，练功时，感觉手心劳宫穴处热乎乎的。

（续　后）

仅练习两星期，我的胸围就从原来的85厘米，增长到91厘米，增大6厘米。我又开始练习书中的美容按摩等方法。

杨老师，我现在迫切希望成为您的正式徒弟，真想立刻插翅飞到北京，跟您学到一技之长。

希望杨老师百忙中抽空尽快给我回封信，告诉我是否接收我这个徒弟，在北京怎样能找到您……

盼望您回信。

仰慕您的学生　岳某（山西读者）

2002年3月20日

杨老师：

您好！我从事按摩工作已有五六年，水平一般。现在一家“美容美体中心”工作。过去来我店按摩的女顾客中，常有一些人要求我顺便为她们治疗一下妇科病，如痛经、月经不调、盆腔炎、产后受风、乳腺增生等。因我按摩技术一般，穴位又找得不是很准，因此，没敢给她们治疗。

自从看了您的书，感觉书中介绍的方法很简单，点穴按摩操作步骤阐述得非常清楚，插图也很多，一看就懂。我就试着按书中妇科病的治疗方法为她们治疗。万万没想到，效果真好，见效之快，超出我意料之外。其中有一位20多岁的顾客，她有痛经的毛病好多年了。我仅仅给她按摩了十多次，就治好了她的病，她说：“再来月经，肚子不怎么疼了。”

还有一位经常来减肥的女顾客，月经不调，经期经常推迟好多天，有时二三个月才来一次。我按书中方法，大概前后共治疗了20多次，现在，她月经很正常了。

我现在正给一位顾客治疗乳腺增生，虽然才治疗了4次，还没看到明显的疗效，我坚信：再继续治疗一段时间，肯定能见到显著的疗效。

非常感谢杨老师您为我们广大读者写了这么好、这么实用有效的中医点穴按摩书。

杨老师，今去信，给您添麻烦了，是向您请教3个问题（略）。

江西读者　吴某某

2013年4月26日

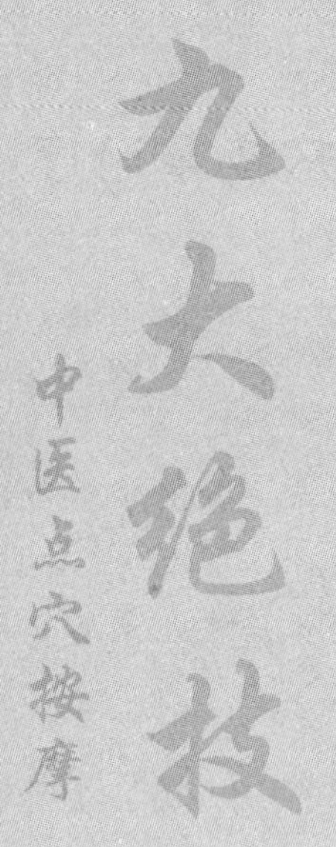

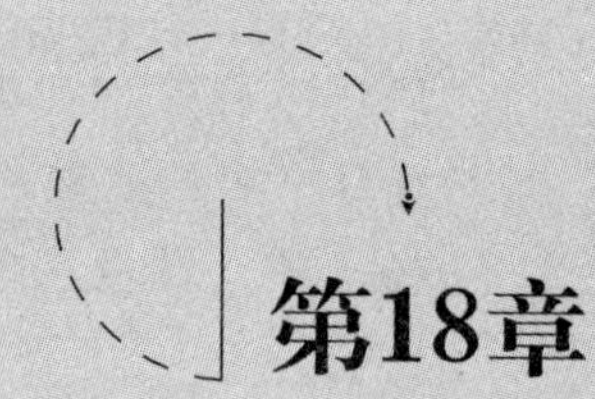

第18章 男科常见病点穴按摩治疗

一、慢性前列腺炎

【病因】

慢性前列腺炎为成年男性常患的一种泌尿系统疾病，中年人较多见。常因细菌侵犯后尿道，经过前列腺管而入腺体引起发炎。

另外，性生活频繁、过度节制或性交中断、慢性便秘等都可引起前列腺慢性充血。前列腺慢性充血后引起前列腺分泌物长期淤积，腺体平滑肌张力减退，从而导致前列腺的慢性炎症。

中医学认为，本病是由肾虚湿热下注而成，与脾、肾关系最为密切。

【症状】

尿频、尿后滴尿、尿道灼热、尿初或尿末疼痛。疼痛常放射至阴茎头和会阴部。便后或尿后，尿道口常有白色分泌物渗出。同时，还伴有下腰部酸痛，小腹及会阴区有坠胀、不适的感觉，以及性欲减退、遗精、早泄、射精痛和阳痿等。有的患者还伴有头痛、目眩、失眠、精神抑郁等。

【治疗】

★ A. 患者取俯卧位，松开腰带，闭目，全身放松。医者心平气和，运气于两手掌和手指，按以下步骤进行治疗。

1. **叠掌揉督脉** 双手叠掌按顺时针方向从大椎穴揉至长强穴为1遍，共揉6遍（图18-1）。

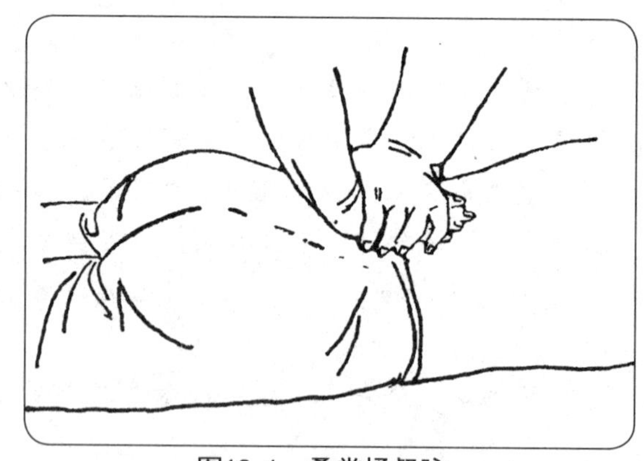

图18-1 叠掌揉督脉

2. **点、揉、颤命门穴** 右手拇指按在命门穴上，点按9秒，然后保持点按力度不变，按顺时针方向揉36次，再振颤9～18秒。

3. 点、揉、颤肾俞穴 两手拇指分别按在左、右肾俞穴上，同时用力点按9秒，然后保持点按力度不变，两手拇指同时用力向外揉36次，再振颤9～18秒（图18-2）。

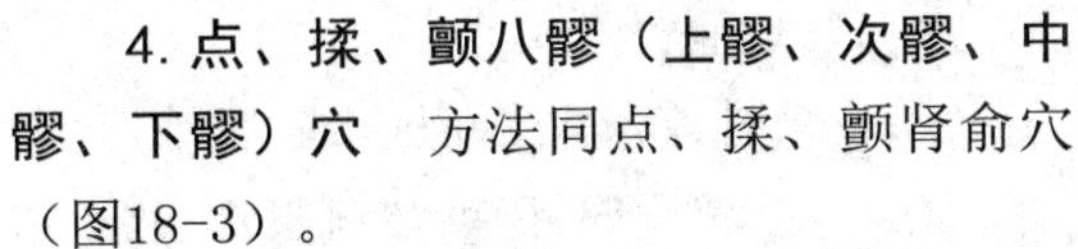

4. 点、揉、颤八髎（上髎、次髎、中髎、下髎）穴 方法同点、揉、颤肾俞穴（图18-3）。

5. 重复叠掌揉督脉

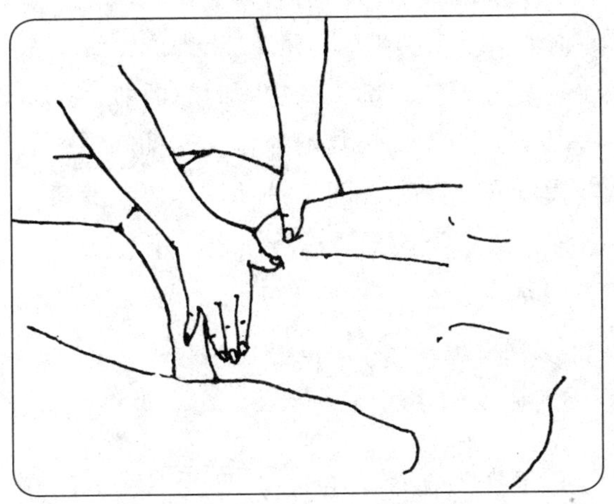

图18-2 点、揉、颤肾俞穴

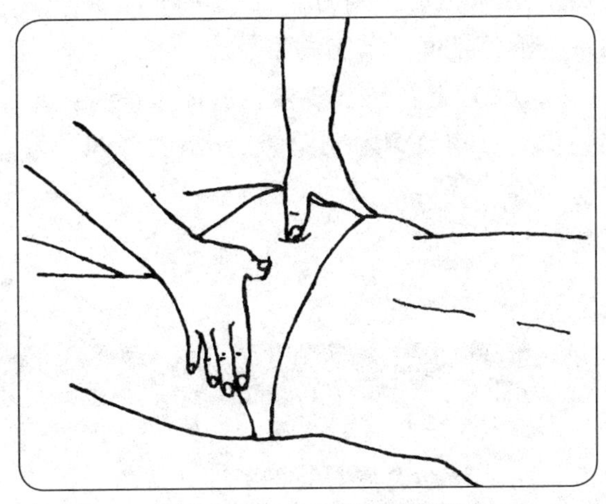

图18-3 点、揉、颤下髎穴

★ B.患者改为仰卧位，闭目，全身放松。

1. 点、揉、颤气海穴、关元穴、中极穴 右手拇指依次按在各穴位上，点按9秒，然后保持点按力度不变，按顺时针方向揉36次，再振颤9～18秒（图18-4）。

2. 点、揉、颤水道穴 两手拇指分别按在左、右水道穴上，同时用力点按9秒，然后保持点按力度不变，两手拇指同时用力向外揉36次，再振颤9～18秒。

3. 点、揉、颤阴陵泉穴、下巨虚穴、三阴交穴 右手拇指依次按在各穴位上，点按9秒，然后保持点按力度不变，按顺时针方向揉36次，再振颤9～18秒（图18-5）。

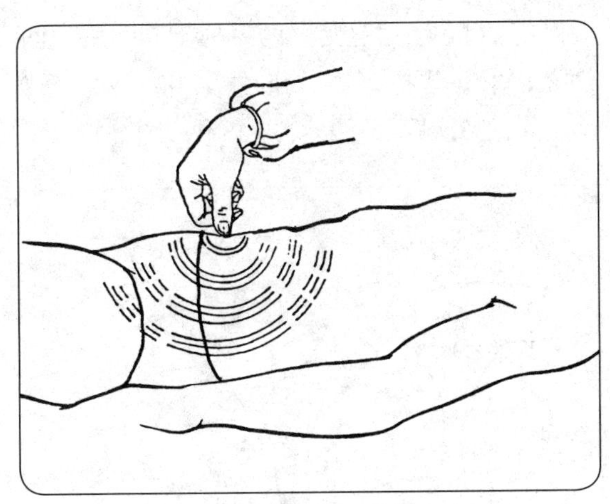

图18-4 点、揉、颤气海穴

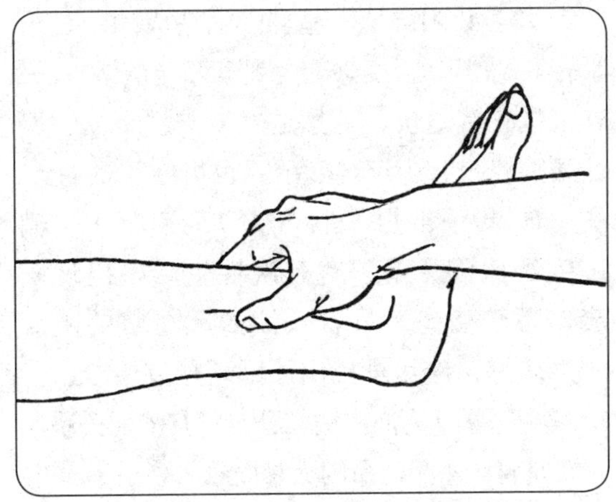

图18-5 点、揉、颤三阴交穴

【注意事项】

（1）急性前列腺炎可配合药物治疗。

（2）患者平时不宜吃刺激性食物，不要喝酒，避免长时间骑车，可经常进行热水浴和坐浴。同时，还要注意性生活卫生，治疗期间，节制房事。

（3）患者平时要多参加体育锻炼，增强体质。可练习本书第4章介绍的“四平桩功”等。

【病例】

白某某，男，43岁，已婚，中国科学院某研究所工程师。经人介绍，特来求治慢性前列腺炎。自述患病多年，尿频、尿后滴尿，便前、便后或尿后常有分泌物渗出。并有腰部酸痛，精力不足，头晕、失眠等症状。多方治疗，都不彻底，时好时犯。笔者按以上方法连续为其治疗12次，期间，教其自我点穴按摩和“四平桩功”等，嘱其每天自练。患者身体素质显著增强，痊愈。

二、阳痿

阳痿是令人苦恼的男子性功能障碍。

一般来说，阳痿是在有性欲的状态下，阴茎不能勃起进行性交，或阴茎虽然勃起，但不能维持足够的硬度及时间以完成性交。

【病因】

阳痿发病原因除了生殖器官的器质性病变，如生殖器官的畸形、神经损害、海绵体肌损害等之外，多数由于大脑皮质对勃起的抑制加强或脊髓中枢功能紊乱所致。

大多数阳痿是由精神因素造成的，过于紧张、恐惧、极度兴奋等都可引起阳痿。另外，性生活过度、劳累过度、神经衰弱、慢性腰痛以及青少年过度手淫也可导致本病。

如果正常男子由于极度疲劳、饮酒过度等原因，偶尔有几次性生活中出现阳痿，不算病态。只有长期的、经常的阳痿才算病态，应尽早找出原因，加以治疗。

中医学认为，本病与肝、肾有密切关系，主要是肾阳不足，命门火衰而致阳痿不举。

【症状】

阴茎痿软或勃起不坚，同时伴有精神萎靡不振、头晕、目眩、四肢不温、滑精早泄、睡眠不安、腰膝酸软等。

【治疗】

★ A. 患者取俯卧位，松开腰带，闭目，全身放松。医者心平气和，运气于两手掌和手指，按以下步骤进行治疗。

1. **叠掌揉督脉** 双手叠掌按顺时针方向从大椎穴揉至长强穴为1遍，共揉6遍。

2. **点、揉、颤心俞穴** 两手拇指分别按在左、右心俞穴上，同时用力点按9～18秒，然后保持点按力度不变，两手拇指同时用力向外揉9次，向里揉9次；再向外揉9次，向里揉9次，共揉36次后，再振颤9～18秒（图18-6）。

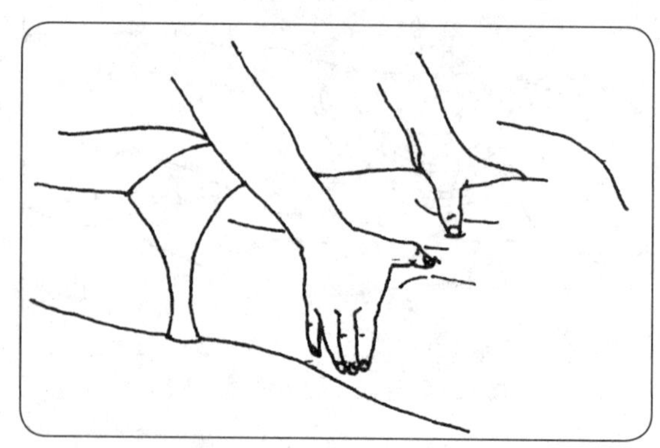

图18-6 点、揉、颤心俞穴

3. 点、揉、颤命门穴 右手拇指按在命门穴上，点按9～18秒，然后保持点按力度不变，按顺时针方向揉9次，逆时针方向揉9次；再顺时针揉9次，逆时针揉9次，共揉36次后，再振颤9～18秒。

4. 点、揉、颤肾俞穴、八髎穴 方法同点、揉、颤心俞穴（图18-7，图18-8）。

5. 点、揉、颤腰阳关穴 方法同点、揉、颤命门穴。

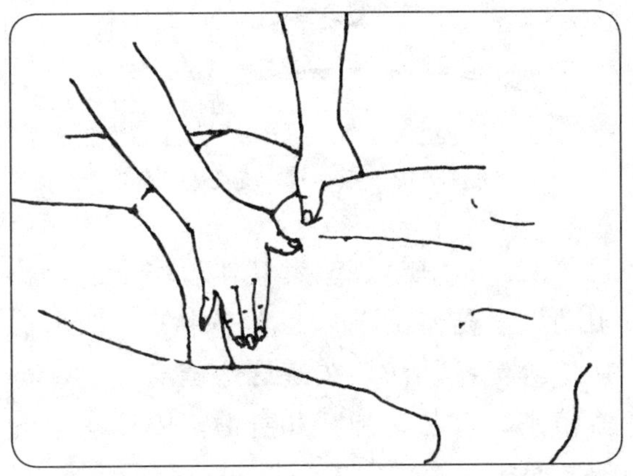

图18-7 点、揉、颤肾俞穴

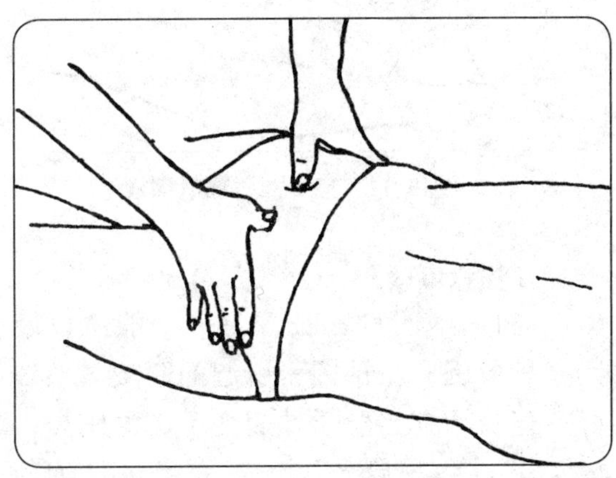

图18-8 点、揉、颤下髎穴

6. 叠掌揉、颤命门穴 两手叠掌按在命门穴上，按顺时针方向揉36次，再振颤9～36秒（图18-9）。

7. 叠掌揉、颤八髎穴 方法同叠掌揉、颤命门穴（图18-10）。

8. 重复叠掌揉督脉

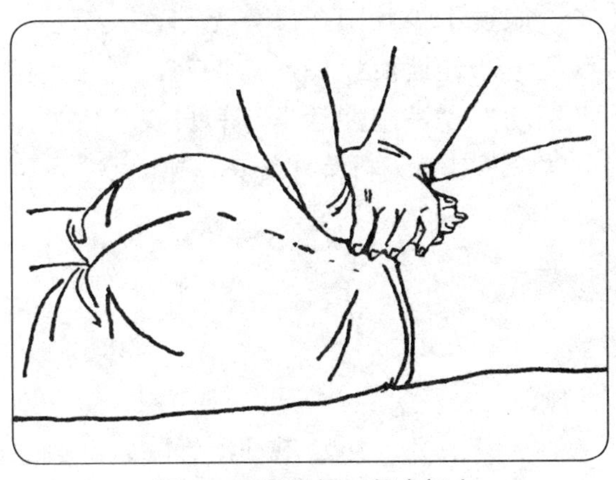

图18-9 叠掌揉、颤命门穴

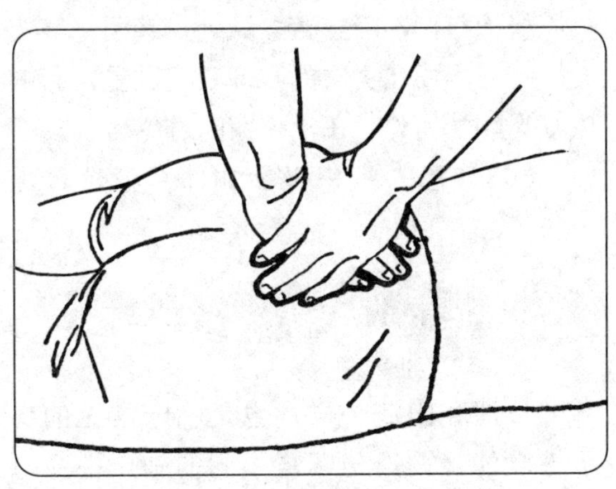

图18-10 叠掌揉、颤八髎穴

★ B.患者改为仰卧位，闭目，全身放松。

1. 点、揉、颤气海穴、关元穴、中极穴、曲骨穴、足三里穴、三阴交穴 右手拇指依次按在各穴位上，点按9～18秒，然后保持点按力度不变，按顺时针方向揉9次，逆时针方向揉9次；再顺时针揉9次，逆时针揉9次，共揉36次后，再振颤9～18秒（图18-11，图18-12）。

2. 掌揉、颤气海穴 单掌或两手叠掌按在气海穴上，按顺时针方向揉36次，再振颤9～36秒（参见图6-34）。

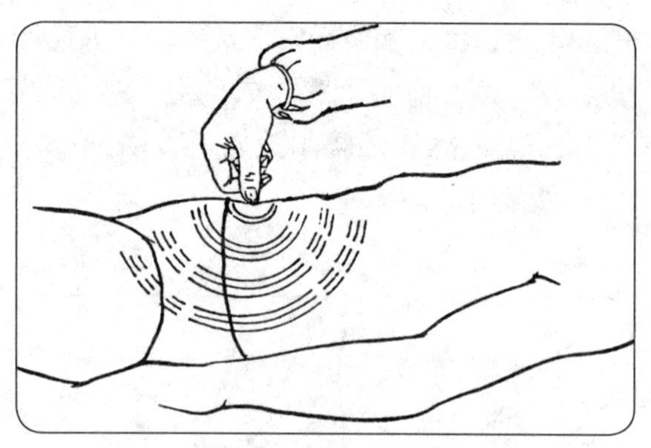

图18-11　点、揉、颤气海穴

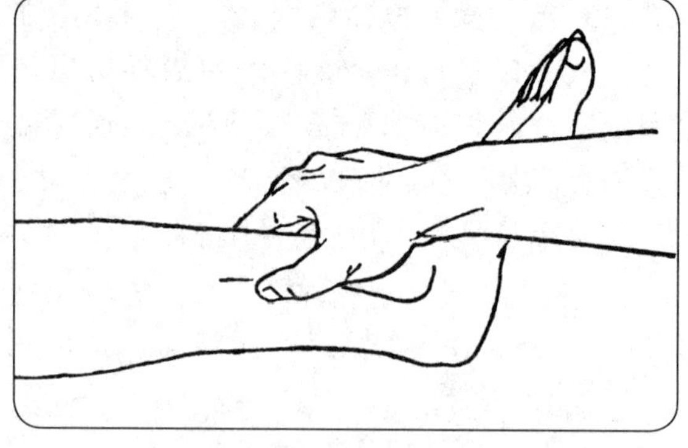

图18-12　点、揉、颤三阴交穴

【注意事项】

（1）中医点穴按摩治疗功能性以及因多种原因和精神因素引起的阳痿效果较好，但对治疗因器质性病变引起的阳痿，效果差一些。后者应到正规医院仔细检查，查出病因，对症施治。

（2）多数患者是完全可以治愈的，患者应树立信心，不要悲观失望，要排除心理干扰，并取得妻子的配合。妻子应鼓励丈夫积极治疗，不应挖苦、讽刺，甚至侮辱丈夫。千万不要让丈夫的心理负担过重，影响恢复功能。另外，在治疗期间避免房事。

（3）患者应积极参加体育锻炼，增强体质。最好学练笔者其他著作中的“壮阳功”“马步冲拳”和本书中的“四平桩功”等健身功法。久练这些健身方法，可使精满、气壮、神旺和身健，阳痿病也会随之而愈。

【病例】

范某某，43岁，已婚，北京某公司总经理，经病友介绍，特来求治阳痿。自述由于工作忙和房事过多等原因患病半年多，服过不少壮阳药，毫无起色。笔者按以上方法连续治疗18次，期间，教其“四平桩功”“马步冲拳”等和自我点穴按摩方法，嘱其每天自练，终获痊愈。

三、早泄

早泄和阳痿一样，也是临床常见的男子性功能障碍。与阳痿不同的是，性交时阴茎能够勃起，只是勃起的阴茎尚未进入女子的阴道或刚刚进入，便已泄精，阴茎随之软缩。

【病因】

早泄是由精神、生理方面因素引起的一种疾病，可使夫妻双方因缺乏性的满足和快感而苦恼，并且，常因此而酿成婚姻悲剧。

一般来说，初婚第一次性交，久别重逢后的第一次性交，由于男子过于兴奋，射精都很快，甚至早泄，“精满则溢”，这都属于正常现象，不是病态。连续几次性交后，射精时间就会推迟。另外，由于某种原因，正常男子偶尔出现几次早泄也不能算作病态。长期的、经常性的早泄才是病态，应尽早诊治。

身体虚弱、神经衰弱、全身性疾病、体力劳动和脑力劳动过于紧张或疲劳、房事过度、尿道慢性炎症、龟头炎等都可引起早泄。

另外，相当一部分早泄患者是心理因素所致。例如，性交时焦虑、恐惧和紧张，以及对性生活无知和误解，担心“体虚”“肾阳不足”等。有的是夫妻关系不融洽，对妻子有潜在的敌意、怨恨和恼怒。有的正相反，对妻子崇拜过头，畏惧太甚，存在自卑心理，均可产生早泄。

中医学认为，本病主要是下元虚惫、精室失固所致，治宜滋补固涩。

【症状】

性交时，男子勃起的阴茎进入女子阴道不到1分钟，或阴茎在阴道内抽动不到15次便射精，阴茎随之软缩。严重者，阴茎刚刚进入阴道，还未来得及抽动便射精软缩。更有甚者，勃起的阴茎刚刚接触到阴道口便射精软缩。

【治疗】

★ A.患者取坐位，闭目，放松。医者心平气和，运气于两手掌和手指，按以下步骤进行治疗。

1.点、揉、颤上星穴、百会穴 右手拇指依次按在上星穴、百会穴上，点按9～18秒，然后保持点按力度不变，按顺时针方向揉9次，逆时针方向揉9次；再顺时针揉9次，逆时针揉9次，共揉36次后，再振颤9～18秒。

2.点、揉、颤通天穴、肩井穴 两手拇指分别依次按在左右通天穴、肩井穴上，同时用力点按9～18秒，然后保持点按力度不变，两手拇指同时用力向外揉9次，向里揉9次；再向外揉9次，向里揉9次，共揉36次后，再振颤9～18秒（参见图6-13、图6-15）。

3.点、揉、颤中府穴、神门穴、劳宫穴 方法同1——点、揉、颤上星穴、百会穴（图18-13）。

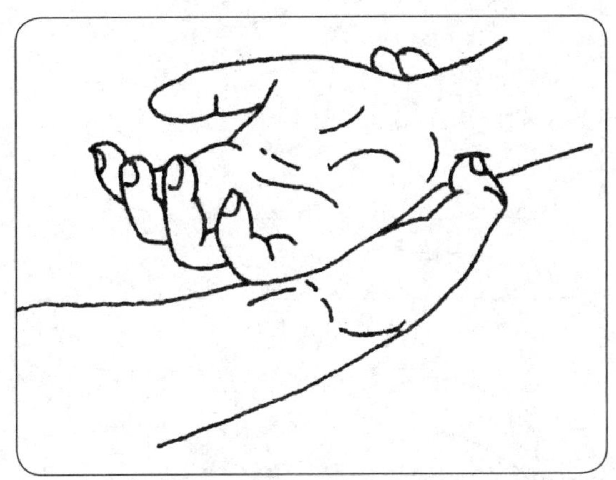

图18-13 点、揉、颤神门穴

★ B.患者改为俯卧位，松开腰带，闭目，全身放松。

1.叠掌揉督脉 双手叠掌按顺时针方向从大椎穴揉至长强穴为1遍，共揉6遍。

2.点、揉、颤心俞穴、肝俞穴、肾俞穴 两手拇指分别依次按在左、右侧各穴位上，同时用力点按9～18秒，然后保持点按力度不变，两手拇指同时用力向外揉9次，向里揉9次；再向外揉9次，向里揉9次，共揉36次后，再振颤9～18秒（图18-14，图18-15）。

3.点、揉、颤命门穴、腰阳关穴、昆仑穴 右手拇指依次按在各穴位上，点按9～18秒，然后保持点按力度不变，按顺时针方向揉9次，逆时针方向揉9次；再顺时针揉9次，逆时针揉9次，共揉36次后，再振颤9～18秒。

4.叠掌揉、颤命门穴、八髎穴 两手叠掌分别按在命门穴、八髎穴上，按顺时针方向揉36次，再振颤9～36秒（图18-16，图18-17）。

5.重复叠掌揉督脉

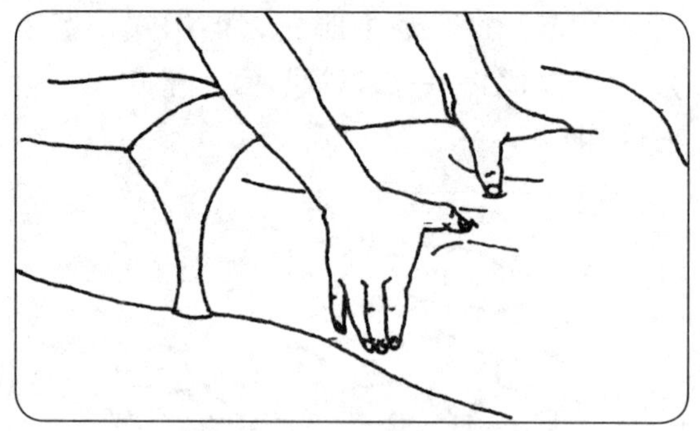

图18-14　点、揉、颤心俞穴

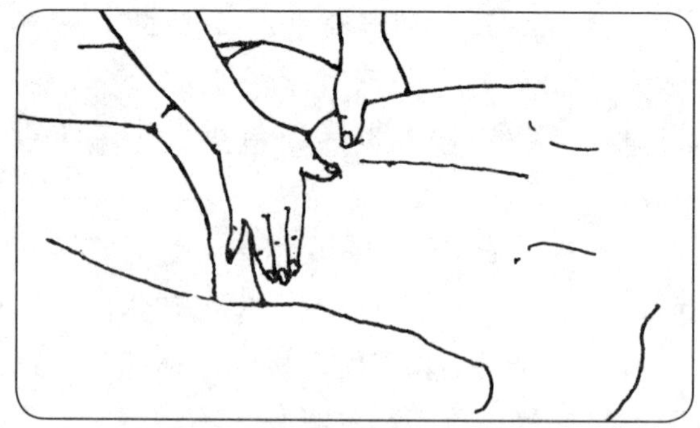

图18-15　点、揉、颤肾俞穴

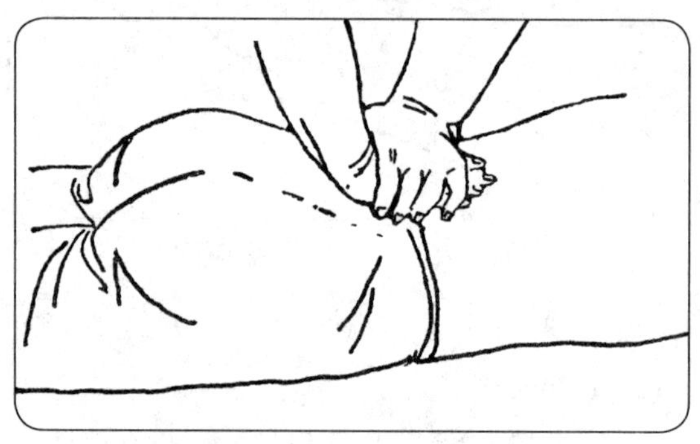

图18-16　叠掌揉、颤命门穴

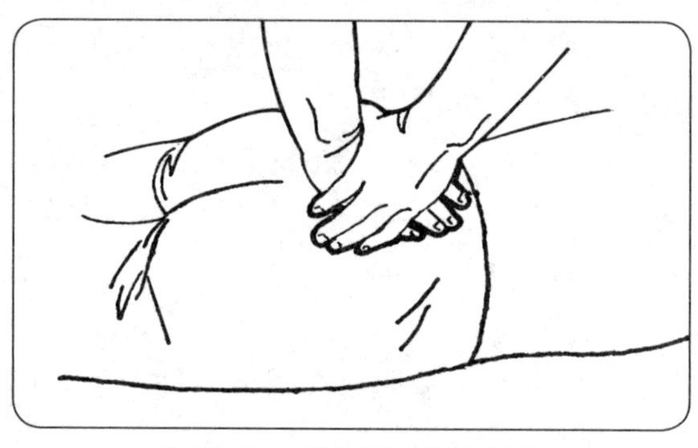

图18-17　叠掌揉、颤八髎穴

★ C.患者改为仰卧位，闭目，全身放松。

1.点、揉、颤中脘穴、气海穴、关元穴、中极穴　右手拇指依次按在各穴位上，点按9～18秒，然后保持点按力度不变，按顺时针方向揉9次，逆时针方向揉9次；再顺时针揉9次，逆时针揉9次，共揉36次后，再振颤9～18秒（图18-18）。

2.点、揉、颤气冲穴、冲门穴　两手拇指分别依次按在左右气冲穴、冲门穴上，同时用力点按9～18秒，然后保持点按力度不变，两手拇指同时用力向外揉9次，向里揉9次；再向外揉9次，向里揉9次，共揉36次后，再振颤9～18秒。

3.掌揉、颤气海穴　单掌或两手叠掌按在气海穴上，按顺时针方向揉36次，再振颤9～36秒。

4.点、揉、颤足三里穴、三阴交穴　方法同点、揉、颤中脘穴、气海穴等（图18-19）。

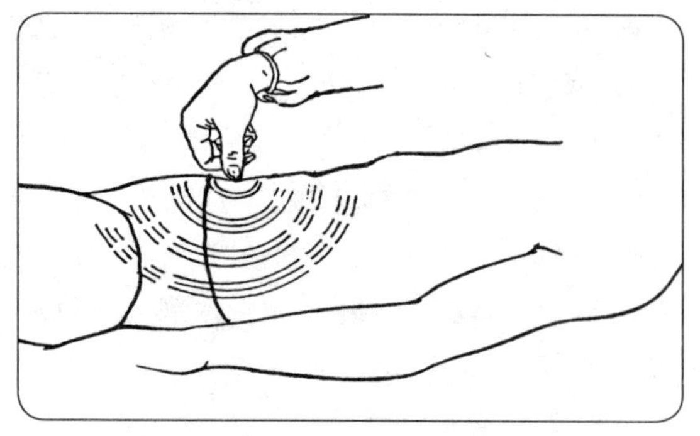

图18-18　点、揉、颤气海穴

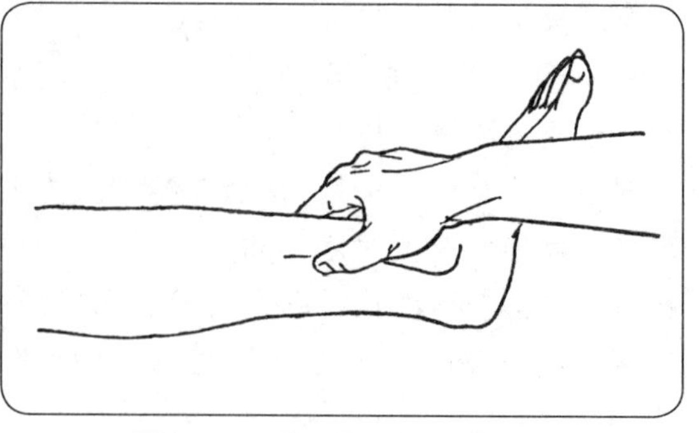

图18-19　点、揉、颤三阴交穴

【注意事项】

（1）从某种意义上讲，早泄要比阳痿更容易治一些。多数患者是完全可以治愈的，患者应树立信心，积极治疗，思想负担不要过重。女方应多关心、鼓励男方，男方也要多体谅女方。夫妻间平等互爱，才会带来融洽的性生活。

（2）患者平时应注意生活要有规律，避免过度疲劳和紧张，并注意调节饮食，增加营养。另外，还要注意性生活卫生。

（3）患者应积极参加体育锻炼，增强体质。最好学练“马步冲拳”“四平桩功”等健身术。久练这些健身术，可使身强体壮，精力旺盛，根治早泄。

【病例】

徐某某，男，45岁，已婚，北京某公司高级工程师，特来求治早泄。自述往年性生活正常，由于工作忙和人到中年，缺乏锻炼，体质下降，近来每次性生活只能维持一两分钟。并且，经常头晕、失眠，精力不足。笔者按以上方法连续为其治疗15次，期间，教他练习“四平桩功”“马步冲拳”等方法，1个月后，痊愈。后来，患者打来电话说：“我现在身体素质显著提高，也不头晕、失眠了，精力充沛，浑身有劲儿，每次性生活持续时间可达20～30分钟。非常感谢杨老师。”

读者来信

杨老师：

您好！请原谅我这样冒昧地给您写这封信。

我是一位61岁的老年人，已经阳痿好几年了，吃了许多药，不见效果。但又不死心，因为听人说，70岁的老年人还有性能力。我身体还好，不想这么早就彻底丧失性生活。

万幸的是，几个月前，我在书店买到您的健康专著。这两本书写得真是太好了，通俗易懂，图文并茂，方法简单实用，而且特别有效。

我每天早上练习书中的四平桩功、马步冲拳等健身方法，每天晚上睡觉前按书中介绍治疗阳痿的方法，自我点穴按摩。没想到短短几个月治好了我的病，现在又能过性生活了。而且，我现在红光满面，身体很健壮，别人都说我像50岁的样子。

杨老师，今天冒昧给您写信，一来汇报一下我的情况，二来请教3个问题（略）。

祝您万事如意！

黑龙江读者　朱某某

2002年10月3日

尊敬的杨老师：

您好！我是一名早泄和失眠症患者。这几年中药、西药吃了一大堆，不见效果，还吃了几千元的营养保健品也毫无起色。有一次和我爱人一起逛书店，偶然发现了您的3部大作。书中有治我所患疾病的方法，简单实用，而且无任何副作用，当即就买了回来。当时的心情，就像得了3件宝贝似的。

我认真按书中方法练习，至今已有2个多月，效果还是比较理想的。

1．首先睡眠好多了，入睡快，睡得实。第2天起床后，感觉精神好，不像以前感觉浑身无力，头昏沉沉的。

2．感觉体质明显增强了，浑身有劲，精力充沛。同事们都夸我，现在比以前气色好多了。

3．性能力也明显提高。以前每次性生活，也就是几分钟就“收工”了。现在每次都能达到15～30分钟……

山东读者　赵某某

2013年6月28日

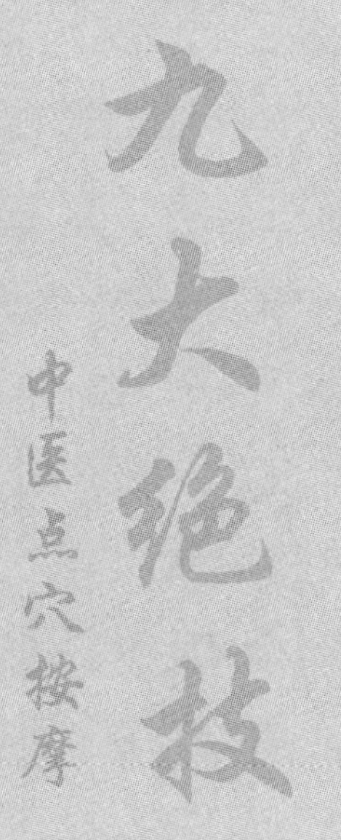

第19章 五官科常见病点穴按摩治疗

一、近视

近视是指以视远物模糊不清，视近物正常为特征的眼部视觉异常。古代称为“能近怯远症”。

近视可分为假性近视和真性近视。假性近视主要是由于眼内睫状肌疲劳，使其调节功能降低而致，青少年较多见。此时若抓紧治疗，睫状肌仍可恢复正常，假性近视也会随之消失。如果不及时治疗，很有可能转为真性近视。真性近视是眼轴变长，外界光线只能射在视网膜前面，因而患者只能看清近处的东西，看不清远处的东西。

【病因】

本病的发生和发展，多由于看书时姿势不当，如斜着看书，躺着看书，或者是光线过弱或过强。另外，长时间看书学习，上网，玩电子游戏机，看电视时间过长、距离太近等用眼不卫生的习惯，都会使眼睛过度疲劳，进而发生一系列的适应性变化，日久天长，就容易发生近视。有的患者与遗传因素有一定关系。

中医学认为，本病多因肝肾不足，久视伤血所造成。

【症状】

看远物模糊，看近物清楚。轻度者不自觉，因而常误认为正常现象，患者多眯着眼看东西。有近视散光的人，看书过久，常感到头痛、眼胀、眼皮沉重。还有的人头晕脑涨，闭目休息几分钟后，就会感到轻松些。

【治疗】

★ 患者取坐位，闭目，全身放松。医者心平气和，运气于两手指，按以下步骤进行治疗。

1. 点、揉、颤印堂穴 左手扶住患者后头部，右手拇指按在印堂穴上，其余四指放在前发际处做支撑。右手拇指点按9秒，然后保持点按力度不变，按顺时针方向揉9次，逆时针方向揉9次；再顺时针揉9次，逆时针揉9次，共揉36次后，再振颤9秒。

2. 点、揉、颤阳白穴 两手拇指分别按在左、右阳白穴上，其余四指放在患者头上做支撑。两手拇指同时用力点按9秒，然后保持点按力度不变，两手拇指同时向外揉9次，向里揉9次；再向外揉9次，向里揉9次，共揉36次后，再振颤9秒。

3. 点、揉、颤太阳穴　两手拇指分别按在左、右太阳穴上，同时用力点按9秒，然后保持点按力度不变，两手拇指同时向前揉9次，向后揉9次；再向前揉9次，向后揉9次，共揉36次后，再振颤9秒（图19-1）。

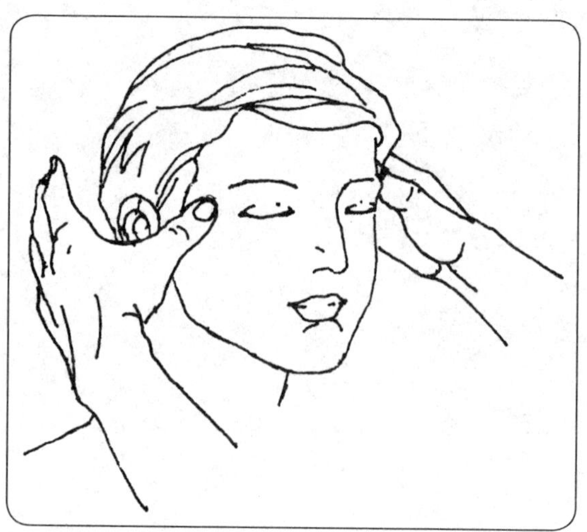

图19-1　点、揉、颤太阳穴

4. 点、揉、颤攒竹穴、鱼腰穴、瞳子髎穴　方法同点、揉、颤阳白穴。

5. 点、揉、颤睛明穴　右手拇指和示指捏在左、右睛明穴处，同时往下按压9秒，向下揉36次，再轻轻振颤9秒。

6. 刮眼眶　右手拇指和示指顺着上、下眼眶刮摩，从睛明穴开始向上，经过攒竹穴，向两边经过鱼腰穴、丝竹空穴，向下经过瞳子髎穴、承泣穴，最后又回到睛明穴。这样刮摩1圈为1次，共刮9次。

注意事项：这个动作很重要，按摩了眼周围6个重要穴位。做时要认真、仔细，而且用力适中。主要在上、下眼眶上刮摩，不要离眼球太近，以免把眼睫毛弄掉。

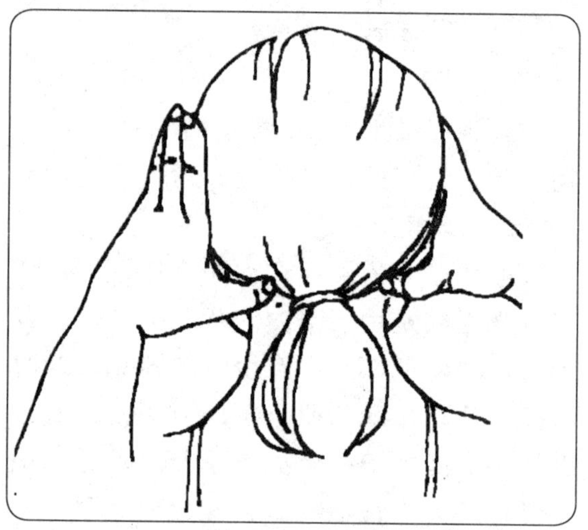

图19-2　点、揉、颤风池穴

7. 点、揉、颤承泣穴、四白穴、风池穴　方法同点、揉、颤阳白穴（图19-2）。

8. 点、揉、颤合谷穴　方法同点、揉、颤印堂穴（图19-3）。

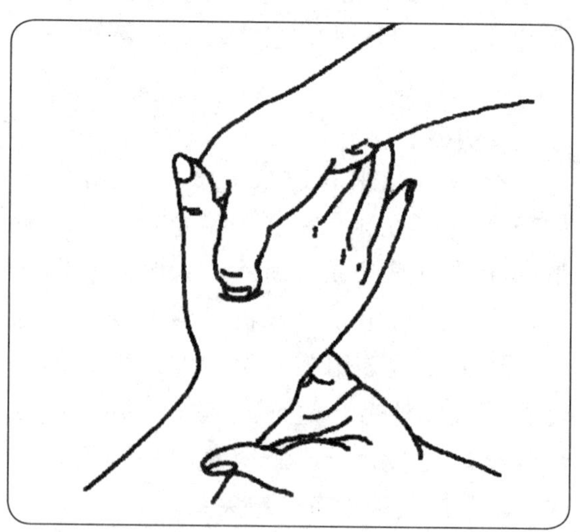

图19-3　点、揉、颤合谷穴

【疗效观察】

上面介绍的治疗近视的方法，是笔者于1986年根据祖传中医点穴按摩治病方法和笔者多年治疗近视临床实践经验总结出来的，名为“点穴按摩明目术”，可为他人治疗，也可自我治疗。多年来，传授给了许多中外大、中、小学生和青少年近视患者。

1987年笔者应邀在清华大学，1988年在北京航空航天大学，1989年在山东烟台，1991年在广东开平，1992年在海南海口、河南开封，1992年、1993年两次在澳门，1995年在四川成都，2006年在黑龙江哈尔滨，2010年在北京人文大学武学院，2012年在北京兴华大学等地，为几十所大学、中学和小学举办了上百期的防治近视按摩班。为数万名大、中、小学生传授了“点穴按摩明目术”和“养生明目功”。

1992年笔者在海南海口市办班时，海口电视台还专门制作了一个节目，题目叫《传统点穴按摩防治近视》，连续在电视节目中播放了两星期。一到节目播放时，广大青少年就会坐在电视机前，跟着笔者的示范动作学练“点穴按摩明目术”。

发行世界150多个国家的英文杂志 *CHINA SPORTS* 还于1990年第7、第8连续两期将“点穴按摩明目术”和“养生明目功”介绍到了世界各国，弘扬了中华民族的传统文化。

凡学练过“点穴按摩明目术”的青少年都反映，该方法简单、易学、实用，防治近视效果显著。而且，还可以防治头痛、感冒、鼻炎、失眠、健忘等病。他们称“点穴按摩明目术”是防治近视的妙方。

关于这套方法的疗效问题，笔者根据多年临床和教学实践经验，认真观察、总结、归纳为以下3点。

（1）治疗假性近视效果比较理想。治疗几次或十几次，就能使视力恢复正常。

（2）治疗轻度真性近视效果也较好。有些患者虽然患真性近视，但时间不太长，度数也不深，配戴近视眼镜时间不是很长。治疗数次、十几次或几十次，多数患者也能使视力基本恢复正常，摘掉近视眼镜。也有一部分患者，虽然视力没有恢复正常，没有摘掉近视眼镜，但视力也会有明显提高，看东西比原先清楚多了，并且防止了近视度数继续加深。

（3）治疗高度真性近视效果差一些。患真性近视多年、度数较深，尤其已戴近视眼镜好多年的成年人，由于近视时间较长，眼轴已变长，治疗效果不太理想。不过，治疗一段时间，也可以使视力稍有提高，并能阻止视力继续下降。

【注意事项】

（1）第1次治疗前，让患者看视力表，检查视力，并做详细记录。治疗1次或数次后，再检查视力，看看视力是否有所提高，并做详细记录。

（2）按摩前要把手洗干净，以防细菌混入眼内，引起炎症。

（3）点按眼睛周围的穴位时，要格外小心，精力集中，以免误伤眼球。而且动作不要太大，以防面部皮肤疲劳，产生皱纹。

（4）为少年、儿童患者治疗时，手法一定要轻柔和缓，切忌用蛮力。

（5）患者治疗后，可闭目休息5～10分钟，不要立刻看书、看电视，平时应注意用眼卫生，不要长时间看电视、玩电脑。

（6）患者平时可按以上方法自我点穴按摩，还可以练习笔者其他著作中的“养生明目功”，以利于视力的恢复。

【近视的预防】

近视眼大多在青少年时期发展较快，成年以后一般发展较慢，或基本不发展。所以在青少年时期，应注意爱护眼睛，懂得科学用眼，这对于预防近视的发生和发展是非常必要的。所以，患者平时还要注意以下几点。

（1）看书学习时，身体一定要坐正，

头位也要正，不要趴在桌子上或歪着身子看书写字。桌椅高矮要合适，把读物放在身体正前方的桌面上，而且与眼睛保持一定的距离，不要太近。

（2）光线太暗时不要看书写字。光线要充足，还要注意使光线从左前方照射过来，而且应照在读物上，不要直接照在眼睛上。另外，也不能在耀眼的强光下看书写字，避免强光对眼睛产生刺激。

（3）连续看书写字时间不要太长，可根据自己的情况，30分钟或1小时左右，休息几分钟。休息的方法多种多样，可根据自己的兴趣爱好来选择。例如，靠在椅子上闭目养神，做一遍眼保健操，也可以向远处眺望一会儿，也可以做几节体操或做几次俯卧撑，也可以到院子里或下楼去散散步。还可以做点不费眼力的体力活动，如干家务等，都可以达到消除眼睛疲劳的目的。

（4）平时要养成经常远眺的习惯。青少年的眼球处于生长发育阶段，调节力较强，眼球壁的伸展性很大，眼球组织的可塑性也较大。每天如果能坚持一定时间的远眺训练，如远望高山、大海、树木、楼房、大桥、古塔等景物以及晚上看天上的星星，都对预防近视和治疗轻度近视有一定的效果。

（5）一定要克服不良用眼习惯，如躺在床上看书，坐车、船时看书，边走边看书，边吃饭边看书，上厕所时看书，长时间玩电子游戏机、上网、看电视、看录像等。看电视时，还要注意眼睛与电视机的距离，不要太近，电视机的高度应与眼水平线相齐。

（6）注意饮食营养，加强体育锻炼。营养学专家认为，含蛋白质、维生素的食品，不仅可促进青少年身体的生长发育，还可以预防近视。青少年不要养成偏食习惯，特别不要过量食用糖果。平时，经常参加体育锻炼，不但可增强体质，而且对预防近视也有好处。

（7）前面已讲过，近视有一定的遗传性。为了下一代的健康幸福，也为了患者本人以后更好地学习、生活和工作，一定要重视预防近视。一旦患了近视，最好尽早治疗，如果近视程度加深，患真性近视时间过长，要想根治是很困难的。

【病例】

（1）高某，男，12岁，北京某小学学生，已发现近视1年多。治疗前查视力，左眼为0.8，右眼0.4。笔者按以上方法为其治疗1次后，当场查视力，左眼为1.0，右眼0.6。后又连续治疗6次后，两眼视力均恢复到了1.5。

（2）刘某某，男，25岁，北京某研究所助理工程师，患近视8年。戴近视眼镜7年，已成真性近视，左、右眼视力均为0.2，特来求治。为其治疗12次后，两眼视力均恢复到0.6。

二、夜盲

【病因】

夜盲，古代称为雀目，有的地方干脆称本病为“麻雀眼”，意思是像麻雀眼睛那样，天黑后，看不清东西。

现代医学认为，本病是因体内缺少维生素A所致。

【症状】

本病的主要症状是天黑以后或白天在黑暗处视物不清。平时患者大都感到眼睛发涩、发干、怕光。另外，患本病的多数患者有皮肤干燥，头发易断、无光泽等症状。

【治疗】

★ 患者取坐位，闭目，全身放松。医者心平气和，运气于两手指，按以下步骤进行治疗。

1. 点、揉、颤印堂穴 左手扶住患者后头部，右手拇指按在印堂穴上，其余四指放在前发际处做支撑。右手拇指点按9秒，然后保持点按力度不变，按顺时针方向揉9次，逆时针方向揉9次；再顺时针揉9次，逆时针揉9次，共揉36次后，再振颤9秒。

2. 点、揉、颤攒竹穴、鱼腰穴、瞳子髎穴 两手拇指分别依次按在左、右侧各穴位上，其余四指放在患者头上做支撑。两手拇指同时用力点按9秒，然后保持点按力度不变，两手拇指同时向外揉9次，向里揉9次；再向外揉9次，向里揉9次，共揉36次后，再振颤9秒。

3. 点、揉、颤睛明穴 右手拇指和示指捏在左、右睛明穴处，同时往下按压9秒，向下揉36次，再轻轻振颤9秒。

4. 刮眼眶 右手拇指和示指顺着上、下眼眶刮摩，从睛明穴开始向上，经过攒竹穴，向两边经过鱼腰穴、丝竹空穴，向下经过瞳子髎穴、承泣穴，最后又回到睛明穴。这样刮摩1圈为1次，共刮9次。

5. 点、揉、颤上星穴、百会穴 方法同点、揉、颤印堂穴。

6. 点、揉、颤风池穴、肝俞穴、肾俞穴 方法同点、揉、颤攒竹穴等（图19-4）。

7. 点、揉、颤合谷穴、血海穴、足三里穴 方法同点、揉、颤印堂穴（图19-5）。

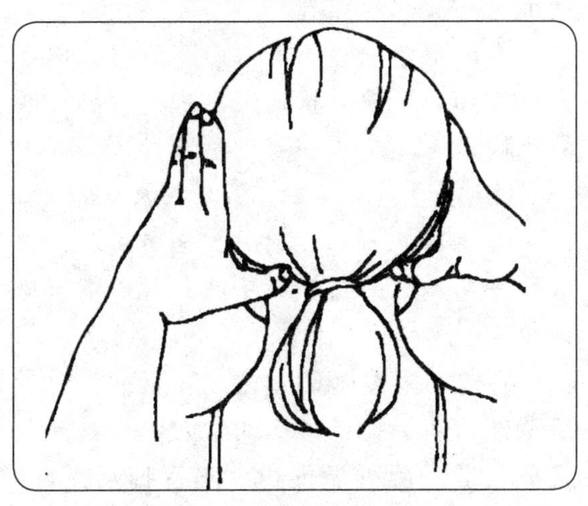

图19-4 点、揉、颤风池穴

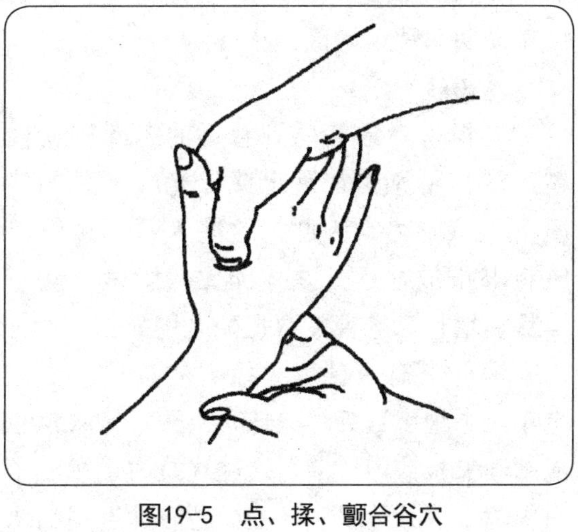

图19-5 点、揉、颤合谷穴

【注意事项】

（1）患者平时要多吃西红柿、胡萝卜、橘子等蔬菜、水果，以及鸡蛋、牛肝、猪肝、羊肝等富含维生素A的食物。

（2）患者平时要多参加体育锻炼，可练习“养生明目功”等，对防治本病很有好处。

【病例】

（1）王某某，男，48岁，北京某公司销售经理。近来晚上看不清东西，平时常觉得眼睛发干、发涩，很不舒服。北京某医院诊断为夜盲症，多方治疗，效果不明显。经人介绍，特来求治。笔者按以上方法连续为其治疗6次后，痊愈。

（2）任某，女，32岁，北京某公司会计，患夜盲症1年多，晚上视物不清，眼睛发涩，并且眼大无神，面部皮肤发干、不光滑。经王某某介绍，特来求治。治疗1次后，患者自述："感觉眼睛特别舒服，看东西比原先清楚多了。"连续治疗6次后，痊愈。不但晚上视物清楚，而且让患者意想不到的是，眼睛明亮有神，面部皮肤光滑红润，显得精神特别好。

三、老视、白内障

【病因】

老视，即"远视眼"，指眼在静止状态下，平行光线在视网膜之后成焦点者，40岁以上的人开始随年龄增长逐渐加重。主要原因是晶体弹性下降，调节功能降低。

白内障，多见于老年人，也称"老年性白内障"，主要是由于晶体代谢障碍、晶体浑浊而引起的眼部疾病。随着年龄的增长发病率逐渐增高。

【症状】

老视患者最初感到看近的东西视物模糊不清，特别是在晚上或者光线不足的情况下更感吃力。因此，这些人看书报时，常将书报放得远一些才能比较清楚。随着年龄的增长，老视度数也随之增加。

另外，有两种现象值得注意：①一些老年人老视度数突然降低，甚至不戴眼镜也能阅读书报或做近活。这往往是由于患上了白内障，晶状体膨胀，变成暂时性近视的缘故。②一些人戴了老花镜视力也不提高，这也是一种反常现象，应该及时就医。

白内障患者一般逐渐出现视物模糊，仔细观察可发现瞳仁内的晶体浑浊、发白，观察时如与青少年的眼睛比较更为明显。多数患者两眼同时患病，也有一些人一眼先得，另一眼后得。早期白内障在眼前总出现固定位置的黑点飘浮，随眼球转动而转动。也有视物变形，或者看东西时，出现双影甚至多影。出现这种情况，主要因为晶体内浑浊与透明相间，密度不均匀。一旦晶体全部浑浊，一般就不会出现上述现象。

不论是老视，还是白内障，可按以下方法治疗，可使症状减轻，视力提高，明目醒脑。

【治疗】

★ 患者取坐位，闭目，全身放松。医者心平气和，运气于两手指，按以下步骤进行治疗。

1.点、揉、颤印堂穴 左手扶住患者后头部，右手拇指按在印堂穴上，其余四指放在前发际处做支撑。右手拇指点按9秒，然后保持点按力度不变，按顺时针方向揉9次，逆时针方向揉9次；再顺时针揉9次，逆时针揉9次，共揉36次后，再振颤9秒。

2.点、揉、颤太阳穴 两手拇指分别按在左、右太阳穴上，同时用力点按9秒，然后保持点按力度不变，两手拇指同时向前揉9次，向后揉9次；再向前揉9次，向后揉9次，共揉36次后，再振颤9秒（图19-6）。

3. 点、揉、颤攒竹穴、鱼腰穴、瞳子髎穴 两手拇指分别依次按在左、右侧各穴位上，其余四指放在患者头上做支撑。两手拇指同时用力点按9秒，然后保持点按力度不变，两手拇指同时向外揉9次，向里揉9次；再向外揉9次，向里揉9次，共揉36次后，再振颤9秒。

4. 点、揉、颤睛明穴 右手拇指和示指捏在左、右睛明穴处，同时往下按压9秒，向下揉36次，再轻轻振颤9秒。

5. 刮眼眶 右手拇指和示指顺着上、下眼眶刮摩，从睛明穴开始向上，经过攒竹穴，向两边经过鱼腰穴、丝竹空穴，向下经过瞳子髎穴、承泣穴，最后又回到睛明穴。这样刮摩1圈为1次，共刮9次。

6. 点、揉、颤四白穴、风池穴、肝俞穴 方法同点、揉、颤攒竹穴、鱼腰穴、瞳子髎穴（图19-7）。

7. 点、揉、颤合谷穴、足三里穴 方法同点、揉、颤印堂穴（图19-8）。

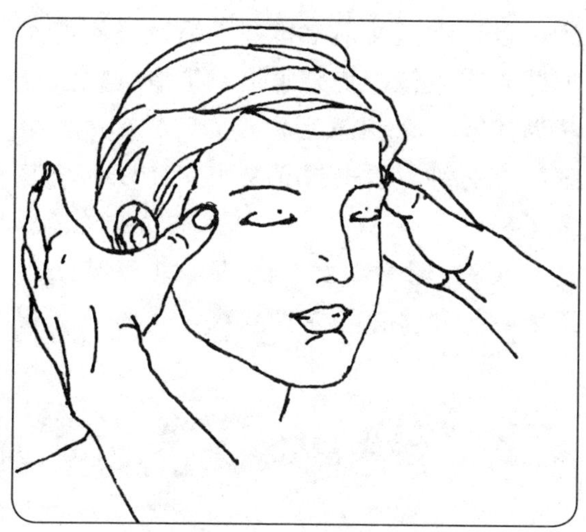

图19-6 点、揉、颤太阳穴

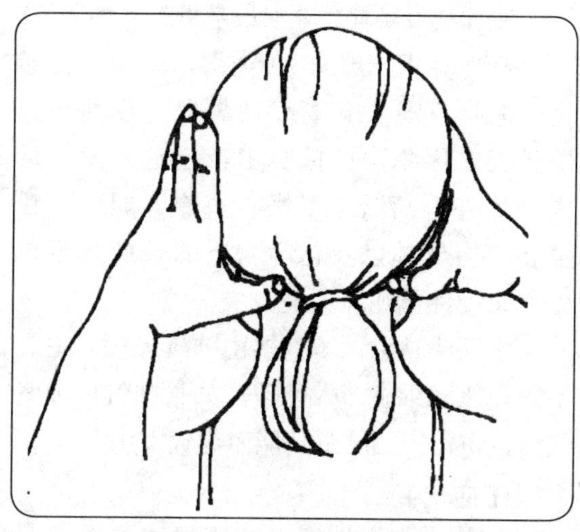

图19-7 点、揉、颤风池穴

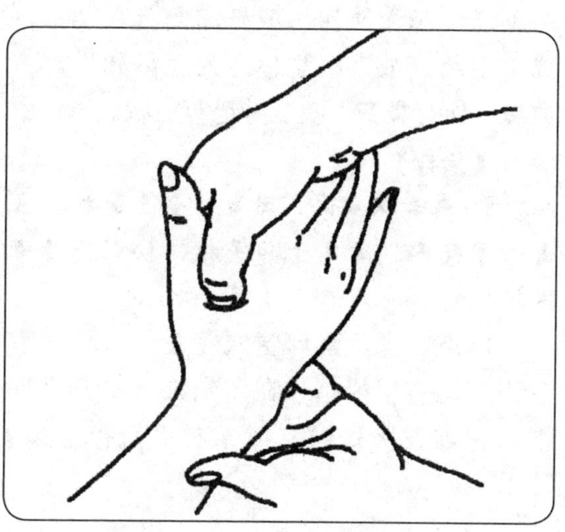

图19-8 点、揉、颤合谷穴

【注意事项】

（1）本方法用于治疗初发期和未成熟期老年性白内障，效果比较理想。

患有成熟期和过熟期白内障的患者，如果治疗一段时间，效果不明显，可考虑手术治疗。

（2）不论患有老视还是白内障，平时都应注意爱护眼睛，克服不良习惯，生活要有规律。还要尽量多参加体育锻炼，增强体质，最好练习太极拳和“养生明目功”等。

【病例】

（1）吴某某，男，61岁，北京某机关离休干部。患老花眼多年，看书报大标题还可以，看正文小字模糊不清，又不愿意配戴老花眼镜，特来求治。笔者按以上方法为其连续治疗6次后，视力明显提高，眼睛明亮有神，看书报正文小字比以前清楚多了。

（2）谢某，女，55岁，北京某工厂工人。一年多来看东西模糊，平时总觉得眼睛不舒服，北京某医院诊断为白内障。多方治疗不见好转，又不愿意做手术，经人介绍，特来求治。连续治疗8次后，患者视力显著提高，看东西很清楚。她高兴地说："我现在感觉眼睛很舒服，明亮有神。而且，气色也好多了，周围的人都说我，好像年轻了几岁。"

四、慢性鼻炎

【病因】

慢性鼻炎是耳鼻喉科最常见的病种之一。

慢性鼻炎一般有3种类型，即单纯性鼻炎、肥厚性鼻炎和萎缩性鼻炎。慢性单纯性鼻炎常因急、慢性鼻窦炎迁延不愈而形成。另外，高温、干燥、寒冷、烟尘、粉尘和有害气体以及化学物质的长期刺激也可引起慢性单纯性鼻炎。

中医学认为，本病多由肺气虚弱，卫表不固，风寒乘虚而入所致。如果脾气虚或肾气虚，也可影响肺脏功能而导致本病。

【症状】

鼻黏膜弥漫性充血、肥厚或萎缩。鼻塞不通，鼻流浊涕，或鼻涕倒流入咽部，吭咯不断，故中医学称之为"鼻渊"。多数患者伴有鼻音、嗅觉减退等症状。

【治疗】

★患者取坐位，闭目，全身放松。医者心平气和，运气于两手指，按以下步骤进行治疗。

1.点、揉、颤印堂穴 左手扶住患者后头部，右手拇指按在印堂穴上，其余四指放在前发际处做支撑。右手拇指点按9秒，然后保持点按力度不变，按顺时针方向揉36次，再振颤9秒。

2.点、揉、颤鼻通穴 两手中指或示指分别按在左、右鼻通穴上，两指同时用力点按9秒，然后保持点按力度不变，两指同时向外揉36次，再振颤9秒。

3.点、揉、颤迎香穴 方法同点、揉、颤鼻通穴（图19-9）。

4.点、揉、颤百会穴 方法同点、揉、颤印堂穴。

5.点、揉、颤通天穴、风池穴、风门穴、肺俞穴 用两手拇指，方法同点、揉、颤鼻通穴（图19-10，图19-11）。

6.点、揉、颤中府穴、云门穴、合谷穴 方法同1——点、揉、颤印堂穴（图19-12）。

【病例】

张某，男，38岁，北京某公司工程师，患慢性鼻炎4年多。经常鼻塞流涕，头晕，影响睡眠，感冒时症状加重。笔者按以上方法为其治疗1次后，症状明显减轻，连续治疗6次后，痊愈。

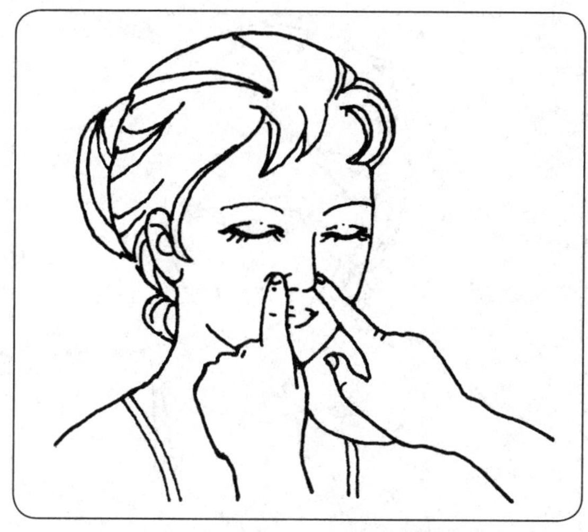
图19-9 点、揉、颤迎香穴

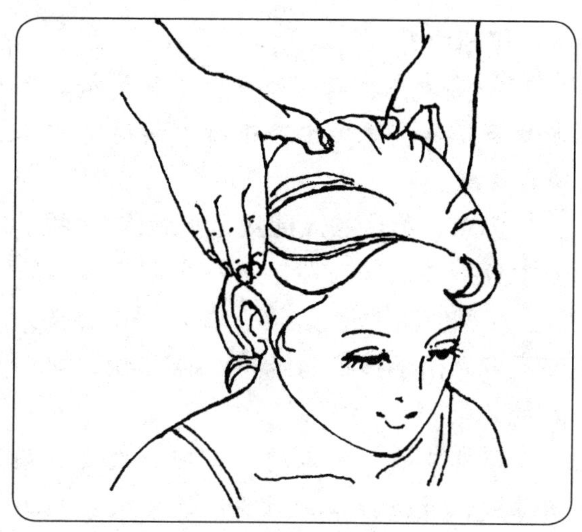
图19-10 点、揉、颤通天穴

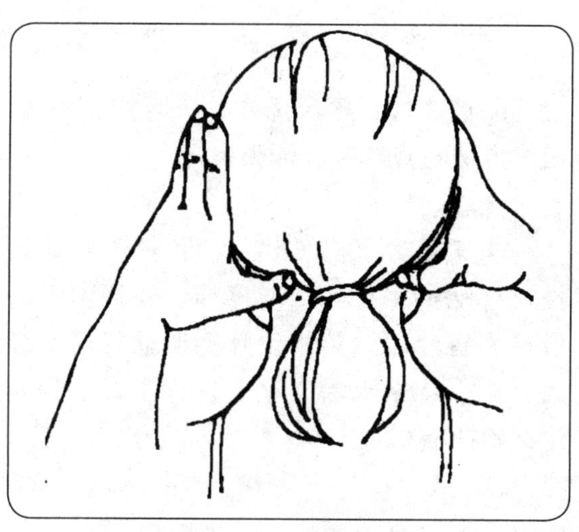
图19-11 点、揉、颤风池穴

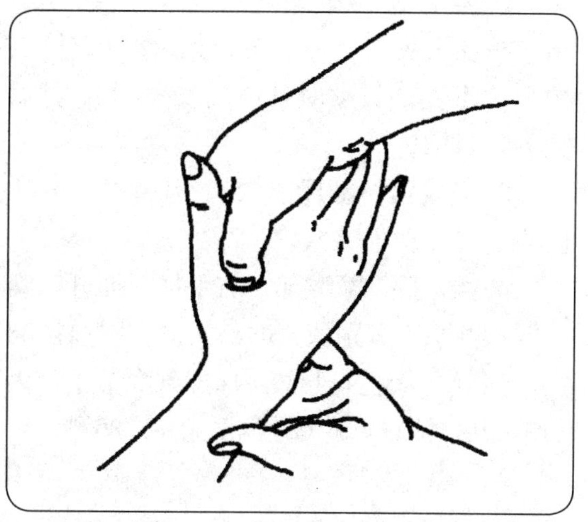
图19-12 点、揉、颤合谷穴

五、咽炎

【病因】

咽炎，常因急性上呼吸道感染及慢性炎症所致，灰尘、空气过度干燥等外界不良刺激也可引起本病。另外，过度吸烟、饮酒，也易引起本病。

中医学认为，本病多由肺、胃积热，外受风邪，以致咽喉部气血凝滞，引起局部红肿及咽痛。

【症状】

咽喉黏膜红肿、充血，咽部干燥、疼痛，吞咽时疼痛明显，伴有干咳、声音嘶哑等。

【治疗】

★ 患者取坐式，闭目，全身放松。医者心平气和，运气于两手指，按以下步骤进行治疗。

1. 点、揉、颤人迎穴、水突穴 两手拇指分别依次按在左、右侧人迎穴、水突穴上，同时用力点按9秒，然后保持点按力度不变，两手拇指同时向外揉36次，再振颤9秒。

注意事项：因人迎、水突二穴都在颈动脉处，故点按二穴时要比其他穴位用力小一些。切忌用力过大或手法不当，以免引起头晕，也可以先做一侧，再做另一侧。

2. 点、揉、颤天突穴 用示指或中指，按在天突穴上，点按9秒，然后保持点按力度不变，按顺时针方向揉36次，再振颤9秒（图19-13）。

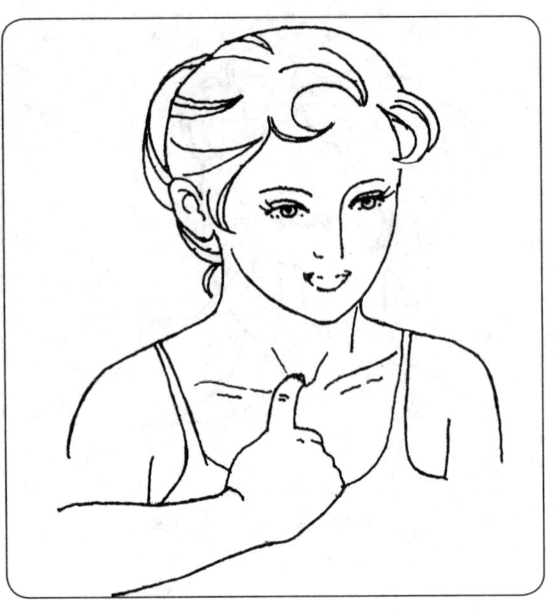

图19-13 点、揉、颤天突穴

3. 点、揉、颤风府穴 用拇指，方法同点、揉、颤天突穴。

4. 揉、擦、颤喉部 右手拇指伸开，其余四指并拢，分别放于喉部两侧，向前揉36次，然后，从喉节上部，抹擦到喉节下部为1遍，共抹擦18～36遍，再振颤18～36秒。

5. 点、揉、颤尺泽穴、鱼际穴 用拇指，方法同点、揉、颤天突穴。

【病例】

李某某，男，54岁，北京某大学教授，患咽炎多日，咽喉疼痛，吞咽困难，说话声音沙哑，药物治疗无明显好转。经人介绍，特来求治。笔者按以上方法为其连续治疗6次，痊愈。

六、耳鸣、耳聋

【病因】

耳鸣是因听觉功能紊乱产生的一种症状，常与高血压病、神经衰弱，或常遭受噪声刺激有一定的联系。中医学认为，耳鸣主要由肾虚或上焦火盛，以及肝、胆之火上升所致。

耳聋是指听觉功能衰退或丧失，常与药物中毒、巨大声音的震动有一定的联系，老年性耳聋与动脉硬化有关。神经性耳聋则由内耳、听神经或听神经中枢发生病变而引起。

【症状】

耳鸣患者自觉耳内有鸣声，时作时止，有的鸣声如蝉鸣，有的像吹风机的声音，环境安静和晚上睡觉时，鸣声加剧，患病久了，会影响听觉。

耳聋患者自觉听力减退，往往听不清别人讲话，误解对方意图而发生误会。耳聋严重者全然不闻外声，称为全聋。

有的患者只耳鸣，不耳聋；有的则耳聋，不耳鸣；有的耳鸣、耳聋同时存在。不论哪种情况，都可按以下方法治疗。

【治疗】

★ 患者取坐位，闭目，全身放松。医者心平气和，运气于两手指，按以下步骤进行治疗。

1. 点、揉、颤太阳穴 两手拇指分别按在左、右太阳穴上，同时用力点按9秒，然后保持点按力度不变，两手拇指同时向前揉9次，向后揉9次；再向前揉9次，向后揉9次，共揉36次后，再振颤9秒（图19-14）。

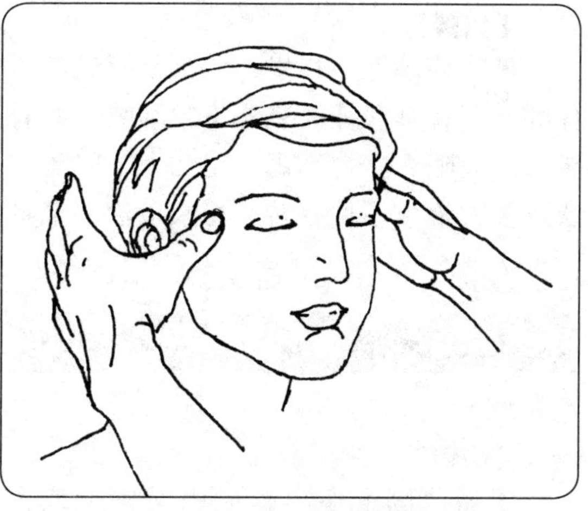

图19-14 点、揉、颤太阳穴

2. 点、揉、颤耳门穴、听宫穴、听会穴 方法同点、揉、颤太阳穴。

3. 鸣天鼓 两手掌横放在患者头后枕骨处，两手心分别捂紧左、右耳孔。两手示指叠在中指上，同时用力使示指落下，弹击枕骨，耳内立刻听到“咚”一声如鼓音的声响，故此动作名为“鸣天鼓”，共弹击36次。

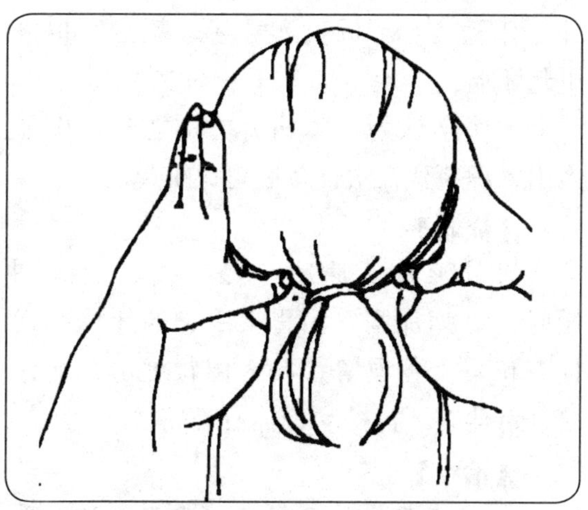

图19-15 点、揉、颤风池穴

4. 点、揉、颤风池穴、肾俞穴 两手拇指分别依次按在左、右风池穴、肾俞穴上，同时用力点按9秒，然后保持点按力度不变，两手拇指同时向外揉9次，向里揉9次；再向外揉9次，向里揉9次，共揉36次后，再振颤9秒（图19-15）。

5. 点、揉、颤合谷穴、足三里穴 右手拇指依次按在合谷穴、足三里穴上，点按9秒，然后保持点按力度不变，按顺时针方向揉9次，逆时针方向揉9次；再顺时针揉9次，逆时针揉9次，共揉36次后，再振颤9秒（图19-16）。

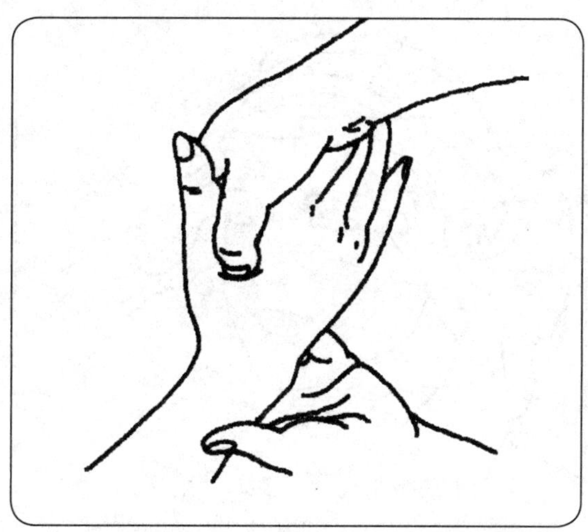

图19-16 点、揉、颤合谷穴

【病例】

张某某，男，35岁，北京某研究院工程师。因肾虚和神经衰弱引起耳鸣，并有头晕、失眠、精力不足、记忆力下降等症状。多方治疗不见好转，特来求治。笔者按以上方法和治疗神经衰弱的方法同时为其辨证施治。治疗1次后，患者当时就觉得头脑清醒，耳聪目明，浑身轻松，各种症状明显减轻。连续治疗9次后，痊愈。

七、牙痛

【病因】

牙痛原因很多，一般由于胃热或大肠有热，加以外界风寒的刺激而引起。此外，牙髓炎、牙周炎和蛀牙（龋齿）也可引起牙痛。

中医学认为，本病有虚实之分，虚证多由肾虚所致，实证多因胃火引起。

【症状】

患处疼痛，遇冷、热、酸、甜等刺激时，疼痛加剧。由胃火引起的牙痛，常伴有口臭、便秘等症状。由肾虚引起的牙痛，常伴有牙齿松动、神疲等症状。

【治疗】

★ 患者取坐位，闭目，后身放松。医者心平气和，运气于两手指，按以下步骤进行治疗。

1. **点、揉、颤太阳穴**　两手拇指分别按在左、右太阳穴上，同时用力点按14秒，然后保持点按力度不变，两手拇指同时向前揉49次，再振颤14秒（图19-17）。

2. **点、揉、颤上关穴、下关穴、颊车穴、大迎穴**　方法同点、揉、颤太阳穴。

3. **点、揉、颤健侧手三里穴**　一手拇指按在健侧手三里穴上，点按14秒，然后保持点按力度不变，按逆时针揉49次，再振颤14秒（图19-18）。

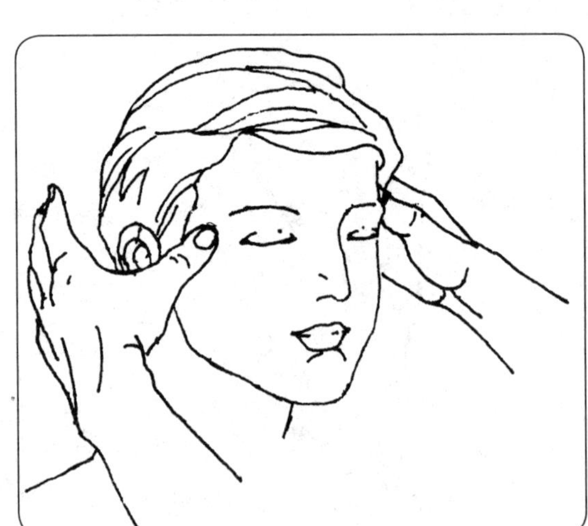

图19-17　点、揉、颤太阳穴

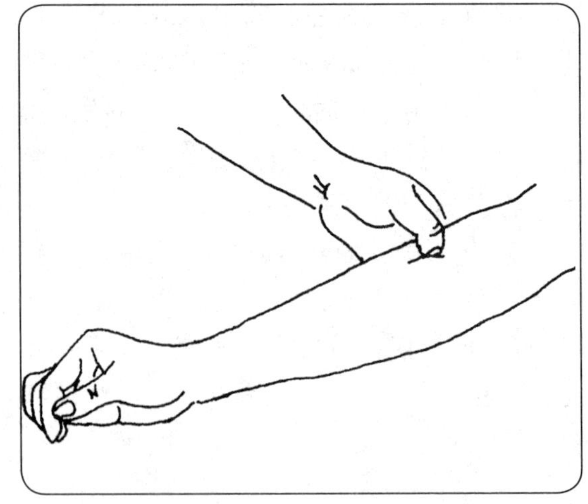

图19-18　点、揉、颤手三里穴

4.点、揉、颤健侧合谷穴、足三里穴

方法同点、揉、颤健侧手三里穴（图19-19）。

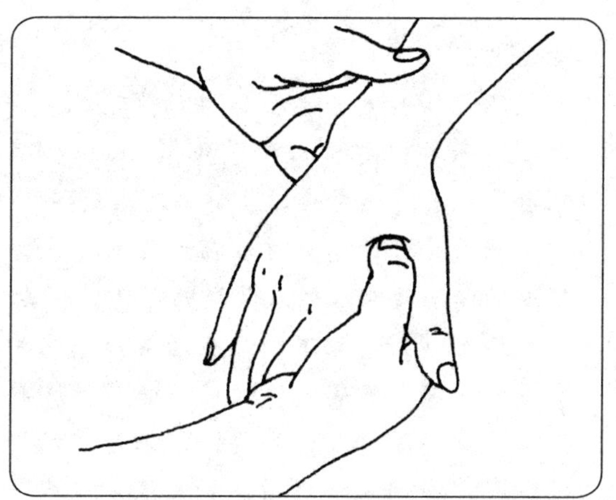

图19-19　点、揉、颤健侧合谷穴

【注意事项】

（1）除龋齿牙痛外，其他原因引起的牙痛，用以上方法治疗，效果较好，均有镇痛作用。对于治疗因龋齿引起的牙痛，只有短时间的止痛作用，长期疗效差一些。建议龋齿牙痛者，最好找牙医诊治。

（2）因牙髓炎、牙周炎引起牙痛的患者，治疗期间，可同时服用消炎药。这样，疗效更显著一些。

（3）牙痛患者平时应注意口腔卫生，睡前刷牙，注意减少冷、热刺激。

【病例】

（1）苏某某，男，46岁，北京某公司经理。因业务关系，陪客户连续吃了几次火锅，引起上火牙痛，牙床有些肿，吃饭困难，影响睡眠。特来求治。笔者按以上方法连续为其治疗3次后，痊愈。

（2）李某某，女，39岁，北京某工厂工会干部。特来求治牙痛，自诉近日由于胃火引起牙痛，右牙床肿胀、疼痛，吃饭、入睡困难，服药不见好转。连续治疗2次后，痊愈。

读者来信

尊敬的杨老师：

您好！新年即将到来，祝杨老师新年快乐，万事如意！

我是一名高中生，也是您的忠实读者。我患近视1年多，左眼视力为0.5，右眼为0.6。我按书中治近视的方法，自我点穴按摩，并抽空练习“养生明目功”，才短短1个多月，我的视力明显提高，现在左眼视力为1.0，右眼为1.2。效果之快之好，真是出乎我的意料。

另外，我还有意外的收获，就是觉得面部皮肤比以前光滑红润了，脸上的一些粉刺也消失了，尤其眼睛明亮有神，同学们都夸我比以前漂亮了。

今去信，一是向杨老师表达感激之情，二是请教几个问题（略）。

祝杨老师事业发达，万事如意！

浙江读者　于某

2002年12月25日

杨先生：

您好！我是一名爱好按摩术的人，名叫刘某某。在按摩行业工作已经8年了，我为了进一步把按摩术学好学精，做一位名副其实的按摩师，常买一些有关中医按摩书来看。尤其是杨先生的佳作，对我的帮助和启发最大。

杨先生，请您允许我在这里喊你一声“师傅！”多年来，我一直在寻找一位德高望重的精通按摩术的人做我的师傅，现在我总算找到了……

杨师傅，您知道吗？我经常按您书中介绍的方法为人治病，治疗过头痛、感冒、鼻炎、牙痛、肩周炎、胃痛、腰痛、腿痛等，效果特别好！我的老顾客都说我最近按摩水平提高了许多。师傅！这都是您的功劳。我还尝试过为人美容、减肥，也有一定的效果。我们这里想增高的人很多，我还计划按书的增高方法为人增高。等有这方面的心得体会再向师傅汇报，还望师傅多多指教……

此致

敬礼！

徒弟　刘某某敬上（广东读者）

1995年9月21日

杨树文先生：

您好！我是您的忠实读者。您写的书真是太好了，非常实用。不但我喜欢，我全家人和周围的老同志都喜欢。

我是一位离休干部，退下来每天没事干，就到“老干部活动中心”和老同志们下棋、打扑克、打太极拳和聊天等。他们都知道我爱好按摩，就常找我为他们按摩治病。

我按您书中的方法为老同志治过白内障、老视、鼻炎、耳鸣、耳聋、颈椎病、肩周炎、腰腿痛等，效果都非常好。其中一位老干部患白内障，看东西模糊，尤其看不清报纸。我只为他治疗了六七次，就能看清报纸了。效果之快，我和他都没想到。还有一位患颈椎病多年，脖子转动不灵活。经我治疗6次后，脖子就转动灵活了，等等。

……

山东读者　张某某

2003年3月19日

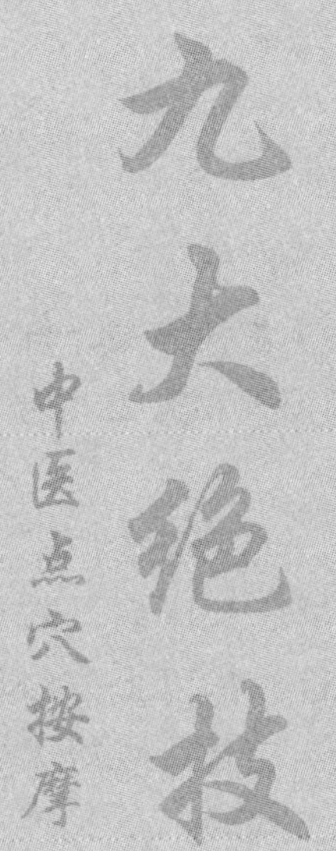

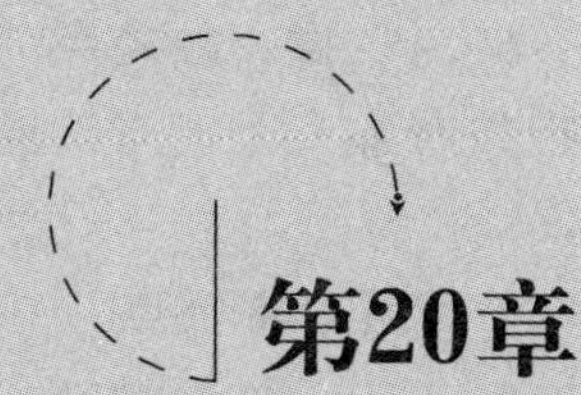

第20章

伤科常见病点穴按摩治疗

一、落枕

【病因】

多数患者因睡觉姿势不适当，枕头过高或过低，头部滑落枕头下方，使颈部斜向一侧，故称“落枕”。也有一些患者是因熟睡时感受风寒，造成颈部经络不通，气血运行不畅而引起。还有些患者是工作和劳动中举物时，动作不慎所致。

【症状】

起床后，感觉颈部酸痛，僵硬不适，转头困难，低头及仰视也吃力，头多歪向一侧，动则疼痛更甚，有的患者还牵涉肩部疼痛。患部僵硬，并有明显压痛。

【治疗】

★ **患者取坐位，闭目，头、颈、肩、背部尽量放松。医者心平气和，运气于手掌和手指，站其身后，按以下方法操作。**

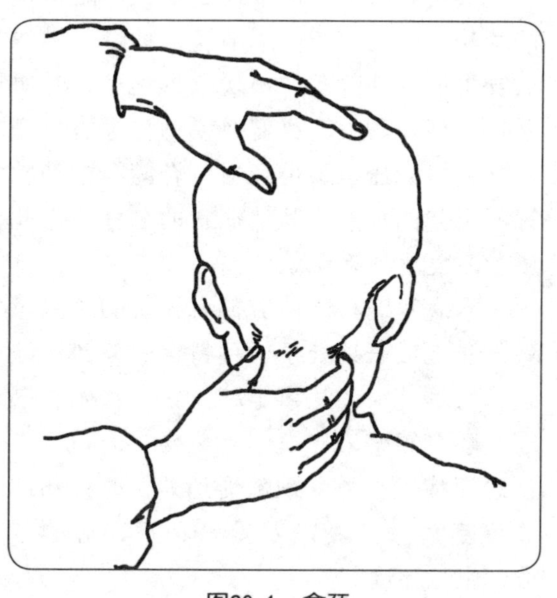

图20-1　拿颈

1. 拿颈　左手扶头，右手运用拿法，拿颈36次（图20-1）。

2. 点、揉、颤风池穴　一手拇指按在患侧风池穴上，点按9秒，然后保持点按力度不变，按顺时针方向揉36次，再振颤9秒。

3. 点、揉、颤风府穴和患侧大杼穴、肩外俞穴、肩井穴、落枕穴　方法同点、揉、颤风池穴。

4. 指揉风府穴→大椎穴　左手扶头，右手拇指按在风府穴上，揉至大椎穴为1遍，共揉6～9遍。

5. 指揉患侧风池穴→肩井穴　方法同指揉风府穴→大椎穴。

6. 点、揉、颤痛点 左手扶头，右手拇指按在痛点上，方法同点、揉、颤风池穴。

7. 掌揉、颤痛点 左手扶头，右手掌按在痛点上，按顺时针方向揉36次，再振颤9～18秒。

【病例】

（1）苏某，男，49岁，北京某公司经理。前些天起床后，感到左肩颈疼痛难忍，颈部强直，转头、抬头、低头都很困难，特来求治。笔者按以上方法于当天和第二天为其治疗2次后，痊愈。

（2）许某，女，27岁，北京某工厂工人。特来求治落枕。自述早晨起床后，右肩颈部疼痛难忍，转头困难。按以上方法治疗1次后，许某特别高兴。自述，已好了大半，患处转松，疼痛大大减轻。后又连续治疗2次，痊愈。

二、颈椎病

【病因】

颈椎病又称"颈椎综合征"，是指颈椎及其之间的关节、关节囊、韧带、椎间盘发生退行性改变，出现颈椎失稳、骨质增生、韧带与关节囊肥厚或钙化等病理变化，刺激或压迫颈神经根、脊髓、椎动脉等所引起的疼痛或其他症状的总称。患此病者多数是中老年人。

本病发病与慢性劳损有显著的关系，颈部和上肢长期处于一种特定的姿势，缺乏体育锻炼，如从事电脑操作、绘画、书写、雕刻、修表、缝纫、久坐办公室之人易患此症。另外，颈部受到外伤、挫伤或过度活动颈部，以及受风、寒、湿的侵袭，也可导致本病。

【症状】

患病后常感到颈部难受、僵硬、酸胀和疼痛。疼痛可为持续性或间歇性，而后可反复发作，有轻有重。疼痛还可放射到头、耳后、眼后、颈、背、胸和上臂。重者出现头部不能向某个方向转动，当颈部后仰时，有过电般的感觉，放射至手和手指，伴有手臂抬举及握物无力、手指麻木和视物模糊等症状。

【治疗】

★ 患者取坐位，闭目，头部、颈部放松。医者心平气和，运气于手掌和手指，站其身后，按以下方法操作。

1. 拿颈 左手扶头，右手运用拿法，拿颈36次（图20-2）。

2. 提颈 左手仍扶头不动，右手仍放于颈部，拇指顶住左风池穴，中指顶住右风池穴，同时用力向上提颈，停留2～5秒。然后，右手放松，这样为1遍。接着做第2遍，共做3～6遍。

3. 指揉风府穴→大椎穴 左手仍扶头，右手拇指从风府穴揉至大椎穴为1遍，共揉6～9遍。

4. 点、揉、颤风府穴 右手拇指按在风府穴上，点按9秒，然后保持点按力度不变，按顺时针方向揉36次，再振颤9～18秒。

5. 点、揉、颤大椎穴、大杼穴 方法同点、揉、颤风府穴（图20-3）。

6. 点、揉、颤痛点 方法同点、揉、颤风府穴。

7. 掌揉、颤痛点 左手扶头，右手掌按在痛点上，按顺时针方向揉36次，再振颤9～36秒。

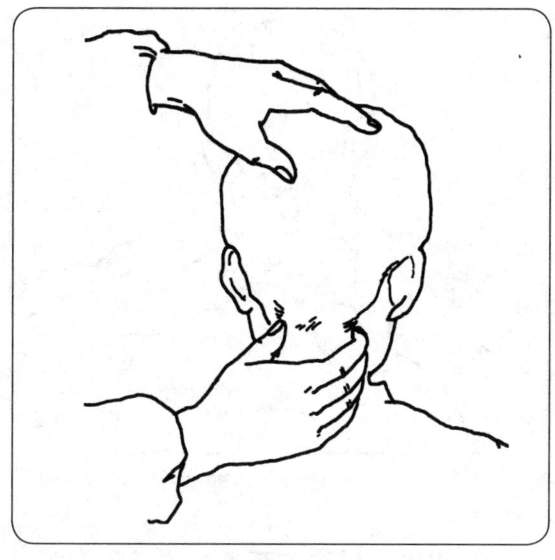
图20-2 拿颈

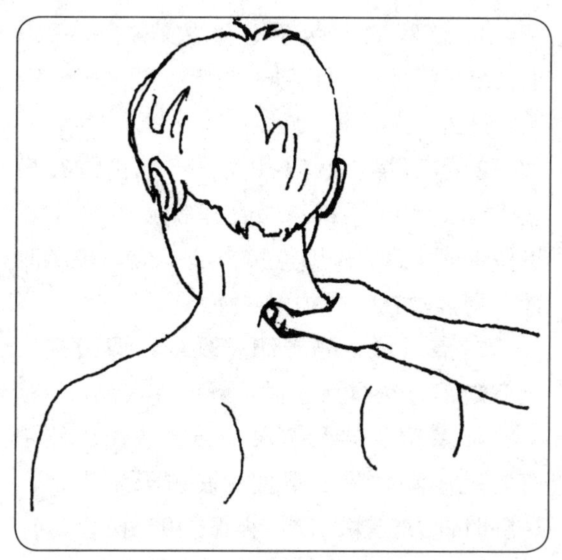
图20-3 点、揉、颤大椎穴

【病例】

（1）刘某某，男，61岁，北京某工厂退休工人。患颈椎病近10年，颈部难受，间歇性疼痛，转头困难，两手发麻。特来求治，笔者按以上方法为其连续治疗12次（隔1天治疗1次）后痊愈。头转动灵活，再无痛感。

（2）谢某，女，38岁，北京某公司会计。患颈椎病2年，颈部难受，僵硬疼痛，转头困难。吃药不见好转，经人介绍，特来求治。连续治疗4次（每天1次）后，痊愈。

三、肩关节周围炎

【病因】

肩关节周围炎简称“肩周炎”，中医学则称“漏肩风” “冻结肩”，因发病年龄多在50岁左右，所以也称“五十肩”。

本病是一种肩关节周围软组织的无菌性炎症。中医学认为，本病因年老体弱，气血不足，经脉失于濡养，或汗出当风，睡卧露肩，感受外邪，以及劳损而致。

【症状】

多数患者单侧发病，也有少数患者双侧同时发病。初期常感到肩部酸痛，活动不利，关节有僵硬感，局部怕凉，逐渐疼痛向颈项及上臂放射，疼痛的部位多不固定，尤其是夜间疼痛较重，有的患者因疼痛而不能入睡或睡后疼醒。

如果病程日久，局部肌肉开始萎缩，肩关节周围组织发生粘连，活动功能明显受限。患者上臂不能高举、外展、旋转，不能背手。一些患者甚至不能梳头、系腰带、穿衣等。肩关节周围有明显的压痛。

【治疗】

★ 患者取坐位，闭目，全身放松。医者心平气和，运气于两手掌和手指，按以下步骤进行治疗。

1. 拿双肩 两手分别放在左、右肩上，运用拿法，两手同时用力拿肩36～72次（图20-4）。

2. 点、揉、颤肩井穴 一手仍按在肩上不动，另一手拇指按在患侧肩井穴上，点按9秒，然后保持点按力度不变，按顺时针方向揉36次，再振颤9秒。

3. 点、揉、颤患侧肩髃穴、肩贞穴、天宗穴 方法同点、揉、颤肩井穴。

4. 掌揉、颤天宗穴 一掌按在患侧中府穴处不动，另一掌按在患侧天宗穴上，按顺时针方向揉36次，再振颤9～18秒。

5. 拿肩、臂 双手从患肩处拿至手为1遍，共拿6遍。

6. 抖臂 一手按在患肩上，另一手握住患侧手，抖臂9秒（图20-5）。

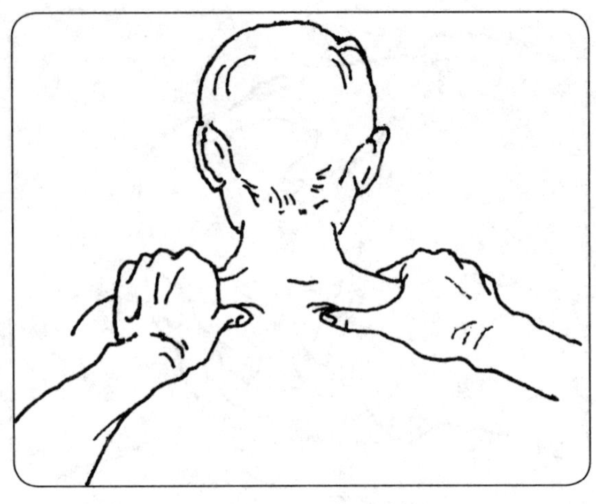

图20-4 拿双肩

7. 掌揉、颤肩关节 两手按在患侧肩关节处，两手同时用力向前揉36次，再振颤9～18秒。

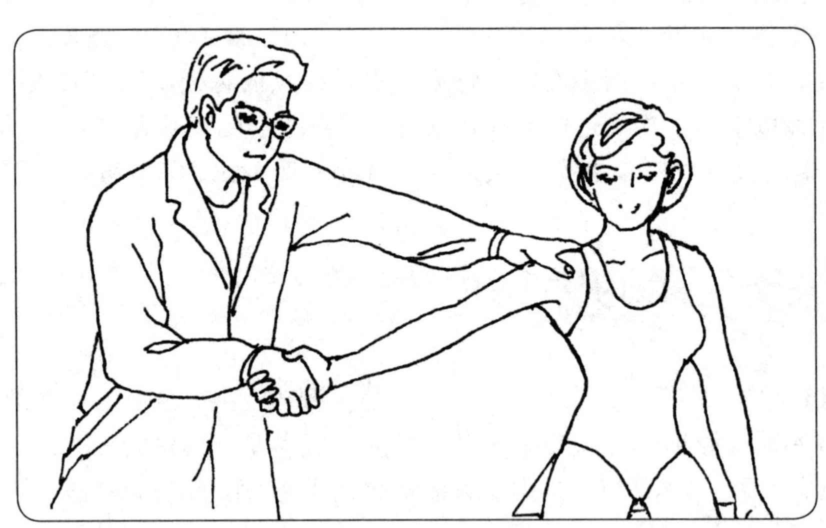

图20-5 抖臂

【病例】

宫本某某，男，55岁，日本某大学教授。在北京讲学期间，经人介绍，慕名来求治肩周炎。自诉患病半年多，左肩疼痛，晚上难以入睡，好不容易入睡后，又常从睡梦中疼醒。脱衣困难，左手上举不能过头。吃了不少西药不见好转，特来尝试神奇的中医点穴按摩疗法。笔者按以上方法为其治疗1次后，疼痛基本解除，患侧肩、臂感到热乎乎的，很舒服。更让患者高兴的是，左手上举能过头了。他通过翻译连声称赞："杨先生的中医点穴按摩太神奇了，真是一绝！"后又连续治疗4次，痊愈。

四、腕关节扭挫伤

【病因】

腕关节和手与外界接触机会较多，因动作不慎，跌扑时用掌猛力撑地，抬东西时突然扭转腕关节，工作和体育锻炼时，动作不慎或打斗，都可引起本病。

【症状】

腕关节扭伤后，腕关节部位酸痛，轻度肿胀，腕关节活动时疼痛加剧，握力减弱，局部有明显压痛。

另外，腕关节扭挫伤要与腕骨骨折或脱位区别开来。一般情况下，骨折后疼痛剧烈，肿胀明显，腕关节活动障碍很明显，并且关节活动时有摩擦感；腕关节脱位后，腕部隆起，腕关节屈曲，不能背伸，手指屈伸和感觉有障碍。

如果腕骨骨折或脱位，最好到医院请专业骨伤科医生诊治。假如只是腕关节扭挫伤可按以下方法治疗。

【治疗】

★ 患者取坐位，摘掉手表，闭目，尽量使患处放松。医者心平气和，运气于手掌和手指，按以下步骤进行治疗。

1. **拿小臂、手腕**　从患侧肘部拿至手腕为1遍，共拿6遍。

2. **掌揉小臂、手腕**　从患侧肘部揉至手腕为1遍，共揉6遍。

3. **点、揉、颤外关穴**　一手放在患者伤腕下托住伤腕，另一手拇指按在外关穴上，点按9秒，然后保持点按力度不变，按顺时针方向揉36次，再振颤9秒。

4. **点、揉、颤阳池穴、阳溪穴、内关穴、大陵穴、神门穴、太渊穴**　方法同点、揉、颤外关穴（图20-6，图20-7）。

5. **掌揉、颤患处**　一手托住患者伤腕，另一手按在伤腕疼痛处，按顺时针方向揉36次，再振颤9～18秒。

【病例】

张某某，男，26岁，北京某建筑工地工人。在干活中不慎扭伤右手腕，肿胀，疼痛，不敢用力和转动。经人介绍，特来求治。笔者按以上方法为其治疗1次后，症状明显减轻，手腕转动也灵活一些。后又连续治疗3次后，痊愈。

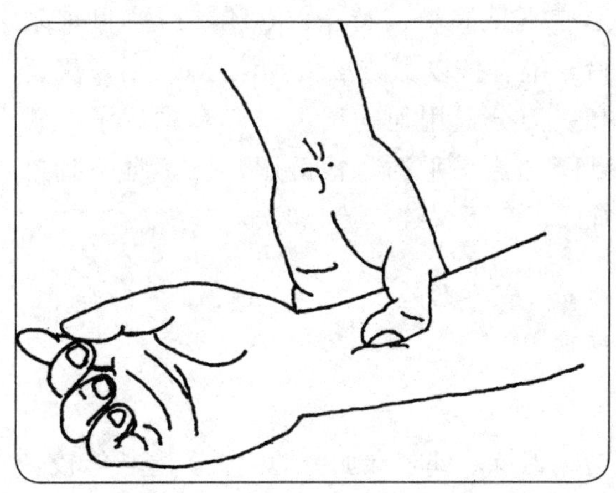

图20-6　点、揉、颤内关穴

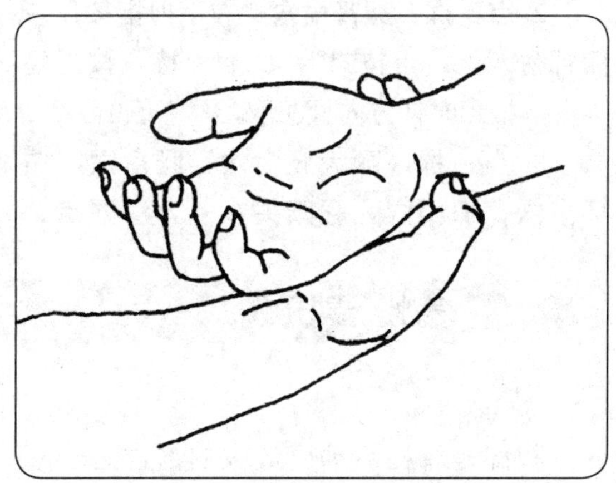

图20-7　点、揉、颤神门穴

五、腰肌劳损

【病因】

腰肌劳损又称功能性腰痛或慢性损伤性腰痛。主要是指腰骶部肌肉、韧带、筋膜等软组织的慢性损伤。多因劳动时，长期维持某种不平衡的体态，如单肩扛、抬重物，长期弯腰劳动以及习惯性的姿势不良，均可引起腰部软组织过于疲劳而出现腰部酸痛。或因急性腰扭伤后，未能及时而有效地治疗，或治疗不彻底，以及反复多次地损伤，都可引起长期慢性腰痛。

【症状】

腰骶部一侧或两侧持续性酸痛，时轻时重，劳累后疼痛加重，休息后疼痛又减轻。如遇天气寒冷、潮湿，疼痛也会加重。久站、久坐后，一般也会感到疼痛。腰部活动范围尚属正常，一般无明显障碍。

【治疗】

★ 患者取俯卧位，松开腰带，闭目，全身放松。医者心平气和，运气于两手掌和手指，按以下步骤进行治疗。

1. **叠掌揉督脉**　双手叠掌按顺时针方向从大椎穴揉至长强穴为1遍，共揉6遍。

2. **点、揉、颤肾俞穴**　右手拇指按在患侧肾俞穴上，点按9秒，然后保持点按力度不变，按顺时针方向揉36次，再振颤9秒。

3. **点、揉、颤大肠俞穴、腰俞穴、白环俞穴、命门穴、腰阳关穴**　方法同点、揉、颤肾俞穴。

4. **点、揉、颤痛点**　方法同点、揉、颤肾俞穴。

5. **掌揉、颤痛点**　双手叠掌按在痛点上，按顺时针方向揉36次，再振颤9～36秒（图20-8）。

6. **重复叠掌揉督脉**

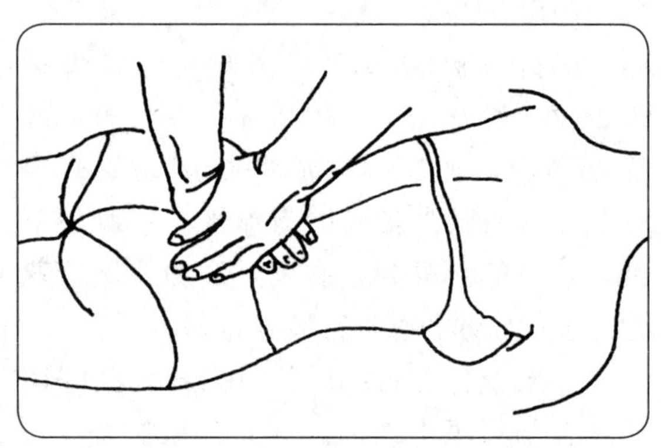

图20-8　掌揉、颤痛点

【病例】

于某某，男，48岁，中国科学院某研究所高级工程师，腰肌劳损近10年，经常腰痛，工作劳累或受凉后疼痛加剧。药物治疗不见好转，特于2003年11月8日来求治。笔者按以上方法为其治疗1次后，患者高兴万分，用他的话说："基本好了，感到腰部热乎乎的，很舒服，已感觉不到疼痛了。"后又连续治疗3次，痊愈。

六、急性腰扭伤

【病因】

腰部是脊柱活动度最大的部位之一，并且对身体起很大的支撑作用，因此，受伤的机会较多。多发于体力劳动者或平时缺乏劳动锻炼，偶尔参加劳动的人，青壮年较多见。在生产劳动中，尤其是搬抬重物时，由于用力不当或弯腰用力姿势不正确，以及失足跌倒和受外界暴力碰撞，都可使腰部扭伤。另外，从事球类、田径、体操、武术、举重等体育运动项目，以及跳舞做弯腰、旋转等动作时，由于准备活动不充分或用力不当，也可以使腰部扭伤。人体腰部的肌肉和韧带比较复杂，任何一处发生撕裂或过度牵拉时，都能引起腰部疼痛。

另外，急性腰扭伤，在此主要指腰部软组织的扭伤，应与脊柱骨折、脱位和腰椎间盘突出症区别开来。

【症状】

一般情况下，腰扭伤后，当即就感到腰部一侧或两侧疼痛。伤得越重，疼痛越厉害。有人当时受伤不重，疼痛不厉害，过几小时或一两天后，腰痛越来越厉害了。受伤的部位有压痛，而且腰部活动明显受限，常感到腰部乏力，患者不能侧转或弯腰。还有一些患者，腰痛的同时，出现下肢放射性疼痛。

【治疗】

★ 患者取俯卧位，松开腰带，闭目，全身放松。医者心平气和，运气于两手掌和手指，按以下步骤进行治疗。

1. 叠掌揉督脉 双手叠掌按顺时针方向从大椎穴揉至长强穴为1遍，共揉6遍。

2. 点、揉、颤肾俞穴 两手拇指分别按在左、右肾俞穴上，点按9秒，然后保持点按力度不变，两手拇指同时向外揉36次，再振颤9秒（图20-9）。

3. 点、揉、颤大肠俞穴、白环俞穴 方法同点、揉、颤肾俞穴。

4. 点、揉、颤委中穴 右手拇指按在患侧委中穴上，点按9秒，然后保持点按力度不变，按顺时针方向揉36次，再振颤9秒。

5. 点、揉、颤承山穴、痛点 方法同点、揉、颤委中穴。

6. 掌揉、颤痛点 双手叠掌按在痛点上，按顺时针方向揉36～72次，再振颤9～36秒（图20-10）。

7. 重复叠掌揉督脉

8. 抖腿 两手分别握住两脚腕，用力抖腿9～18秒（图20-11）。

【病例】

王某某，男，39岁，北京某公司职工。在工作中不慎扭伤腰，疼痛剧烈，只能趴在床上，不能下地走路，更不能去上班。第2天患者家人请笔者到其家中治疗。按以上方法为其治疗1次后，患者当时就能下地走路了，疼痛也明显减轻，后又连续治疗2次后，痊愈。

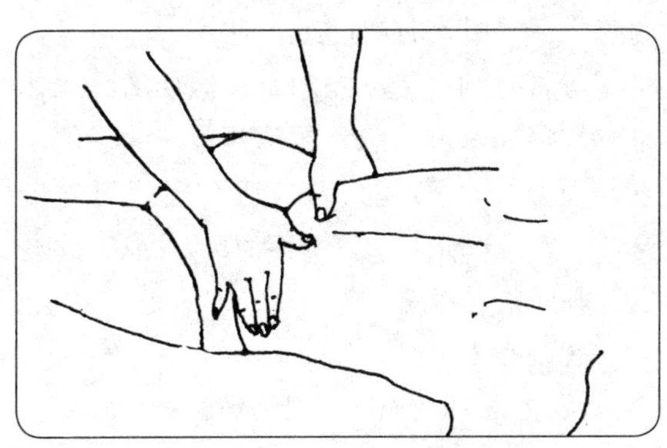

图20-9 点、揉、颤肾俞穴

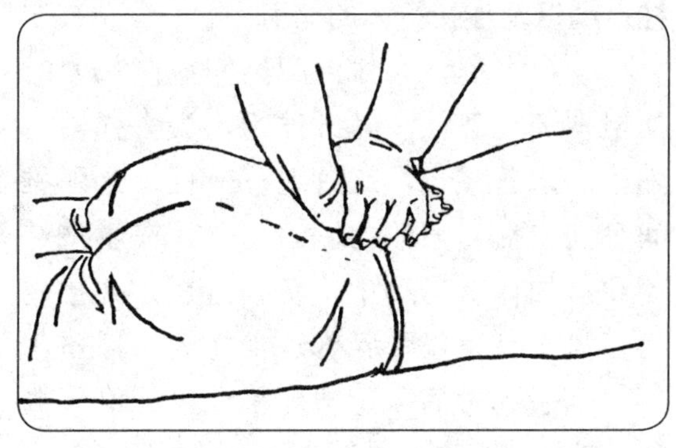

图20-10 掌揉、颤痛点

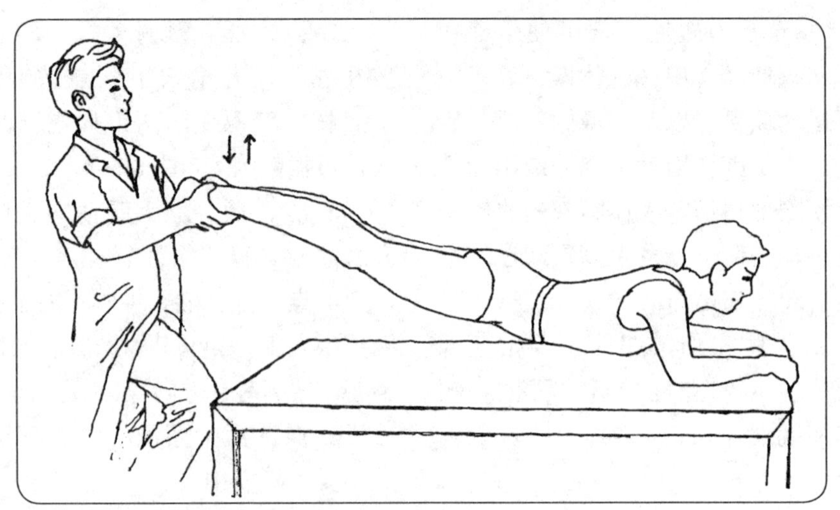

图20-11　抖腿

七、腰椎间盘突出症

【病因】

腰椎间盘突出症是由于腰椎间盘退化变性，或遭受外力而引起椎间盘向后方突出，压迫神经根，进而引起腰腿痛和腰部功能障碍。男性多于女性，多发于20～40岁的人。

腰椎间盘是位于上、下椎体之间的纤维软骨组织，它的功能和作用如同机器上的弹性垫圈一样，具有缓冲震荡、协助脊柱运动以及连接椎体的作用。

一般来说，人体的腰椎间盘在30岁时就出现退化变性，其纤维组织失去弹性，髓核的水分减少，这种退化变性，是腰椎间盘突出症发病的内因。另外，在生产劳动和参加体育运动中，负担过重，扛抬重物姿势不良，以及腰部遭受扭闪、撞击，都可以引起本病，造成腰椎间盘纤维环撕裂，髓核突出，这是发生本病的外因。

【症状】

由于腰部活动多，负重大，因此下腰部椎间盘突出症最为多见，特别是第4、第5腰椎之间。多数患者最初有腰痛史，一些患者在发病前有慢性腰肌劳损的症状，也有的患者在一次受伤后立即发病。

由于腰椎间盘髓核的突出压迫和刺激神经根而出现腰腿痛。有时腰、腿同时痛；有时先腰痛，腰痛缓解后，才开始腿痛。有的患者从臀部开始逐渐扩展到大腿后侧，小腿后侧、外侧以及足背，并有麻胀、过电般的感觉。咳嗽、打喷嚏或大便用力，以及走路、弯腰时均可使疼痛加重。但屈膝卧床休息时，疼痛减轻。患者腰部常常弯向患侧，以缓解疼痛。病程久者，还会出现脊柱侧弯、后突、畸形以及下肢麻木、发凉、感觉迟钝和肌肉萎缩等。

【治疗】

★ 患者取俯卧位，松开腰带，闭目，全身放松。医者心平气和，运气于两手掌和手指，按以下步骤进行治疗。

1. **叠掌揉督脉**　双手叠掌按顺时针方

向从大椎穴揉至长强穴为1遍，共揉6遍。

2.点、揉、颤命门穴 右手拇指按在命门穴上，点按9秒，然后保持点按力度不变，按顺时针方向揉36次，再振颤9～18秒。

3.点、揉、颤腰阳关穴、肾俞穴、腰俞穴、环跳穴、承扶穴、殷门穴、委中穴、承山穴、悬钟穴、昆仑穴 方法同点、揉、颤命门穴。（图20-12，图20-13）

4.点、揉、颤腰椎及各痛点 方法同点、揉、颤命门穴。

5.掌揉、颤痛点 双手叠掌按在痛点上，按顺时针方向揉36～72次，再振颤9～36秒（图20-10）。

6.重复叠掌揉督脉

7.抖腿 两手分别握住两脚腕，用力抖腿9～18秒（图20-11）。

【病例】

张某某，男，40岁，北京某机关职工，患腰椎间盘突出症8年多。常腰痛，影响工作，多方治疗，不见好转。特来求治。弯腰检查，两手指不能触地，距地面38厘米。笔者按以上方法为其治疗1次后，腰痛症状明显减轻，转动腰部也灵活一些。再弯腰检查，两手指距地面仅有30厘米。后连续治疗9次，痊愈。腰不疼了，弯腰时，两手指能触地了。

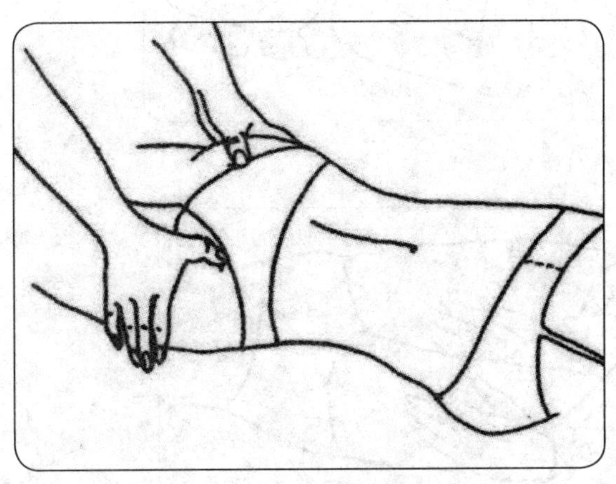

图20-12 点、揉、颤环跳穴

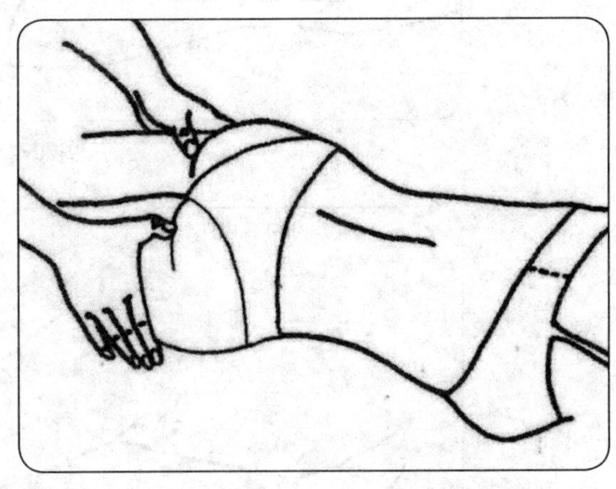

图20-13 点、揉、颤承扶穴

八、风湿性膝关节炎

【病因】

风湿性膝关节炎是由于风湿侵袭膝关节而引起该关节发炎、酸痛的一种疾病，多发于青少年。常因久居潮湿、寒冷地带，或汗出当风、冒雨、涉水，以及膝关节受外伤或产后受风、寒等引起。

【症状】

膝关节内或外周筋腱酸痛，有的人膝关节肿胀，关节周围发凉，行走困难。

【治疗】

★ 患者取仰卧位，松开腰带，闭目，全身放松。医者心平气和，运气于两手掌和手指，按以下步骤进行治疗。

1.拿腿 双手从患侧大腿拿至脚腕处为1遍，共拿9遍（图20-14）。

2. 拍腿 双手五指均并拢，一手在患侧腿外面，另一手在里面，两手同时用力拍击，从大腿拍至脚腕处为1遍，共拍9遍（图20-15）。

3. 揉腿 两手同时用力，从患侧大腿揉至脚腕处为1遍，共揉9遍（图20-16）。

4. 点、揉、颤患侧血海穴 右手拇指按在患侧血海穴上，点按9秒，然后保持点按力度不变，按顺时针方向揉36次，再振颤9秒。

5. 点、揉、颤患侧膝眼穴 两手拇指分别按在患侧内、外膝眼穴上，点按9秒，然后保持点按力度不变，两手拇指同时向外揉36次，再振颤9秒。

6. 点、揉、颤阳陵泉穴、阴陵泉穴 两手拇指分别按在患侧阳陵泉、阴陵泉上，方法同点、揉、颤患侧膝眼穴。

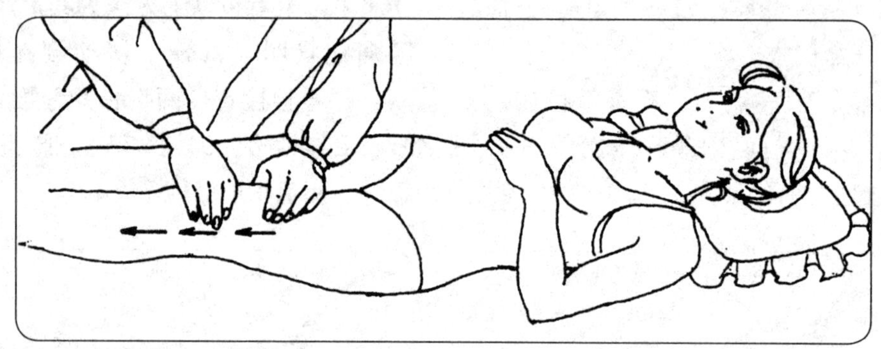

图20-14 拿腿

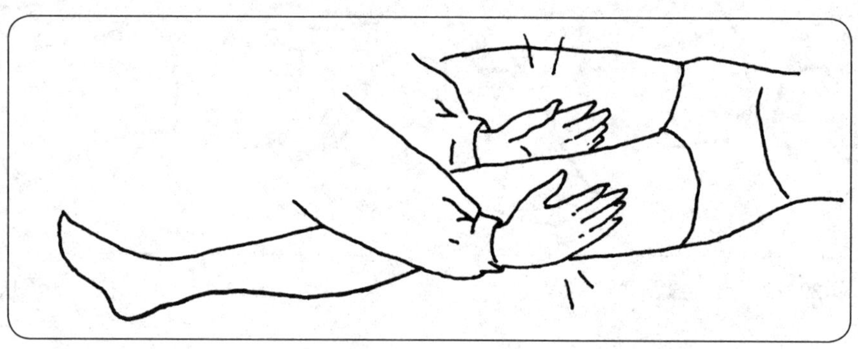

图20-15 拍腿

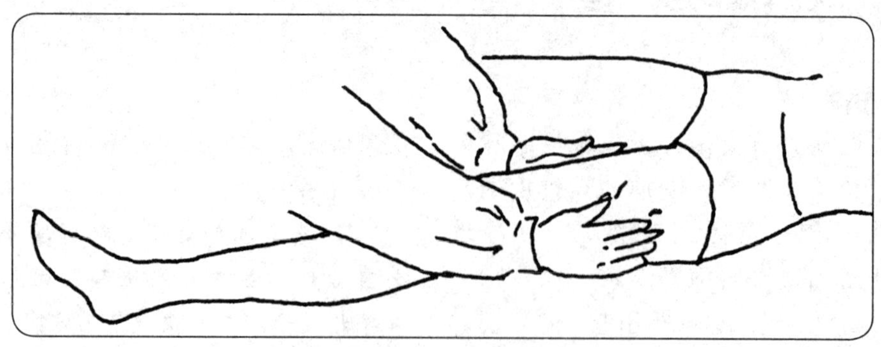

图20-16 揉腿

7. 点、揉、颤足三里穴、痛点 方法同点、揉、颤患侧血海穴。

8. 掌揉、颤痛点 双掌分别按在膝关节两侧痛点上，双掌同时用力揉36～72次，再振颤18～36秒。

9. 重复1－3（拿腿、拍腿、揉腿）

10. 抖腿 两手握住患侧脚腕，用力抖腿9～18秒（图20-17）。

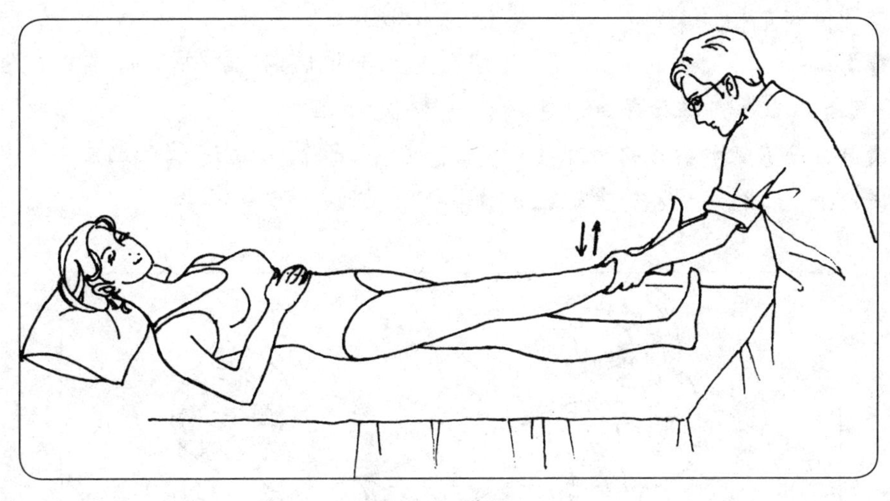

图20-17 抖腿

【病例】

高某，男，26岁，北京某建筑公司工人。患风湿性膝关节炎2年多，膝关节经常酸痛，阴天下雨时加重。特来求治，笔者按以上方法为其治疗1次后，患者感到膝关节发热，活动灵活，疼痛消失。后又连续治疗5次，痊愈。

九、类风湿关节炎

【病因】

类风湿关节炎是一种以累及周围关节为主的多系统性炎症性的自身免疫病，其特征性的症状为对称性、周围性多个关节慢性炎性病变。发病年龄多在35～50岁，女性多于男性，绝大多数起病缓慢。本病属于中医学“痹证”范畴。中医学认为，本病是由于身体虚弱，感受风、寒、湿邪，气血运行受阻，经络不通所引起。如果风气盛，则疼痛游走不定；如果寒气盛，则痛有定处，遇冷疼痛加重；如果湿气盛，则肿胀麻木。

患本病长久不治，则气血瘀滞，筋凝液聚，关节肿大，僵硬不灵，活动不便。

【症状】

在出现明显关节症状前有数周的低热、乏力、全身不适、妇女月经不调等症状，以后逐渐出现典型关节症状，表现为晨僵、关节痛，首先从手指、脚趾等小关节开始，关节疼痛、红肿，以后累及其他关节，并且由小关节到大关节呈游走性，此起彼伏，呈对称性。

由于关节疼痛，活动日益受限，关节周围组织也变得僵硬和萎缩。如果不抓紧时间治疗，随着病情的发展，一些部位将变形，最常见的是掌指关节畸形。

【治疗】

★ A.患者取坐位，摘掉手表、手镯、戒指等，闭目，全身放松。医者心平气和，运气于两手掌和手指，按以下步骤进行治疗。治疗时，先治疗一侧，再治疗另一侧。

1.**拿肩臂** 两手从肩拿至手为1遍，共拿6～9遍。

2.**拍肩臂** 两手从肩拍至手为1遍，共拍6遍。

3.**揉肩臂** 两手从肩揉至手为1遍，共揉6～9遍。

4.**抖臂** 一手按在肩上，另一手握住手，抖臂9秒（图20-18）。

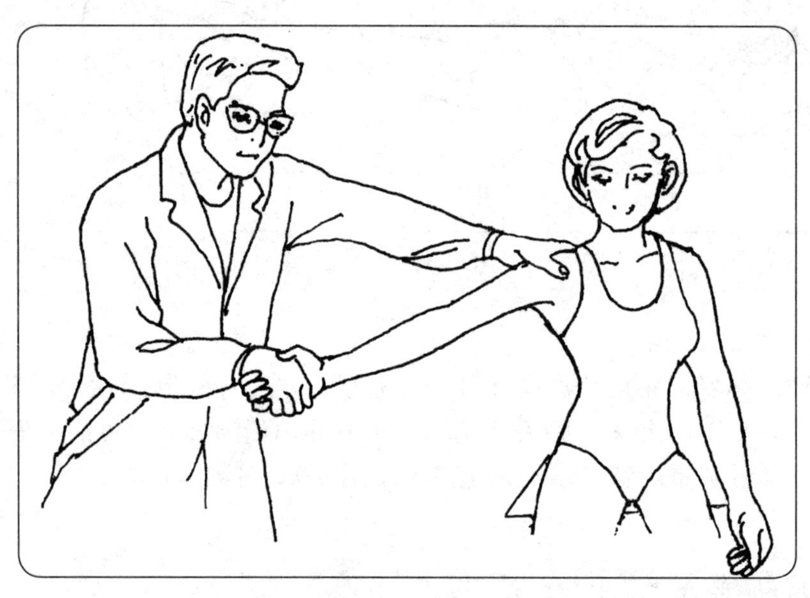

图20-18 抖臂

5.**点、揉、颤肩井穴** 右手拇指按在肩井穴上，点按9秒，然后保持点按力度不变，按顺时针方向揉9次，逆时针方向揉9次；再顺时针揉9次，逆时针揉9次，共揉36次后，再振颤9秒。

6.**点、揉、颤天宗穴、肩贞穴、肩髃穴、曲池穴、手三里穴、阳溪穴、阳池穴、神门穴、大陵穴、太渊穴、合谷穴** 方法同点、揉、颤肩井穴（图20-19～图20-22）。

7.**弹指关节** 用中指弹各指关节9次。

8.**揉指关节** 用拇指、示指、中指揉各指关节18～36次。

9.**重复1—4**（拿肩臂、拍肩臂、揉肩臂、抖臂）

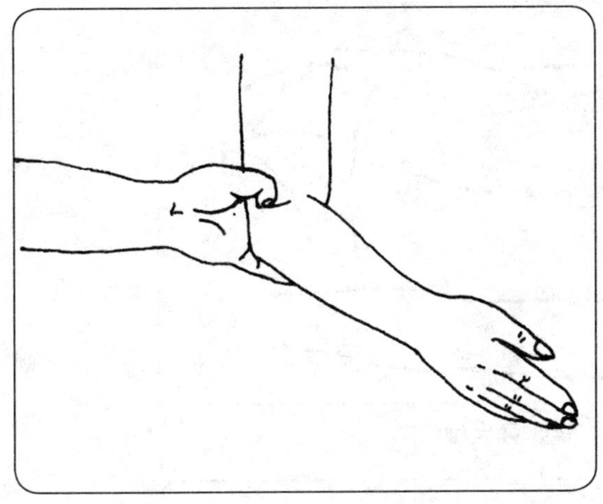
图20-19 点、揉、颤曲池穴

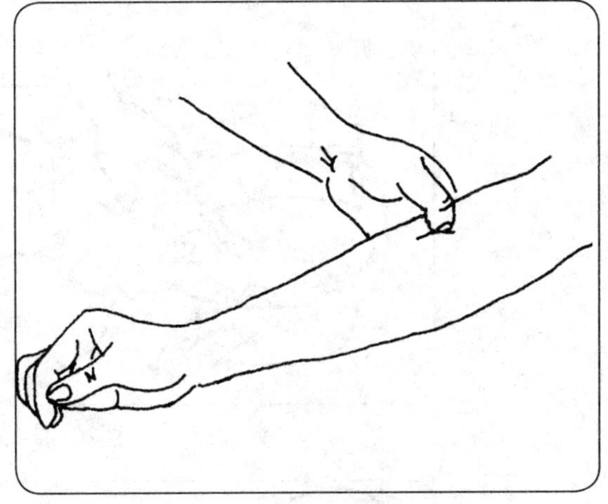
图20-20 点、揉、颤手三里穴

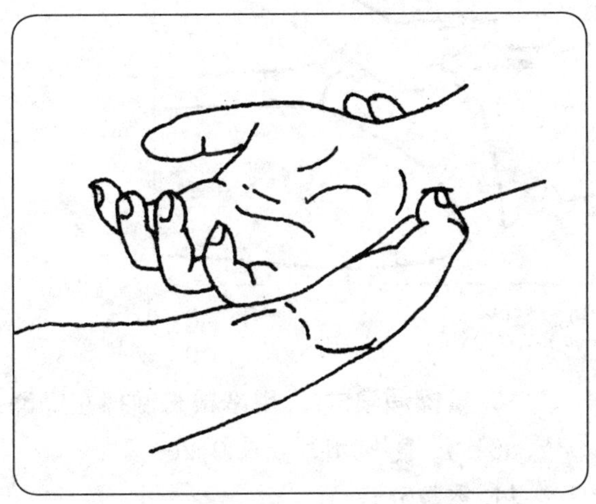
图20-21 点、揉、颤神门穴

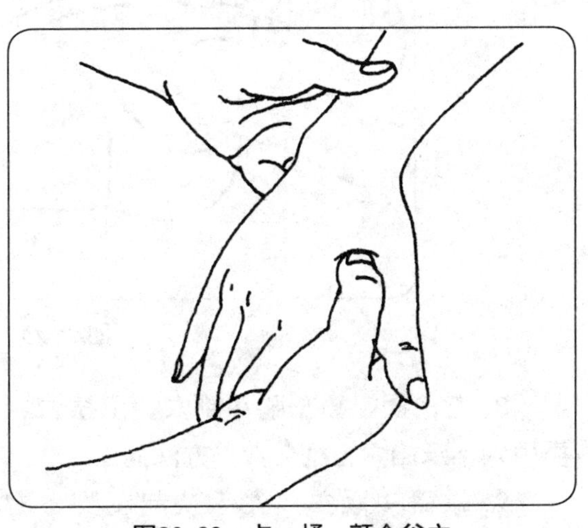
图20-22 点、揉、颤合谷穴

★ B.以同样方法治疗另一侧后，患者改为俯卧位，松开腰带，闭目，全身放松。

1.叠掌揉督脉 双手叠掌按顺时针方向从大椎穴揉至长强穴为1遍，共揉6遍。

2.点、揉、颤大椎穴、身柱穴、神道穴、至阳穴、命门穴、阳关穴、腰俞穴 右手拇指依次按在各穴位上，点按9秒，然后保持点按力度不变，按顺时针揉9次，逆时针揉9次；再顺时针揉9次，逆时针揉9次，共揉36次后，再振颤9秒（图20-23）。

3.重复叠掌揉督脉

4.掌推摩督脉 单掌或双手叠掌从长强穴推至大椎穴，然后，运用掌摩法，沿督脉从大椎穴返回长强穴。这样一推一摩为1遍，共做6～9遍（图20-24）。

5.拿左腿 两手从大腿拿至脚为1遍，共拿6遍。

6.拍左腿 两手五指均并拢，一手在腿外侧，另一手在腿内侧，两手同时用力拍击，从大腿拍至脚为1遍，共拍6遍。

7.揉左腿 两手同时用力，从大腿揉至脚为1遍，共揉6遍。

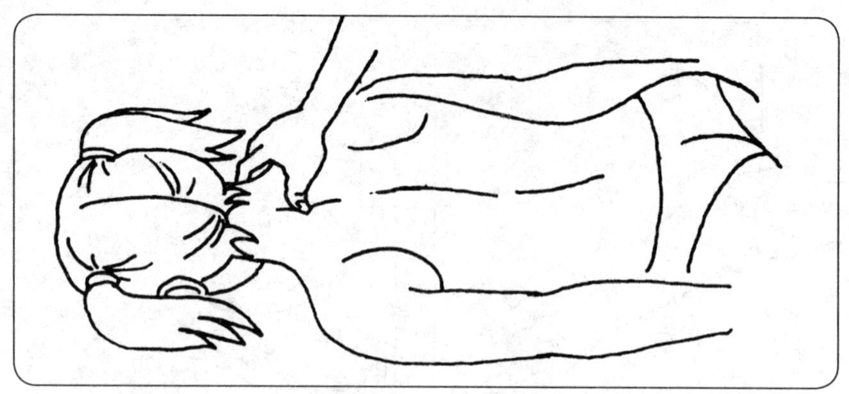

图20-23　点、揉、颤大椎穴

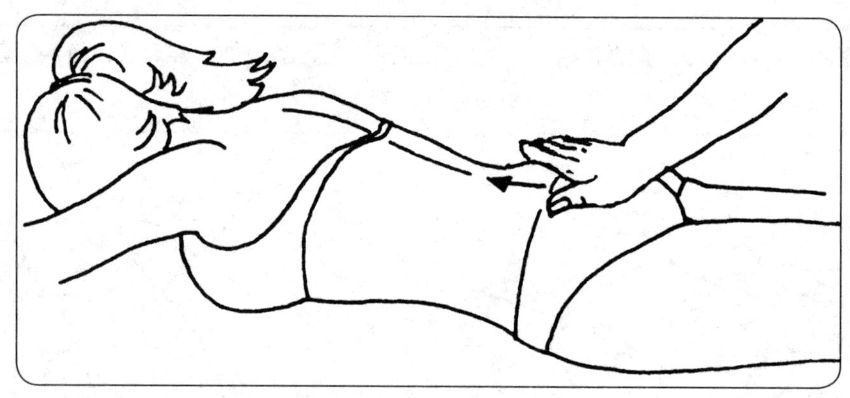

图20-24　掌推摩督脉

8. **点、揉、颤左腿环跳穴、承扶穴、委中穴、承山穴、昆仑穴**　方法同2。

9. **拳砸失眠穴**　左手扶起左脚，右手握拳，用拳砸足跟正中央的失眠穴36次（图20-25）。

10. **掌擦涌泉穴**　用掌根来回擦左脚涌泉穴36次，擦热为度（图20-26）。

11. **重复5－7**

12. **以5－11相同方法对右腿进行治疗**

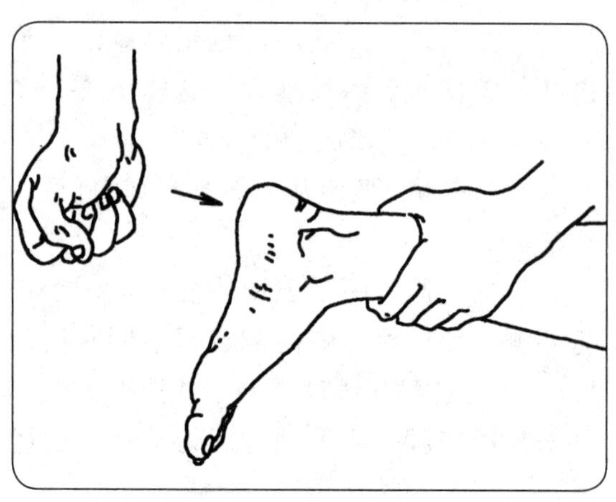

图20-25　拳砸失眠穴

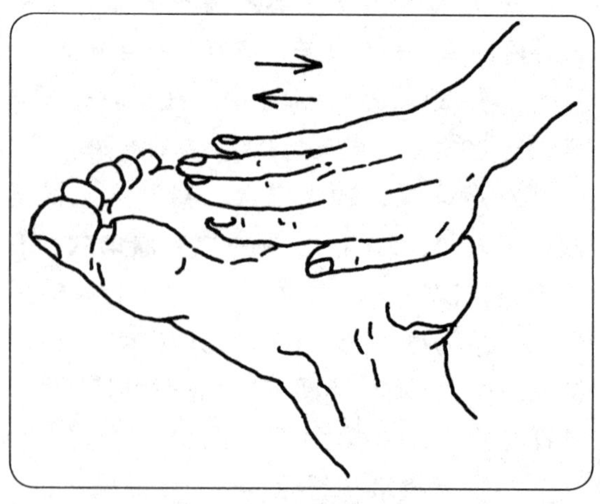

图20-26　掌擦涌泉穴

★ C.患者改为仰卧位，闭目，全身放松。

1.点、揉、颤华盖穴、膻中穴、气海穴、关元穴 右手拇指依次按在各穴位上，点按9秒，然后保持点按力度不变，按顺时针方向揉9次，逆时针方向揉9次；再顺时针揉9次，逆时针揉9次，共揉36次后，再振颤9秒（图20-27，图20-28）。

2.拿左腿 两手从大腿拿至脚为1遍，共拿6遍（图20-29）。

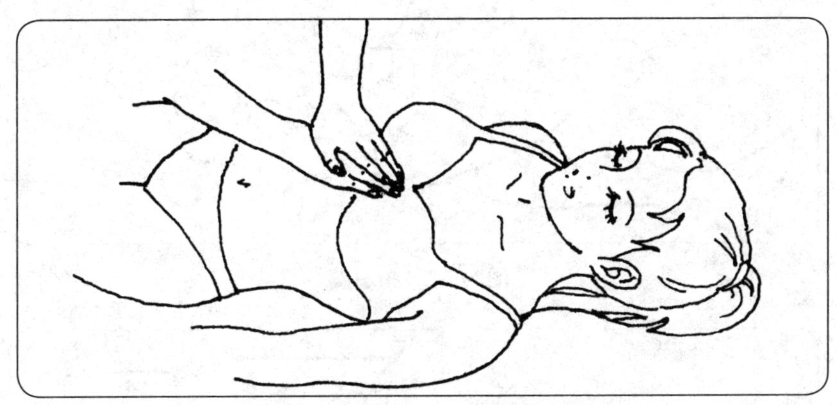

图20-27 点、揉、颤膻中穴

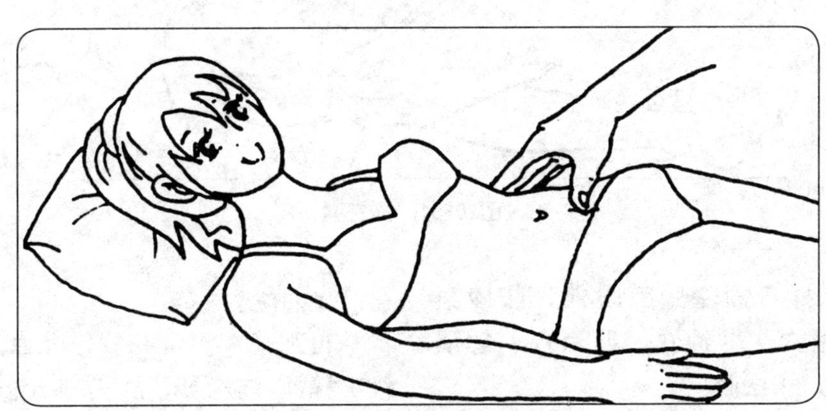

图20-28 点、揉、颤关元穴

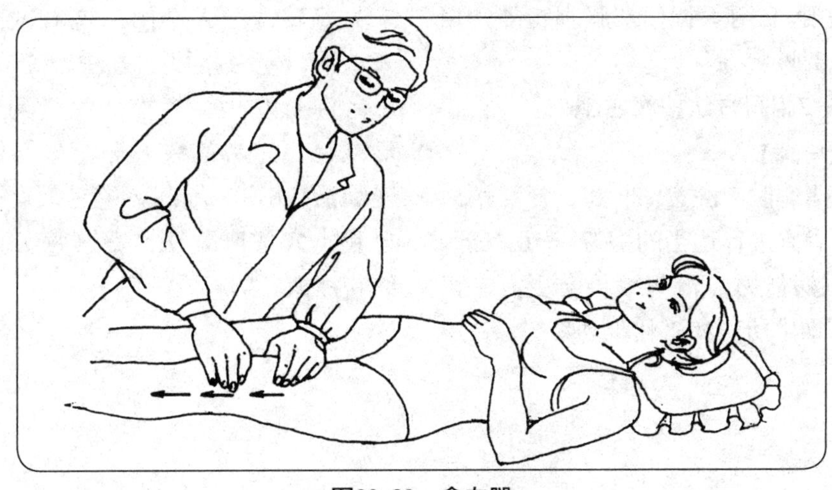

图20-29 拿左腿

3. 拍左腿　两手五指均并拢，一手在腿外侧，另一手在腿内侧，两手同时用力拍击，从大腿拍至脚为1遍，共拍6遍（图20-30）。

4. 揉左腿　两手同时用力，从大腿揉至脚为1遍，共揉6遍（图20-31）。

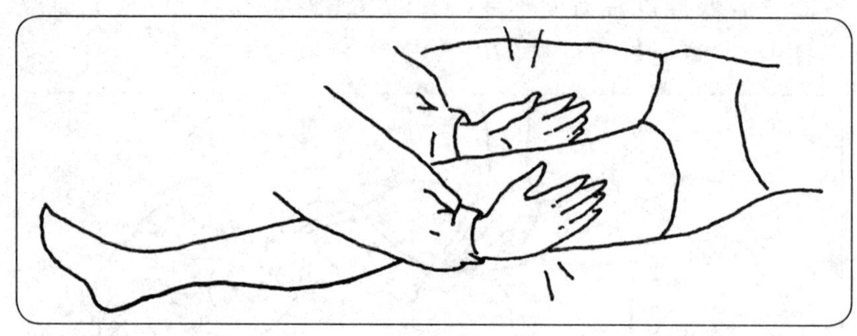

图20-30　拍左腿

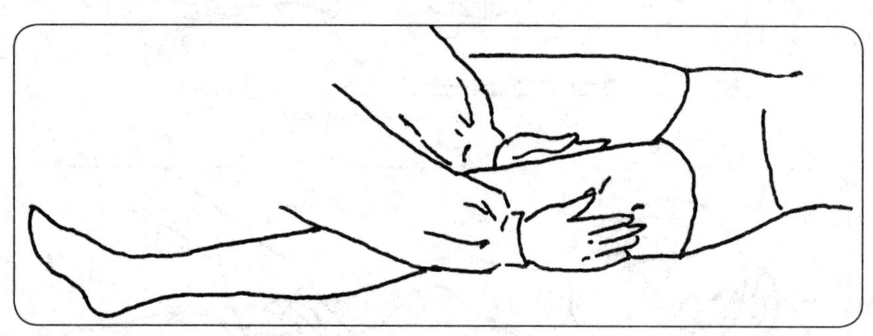

图20-31　揉左腿

5. 点、揉、颤左腿膝眼穴、阳陵泉穴、足三里穴、悬钟穴、照海穴、解溪穴、侠溪穴　方法同1。

6. 重复2—4

7. 抖左腿　两手握住左腿脚腕处，用力抖腿9～18秒。

8. 以2—7相同方法按摩右腿

【注意事项】

（1）患者平时应注意保暖和饮食营养。

（2）患者宜进行适当的锻炼，扶正祛邪，增强机体抗病能力，治病效果会更好。可学练“太极推掌功”和“壮阳功”等。

【病例】

崔某某，男，45岁，北京某研究院高级工程师。患类风湿关节炎5年多，浑身酸痛，关节发僵，活动不灵活，多处求医，未见好转。经人介绍，抱着试试看的心情来求治。笔者按以上方法为其治疗1次后，患者浑身发热、轻松，关节灵活，症状明显减轻。患者高兴万分，信心倍增。后又连续治疗6次。期间，笔者教会他健身功和自我点穴按摩方法，嘱其每天自己练习，终获痊愈。

十、踝关节扭伤

【病因】

踝关节扭伤多因在生产劳动中，爬山或行走，以及打球、跳高、跳远、练武术、跳舞、杂技排练过程中，由于场地、道路不平或负重过大等原因，不慎扭伤踝关节。上、下楼梯时，从高处跳下站立不稳而跌倒，穿高跟鞋行走不稳，也都会扭伤踝关节。另外，体育训练或比赛前，准备活动不充分，也容易造成踝关节扭伤。

在临床上，踝关节外侧韧带扭伤比内侧韧带扭伤更多见，多数为中、青年，少年、儿童也有时发生，男性多于女性。

【症状】

一般情况下，踝关节扭伤后，踝关节周围都会出现肿胀、疼痛，行走不便。扭伤轻者，可使韧带过度牵张；重者可使韧带部分撕裂，甚至撕断，致使毛细血管破裂，出现局部皮下淤血。

一般伤处有明显的压痛点，有的踝关节扭伤者，还损伤了踝关节囊，因而出现关节肿胀或关节积血。由于肿胀和疼痛，患者不能持重或站立。如不抓紧时间治疗，经久不愈，可发展为慢性损伤。

【治疗】

★ **患者取坐位或仰卧位均可，尽量使下肢和患处放松。医者心平气和，运气于两手掌和手指，按以下步骤进行治疗。**

1. 拿腿 两手从患侧膝关节处拿至脚为1遍，共拿6遍。

2. 揉腿 两手从患侧膝关节处揉至脚为1遍，共揉6遍。

3. 揉脚 两手抱住伤脚，轻揉36次。

4. 点、揉、颤阳陵泉穴 右手拇指按在患侧阳陵泉穴上，点按9秒，然后保持点按力度不变，按顺时针方向揉36次，再振颤9秒。

5. 点、揉、颤悬钟穴、三阴交穴、解溪穴、昆仑穴、照海穴及痛点 方法同点、揉、颤阳陵泉穴（图20-32）。

6. 掌揉、颤痛点 用掌根或小鱼际揉痛点36次，再振颤18～36秒。

7. 重复1－3（拿腿、揉腿、揉脚）

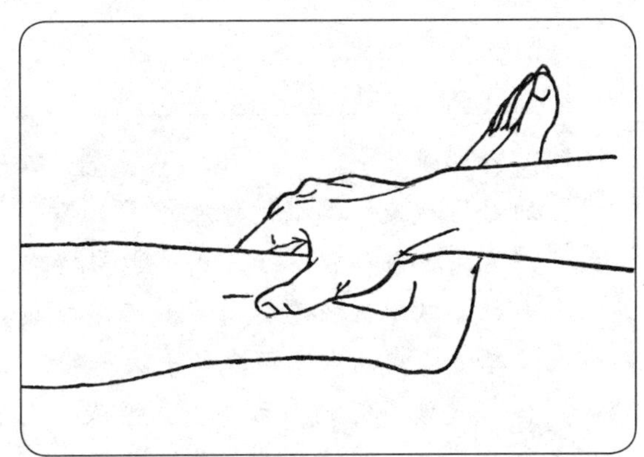

图20-32 点、揉、颤三阴交穴

【病例】

山口某某，女，42岁，日本东京人。在北京随团旅游期间，游八达岭长城时，不慎扭伤左踝关节，肿胀、疼痛，行走不便。当晚，通过有关部门，特请笔者到她住的宾馆为其治疗后，当时，她就感到疼痛明显减轻，走路也灵活一些了。该女士非常高兴，通过翻译说：“中国的点穴按摩术真了不起，等我再工作几年退休以后，一定来北京，拜杨先生为师，学习点穴按摩术。”

读者来信

敬爱的杨老师：

您好！您不认识我，我是您的忠实读者。我按书中的减肥方法已减体重5千克，谢谢您为我们读者写了本好书。

上月的一天早晨，我起床后感到脖子疼得厉害，可能电扇开了一夜没关，风吹的。家人说我是“落枕”。我按书中自我点穴按摩治疗落枕的方法，自我按摩一次后，疼痛就减轻了不少，真灵！这让我信心大增。我每天按摩两次，没几天就全好了。

……

上海读者　于某

2001年8月2日

杨树文老师：

您好！我是一名普通的按摩爱好者，也是您的忠实读者。您的几本按摩专著我都买了，这几本书都非常好。我对您高超的按摩绝技和渊博的知识非常敬佩。

我很喜欢中医按摩，曾在我市参加过按摩培训班。在拜读您的按摩专著之前，我为人按摩治病，病人总说我的手法一般，治疗效果不明显。

自从我读了您的书后，受益匪浅。尤其是我按书中方法练功后，觉得浑身是劲，两手心总是热乎乎的。病人都说我手上的气感很强，手法柔中带刚，比以前强多了。

最近，我按书中方法治疗过头痛、鼻炎、近视、胃痛、肩周炎、颈椎病、腕关节扭伤、腰腿痛等，病人反映效果特别好。其中有一位50多岁的病人，患肩周炎好几年，我按书中方法只为他治疗6次就全好了。我取得这些成绩，首先归功于杨老师和您的书。

黑龙江读者　王某某

2002年11月3日

尊敬的杨树文老师：

您好！今冒昧写信，请见谅。

我是一名重庆读者，自从去年2月在书店购买了您的著作后，成了一名真正的按摩爱好者。不但自我健身保健，而且还帮助家里人治病。

我从小就被家里人称做“小药罐”，因为我体质弱，从小到大，经常打针吃药。最令人担心的就是每月月经来的那几天，简直可以说是在生死边缘——肚子痛得全身发冷，面色苍白，有气无力。每到这个时候，全家总动员，有拿止痛片的，有去灌热水袋的……

现在，自从照书练了健身术，精神好了，痛经的老毛病也一去无踪影了，全家从此也松了口气。

我每天仍坚持练习，感觉身体一天比一天好。去年，我父亲工作中给机器上润滑油时间过长，导致腰肌劳损，不但起床困难，就连直背也不行，而且走路都得有人搀扶。我按照书中治疗腰肌劳损的点穴按摩方法，为父亲治疗一星期后，父亲的病不但治好了，而且腰杆比以前更好使了。不仅如此，我还按照书中的方法治好了妈妈的肩周炎。

现在家里人再也不叫我“小药罐”了，都爱叫我“小帮手”。

今去信，一方面是向老师汇报上述情况，另一方面是向老师请教几个问题（略）。

实在抱歉，打扰老师，请接受我给您拜个早年。

祝老师新年快乐，万事如意！

重庆读者　唐某

2003年12月9日

作者62岁时练功照

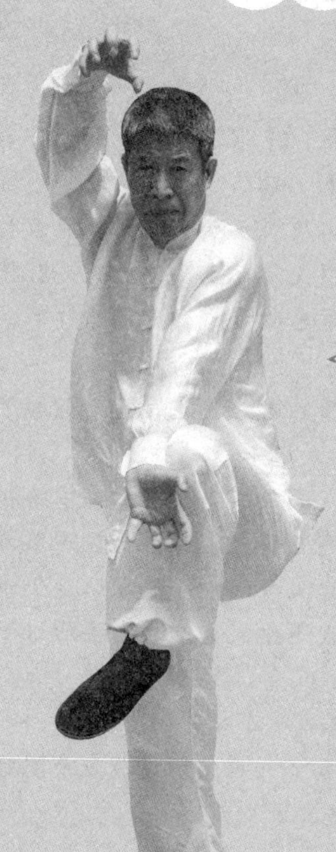
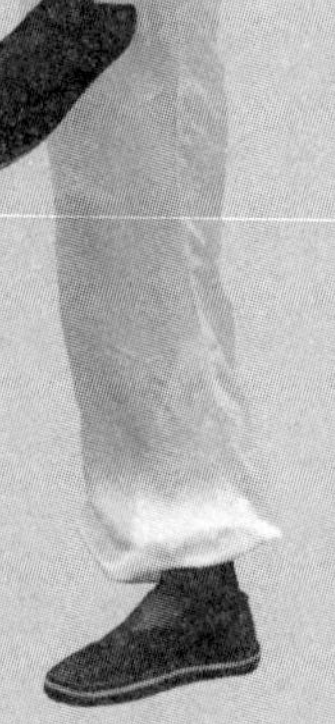

八趟跷步拳——黄龙探爪

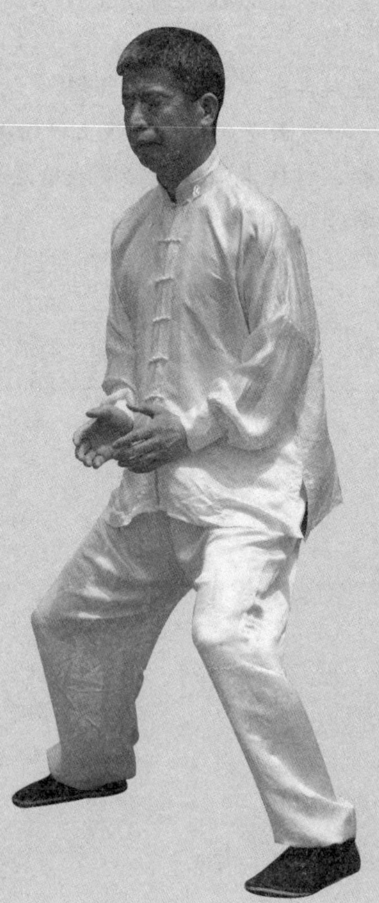

马步站桩功

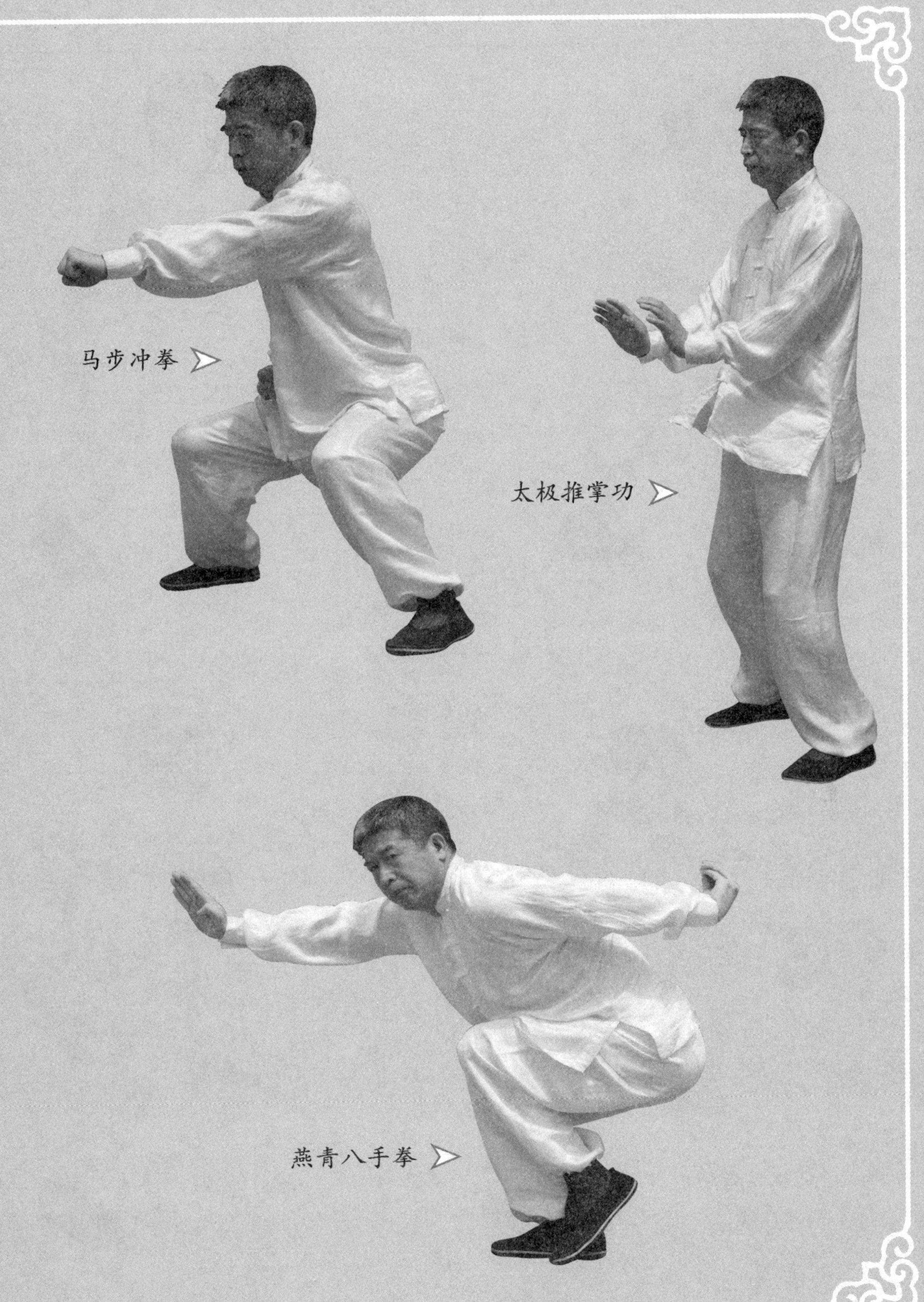
马步冲拳
太极推掌功
燕青八手拳

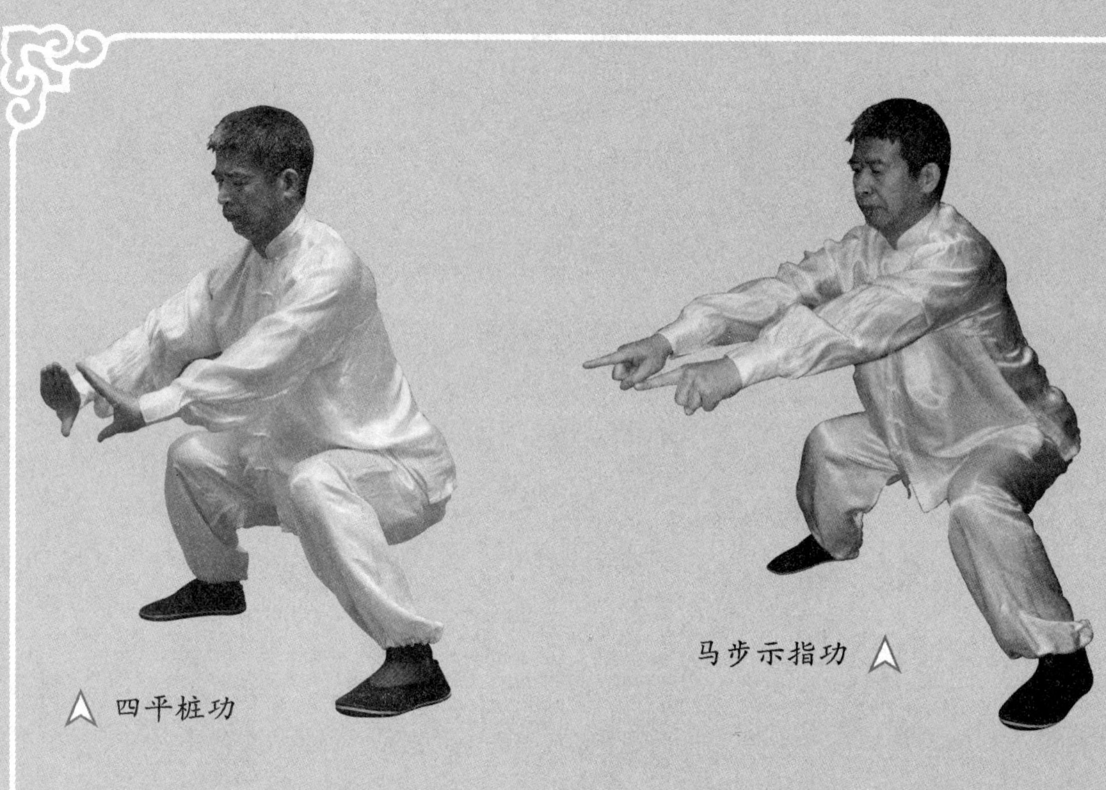

四平桩功

马步示指功

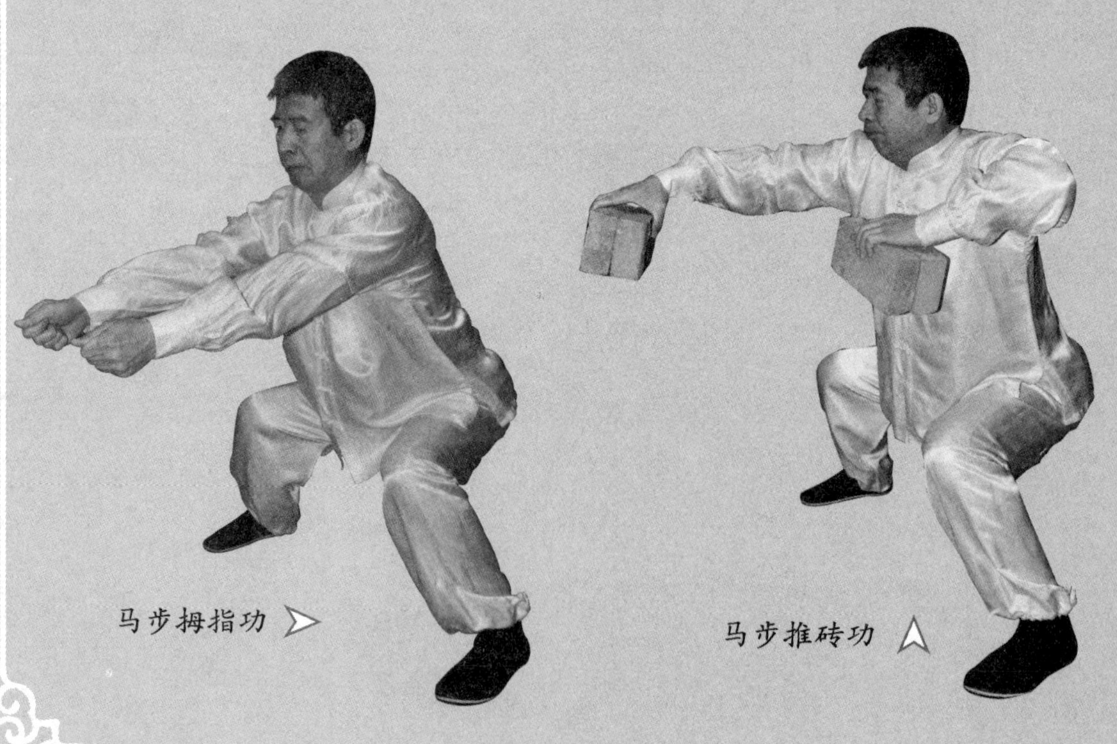

马步拇指功

马步推砖功

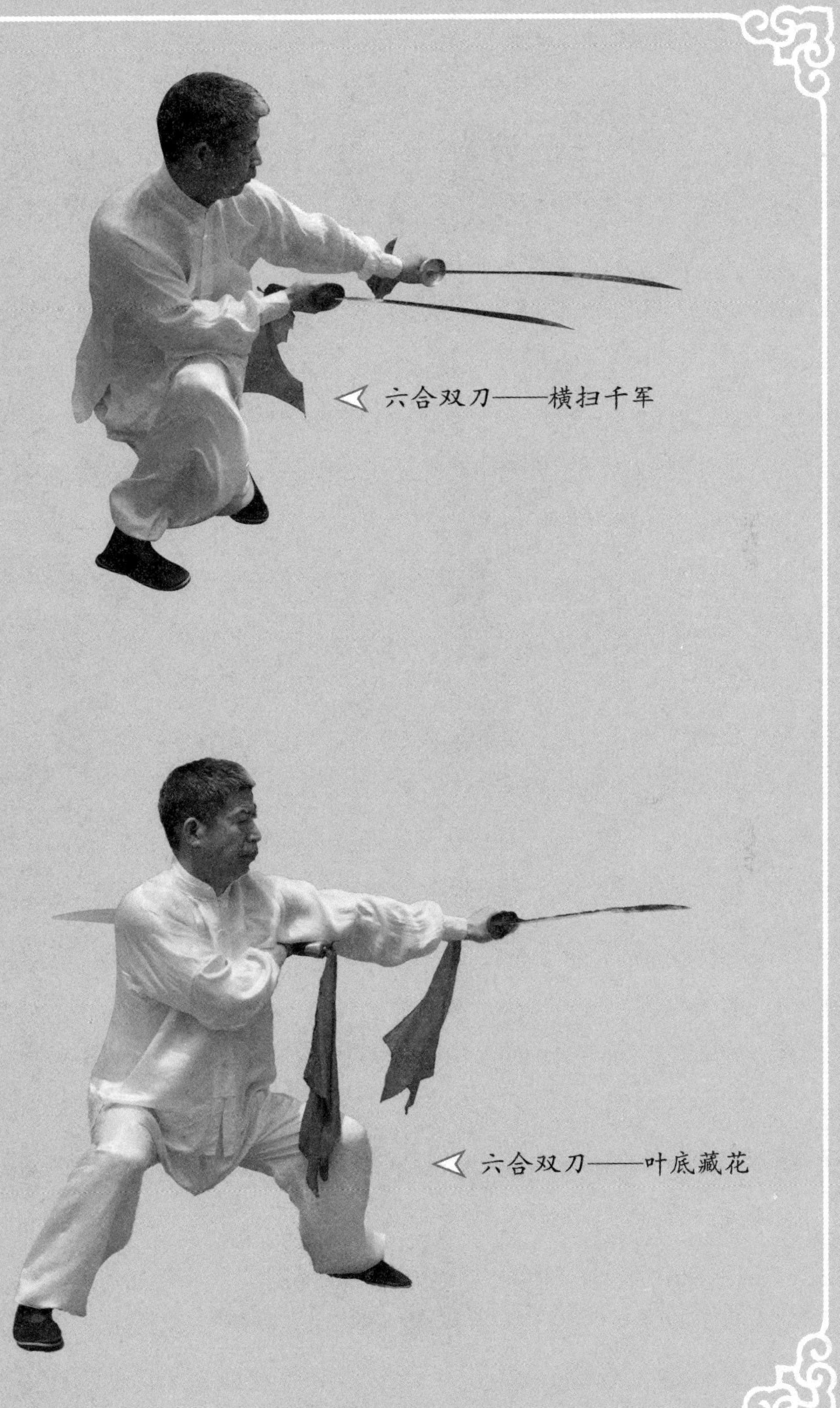

六合双刀——横扫千军

六合双刀——叶底藏花

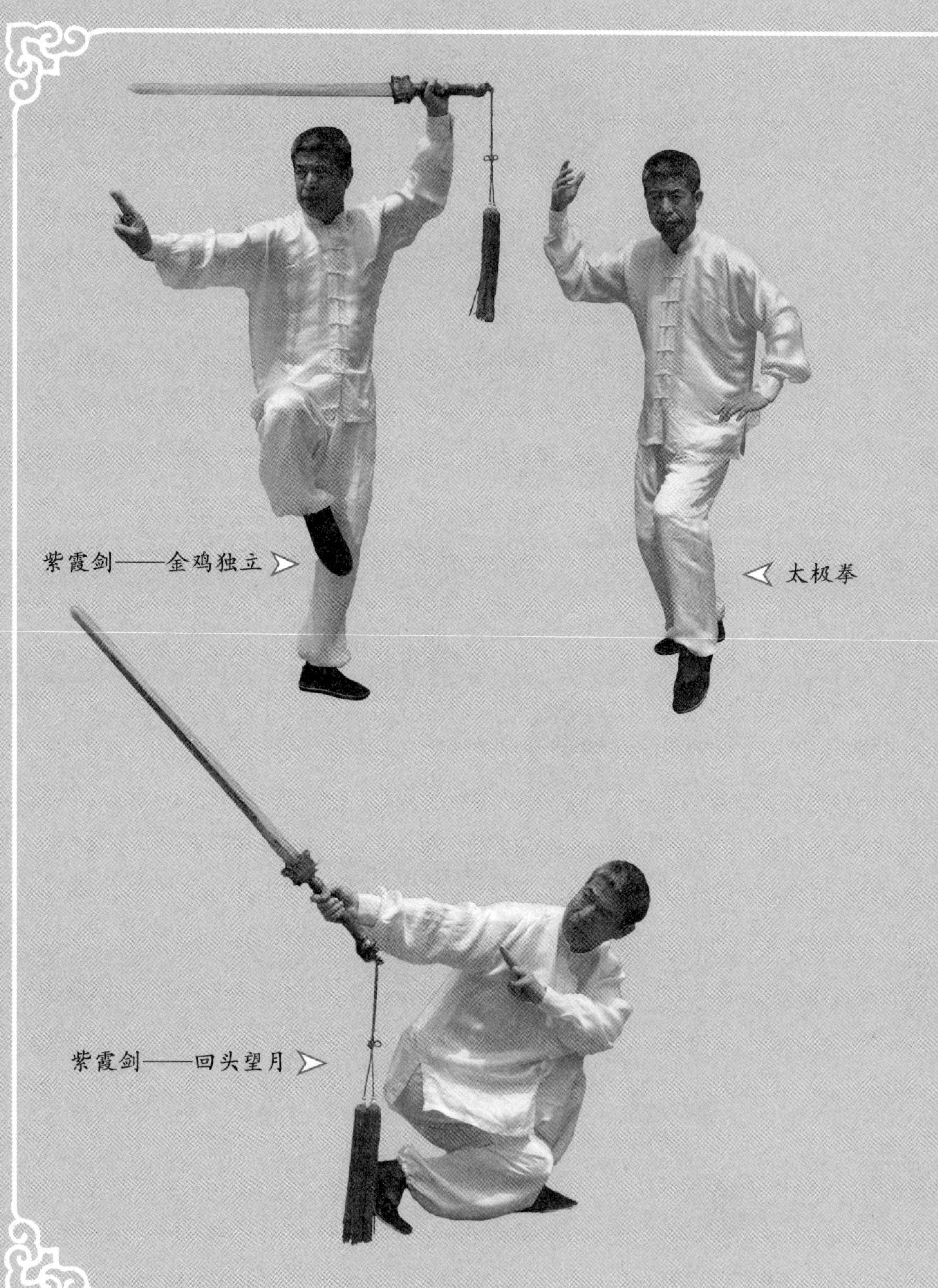
紫霞剑——金鸡独立
太极拳
紫霞剑——回头望月